中国肛肠病诊疗集萃

主编 田振国 韩 宝

中医古籍出版社

图书在版编目（CIP）数据

中国肛肠病诊疗集萃/田振国，韩宝主编.—北京：中医古籍出版社，2014.9
ISBN 978-7-5152-0687-5

Ⅰ.①中… Ⅱ.①田…②韩… Ⅲ.①肛门疾病-中西医结合-诊疗-文集②直肠疾病-中西医结合-诊疗-文集 Ⅳ.①R574-53

中国版本图书馆CIP数据核字（2014）第219969号

中国肛肠病诊疗集萃

主编　田振国　韩宝

责任编辑	刘从明
封面设计	张雅娣
出版发行	中医古籍出版社
社　　址	北京东直门内南小街16号（100700）
印　　刷	北京金信诺印刷有限公司
开　　本	850mm×1168mm　1/16
印　　张	24
字　　数	700千字
版　　次	2014年9月第1版　2014年9月第1次印刷
书　　号	ISBN 978-7-5152-0687-5
定　　价	68.00元

编委会

主　　编　　田振国　韩　宝
执行主编　　黄德铨　张虹玺　姚　健　李振国
副 主 编　　（以姓名拼音为序）

曹　波	陈　敏	陈　平	崔　龙
傅传刚	高　枫	高纪华	韩　平
何永恒	贺向东	姜春英	李国栋
李东平	凌光烈	凌远志	刘佃温
刘仍海	柳越冬	鲁明良	陆庆革
罗湛滨	毛宽荣	芮　冬	石　荣
宋太平	王顺和	王业皇	熊腊根
杨东生	杨　伟	杨向东	于　洪
于永铎	张国胜	张燕生	张　锋
赵宝明	赵　刚	周建华	周妍君
邹振培	张　燚		

常务编委　　（以姓名拼音为序）

陈　杰	陈诚豪	程　跃	崔志勇
邓高里	杜勇军	都志军	樊志敏
范丁文	耿福能	耿学斯	勾振堂
贺　平	韩笑冰	郝亮亮	何涛宏
侯艳梅	华一敏	黄忠诚	鞠应东
康　健	李卫东	李振国	李五生
李华山	李文生	李红燕	李延昭
李学勇	林汉卿	廖国庆	令狐庆
刘岩松	刘世茹	刘鸿畅	刘锡昭
马富明	孟　强	彭卫红	荣新奇
孙　昱	史仁杰	汤　勇	屠世良
唐德金	唐学贵	唐太春	王建民
王　竟	王绍臣	王玉玲	王晏美
魏　峰	席作武	徐　韬	杨立巍
杨顺明	袁小杰	殷志韬	俞立民
曾宪东	张淑芹	张苏闽	张小元
张晓明	张　健	张书信	张铁辉
张亮亮	朱　钢		

前　言

　　金秋十月，硕果飘香，由中华中医药学会肛肠分会主办，成都中医药大学附属医院承办的"2014年肛肠分会学术年会"于2014年10月16日在天府之国四川·成都隆重召开。这是在我国全面深化改革的新形势下肛肠领域的一次非常值得期待的盛会。

　　本次学术交流收到全国各级医院专家、临床及护理医生撰写的学术论文百余篇，田振国会长，韩宝秘书长对所投稿件非常重视，以期待通过论文集的浏览，对肛肠领域目前的医疗、教学、科研的状况有一个大概的了解，引导有志者向未知领域研究的兴趣。

　　本次论文经会务筹备组专家审定修改后汇编成《中国肛肠诊疗集萃》一书，特别感谢山东信诺医疗器械有限公司的大力支持，借此机会向他们表示衷心的感谢。

中华中医药学会肛肠分会暨
2014年肛肠分会学术年会
2014年8月28日

目 录

名医学术思想 ………………………………………………………………………………………… 1
 田振国教授治疗老年慢性便秘经验总结 ……………………………………… 隋楠　田振国　1
 田振国教授治疗肉芽肿性结肠炎经验 ………………………………………… 胡占起　田振国　4
 曹吉勋教授自体肛门括约肌紧缩术治疗肛门失禁简述 ……………… 陈敏　黄德铨　曹吉勋　6
 王顺和主任中医师学术思想及临证经验总结 ………… 穆云　牛苏剑　王玉　刘纪锋　卢家玉　8
 徐廷翰教授临证经验总结 ……………………………………………………………………… 毛红　13

实验研究 ……………………………………………………………………………………………… 17
 白芍七物颗粒剂对溃疡性结肠炎大鼠 TLR4/NF-KB 信号通路的影响 ……… 何永恒[1]　杨周雨[2]　17
 溃愈散对溃疡性结肠炎患者血清细胞因子 IL-6、IL-8 的影响
 ………………………………………… 赵刚　乔翠霞　张立泽　王丹丹　刘鹏林　邸爱婷　20
 养荣润肠舒对便秘小鼠排便功能影响的实验研究 …………………………………… 张虹玺　25
 养荣润肠舒对便秘小鼠肠道 c-Kit 蛋白含量影响的实验研究 ……………………… 张虹玺　28
 养荣润肠舒对便秘小鼠肠道 ICC、SP 及 VIP 影响的实验研究 ……………………… 张虹玺　32
 芪榆油纱布对大鼠创面愈合中 bFGF 生长因子表达的影响 ………………… 曹波[1]　姜嫄[2]　37
 熏洗Ⅰ号对大鼠肛瘘术后创面组织修复中血管生成及微循环的影响
 ………………………………… 谢贻祥　王传思　郑学海　姚磊　黄鸿武　王永森　吴永军　41

临床研究 ……………………………………………………………………………………………… 48
 自拟助阳通便汤治疗慢性功能性便秘 90 例临床观察 ……………………… 隋楠　田振国　48
 大肠癌"湿热瘀毒"证候病机的理论研究与探讨
 ………………………………………… 于永铎　隋楠　刘剑　宋天宇　荣誉　杨雯雯　51
 直肠前突的诊治探析 …………………………………………………… 荣誉　导师：于永铎　56
 从肾论治老年性便秘 ………………………… 河北省中医院肛肠科　王娜　杜红红　导师：高记华　64
 如何写出有助于肛肠事业发展的有价值论文 ………………………………………… 汪草原　66
 深入研究银花三黄愈疡方洗剂在治疗肛肠疾病中的重要性
 ……………………………… 殷绪胜　卢攀基　张亮　宣泽良　梁榆明　班玉凤　杨爱贞　70
 嵌顿性内痔病机及治疗研究 ……………… 赵自星[1]　彭志红[2]　徐会娟[3]　马丹[4]　李林[5]　72
 中药熏蒸对痔病患者术后并发症的疗效观察 ………………………………… 陈凤鸣　屈玉华　75
 2 种硬化剂在内痔注射治疗中的疗效观察 …………………………………………… 徐庆　78
 TST 结合聚桂醇注射术治疗混合痔疗效观察 ………………………………………… 徐庆　80
 TST 手术治疗混合痔的部分临床问题分析 …………………………………… 郭玉琨　付皓　82

TST 手术治疗混合痔 40 例临床观察 …………………………………………… 郭玉琨　付皓　83
376 例混合痔患者的体质研究 ………………………………………………………… 刘鸿畅　85
横切横缝术治疗混合痔 266 例的临床研究 ……………………………… 于强　王曼　李进　88
原位皮瓣留置或移行术治疗环状混合痔临床对比性观察与研究
　　…………………………………………………… 徐飞[1]　涂圣兵[2]　张毅[2]　汪昭民[2]　90
Ferguson 痔切除术联合 RPH 治疗环状混合痔的临床疗效观察 ………… 俞泳　徐俊　邱润丰　92
急性环状嵌顿痔手术时机的选择与比较 …………………………………… 杨丽梅　王仙锐　96
吸注套扎治疗 Ⅱ、Ⅲ 期内痔 60 例疗效观察 ………………………………………… 梁新成　98
自动痔疮套扎术（RPH）结合剪口结扎术治疗混合痔的临床研究 ……… 何永恒[1]　易佳敏[2]　101
原位皮瓣留置或移行术治疗环状混合痔临床对比性观察与研究
　　…………………………………………………… 徐飞[1]　涂圣兵[2]　张毅[2]　汪昭民[2]　104
运用信诺 XNG – ZZ. XNECR 专利电极钳配合芍蓓注射液治疗环周型混合痔 285 例临床观察：
　　……………………………………………………………………………… 陆敬华　葛晓平　105
痔上黏膜缝扎 + 多发混合痔分段外剥内扎术治疗多发混合痔疗效观察
　　……………………………………………………………………………… 孔令玉　高树波　106
中西医结合治痔病概述 ……………………………………………… 泰来县人民医院　赵玉华　109
中西医治疗嵌顿性混合痔 …………………………………………………… 王晓光　徐占民　111
混合痔、肛裂伴肛周乳头状汗腺瘤 1 例报告 ……………………………… 贾瑞刚　杨丽敏　112
血管介入肠系膜下动脉栓塞止血治疗高龄患者痔大出血 1 例
　　………………………………………… 董先政　陈永富　邹劲云　杨赛　鲁龙生　113
12 点位采用椭圆形切口治疗混合痔伴肛裂的疗效观察 …………………… 曾伟　林代富　114
TST 术联合剥扎术治疗环状混合痔的疗效观察
　　………………………………… 张仁鹏[1]　曹波[2]　卢丹[1]　石开翠[1]　齐健彤[1]　116
浅谈产后嵌顿痔预防措施及治疗 ………………… 朱丹[1]　何启超[2]　黄伟[2]　张锋[*]　118
PPH 治疗混合痔的临床观察报告 …………………………………………………… 卢本银　120
藻酸锌钙敷料应用在 TST 联合外剥内扎术中的临床观察 ………… 黄伟[1]　朱丹[2]　张锋[*]　123
直肠黏膜柱状缝合固定术治疗混合痔临床研究
　　………………………………………… 四川省仁寿县中医院　彭德　杨冬云　胡菲　124
痔动脉结扎、小切口剥扎、消痔灵注射联合治疗混合痔的临床应用 ………………… 冯志　126
自拟外洗散外洗疏通膏外敷治疗急性嵌顿痔疗效观察 ………………… 陈国安[1]　李桂阳[2]　127
克痔针治疗产后混合痔伴嵌顿 120 例 …………………… 柯玮　刘锡昭　张湘杰　倪吉凯　130
混合痔术后并发症病因及预防分析 …………………………………………………… 陈伟　132
痔治疗从气血论 ……………………………………………………………………… 吴奇田　134
柏硝祛毒洗剂熏洗治疗 60 例混合痔术后的临床研究 ……………… 陆庆革[1*]　张海磊[2]　136
渴龙奔江丹治疗肛瘘术后伤口不愈 4 例 ………………………… 石珂佳　陈达楼　徐晓秀　139
复方苦参汤防治痔术后并发症的研究 ………………………………………………… 张敏　141
经肛吻合器痔术后吻合口出血的临床体会 ……… 余腾江[1]　李五生[1]　徐玲[1]　杨向东[2]　150
蜜调通关散注肛在混合痔术后便秘的应用观察 …………………………… 刘淑果　梁劲军　152
如意黄金膏外敷治疗痔术后肛缘水肿 78 例 ………………………………………… 杨正祥　153
十灰散加味方治疗痔术后出血 75 例临床观察 …………………………… 张海磊[1]　陆庆革[2]　155
补中益气汤治疗 Ⅱ 度内痔 69 例临床疗效观察 ……… 石开翠[1]　曹波[2]　张仁鹏[1]　黄松[1]　157
肛瘘的诊治进展 ……………………………………………………………… 贺向东　张磊　159
复杂性肛瘘治疗方法的探讨 …………………………… 韩生先　刘俊强　指导：韩青科　163

半开放挂线改道引流术治疗复杂性肛瘘临床小结 ………………………… 李平　王仙锐　164
体外培育牛黄外用治疗婴幼儿肛瘘30例 ………………… 尚锦秀[1]　涂林毅[2]　龚元祥[3]　166
利用现代医疗设备及着色显影定影剂对肛瘘定位诊断的探讨
　　…………………………… 高凤岐　刘建利　闫英杰　周国民　蔡生　齐学军　姜国栋　168
双向等压引流根治术治疗高位肛瘘的临床研究
　　……………………………………… 王晏美[1]　郑丽华[1]　李辉[1]　李昕[1]　来丽霞[2]　173
体外培育牛黄外用治疗婴幼儿肛瘘30例 ………………… 尚锦秀[1]　涂林毅[2]　龚元祥[3]　176
一期根治术治疗各型肛瘘289例临床观察 …………………………………… 余洪艳　韦俊武　178
中医诊疗方案在单纯性高位肛瘘挂线术的应用 ………………………… 杨士磊　指导　韦俊武　180
加减腐尽生肌散促进低位单纯性肛瘘术后创面愈合的临床疗效观察 …………………………… 182
内括约肌侧切术与后正位切除术治疗陈旧性肛裂236例疗效观察
　　……………………………………………… 张波[1]　熊明玲[1]　张丽[1]　张天鹏[2]　184
三联疗法治疗肛周瘙痒症临床观察（附180例报告） …………………………………… 方煊　188
青蒿鳖甲汤加减治疗老年患者肛周脓肿术后发热15例疗效观察四川省泸州市人民
　　医院肛肠科 ………………… 穆云　王顺和　姚健　王玉　刘纪锋　牛苏剑（646000）　189
中医辨证分型结合三联疗法治疗重度直肠黏膜脱垂38例术后疗效临床观察
　　………………………………………………………………………… 王俊　廖超　张冬　192
切开加内口结扎术治疗低位肛门直肠周围脓肿的疗效观察
　　………………………………………………… 陈锦珍　向德志　耿兴琳　黄清华　195
肛周脓肿置管负压引流术后中药替代抗生素治疗的临床应用观察
　　………………… 王玉　王顺和*　姚健　刘纪锋　穆云　牛苏剑　卢家玉　197
肛周脓肿置管负压引流术与切开引流术后形成肛瘘几率的对比研究
　　………………… 卢家玉　王顺和　姚健*　刘纪锋　王玉　穆云　牛苏剑　199
拓展经典理论-运用索罗门（Salmon）定律一次性根治肛周脓肿的临床对照研究
　　……………………………………………………………………………………… 李师　201
补气生肌汤促进肛瘘术后创面修复的临床研究
　　………………………………………… 王明华　唐海明　傅军伟　陆彩忠　唐一多　204
改良生肌玉红膏在肛肠科中的应用 …………………… 刘俊强　张明琴　指导：韩青科　206
芬太尼皮下镇痛治疗肛肠术后疼痛130例疗效观察 ……………………… 王文锋　何青峰　207
硝矾洗剂合二妙散加减熏洗方对炎性外痔的疗效观察 ……… 成川华　李五生　陈文军　209
托里消毒散加减在肛周脓肿术后的应用观察
　　………………… 卢家玉　王顺和*　姚健　刘纪锋　王玉　穆云　牛苏剑　211
中医中药消肿止痛及皮肤治疗性研究
　　………………… 殷绪胜　张亮　梁榆明　龙娟萍　宣泽良　杨爱贞　班玉凤　213
痔灵洗剂与微波治疗肛肠病术后并发症的临床应用（附1868例疗效分析）
　　…………………………………………… 赵浩翔　陆明　朱桂凤　陆海英　215
5-ASA口服联合康复新液保留灌肠治疗溃疡性结肠炎的疗效分析
　　………………………………………………………… 邱胜民　杨继闽　吕辉　217
中西医结合治疗溃疡性结肠炎180例 …………………………………………… 方煊　219
消痔灵注射治疗完全性直肠脱垂的临床研究 ……………………………… 韦俊武，余洪艳　221
直肠黏膜柱状缝扎固定术结合硬化剂注射治疗直肠内脱垂的疗效观察
　　………………………………… 张永安　巫益珍　翟敏　周峰　张旗　徐慧磊　225
不同用药方法治疗肛门瘙痒症的临床研究 ………… 郑丽华　王晏美　李辉　石玉迎　227
括约肌松解修补肛门缺损临床疗效观察 ……………………… 陈达楼　石柯佳　徐晓秀　229

肛周脓肿细菌培养及药敏结果分析（附106例报告）
………………………………………… 全大祥　王万里　邓台燕　曾国剑　武乃金　230
妊娠期肛周脓肿手术治疗12例临床分析 ………………………………… 尚秀娟　李荣先　232
一次性根治术治疗肛周脓肿152例临床分析
………………………………… 李五生　谢飞　成川华　徐玲　马亮　葛曼青　陈卫东　233
一期根治术治疗肛周脓肿225例 ………………………………… 王晓光　徐占民　235
中西医结合治疗坏死性筋膜炎 ………………………………… 陈卫东　李五生　236
溃结灌肠液治疗湿热蕴结型溃疡性结肠炎的临床观察 ………………………………… 柯玮　239
肛周脓肿发病的中西医认识 ……………………… 毛红　李薇　唐平　赵强　杨军义　241
某武警部队两万官兵肛肠疾病流行病学调查及相关影响因素分析
……………………………………… 柯玮[1]　刘锡昭　张湘杰　倪吉凯等　244
直肠黏膜切除术治疗重度局限性溃疡性直肠炎临床观察 ………… 乔峰妮　曹暂剑　杨向东　247
新型组合药物保留灌肠治疗溃疡性结肠炎的临床疗效
……………………………………… 高凤岐　刘建利　闫英杰　赵天宇　249
中西医结合分期治疗溃疡性结肠炎的临床研究
………………… 王传思，谢贻祥，郑学海，姚磊，黄鸿武，王永森，吴永军　252
益气养阴汤口服联合该方灌肠治疗结肠黑变病的临床研究 …………… 张锋　周兴华　256
从脱肛病的临床疗效看中医诊疗方案的可行性 ……………… 杨士磊　指导　韦俊武　258
重度直肠脱垂手术治疗体会 ………… 黄德荣　张晓飞　谢沐初　刘歆　王莹　张金凤　260
肛管直肠异物临床体会 ……………………………… 李朝阳　高旭波　毛宽荣　261
经阴道修补和直肠荷包缝合治疗直肠前突临床观察 ……………………………… 刘君德　262
两种术式治疗女性中重度直肠前突的疗效对比观察 ……… 陆庆革[1*]　王爱磊[2]　刘松[3]　263
长强穴切挂联合生物反馈治疗耻骨直肠肌综合征的临床研究 ……… 杨继闽　邱胜民　吕辉　266
补中益气汤加味治疗气虚型便秘69例 ………………………………… 胡占起　268
非药物疗法治疗成人功能性便秘的系统评价研究
…………………… 陈敏[1,2]　郑晖[3]　李涓[3]　黄德铨[1,2]　陈琴[4]　方剑乔[4]　269
洁肠水疗仪术后创面冲洗便秘直肠清空临床观察224例
……………………… 西安市中医医院肛肠科　李五九　杨正安　黄蓓，李泽　270
242例便秘患者精神心理类型分析 ………… 贾英田[1]　杨向东[1*]　麻倩[2]　张迪[3]　龚文敬[4]　271
参苓白术散治疗产后便秘的临床疗效观察 ……………………………… 郝亮亮[1]　何涛宏[2]　275
电针配合气囊反馈疗法治疗痉挛性便秘38例 ……………………………… 李红波　277
济川煎合当归补血汤治疗老年性便秘50例 …………… 王芳[1]　孔祥友[2]　尚锦秀[3]　278
学习刘佃温教授长强穴切挂加中药治疗排便障碍29例临床体会
……………………………………… 河南省修武县中医院肛肠外科　闫国和　281
枳实槟榔汤联合中医推拿手法治疗功能性便秘40例 ……………………… 朱丹[1]　张锋[2]　282
自拟黄芪润肠颗粒结合XN-SL结肠水疗治疗慢传输型便秘60例疗效分析
……………………………………… 赵京贤　马传玉　283
结肠宁治疗大肠湿热型溃疡性结肠炎的临床观察
……………………… 河北省中医院肛肠科　许建成　杜红红　导师：高记华　285
参苓白术散治疗脾虚型小儿便秘47例临床观察 ……… 姚秋园[1]　张志红[2]　导师：于永铎[1]　288
慢传输型便秘不同手术方法的临床疗效观察与评价 …… 于永铎　刘铁龙　路越　李金龙　290
直肠癌早期诊断 ………………………………………… 符发年　张引兄　292
直肠肿瘤的误诊与防范 ……………… 河南中医学院第三附属医院肛肠科　刘佃温　293
高清晰结直肠镜检查系统诊断直肠癌的重要作用 ………… 陕西省莆城县中医院外科　王全平　294

加味四物汤治疗老年性晚期结直肠癌的临床研究……………………………………邓泽潭 邓萍萍 296
结直肠癌腹盆腔内活体征象与中医辨证分型相关性的临床研究………………杨宗亮[1] 何永恒* 298
肛周间叶源性恶性肿瘤1例报告……………………………………………………董聿锟 曹波 304
肛周小细胞癌1例报告………………………………………………………………陈勇 韦俊武 305
结直肠癌血清癌胚抗原、糖类抗原19-9表达水平及其临床价值探讨…………乔峰妮 曹暂剑 306
经肛门内镜显微手术治疗直肠肿瘤的手术配合体会……………………………付莉[1] 刘静[2] 309
直肠癌保肛手术后吻合口瘘的预防与处理………………………………………………李相阳 311
电子高清晰直肠镜在避免直肠癌误诊中起到的作用………………安徽省亳州市人民医院 樊平 314
非切除式肛垫提升复位固定技术的临床应用研究………………………………张延德 周佳 315
无辜的受害者——浅谈肛门内括约肌切断术……………………………………………吴盟 318
直肠异物取出2例及分析…………………………………………………何耀普 任建国 何向 321
多切口挂药线内口切除引流术治疗复杂性肛周脓肿200例临床分析………李毅忠 张冬 王俊 323
肛肠病术后疼痛的治疗进展………………………………………………………贺向东 张磊 326
80例肛周脓肿脓液培养结果分析 四川省泸州市人民医院（646000）
　　　　　　　　　　　　　　　　　牛苏剑 姚健 王顺和 卢家玉 刘纪锋 王玉 穆云 329
经阴道行分离膈膜修复术联合个性化方案治疗直肠前突的体会…………………………祝峰 330
双侧足三里新斯的明穴位注射治疗混合痔术后尿潴留疗效观察……………………………… 332
肛裂合并直肠黏膜内脱51例治疗体会……………………肖兰福 李进忠 饶承淑 文海波 马超 336
XN电子直肠镜、治疗仪加消痔灵注射术治疗直肠黏膜脱垂疗效分析……………………原晓梅 338
穴位按压缓解肛肠病术后尿潴留……………………………………………………………陈凤鸣 339
中药灌肠配合美沙拉嗪治疗溃疡性结肠炎疗效观察
　　　　　　　　　　　　　　　　　　　　　　　……………山东省曹县人民医院中医痔瘘科 孔卫华 340
基于直肠脱垂病因再认识的新直肠脱垂注射法
　　　　　　　　　　　　　　　　　　　　　　……………长春中医药大学附属医院 周建华 李国峰 341
盒灸防治痔术后腹胀的临床疗效观察………………………………………杨洁 薛宇彤 邓杨 343
参麦注射液在TST术术中的疗效观察………………………………………………………刘永霞 345
治疗肛肠疾病用熏洗法的临床观察…………………殷绪胜 龙娟萍 梁榆明 班玉凤 杨爱贞 张亮 346
子宫内膜异位症1例…………………………………………………………………陈勇 韦俊武 348

护 理…………………………………………………………………………………………… 349
混合痔围手术期临床护理300例体会………………………………………………………李莲英 349
定期电话回访健康教育在肛肠专科中的应用……………………………朱桂凤 陆海英 赵浩翔 350
1例先天性无肛伴会阴缺损患儿的护理……………………………………………陈凤鸣 屈玉华 352
中药熏洗治疗肛肠术后水肿的临床观察……………………………………………………薛宇彤 354
手术室病人安全管理…………………………………………………………………………王羽桐 355
手术室护士长在安全管理中的作用…………………………………………………………王淑英 357
肛肠疾病围手术期的优质护理………………………辽宁中医药大学附属第三医院 痔瘘二科 李轶 359
优质护理服务开展的体会……………………………辽宁中医药大学附属第三医院 张慧慧 361
中医护理特色与实践在肛肠科应用…………………………………………………………隋兴茹 362
中医护理技术对痔患者术后疼痛的超前干预的效果研究…………………………………屈玉华 364
浅谈肛肠手术后肛缘水肿的防治与处理……………………………………………………………… 366
吻合器痔上黏膜环切术的护理………………………………………………………刘洪妹 王玲 368
自然排空法在痔病患者术前肠道准备的应用………………………………刘静 邹莉 陈素平 370

名医学术思想

田振国教授治疗老年慢性便秘经验总结

隋楠　田振国

（辽宁中医药大学附属第三医院，辽宁省肛肠医院）

田振国教授，主任医师，博士生导师，从事肛肠病研究数十年，学验俱丰，医术高超，享誉一方。尤其对老年慢性便秘的中医药治疗有独特的理论见解，临床疗效颇佳，身受同行和广大患者的赞誉。现试将田教授治疗老年慢性便秘的学术思想及临床经验整理如下。

一、病因病机

便秘是指粪便干结，排便不尽感，排便次数减少。关于便秘《内经》称为"大便难"，"便不利"。在《伤寒论》中有"阳结"，"阴结"及"脾约"名称，其后又有"风秘"，"气秘"，"热秘"，"寒秘"，"湿秘"及"热燥"，"风燥"等说。《景岳全书》认为"其立名太烦，又不确据"，把便秘实际上分为阳实和阴虚两类。田教授认为便秘是多种疾病的一个症状，病机错综复杂，变化多端，就年老体虚之人来说其根本原因就在于动力缺乏，气机不畅。若机体受邪不畅，或脏腑、气血、阴阳虚衰，是凡影响大肠的传导功能，均可致粪便排出不利，发生便秘。本虚邪实贯穿于始终：《内经》曰："正气存内，邪不可干，邪之所凑，其气必虚。"本虚主要表现为脏腑、气血、阴阳的虚损，因虚致邪，无力驱邪；标实是指邪实糟粕，浊气积聚体内不得以排出。

本病的病变部位主要在大肠。饮食入胃经过脾胃，小肠等腐熟，运化，分清别浊，清者吸收入体内，浊者下传大肠，排出体外是为大便，整个过程约需24～48小时，正如《儒门事亲·斥浪分支派》云："胃为水谷之海，日受其新以易其陈，一日一便，乃常度也。"《素问·录兰秘典论篇》曰"大肠者，传导之官，变化出焉"明确指出了大肠是大便暂时储存及排出之处。大肠要发挥正常的排便功能需要大肠阳气的温煦和阴血的濡养作用。只有当大肠阳气和阴血充足，协调平衡才能发挥正常的排便作用，否则当阳气亏虚和阴血不足时则会便秘难解。大肠为六腑之一，泄而不藏也，故气机调畅亦是排泄糟粕的条件，否则，大肠传导功能失常，大便秘结难排。

田教授认为便秘病位虽在大肠，但与肺、脾、肾、肝、心密切相关。正如《诸病源候论·大便难候》云："大便难者，由五脏不调，阴阳偏有虚实，谓三焦不和则冷热并结故也。"

大肠属胃家，脾胃位居中焦，为气机升降之枢纽，脾（胃）主运化、传进。脾主升清，胃主降浊，大肠的传导功能实乃胃降浊功能的延伸，而胃的降浊又与脾的升清功能密切相关，亦即大肠传导功能有赖于脾的升清功能，故脾胃失司、清阳不升、浊阴不降，则大肠传导功能失常，糟粕内停，大便秘结难排。大肠的正常传导还必须依靠脾胃中气的推动。中气充盛，"津液盛，则大便调和"；中气虚弱，传导乏力而气滞，皆可形成便秘。

肺与大肠表里相合，脏腑气化相通，大肠得肺肃降之气而后传导排便。《医经精义·脏腑之官》曰："大肠之所以能传导者，以其为肺之腑。肺气下达，故能传导。"肺气虚，无力推运，生便秘；肺为水之上源，肺阴耗伤，津液不足，大肠属阳明燥金，喜润恶燥，肠道失于濡养，大便难。

"肝脉绕后阴"，肝藏血，主疏泄。机体脏腑，器官的活动全赖于气的升降出入运动，肝的疏泄功能正常，则气血和调，脏腑，器官的活动就正常和调。肝失条达，气机不畅，传导失职则大便秘结。"小便属清道属气，大便属浊道属血"，《丹溪心法·燥结》认为便秘是由于血少，如说："燥结血少不能润泽，理宜养阴。"肝藏血，贮藏血液，调节人体各部分血量的分配，若肝阴血不足不能下润大肠，肠道失润则便干。

肾主五液，开窍于二阴，司二便，大肠的传导亦与肾的气化功能有关。《杂病源流犀烛·大便秘结源流》指出："大便秘结，肾病也。"《内经》曰：北方黑水，入通于肾，开窍于二阴，盖此肾主液，津液盛，则大便调和。《诸病源候论·大便难候》指出："肾脏受邪，虚而不能制小便，则小便利，津液枯燥，肠胃干涩，故大便难。"

心为"君主之官"，心主血脉，心气充沛才能维持正常的血液运行，若心气不足，血脉不畅，血运障碍，无以推动，动力不足，大肠传送无力大便难。

脏腑功能衰弱导致便秘，便秘又是脏腑功能进一步衰败的重要因素。本病日久，虚实互见，寒热错杂，反复发作，缠绵难愈。

二、治疗特点

1. "以补通塞，以补治秘"的理论

《素问·阴阳应象大论》曰："治病必求于本。""治病必求于本"就是先审查疾病发生与发展的规律而从根本上去治疗疾病，是辨证论治的一个主要原则。田教授认为老年便秘之本源为'虚'，正气虚。遂从老年便秘之本源'虚'入手，根据中医理论"虚则补之"的治疗原则，提出运用补益法治疗便秘，即"以补治秘"。《素问·至真要大论》提出"逆者正治，从者反治"，反治是顺从疾病假象而治的一种方法。便秘是具有闭塞不通症状的病症，临床上多是因虚而闭阻的真虚假实证，因此，单纯的攻下之法不可取，只有补益各脏之不足，用补益药配合少量润下药，标本兼顾方可奏效，即"以补通塞"。"以补通塞，以补治秘"理论正是中医治病求本原则的具体体现。

2. "调肝理脾健胃，补肺强肾养心，通腑润肠"的治法

田教授在本病的治疗上以中医理论为依据，辨证与辨病相结合，发挥出中医辨证治疗多角度、多层次的特长和优势。综合病人的临床表现、舌象、脉象，辨证分析，针对本病的病机提出调肝理脾健胃，补肺强肾养心，通腑润肠的具体治疗法则，和"秘而不通，通而不秘，扶本达标"的技术路线，灵活运用中药，科学配伍，形成自己独特的用药风格，在临床上取得了满意疗效。

2.1 调肝理脾健胃

肝藏血，肝阴肝血不足，不能下润大肠故大便秘结，血虚不上荣则面色无华，肝阴血虚，肝阳上亢则头晕目眩，阴血虚不能制阳而致烦躁易怒、口干渴，舌红少津，脉弦细，为肝阴血不足之象，故田教授指出治疗中应滋水涵木，润肠通便，以"增液行舟"，田教授常选用：当归、生地、白芍、玄参、首乌、柏子仁、郁李仁、桃仁、枳壳、甘草等。肝主疏泄，肝失疏泄，不能宣达，腑气通降失常故见大便秘结，欲便不得，腑气不通，气不下行则嗳气频作，胸胁痞满。气机郁滞则腹胀。苔薄腻，脉弦为肝郁之象。故治疗中应疏肝清热，润肠通便，方药有：柴胡、香附、火麻仁、榔片、郁金、薄荷、丹皮、枳实、莱菔子、决明子、吴茱萸、肉蔻等。

脾胃代表脾、胃、大小肠的功能。脾主运化，为气血生化之源，机体生命活动的持续和气血津液的生化都有赖于脾胃运化水谷精微和中气的作用。中气不足者证见大便不畅，临厕努挣乏力，大便并不干硬，伴头晕倦怠，口淡无味，舌淡苔白，脉弱无力。应健脾益气，以"益气通幽"，理脾以达健运，充盈水谷精微。基本方：党参、黄芪、白术、陈皮、升麻、当归、木香、砂仁、甘草等。有学者认为白术补气健脾，燥湿利水用于治疗脾虚泄泻。田教授认为白术可用于治疗脾虚便秘。白术性苦温而燥，但无伤阴之虞。如《本草正义》中说："白术最富脂膏，故虽苦温能燥，而亦滋津液，……万无伤阴之虑。"清朝王泰村《王旭高·医书六种》中云："白术生肠胃之津液，大便硬是肠胃之津液

干枯，故加白术"。因脾主运化，脾虚大肠传导无力，使大便艰涩难通。用之临床，多有效验。伴食少纳呆者加麦芽、神曲、山楂。伴有腹胀加用莱菔子、榔片。莱菔子入脾胃经，下气，消食，用于食积气滞，胸闷腹胀，下痢后重，又可利大小便，助肺治喘[4]。榔片：入脾、胃、大肠经，破积、下气，引水，治食积，脘腹胀痛，泻痢后重，《本草》"除一切风，下一切气，宣利五脏六腑雍滞，破坚满气，除瘤结。"

2.2 补肺强肾养心

肺为华盖，主一身之气，肺与大肠相表里，肺主宣发肃降，为水之上源。肺气郁闭，宣降失职，津液不能正常输布，则肠道津液亏少，形成上窍塞而下窍闭之大便涩滞，胸膈满闷，咳嗽，吐痰，喘憋，舌质淡，苔白腻或黄腻，脉沉滑。故肺气郁闭者应宣降肺气，"开上窍以通下窍"，即"提壶揭盖"法。补肺以助百脉，强壮大肠功能，调节排泻，以助通畅。田教授常用黄精、瓜蒌仁、杏仁、枳壳、升麻、苏子、桔梗、甘草、陈皮、薤白、苏梗等，使肺气足而魄门启闭有度。此下病治上之法，亦腑病治脏之法也。田教授推崇瓜蒌仁一味，此药入肺、大肠经，润肺、散结、滑肠，《饮片新参》记载："瓜蒌仁治老年或病后之肠结便秘。"

肾司二便，为先天之本，元阴元阳之府。肾助胃行其津液，肾精不足则肠道津枯，失于传导；肾阳气虚衰，寒自内生，肠道传送无力，故大便艰涩，排出困难，肾阴不足，阴液枯涸，无以行舟则便干。腰为肾之府，故腰膝酸软。阴寒内盛，气机阻滞，故腹中冷痛，喜热怕冷，肾阳虚温煦无权，膀胱气化不利，故小便清长。治易补肾通便。强肾以助元气，增加排泻动力。补肾精温肾阳使阳光温煦而阴凝得解则便通，补肾精滋肾阴使津液濡润则便解。同时在潜方用药中注意调节阴阳平衡，以免矫枉过正，以体现"善补阳者必于阴中求阳，则阳得阴助而生化无穷；善补阴者必于阳中求阴，则阴得阳生而泉源不断。"的道理。田教授常用肉苁蓉、牛膝、山芋肉、黑芝麻、附子、肉桂、当归、桑椹、首乌、枸杞子、菟丝子、仙灵脾等，临床效果颇佳。此法之妙，全在不润大肠而补肾，盖大肠居于下流，最难独治，必须从肾经以润之。本法与一般通便药只能暂时缓解症状不同，而重在扶正固本，且远期疗效巩固，值得推广应用。田教授善用肉苁蓉通便，此药入肾、大肠经，补肾、益精、润燥、滑肠，治血枯便秘，《本经》记载其"主五劳七情，补中、养五脏、强阴、益精气。"

心生血主血脉，心气虚，鼓动无力，动力缺乏，血运障碍，无以推动，大肠传送无力，故大便难出，心气不足，心失所养则心悸，动则汗出，舌淡苔白，脉细无力为心气虚之象。治应养心润肠，以当归、黄精、柏子仁、枣仁、甘草、桃仁、瓜蒌、薤白等为基础加减养心气润肠燥使大便通。田教授最欣赏黄精一味，此药味甘性平，入脾、肺、心经，益心气养脾阴，化生气血，能补通运[5]。"补中气，安五脏，益脾胃"，故前人有"黄精代参芪"之说。《本经逢原》："黄精，宽中益气，调和五脏，肌肉充盛，补髓强肾。"田教授还认为"久病入络"、大便长期秘结往往导致肠道局部血行不畅。血行不畅刺导致气机升降功能失调从而加重便秘。这样恶性循环往往使便秘缠绵难愈，所以组方中配合活血祛瘀药物也是很必要的。方中配合桃仁、红花、丹参、赤芍等既活血又润肠，从而协调肠道传导通便作用。

2.3 通腑润肠

田教授治疗便秘很注重维护人体的正气，注重保持阴阳平衡，符合中医理论"正气存内，邪不可干"的辨证思想。但便秘为有形之邪引起的病证，《素问·至真药大论》曰："其实者，散而泻之""其下者，引而竭之""留者攻之"等原则。以泻下法为治，使腑气通畅，气血调和。因此，配合通下药亦十分重要。若里实甚，病势急，可用峻下，如大黄，芒硝；大黄：入胃、大肠、肠经，泻热毒，破积聚，行瘀血，治实热便秘，谵语发狂，食积痞满，荡涤肠胃，推陈致新，通利水谷，调和化食，安和五脏。大黄以疗顽固之秘疾，实者用大黄，虚者用酒军。里实不甚，病势不急，可用缓下，如火麻仁，郁李仁；里实甚，病势急，但又正气虚弱者，治疗时就应考虑邪正两方面，单纯攻邪则正气不支，纯用补正则邪气愈盛，根据"实者泻之""虚者补之"原则，泻实扶虚。泻下剂易伤胃气，得效即止，慎勿过剂。

3. 预防及调护

田教授认为预防之法，首要在于消除病因。避免过度煎炒，酒类，辛辣等刺激食物。田教授在运用中医辨证，中药治疗的同时还根据中医的养生理论指导病人养成科学的饮食习惯，适当增加流质及纤维素较高的食物，如水果、芹菜、韭菜、白菜等，多食黑芝麻、蜂蜜，植物油等润滑肠道的食物，多饮水。生活起居避免久坐少动，宜多运动，劳逸结合以流通气血；养成良好的生活习惯和排便习惯，调畅情志，共奏治秘之功。

4. 典型病案举例

例：魏某，女，65岁，初诊2010年1月9日

主诉：排便困难四年

现病史：患者自述四年前无明显诱因出现大便困难，6~7日一行，需服番泻叶或肛注开塞露方可排出，先干后成形，便条细，量少，无脓无血，伴腹胀，恶寒喜热，食欲不振，睡眠差。舌淡胖苔白，脉沉缓尺弱。

西医诊断：结肠慢传输型便秘

中医诊断：便秘（脾肾阳虚型）

治法：温补脾肾，润肠通便

处方：黄精30g　决明子20g　肉苁蓉30g　白术20g
　　　厚朴20g　滑石20g　吴茱萸15g　肉豆蔻15g
　　　山楂20g　麦芽15g　莱菔子20g　瓜蒌仁20g
　　　枣仁15g　枳壳20g　榔片20g　肉桂15g

上方每剂水煎取150ml，分3次口服，每日1剂。

二诊：15日后，患者自述服药后有便意感，大便3~4日一行，偶尔需用开塞露，先干后成形，便条增粗，便量增加，腹胀缓解，食欲增加，睡眠差，舌淡胖苔白，脉沉缓尺弱。上方加枳实15g 郁李仁15g 桃仁15g 龙牡各20g 珍珠母20g。

三诊：15日后，患者自述大便2~3日一行，便意感明显，成形质软，无明显腹胀及恶寒，饮食，睡眠好转。舌淡苔白，脉沉。改用养荣润肠舒100ml 日3次口服，15日后复诊时患者无明显不适，继服一周以巩固疗效。随访至今未复发。

5. 结语

田振国教授在治疗便秘中运用中医的辨证思维方法，抓住疾病的本质，标本兼治，扶正去邪，达到"以补通塞，以补治秘"之功，使机体功能恢复正常，便秘得以解决。

参考文献：略。

田振国教授治疗肉芽肿性结肠炎经验

胡占起　田振国

（辽宁中医药大学附属第三医院，辽宁省肛肠医院）

田振国教授，辽宁省名中医，主任医师，博士生导师，国务院特殊津贴享受者，国家局级重点学科、重点专科学科及学术带头人，从医40余年，学贯中西，治验颇丰，愈人无数。在临证中形成了自己独特的风格，尤其擅长治疗大肠炎性疾病。笔者在跟师学习的过程中，经常得到导师点播，导师对病人进行辨证施治，解决了很多病人的痛苦。现将其治疗肉芽肿性结肠炎的经验总结如下，以飨

同道。

肉芽肿性结肠炎又称克罗恩病，是一种病因尚不十分清楚的慢性复发性的局限性的大肠炎性疾病。根据本病的发病特点及临床表现，田师将其归属于中医腹痛、肠痈范畴，治疗上以"通"字立法。田师认为，所谓"通"并非单指通利攻下而言，实际上包括了一切正治之法，即"通则不痛"。如"宣通气血"、"调气和血"、"理气降逆"、"益气健脾"及"散寒温阳"等皆是。临床治疗多从虚实两纲着手，实证重在祛邪疏导，虚证当以温阳益气。

1. 寒邪内阻

中医认为，风寒之邪，侵入腹中，则寒凝气滞，经脉受阻，不通则痛。正如《素问·举痛论篇》曰："寒气客于肠胃，厥逆上出，故痛而呕也。寒气客于小肠，小肠不得成聚，故后泄腹痛矣。"《灵枢·邪气脏腑病形》曰："大肠病者，肠中切痛而鸣濯濯，冬日重感于寒即泄，当脐而痛。"此型病例可见腹痛急暴，得温则减，遇冷则增，喜蹲卧，大便溏薄或正常，小便清利，舌淡苔白，脉沉紧。田师认为，外受寒邪或过食生冷，寒邪内阻，阳气不运，气机不畅，不通则痛；寒得温则散，遇冷则凝结更甚；若中阳未伤，运化尚健，则大便正常；若中阳受伤，运化失健，则大便溏薄。舌脉均为寒邪内蕴之像。治当温中散寒。方用正气天香散加减，药用：香附15g，乌药10g，紫苏10g，干姜5g，陈皮15g，吴茱萸10g，延胡索15g。

2. 湿热壅滞

中医认为，伤于暑热，或寒邪不解，郁而化热，或湿热壅滞，以致传导失职，腑气不通而致疼痛，即《素问·举痛论篇》曰："热气留于小肠，肠中痛，瘅热焦渴，则坚干不得出，故痛而闭不通矣。"此型病例可见腹胀痛而拒按，大便秘结或溏滞不爽，小便短赤，自汗，烦渴引饮，舌苔黄腻，脉濡数。田师认为，湿热壅滞，腑气不通，不通则痛；湿热阻滞气机，大肠传导失常，故大便秘结或溏滞不爽；热伤阴液则烦渴引饮；热邪迫津外溢则自汗。治当泄热通腑。方用大承气汤加减，药用：芒硝10g，枳实15g，大黄10g，厚朴15g，黄柏15g，苍术15g，牛膝15g，砂仁10g，甘草10g。

3. 饮食积滞

中医认为，暴饮暴食、恣食肥甘厚腻及辛辣、误食馊腐，均可损伤脾胃，腑气通降不利而发生腹痛。如《素问·痹论篇》曰："饮食自倍，肠胃乃伤。"《脉因证治·心腹痛》曰："有死血食积湿痰结滞，妨碍升降故痛。"此型病例可见脘腹疼痛胀满而拒按，恶食，嗳腐吞酸，或痛而欲泻，泻后痛减，舌苔腻，脉滑实。田师认为，食滞胃肠，气机阻滞，故脘腹胀痛而拒按；宿食不化，浊气上逆，故恶食，嗳腐吞酸；食阻气机，运化失常，故痛而欲泻；泻后有形食滞得除，气机稍畅，故痛减。治当消食导滞，行气止痛。方用枳实导滞丸加减，药用：枳实10g，大黄10g，白术15g，黄连10g，茯苓10g，泽泻10g，黄芩10g，神曲15g，木香10g，延胡索10g。

4. 中虚脏寒

中医认为，素体脾阳不振，或过服寒凉，损伤脾阳，寒湿内停，渐致脾阳衰惫，气血不足，不能温养脏腑而致腹痛。正如《诸病源候论·久腹痛》说："久腹痛者，脏腑虚而又寒，客于腹内，连滞不歇，发作有时。发则肠鸣而腹绞痛，谓之寒中。"此型病例可见腹痛绵绵，时作时止，喜温喜按，饥饿及劳累后加重，便溏或泄泻，多兼疲劳、气短、怯寒，舌淡苔白，脉沉细。田师认为，中虚脏寒、阳气不运，腹部失去温养，故绵绵而痛，时作时止；气虚为阳虚之基，饥饿和疲劳后更甚；脾阳不振，运化无权，水湿内停，故便溏或泄泻；神疲气短为中气不足之征。治当温中补虚，和里缓急。方用小建中汤加减，药用：白芍25g，桂枝15g，生姜5g，甘草10g，大枣7枚，白术15g，茯苓15g，延胡索10g。

5. 气滞血瘀

中医认为，抑郁恼怒，肝失调达，或忧思伤脾，或肝郁克脾，肝脾不和，气机不利，腑气通降不顺而发腹痛；或气滞日久，血行不畅，气滞血瘀，腹中络脉瘀阻而致腹痛。如《证治汇补·腹痛》谓："暴触怒气，则两胁先痛而后入腹。"此型病例可见脘腹或胁下胀痛，攻窜不定，痛引少腹。得嗳气或矢气则痛减，遇恼怒或忧思过度则痛剧，舌苔薄，脉弦细；痛久则痛处不移，舌紫黯或有瘀斑，脉弦或涩。田师认为，肝气郁结，不通则痛，故脘腹或胁下胀痛；气属无形，气滞则气机升降失调，故疼痛攻窜不定；少腹为肝经循行部位，肝郁气滞，故见痛引少腹；嗳气、矢气后气机稍得疏通，故痛减；恼怒、忧思则气结更甚，故痛剧；气滞日久则致血瘀，瘀属有形，故痛处不移。治当疏肝调气，活血化瘀。方用柴胡疏肝散加减，药用：陈皮10g，柴胡10g，川芎10g，枳壳15g，白芍20g，香附15g，炙甘草10g，延胡索15g，没药10g，蒲黄10g，五灵脂10g。

6. 病案举例

赵某，女，40岁，2013年8月23日以"腹痛伴黏液稀便4年，加重1个月"来诊。刻诊：腹痛绵绵，时作时止，以右下腹为重，喜温喜按，大便日4~5次，质稀带黏液，食欲不振，夜眠欠佳，伴疲劳、畏寒，病来身体逐渐消瘦，舌淡苔白，脉沉细。经电子结肠镜检查示：回盲部及升结肠可见散在的纵行溃疡伴结节样肉芽肿，呈节段性分布，病变部分之间黏膜正常。同时取病变组织活检示：非干酪坏死性肉芽肿，肠黏膜破坏，溃疡形成，黏膜下层高度增宽，腺间质及坏死处淋巴组织增生，以小淋巴细胞为主，浸润、破坏血管。田师根据其临床表现及辅助检查诊断为肉芽肿性结肠炎，中医按腹痛的中虚脏寒型辨治。以小建中汤加减，药用：黄精30g，白芍25g，桂枝15g，党参20g，吴茱萸15g，白术15g，茯苓15g，延胡索10g，酸枣仁20g，大枣12枚，生姜15g，甘草15g。每剂煎300mL，每次服100mL，1天服3次。同时用本院自制的通灌汤及止血灌肠散保留灌肠，1天2次。2013年9月1日二诊：腹痛减轻，大便日2~3次，质仍稀，黏液量减少，饮食及睡眠好转，舌淡苔略厚腻，脉沉细。原方去党参，加泽泻15g。余法不变。2013年9月15日三诊：腹痛明显减轻，大便日2~3次，成形通畅，无黏液，舌淡苔白脉沉有力。停灌肠，原方茯苓减为10g，泽泻减为10g，继服15剂，患者未再来诊，电话随访，效果良好。

田师在临证时精研医典，勤求古训，博采众方，并结合自己多年临床经验，对肉芽肿性结肠炎进行辨证施治，取得了良好的临床疗效。同时，田师严谨治学、精益求精、实事求是的工作作风也是我们后学继续钻研、探求新知的动力。

曹吉勋教授自体肛门括约肌紧缩术治疗肛门失禁简述

陈敏　黄德铨　曹吉勋

（成都中医药大学附属医院　四川 成都　610072）

至少4岁以上患者，至少1月以上有反复发生的不能控制的排便即为肛门失禁[1]。肛门失禁患者存在持续性或反复发作的不能感知肠内容物性状或不能控制肠内容物的排出，包括液态、气态、固态的肠内容物[2]。肛门失禁并不威胁生命，但给日常生活造成不便，严重影响患者的生存质量。人群中的肛门失禁发病率报告差异很大，据美国的一项大规模调查，普通人群中有高达7.1%的人被报告有不同程度的肛门失禁，失禁率随着年龄增大和精神生理状态的下降而上升[3]。国内缺乏本病的大规模的临床调查。

1. 肛门失禁发病原因

粪便干湿度、直肠顺应性、直肠的感觉功能、肛门括约肌的完整性以及精神意识状态等在维持肛门自制中均起重要作用。其中的任何一项或多项因素受损都可能导致肛门失禁。产伤、肛门直肠手术、肛周疾病等造成括约肌损伤，长期腹泻、肿瘤、放疗、克隆氏病等可破坏括约肌功能；长期便秘蹲厕努挣导致盆底过度牵拉造成阴部神经变性等均可导致肛门失禁。现有的检查手段未能发现明确病因的肛门失禁称为特发性肛门失禁[4~5]。特发性肛门失禁无括约肌损伤史，表现为内、外括约肌功能不良，会阴神经传导潜伏期延长[6]。

2. 肛门括约肌紧缩方法的开创及应用

肛门括约肌紧缩方法由 Thiersch 教授首创，手术采用银丝环植入法治疗肛门失禁。后多数医家采用银丝、烙制线、硅胶圈植入肛门括约肌周围皮下组织，以使松弛的肛门括约肌缩紧，从而治疗肛门失禁，取得一定的临床疗效。

解放初期，肛门括约肌紧缩方法治疗肛门失禁在我国也有所开展，植入肛门括约肌皮下的材质有所不同。北京二龙路医院（现北京市肛肠医院）的著名肛肠专家卢克杰教授的肛门紧缩术，采用8号丝线植入肛周括约肌皮下以治疗肛门失禁；哈尔滨市的孙福庆教授采用自体的骶尾韧带植入肛门括约肌周围皮下，以达到缩紧肛门括约肌的目的；成都中医药大学附属医院的曹吉勋教授采用银丝、髂肌膜植入肛门括约肌皮下以治疗肛门失禁。这些方法近期疗效可，不足之处是远期疗效较差，复发率高，且可出现线断裂、粪嵌顿、感染、疼痛等并发症。

1962 年我国正值荒年，人民营养差，普遍消瘦，过度消瘦可使得坐骨直肠窝内脂肪消失，使直肠失去周围支持固定作用，括约肌群收缩力也减弱，直肠容易自肛门口脱出，直肠脱垂发病率高，且多数伴有肛门失禁。采用以上肛门紧缩方法治疗失败率高。

我们采用自体肛门括约肌紧缩方法，利用括约肌本身肌束的缩小，紧缩肛门以恢复肛管的收缩、舒张功能，这种自体的肛门括约肌紧缩法还有一个优点，就是可促使肛门向前移位，这样也增加了盆底的扶托力，远期疗效良好，弥补了以上疗法之不足。

3. 自体肛门括约肌紧缩术适应症

成人完全直肠脱垂的肛门失禁，老年肛门失禁。

4. 自体肛门括约肌紧缩术操作方法

4.1 麻醉方法：腰俞穴麻醉、骶管麻醉、腰麻。

4.2 手术步骤

麻醉显效后转截石位，常规消毒铺巾，消毒肛管及直肠下段。沿肛周3、9点位，距肛缘0.5～1cm处作"V"形切口，用阿力氏钳夹住皮瓣向上牵拉，分离皮瓣，暴露肛门外括约肌及肛门后三角间隙。

将松弛的外括约肌皮下层及深层括约肌肌束，用阿力氏钳向下牵拉。用1号丝线缝合3～4针，闭合部分括约肌及肛门后三角间隙，使肛门向前移位。再将皮肤层作全层缝合，肛门大小以肛管内可伸入1横指半——2横指为宜。最后将前壁多余的皮瓣切除，使肛管内切口对合良好，缝合1到2针。肛管内插入油纱条压迫，外敷纱布，用宽胶布固定。

参考文献：略。

王顺和主任中医师学术思想及临证经验总结

穆云 牛苏剑 王玉 刘纪锋 卢家玉

（四川省泸州市人民医院肛肠科 四川泸州 646000）

王顺和主任中医师是笔者的恩师，从医40余年，穷及中西医医籍之奥旨，旁及各家之得失，探究其精微，独得其神髓。尤融汇贯通肛肠科中西医结合理论，学验俱丰。吾等有幸，常随侍于侧，受教于旁。本文试就王老师学术思想及多年的临证经验作一初步归纳。

第一部分 学术思想

1. 重视"治未病"理念在肛肠疾病防治体系中应用的思想

王老师认为，"治未病"理念是中医具原创性的观点，是数千年来中医治疗原则的重要精华。这种"未雨绸缪"，防重于治的精神与现代预防医学观是相吻合的，与我国当前的社会结构、经济基础、医疗水平也是高度一致的。中医"治未病"作为传统中医学的重要理论之一，其本身所蕴含的先进理念和丰富方法，对于剖析解决我国现有疾病预防控制的问题具有非常积极的意义[1]。比如痔病为人类常见、多发的肛肠疾病，据统计我国痔疮的发病率约为46.26%，构建具有地区特色的"痔病"防治体系，切实发挥中医在防治痔病方面的特殊优势，不仅契合当前医改之旨，更应是我辈肛肠科医师不断深入研究之目标。所以必须加以重视，注重其在肛肠疾病防治体系中应用。

2. 顺应大肠肛门生理功能的思想

王老师认为，"大肠者，传道之官，变化出焉"，"魄门亦为五脏使"是对肛门大肠生理功能的高度概括。大肠的功能特点是"以通为用"，大肠的传导是生物节律现象的体现。治疗时须顺应大肠肛门生理功能，方能取得良好的疗效。比如在治疗功能性便秘方面，王老师总结治疗上应顺应节律，因时因人因症，辩证论治，临床疗效明显。

3. 强调"内外并治，药术并施"的治疗思想

王老师认为，"有诸内必形诸外"，所以他对大肠肛门疾病的诊疗既重视外在表现，又重视探求内因，此即"内外并治"。比如在高位复杂性肛瘘的诊治过程中常据病人的舌、脉、症、征予以中药内服调理。对湿热者喜用龙胆泻肝汤加减，气血亏虚者喜用他自创的仙鹤益气养血汤加减，脾虚湿盛者以参苓白术散加减，阴虚者喜用六味地黄丸加减，肝郁者喜用逍遥散加减。对术后病人常在应证方药中少佐活血化瘀药，谓可促进伤口愈合。王老师临诊用药很注重顾护脾胃，推崇东垣，故虽常用清热利湿之剂但绝不过伐。王老师尤其善用龙胆泻肝汤，常用本方加减治疗多种疾病，疗效甚佳。

王老师强调灵活运用"药术并施"的治疗方法。对术前术后患者，总是因人因病辨证立法，遣方用药，独具匠心，强调用药时机，在治疗某些疑难病症时往往取得较好的疗效。例如对会阴坏死性筋膜炎治疗上强调施术后灵活应用扶正达邪与驱邪安正辨证统一的治疗法则，综合"消、托、补"三法口服中药，配以王老师研制的中药荆黄熏洗汤外敷坐浴，达到良好疗效。王老师强调，在治疗该病时须考虑到患者本已体虚，中医重在术后的"托"和"补"，宜补养气血、托毒透邪为主，佐以清心安神。

4. 提倡与时俱进的创新思想

王老师特别欣赏诺贝尔奖获得者，著名华裔科学家李政道先生的一句名言，"一个人想做点事业，非得走自己的路。要开创创新路子，最关键的是你会不会自己提出问题，能正确地提出问题就是

迈开了创新的第一步"。王老师常常要求我们在继承的基础上大胆创新,善于提出问题,分析问题,了解问题,解决问题。例如我科正在进行的"置管负压引流术治疗肛周脓肿"的研究项目,就是王老师打破传统思维定式,勇于创新,在总结临床经验时产生思想"火花",因而首先提出、并试用于临床。通过临床观察疗效显著。目前已成功申报省级科研课题。

5. 注重施术时"微创化"的思想;

王老师认为,"微创化"的思想具体到我们肛肠科的手术中,须做到"精、准、轻、巧"。"精"即手术操作精细,不可粗糙。"胸中有丘壑,下笔自华章"。例如在治疗高位复杂性肛瘘时,强调术者应清楚肛门直肠立体解剖结构,读懂每一例脓肿的感染蔓延途径,手术时才能做到得心应手,游刃有余。"准"指施术部位准确,不可伤及正常组织。例如在肛周脓肿的手术中,王老师常提醒我们,脓肿选择切口位置需考虑脓腔大小,臀部内缘脂肪厚薄等因素。切口大小只需满足引流通畅,不可随意扩大创伤。"轻"指手术操作中动作轻柔,不能粗暴,注意对邻近器官的保护。在手术操作中还须注重一个"巧"字,一是基本功的训练即手术技巧;二是术中切口设计要巧妙。注重保护组织,尽量减少损伤,比如在肛瘘手术时多用潜切,开窗,旷置,将长而弯曲之瘘转换成短直瘘的注重保护肛门功能的理念。

第二部分 临证经验

1. 环状混合痔

王老师认为,环状混合痔的治疗难点在于治疗的彻底性与保护肛门功能及美观之间难以兼顾。Milligan-Morgan手术是过去经典的痔手术方式。该术式对于孤立脱垂性痔的效果较好,缺点是一次最多只能处理4个痔块,否则手术后容易引起肛门狭窄,手术创面愈合慢,一般需要3~4周的时间。且切除了较多肛垫,使肛门的精细控便功能受到一定程度的影响。对于环形混合痔该术式效果更是欠佳。有资料显示其手术的复发率为10%左右[2]。而PPH等吻合器手术在国内外应用多年以来其弊端更广为人们所诟病。王老师为提高环状混合痔的临床疗效,减少和消除术后并发症和后遗症,遵从痔的新概念、痔的解剖新进展,遵守痔的新的治疗原则,参考国内外经验,总结自己多年的临床工作,设计出具有中西医结合特色治疗混合痔的一种组合性手术方式——内痔段错落式结扎、肛缘多形性组合切口术治疗环状混合痔。该术式的创新之处在于中西医结合治疗环状混合痔,汲取中医药硬化注射萎缩痔核的优点,结合西医切除缝合的长处,术中尽量保护肛管皮肤及齿状线敏感区,手术方案个体化,将切除、注射、缝合有机结合。注意保留痔间的黏膜桥(以避免术后肛门狭窄)。保留的肛管皮桥如果肥厚或皮桥下静脉丛显著者要作皮下"掏空"处理,然后于齿线下缘离断皮桥,修剪过长的皮桥,对无法保留皮桥(保留皮桥将会造成赘物、赘皮,影响手术疗效或肛门光滑度)的则保留足够的皮瓣。皮瓣形状视该点位伤口所需而裁剪成"∧"形、"W"形、柱状、梯形等多种几何图形,加以转移修补悬吊固定或线性对位缝合等,达到既能覆盖所有的创面,又能有效防止肛门肛管狭窄,同时达到理想的肛门光滑度的满意效果。

2. 高位复杂性肛瘘

王老师认为,肛瘘的诊断标准不一,国内经常采用的有1975年全国肛肠协作会议制定的肛瘘诊断标准,1976年的Parks标准,1979年日本隅越幸男标准等,分类复杂。对此,王老师驭繁以简,提出一个指导临床切实有效的标准:高位与否主要是看瘘管是否穿行肛管直肠环;复杂与否主要是看是否有多个外口或多个管道。同时指出,只要是临床中遇到比常见的肛瘘难于处理,且处理过程更容易损伤肛门的控便功能的肛瘘,即应视之"复杂"。手术应灵活运用切挂结合法,切旷结合法,虚(挂)实(挂)结合法治疗。手术技巧应本作损伤小,又有利于引流通畅的原则。瘘管行径部位浅,如皮下瘘则切开肛外段,切除管道后一定要缝合。瘘管行径深,如肌间瘘则尽量不全层切开,可选择

"潜切"、开窗对口引流、搔刮瘘道、旷置或挂浮线引流等，开窗切口多选用放射性切口，肛管处切口注意保留两侧皮瓣，尽量避免肛管缺损，同时可防止或减轻后遗漏气漏液，术后肛门创面恢复快，也符合美学原则。反对对瘘管穷追猛切的"笨"小法。对高位肛瘘的病变涉及到直肠环区较硬的组织，如果内口附近的组织纤维化较重，且粘连固定，只要切开后估计周围组织不致回缩，王老师常予以一次性切开。经临床观察，未发生控便不良或控便障碍。

3. 肛裂

王老师认为，明确肛裂的疼痛是由内括约肌痉挛而致的机理被明确后，对比不同的方法当以手术为佳。手术则推荐侧方内括约肌切开术（CLIS）。目前国内对这一术式的优点认识并不是很清楚。一方面，专业书籍从未将之列为肛裂的最佳术式；另一方面，也未对传统术式的缺陷予以标明。而从肛门后方切开内括约肌的"Eisenhammer"术，因解剖上固有的缺陷，术后病人肛门往往残留"匙孔样"（Key-hole deformity）的缺损，现已基本被发达国家列为淘汰的术式，故应摒弃部分医者认为手术只须将后方的溃疡切除引流即可的错误观点。

4. 肛周脓肿

王老师认为，临床上现较常用的是全国中医行业1995年标准，即分为肛提肌以下的"低位脓肿"和肛提肌以上的"高位脓肿"，此种分法对临床治疗和评价转归预后情况较有指导意义。Kodner曾指出："疼痛意味着需要引流"，所以肛周脓肿一旦形成应该及时切开引流，缺乏波动感并不是延迟治疗的理由。目前对于如何选择手术方式，使之既消除病灶，又能最大程度地保护肛门功能，降低成瘘率，真正做到"微创"，成为肛周脓肿手术中需要重视和探讨的问题。脓肿术式的多样化，恰恰证明了医者治疗时须充分考虑脓肿多样性的特点，选择合适的"个体化"术式。

负压伤口治疗（NPWT）是近年来开展的一种治疗新方法，包含封闭负压引流（VSD）和负压辅助闭合伤口（VAC）两个关键技术。1993年德国外科学者Fleichmann等提出VSD并用于四肢感染性创面的治疗。1997年美国外科学者Argenta等运用封闭负压吸引原理提出VAC技术。作用机制是增加血运，减少渗液，达到抑制细菌和促进肉芽生长的作用。王老师结合上述理论，提出采用在肛周脓肿隆起处戳微小孔（3mm）两个，通过王老师独创并获得发明专利的破膈器破除脓腔膈，置一次性使用管两根，一根持续冲洗，另一根持续负压引流，治疗疗效显著。现正总结并进一步作临床规范化研究。

5. 溃疡型结肠炎

王老师认为，溃结（UC）除与遗传基因缺陷、肠黏膜屏障破坏、免疫失调相关外，亦与现代人生活方式不当、节奏加快、压力增大有关。现代医学尚无特异的治疗方法，主要采用糖皮质激素、柳氮磺胺吡啶、免疫抑制剂等治疗，副反应大，症状迁延、复发率高，费用昂贵。王老师治疗这类疾病往往通过严格的辨证论治，喜用祛风胜湿、抑木扶土、健脾清肠之方如加味痛泻要方、自拟养肠补溃方、资生丸加减方治疗，擅长用地榆、防风，柴胡、黄芩，升麻、地榆，党参、白术，葛根、槟榔等药对，辅之以自拟的中药灌肠1号方，2号方灌肠治疗，临床疗效显著。

6. 功能性便秘

王老师认为，出口梗阻型便秘（OOC）是一种常见的慢性功能性便秘。患者往往具有正常的结肠传输功能。是由于直肠肛门感觉异常或外括约肌、耻骨直肠肌在排便过程中的反常收缩导致的排便障碍，临床表现为排便困难，如排便费力，便后不尽感及手助排便等。传统的手术治疗或肉毒素注射治疗有效率不尽如人意。可以将生物反馈疗法作为重点去研究。在王老师的指导下，我院肛肠科在川南地区率先开展该疗法。我们早期的研究表明，生物反馈治疗功能性便秘总有效率为73.17%。王老师认为，目前对于生物反馈治疗便秘如何改变肠道功能的机制仍然知之甚少，在生物反馈治疗逐渐成为一线治疗的同时，需要大量的基础性研究以进一步阐明其机制。且功能性便秘是一种极其复杂的症候群，单纯靠生物反馈治疗也具有较大的局限性，所以如何在医学时效学的指导下，联合诸如中药口服、针灸等治疗以进一步提高疗效是我们下一步研究的重点。

王老师总结中医治疗便秘方面的经验，提出功能性便秘主要涉肺、肝、脾、肾四脏，总由大肠传导失职，以虚为主，虚实夹杂。实秘为邪滞胃肠、壅塞不通；虚秘为肠失温润、推动无力，所以并非单纯通下所能治，而当分虚实，辨证论治。实者以驱邪为主，泻热、通导为主，辅以顺气导滞之品，标本兼治，邪去便通；虚者以养正为先，滋阴养血，益气温阳为治本之法，辅以甘温润肠之药，标本兼治，正盛便通。辩证遣方用药中，注意因地制宜，灵活运用。比如笔者工作之处位于川南，川南地区湿度较大，人皆喜辛辣厚味，湿热易自内生而下注大肠魄门。肝经下行而绕二阴，故便秘可从肝（经）论治。应把握辩证用药是中医治疗便秘的最大特点，以通为主，以降为顺，以平为期，以稳为序。治疗时反对见秘就泻的简单处理，方能作到灵活妥帖，效如桴鼓。同时应重视饮食及良好生活习惯的重要性。

7. 直肠脱垂

王老师认为，完全性直肠脱垂是肛肠科的难治性疾病之一，有关资料显示其发病率约为0.4～2.1%，平均患病时间可达20年。在病因病机方面中医认为多因先天禀赋不足，脏腑虚损，大肠虚冷，中气下陷，或小儿气血未充，老年气血两亏，或因房劳太过、劳倦伤损、久病体弱、或妇女生产用力努挣，或痢久肠滑，不能收摄，或因气血两虚，再兼湿热下注而脱所致。西医则认为可能与盆底解剖结构、支持组织松弛和神经调节机能障碍等因素有关。长期的完全性直肠脱垂可导致阴部神经损伤，可产生肛门失禁、溃疡、出血、嵌顿及坏死。现代医学多行经腹或经会阴手术。王老师根据《景岳全书·脱肛》中"下者举之"、"涩可去脱"的理论，予以辩证施治，疗效显著。如脾虚气陷予补中益气汤加减；肾虚不固予六味地黄丸或肾气丸加减；脾肾阳虚喜用右归丸加减；湿热下注予以三仁汤加减。再采用王老师研创的直肠脱垂连接式双层注射法，临床疗效显著。

8. 肠癌

王老师认为，直肠癌的发病是一个相当复杂的过程，是多因素参与、相互作用，最后导致阴阳失衡的结果。特别是晚期复发性的直肠癌患者病程迁延，且大多曾经开腹手术、放化疗等，多有气血受损、脾胃虚衰、肾气不足等基本病理变化。王老师认为治疗必须在"固本"即补益气血、补益脾肾得基础上"抗癌、解毒"治疗。王老师在临床实践中发现大剂量的仙鹤草（50～60g）内服具有良好的补虚强健的作用。现代药理学研究亦认为，仙鹤草中含有挥发油、仙鹤草素、仙鹤草内酯、鞣质等化合物。大剂量的仙鹤草内服后可通过激发宿主的机能，具备增强免疫，诱导细胞凋亡，抗肿瘤的功能。特创制仙鹤益气养血汤（仙鹤草、黄芪、党参、白术、茯苓、熟地、当归、川芎、白芍、枸杞、山萸肉、山药）加减治疗晚期大肠癌，疗效卓著。经临床观察，中晚期直肠肿瘤患者在服用该方剂后，明显改善患者生存质量，有效减轻了化疗治疗毒副作用。

9. 会阴坏死性筋膜炎

王老师认为，根据现代医学的研究，坏死性筋膜炎（Necrotizing Fasciitis, NF）是一种较少见的由于多种细菌混合感染所引起的严重软组织感染。常继发于会阴和肛门部各种感染、肿瘤、创伤、手术后等，其中肛管直肠周围脓肿是最较为常见的原因。临床表现可为发热、寒战等全身症状，肛周红肿硬痛并可见片状黑色病变，大片皮肤及筋膜进行性坏死，皮肤多发性溃疡，脓液稀薄奇臭，呈洗碗水样，溃疡周围皮肤有广泛潜行，皮下可触及捻发音，局部感觉麻木或疼痛，且感染沿筋膜迅速蔓延，病变范围可波及到会阴、肛周、阴囊、腹股沟、臀部、腹壁等处。而造成软组织大范围、在会阴部的坏死性筋膜炎，是一种发生于肛周会阴部、腹股沟和生殖器软组织的严重的急性坏死性感染，早期以肛周或阴囊肿胀、疼痛、发热甚至瘙痒起病，短时间内可迅速发展为大范围的筋膜坏死。该病以发病急骤、恶寒高热、发展迅速、病情凶险、组织广泛坏死为特征。

筋膜坏死程度按照T. Yilmazlar[3]等的方法，根据病变波及的范围分为三级，Ⅰ级：坏死区域波及肛周、会阴、阴囊、阴茎或外阴；Ⅱ级：在Ⅰ级的范围上还波及阴部或大腿、骨盆区；Ⅲ级：病变还波及骨盆区以外的部位。会阴坏死性筋膜炎起病急骤，发展迅速、凶险，局部组织广泛坏死，且极易扩展，如不早期诊断而延误治疗，毒素被大量吸收，机体产生大量的炎性介质，可引起过度的全身性炎症反应。这种反应一经触发，即刻通过其靶细胞产生次级产物使原始反应放大，甚至产生"瀑布效应"，导致多器官功能衰竭。尽管现代医学重症监护技术有了较大提高，但是有报道临床病死率仍高达30~50%。由于会阴部长期处于潮湿的环境，致使很多细菌容易生长，而且会阴、阴道和外生殖道正常情况下有厌氧菌寄殖，因此发病率比其它部位更高，临床症状更严重，治疗护理方面更困难。早期多表现为肛周脓肿的症状，但简单按肛周脓肿切开引流常常不能使病情得到控制。因此，如何合理应用中西医的方法，减少并发症，缩短病程，是医者不得不认真考虑的课题。

而祖国医学对会阴坏死性筋膜炎的病因，病理，病情发展及诊疗早有认识，《灵枢·痈疽篇》称其为"锐疽"，有："痈疽发于尻，名曰锐疽，其状赤坚大。"在历代文献上则属于"痈疽内陷"或归于"发"、"烂疔"、"水疔"等范畴，包括"火陷"、"干陷"、"虚陷"三证。主要由于正气内虚，火毒炽盛，正不胜邪，反陷入里，客于营血，内陷脏腑而成[4]。王老师认为，内陷证变化多端，应该根据病情的变化，邪正的盛衰，以确定疗效。正如《疡科心得集》曰："三陷变局，……变化多端，各宜随症治之。"有学者指出，中医中药的早期介入，是提高患者免疫力，减轻患者痛苦，加快创面愈合的有力措施，有利于整个病程的恢复。王老师提出，治疗上应用必须灵活应用扶正达邪与驱邪安正辨证统一的治疗法则，综合"消、托、补"三法，配合自拟的中药荆黄汤外敷坐浴，完全可以达到良好疗效。考虑到患者本已体虚，中医重在术后"托"和"补"之法，宜以补养气血、托毒透邪为主，佐以清心安神。脾肾阳衰者，宜温补脾阳。且此时病人疼痛大大减轻，使用中药也易于被接受。王老师强调，会阴坏死性筋膜炎虽为疑难急重症，但只要医者对该病有充分的认识和高度的警惕，早期诊断，及时按照临床程序处理，同时辨证应用中医中药，完全可以取得满意的疗效。而实践证明中医中药在疑难急重症的救治中是大有可为的。

10. 中医肛肠科外用药材的制备

王老师认为，痔瘘术后是先有创伤，气滞血瘀，继而湿热毒邪侵袭，湿、热、瘀、滞相与为病，互为因果，相互夹杂，致肛门气血运行受阻，经络瘀滞。强调气血的盛衰和通畅是创面愈合的关键，治疗上须重视清热解毒，行气活血，以祛腐生肌，化瘀止痛，生肌敛口。外治理同内治，王老师在用药上精心选材，遣方上统筹兼顾。研制荆黄汤及复发紫草油膏，应用在痔瘘术后的换药中取得显著疗效。

荆黄汤熏洗方由荆芥、薄荷、大黄、苦参、黄柏、地榆等组成。方中荆芥、薄荷清凉舒缓，疏散风热；大黄、苦参解毒消肿，通络散瘀；黄柏、地榆清热泻火，解毒利湿。荆黄汤熏洗液运用于肛周会阴疾病，具有良好疗效，其机理为：其一，通过药液的温热作用和离子渗入作用，使肛门会阴及盆底等部位肌肉放松，从而改善局部血液循环及组织代谢；其二，使皮肤神经末梢感受器受到良性刺激；其三，有利于创面的修复。

复方紫草油膏中重用紫草，辅以血蝎、白芷、黄连、地榆、槐角、鸡血藤、冰片、麻油等制成。《本草纲目》记载：紫草"治斑疹、痘毒，活血凉血，利大肠"。现代药理研究学研究表明，紫草的主要成分为紫草素，乙酰紫草素，具有抗病原微生物、抗炎及抗变态反应、解热、抗肿瘤、保肝、止血、降血糖、镇静和影响免疫功能等作用。外用于创面在止血及促进凝血作用也明显，对大肠杆菌、痢疾杆菌、绿脓杆菌、伤寒杆菌及金黄色葡萄球菌等均有明显的抑制作用。血蝎中含有血蝎皂甙，是一种新的甾体皂甙，是合成肾上腺皮质激素的原料，具有强大的抗炎镇痛作用；白芷具有明显的解热、镇痛、抗炎、抗菌作用。中医认为：紫草味甘咸，性寒，血蝎味甘咸，性平和，白芷味辛，性温，合用并制成膏药，能够直达病所，尽快发挥作用。上药合用，药证合机，相铺相成，共奏清热燥湿、祛风散结、收敛止血之功效。

11. 痔瘘术后换药的技巧

王老师强调，痔瘘疾病的手术和换药是同等重要的。肛门直肠是具有复杂而又特殊的生理功能的器官，其具有血管纵横、淋巴密集、神经丰富的特点，其痛觉，感觉，温觉比较敏锐。临床上常常见到手术成功，却因忽视换药导致手术失败的案例，教训不可谓不深刻。换药须要遵守一定的技巧。首先需要取得患者的信任，做好患者的思想工作。一般患者都会有因怕痛致自我控制饮食的心理，临床上常常见到某些患者在当操作者消毒棉球或手接触到患者肛周皮肤时，即产生不自觉的躲避或肛周肌肉不自主的收缩现象。因此在此类患者的换药前，适当的心理安慰或鼓励时必要的和有效的。术前和术后都要鼓励患者正常饮食，多纤维素饮食（特殊麻醉，特殊患者除外），鼓励患者形成或维持正常的排便规律。便后一般不宜立即换药，应经过坐浴或熏洗，疼痛缓解后再行换药，换药时注意动作强调"轻"和"快"两个字。"轻"表明操作者既要做到动作轻柔不粗暴，又要及时清除分泌物或粪便残渣，避免"拉锯式"换药，注意保护肉芽组织；"快"要求操作者动作熟练，换药要在短时间完成，避免换药时心有旁骛。

第三部分 小结

王老师认为，祖国医学博大精深，浩如烟海。夫学贵于精，但放眼宜宽阔；涉猎众说，但不能盲目并蓄。如徒执一家之言、囿一隅之说、守一派之偏，知杂症而不晓六经，知医理而不晓脉法，知古言而不知今说，通河间而不晓丹溪，专泥东垣之论而不知从正之学，则很难窥其全貌、得其精髓，必无所为。

王老师强调，就肛肠疾病而言，中医早在两千多年前对肛肠疾病就有深入独到的见解，与现代医学的认识可谓殊途同归，具有高度的科学性，值得进一步的研究。肛肠疾病的发生与预后大都与某些全身性因素有关，不能仅仅"肛病医肛"，"肠病医肠"，而应有全局观念．发挥中医整体观的优势，在全身治疗上注重整体观念，辨证施治。王老师的这些学术思想和临证经验极具深意，值得我辈学习，借鉴和传承。

参考文献：略。

徐廷翰教授临证经验总结

毛红

（四川省第二中医医院肛肠科　四川成都 610031）

徐廷翰，主任医师，研究员，曾任四川省中医重点专科——四川省第二中医医院肛肠科科主任、中国中西医结合学会大肠肛门病专委会副主任委员、四川省中西结合学会大肠肛门病专委会主任委员、四川省学术技术带头人、四川省名中医，第四批全国老中医药专家学术经验继承工作指导老师、硕士导师。

徐主任从事肛肠专科近 40 年，具有很高的专业理论水平和丰富的临床经验。创制了"无痛手术法"和"腰奇穴麻醉法"[1-2]，解决了术后剧痛问题。徐主任研制出系列的专科药物、手术方法，采用中西医结合治疗痔、肛裂、肛瘘、肛周脓肿、便秘、慢性肠炎、肛周皮肤病等肛肠常见疑难病，创制了翼形切缝双层注射术治疗环状混合痔、黏膜肌瓣内口封闭压垫小切口引流术治疗高位复杂性肛瘘、皮瓣上移覆盖肛门切扩矫形术治疗陈旧性肛裂，较好解决了国际公认的三大难治性肛病。笔者跟师学习以来，认真学习徐主任的临床经验，对其学术思想、临床经验进行了整理，并对痔、肛漏病、肛痈三个优势病种进行了总结。

1 痔疮的注射、手术疗法探讨

1.1 化痔易粉针剂（原名祛痔强注射剂）是徐主任研制的优于现有硬化注射剂的注射治疗Ⅰ～Ⅳ期痔疮的药物，1998年获科技进步三等奖，临床应用二十余年，治疗上万例痔疮患者，治愈率为100%，且无并发症后遗症[3]。该药是在中医酸敛收涩、活血化瘀的理论指导下研制而成的纯中药制剂，剂型采用柱状扇形双层注射法，即先将药液扇形注入隆突的痔核内，再向肛垫上部边进针边推药，使药液在痔区呈扇形柱状分布，当针到达肛垫顶端时再斜向刺入直肠肌层推注药液[4]。该方法的其机制是利用药液的收敛固涩作用，加强肛垫的支持固定作用。药液使断裂或松驰的Treite肌纤维与周围组织黏连固定，有效固定脱出的肛垫使其复位。由于中药的收敛作用使松驰的支持肛垫血管壁周围的组织结构因纤维化而回缩到正常状态，改善肛垫内动静脉吻合引起的淤滞的状况[5]。因此认为，该药是目前注射治痔的理想药物。

1.2 翼形切缝结扎内注术　该术式由徐廷翰新创，用于环状混合痔伴肛门狭窄者，是解决严重痔疮的不得已手段[6]。手术治痔的原则是有效消除症状、清解除病变增生组织，保护肛管的正常结构和生理功能，力争使肛门成形良好平整[7]。这一术式将注射、切除、肛门整形融为一体。操作要点是先用化痔易粉针剂按柱状扇形双层注射法处理内痔，以环状混合痔的外痔高突点为中心作4～6个扁棱形切口，目的在于有效保护肛管过度区（anaitransitionai zone，ATZ）上皮、彻底切除外痔增生病变组织；然后钳夹一外痔顶点于两侧各作一三角形切口，使成翼形切口，一般该切口上缘切口距齿线0.5～0.8 cm，下缘线顶点达肛缘切除该处结缔组织外痔和剥离曲张静脉丛到齿线下0.5 cm处棱形缝合切口两侧，再用中弯钳夹外痔根部和相应部分内痔，用"4"号丝线作"8"字缝扎使成翼形状。同法处理其余外痔[2,4]。翼形切缝结扎内注术用于环状混合痔伴肛门狭窄者[5]。

2 复杂性肛瘘的根治和功能恢复方法

寻求最佳术式、因病选用适当的手术方法，是保护肛门功能的最好办法。目前在根治复杂性肛瘘、保护肛门功能方面最好的术式应是黏膜肌瓣下移封闭内口多切口引流术。但由于其适应症的限制，对于多内口、多次手术的高位复杂肛瘘的治疗仍无能为力。采用挂线多切口引流术虽可解决这一问题，但对肛门功能的保护不够理想。徐主任认为，黏膜肌瓣下移封闭内口小切口引流术、挂线多切口引流术是目前治疗复杂性肛瘘的最佳选择术式[4]。

2.1 黏膜肌瓣下移多切口引流术　属于保留括约肌术，这一术式适用于内口在齿线或齿线附近2 cm以内、3个内口以内、无明显感染和瘢痕的高位肛瘘与低位复杂性肛瘘。具体操作：常规准备、麻醉下显露内口，作横棱形切除，并连同其下瘘道病变组织一并切除。再在切口下缘中部顺肛管作放射状切口，达肛门白线或肛缘切开皮肤与皮下组织。将内口切口上缘由内括约肌外侧用小血管钳向上作钝性分离1.5 cm使其成一黏膜肌板，将其连同黏膜用阿力氏钳夹拖向肛缘外并与放射切口皮肤全层缝合，封闭内口。最后将外口作成呈放射状切口，连同瘘道尽量向上剥离切除。若有多个外口如法处理，但瘘管组织不一定全部切除，外口均作放射状小切口以减少肛周组织损伤使其引流通畅。若为高位瘘道过深或感染明显，可放置渴龙奔江丹药条以使瘘道变浅或消除脓性分泌物[8]。

2.2 挂线多切口引流术　是中西医结合的新术式，融中医挂线西医切开引流术为一体，改变了西医切口过大、前后切口的不足。本法使用小切口、多切口的方法，结合病情酌情使用提脓化腐中药治疗，达到损伤小、引流通畅的目的[9]。这一术式适用于任何肛瘘，尤其是内口多、深、高，多次手术的患者。具体操作：用探针经外口进入，轻轻由内口探出，由内口向外口顺探针切开皮肤及皮下组织，将肛缘外3 cm的瘘管顺探针切开，切除外口、部份管道（若瘘管外口距肛缘在3 cm以内则仅切除外口）常规挂线处理。其它瘘管如法处理[10]。所挂胶线除一根拉紧结扎外，其他均较松结扎，半个月后再酌情紧线，以利于肛门功能的保护。

3 肛周脓肿诊治要素

肛周脓肿为肛管直肠周围脓肿的简称,指肛管直肠周围软组织及其间隙内发生急性化脓性感染形成的脓肿,为肛肠科常见病。对其应正确诊断、及时治疗。徐主任总结四十多年的临床经验,提出诊治时应注意以下几方面的问题。

3.1 熟悉肛周脓肿的病因病机,有的放矢,力求对因治疗

①因为这类肛周脓肿多是肛窦肛腺或部分中央间隙感染所致,又称为瘘管性脓肿。对有确切或可疑内口的肛周脓肿一定要采用根治术治疗,彻底处理好内口,保证脓肿引流通畅,防止假愈合,使脓肿一次治愈而不致形成肛瘘。②未见确切或可疑内口的肛周脓肿,多为非瘘管性脓肿,常因血源性感染或皮脂腺囊肿等因素所致感染而致。对此可先行引流或切除局部脓肿。不要盲目行根治术,更不能盲目制造内口而行根治术,造成不必要的损伤和后遗症,待脓肿不愈形成肛瘘后再行手术根治。③免疫功能低下或体质虚弱者,应采用中西医治疗,增强免疫功能以提高患者的抗病能力。④对于雄激素水平过高的患者,应予相应治疗。不主张使用雌激素,一般用中药如知柏地黄丸类治疗可收良效。⑤常规作脓培养或活检明确病变组织类型和致病菌,选择性地使用抗生素以提高疗效。对于结核性感染应予抗痨治疗。⑥纠正两种不恰当的处理办法:一种是对已确诊的肛周脓肿进行常规穿刺抽脓、脓腔内推注抗生素,这种方法处理体表脓肿有效,但对于肛周脓肿却无益;另一种是肛周脓肿的手术时机选择不当。

3.2 熟悉肛周脓肿的症状、体征与特点,防止误诊,做好及时正确的治疗

肛周脓肿的诊断一旦确立,应采用相应方法尽早根治,若因特殊原因不能作根治术时也应及时切开排脓引流,防止病情恶化。

3.3 准确彻底地处理内口、保证引流通畅是治愈肛周脓肿的关键

肛周脓肿能否治愈不复发、不成为肛瘘,关键在于内口的处理是否彻底、引流是否通畅。如果内口处理好,杜绝源头的感染物质继续侵入,同时引流通畅,伤口由基底逐渐修复愈合而无假愈合,则必然治愈;否则容易复发或形成肛瘘。

3.4 既要根治脓肿,又要尽量减少损伤以保护肛门功能

①认真确定肛周脓肿的类型和所在位置,选择、制定正确的治疗方案。传统将肛周脓肿分为肛提肌上脓肿和肛提肌下脓肿。前者为高位、后者为低位,按理论上讲完全正确,且对临床有指导意义。单内口、单间隙者按挂线切开引流术治疗,单内口或多内口、多间隙脓肿按挂线多切口引流术处理,对于多处挂线者术中仅拉紧1处或两处,其它可放松留线待术后10~12 d后再紧线;若为单一内口高度不超过1.5 cm、无明显炎症者可作内口封闭切开引流术;多间隙脓肿应作多切口引流术,以保护括约肌。如此治疗不仅可使引流通畅、消除感染源,又可因挂线使慢性切割、组织修复同时进行,有效保护肛门的括约功能。或用内口封闭避免括约肌损伤,从而避免严重的后遗症。②提倡微创,避免不必要的损伤:随着人们对肛周脓肿的认识和治疗水平的提高,治疗正在提倡微创、小切口、多切口和提脓化腐生肌药的应用。根据这一原则,徐主任临床中主张:脓肿引流切口不用弧形切口,而用与肛门呈放射状的小切口,切口外缘与脓肿腔的外缘平齐即可;对于多间隙的半蹄铁型脓肿做2~3个小切口,对于蹄铁型脓肿做3~5个小切口,同一方位可分段作小切口;小切口配合中药煎汤熏洗以清热解毒排脓、活血化瘀,再用化腐生肌药提脓拔毒生肌。脓液多时脓腔内放置渴龙奔江丹药条引流。但孕妇不宜用丹药。如果感染已经局限可采用缝合内口引流的方法治疗,但不要关门留寇。③对婴幼儿的处理应提倡微创,避免损伤[10]。不论脓肿位置高低,均应采用小切口挂线引流或结合缝合的方法治疗,原则上不用化腐提脓的丹药。

3.5 仔细了解患者全身情况

要对手术适应症、禁止症、可能发生的情况做出正确判断,不可盲目手术。

参考文献:

[1] 徐廷翰,毛红.腰奇穴麻醉在肛肠科手术中应用的临床研究[J].中华医药研究杂志.2005,3(11):1-4.
[2] 徐廷翰.中国痔瘘诊疗学[M].成都:四川科学技术出版社,2008.
[3] 徐廷翰.化痔液治疗痔疮的临床研究[J].大肠肛门病外科杂志.2002.8(1):35-37.

［4］徐廷翰. 中西医结合大肠肛门病研究新进展［M］. 成都：四川科学技术出版社. 2004. 41－45，69－73，96－98，241－243.
［5］徐廷翰，吴佐周，毛红，等. 中西医结合医学学科发展报告［M］. 北京：中国科学技术出版社. 2009，4：141－149.
［6］王兴亚. 中西医结合肛门病研究新进展［M］. 沈阳：辽宁人民出版社辽宁科学技术出版社. 2000. 139－194.
［7］陆金根. 大肠肛门病研究新进展［M］. 上海：上海中医药大学出版社. 2003. 146.
［8］徐廷翰. 粘膜肌瓣下移封闭小切口药条引流术治疗高位复杂性肛瘘操作要点和防止复发的技巧［J］. 中华临床与实用医学杂志. 2009，6（12）：29－31.
［9］徐廷翰. 肛瘘的根治和肛门功能的保护［J］. 中国现代实用医学杂志. 2006，5（1）53－56.
［10］徐廷翰. 肛瘘的根治和功能保护［J］. 中国现代临床医学［J］. 2008. 7（3）：40－45.

实 验 研 究

白芍七物颗粒剂对溃疡性结肠炎大鼠 TLR4/NF－KB 信号通路的影响

何永恒[1]　杨周雨[2]

(1. 湖南中医药大学第二附属医院，湖南 长沙，410005；
2. 湖南中医药大学 2011 级硕士研究生，湖南 长沙，410208)

Toll 样受体信号是介导炎症反应中的关键调节因子 NF－κB 活化的重要途径，TLR4/NF－κB 信号通路是溃疡性结肠炎发病中的重要环节[1]。本实验从 TLR4/NF－κB 信号通路入手探讨白芍七物颗粒剂治疗 UC 的作用机制。

1. 材料和方法

1.1 材料

1.1.1 实验动物

SD 大鼠 40 只，雌雄各半，180～220g/只，由湖南中医药大学动物实验中心提供。合格证号：SCXK（湘）2011～0003。

1.1.2 药物制备及剂量计算

白芍七物颗粒剂，专利号：201210087608.3，广东一方制药有限公司提供。开水冲泡，制成含药 $1.32\ g\cdot ml^{-1}$ 的水溶液。阳性对照药美沙拉嗪缓释颗粒剂（艾迪莎：法国爱的发制药有限公司生产，批号：H20100727）；用蒸馏水配成 $0.042mg\cdot ml^{-1}$ 混悬液。

1.1.3 主要试剂及仪器

2，4，6—三硝基苯磺酸（2，4，6 trinitro benzeI1esulfonic acid，TNBS）：Sigma 公司生产，5%（w/v）水溶液，批号：P2297。75% 乙醇：长沙雨花消毒药有限公司，批号：20130326。10% 水合氯醛：国药集团化学试剂有限公司提供。批号：20130426。大鼠 TLR4、MyD88、NF－κB 酶联免疫分析试剂盒：美国（R&D）Elisa kit 公司生产，批号分别是 201311、201311、201311。电子天平。中佳低速离心机，型号：KDC－40。电热恒温干燥箱，型号：GQ70B－2。

全自动酶标仪，型号：Elx808。

1.2 实验方法

1.2.1 动物分组

40 只大鼠按完全随机数字表法分成正常组、白芍七物颗粒剂组、美沙拉嗪缓释颗粒组（阳性药对照组）、模型组，每组 10 只，雌雄各半。

1.2.2 动物造模

适应性饲养 1 周后禁食 24h（不禁水），称重，除正常组外其余各组均采用 2，4，6－三硝基苯磺酸（TNBS）法进行造模[2]。模型成功标准：大鼠精神倦怠、饮食量下降并有血便、黏液稀便等症状，每组随机抽取 1 只大鼠处死后迅速解剖，剪开结肠腔，距肛门约 7～8 cm 处有肉眼可见的溃疡面，病理检查有充血、水肿、炎细胞浸润、腺体破坏及典型的溃疡形成等病理改变。

1.2.3 给药方法

确定造模成功后各组大鼠开始连续14天灌胃给药，白芍七物颗粒剂组大鼠按体表面积折算成成人等效剂量[3]给药，即含生药 13.2g·kg^{-1}·d^{-1}，阳性药对照组为 0.42g·kg^{-1}·d^{-1}。正常组及模型组给予等体积生理盐水灌胃。

1.2.4 标本采集及指标检测

给药14 d后各组大鼠禁食不禁水24h，称取体重后以10%水合氯醛（3mL/Kg）对全部动物腹腔麻醉。麻醉成功后，腹主动脉取血约6ml。室温血液自然凝固10~20分钟，离心20分钟（2000~3000转/分），采用双抗体夹心法（ELISA）测定TLR4、MyD88、NF-κB水平。具体操作严格按照试剂盒说明书。同时在结肠病变最明显处取0.5cm结肠，用10%甲醛液固定、石蜡包埋等，制成病理切片，HE染色后光镜下查看。

1.3 统计方法

各组实验数据以均数±标准差（$\bar{x}±s$）表示。数据处理采用spssl6.0。

2. 结果

2.1 对大鼠的一般情况的影响

造模大鼠逐步出现蜷缩倦怠懒动，反应迟钝，便软、便溏，黏液便甚至肉眼血便，大便臭秽等。造模3天后每组随机抽取1只大鼠处死后取结肠，除正常组外，其余各组肉眼可见结肠溃疡面，病理确认结肠水肿、充血、炎细胞浸润及小溃疡等病理改变。实验组和对照组在用药4天后，上述情况开始逐渐改善，体重明显增加，用药后期大便多呈颗粒状，黏液便、血便等情况基本消失，模型组后期血便等有所改善，但大便仍不成形。

2.2 肠黏膜病理学观察

空白组（图一）肠黏膜上皮细胞排列整齐，腺体构造规则，无炎细胞及溃疡。对照组（图二）部分肠黏膜呈修复状，腺体增生、排列欠规则，黏膜下少量炎细胞，血管轻度扩张，少量浅表溃疡。模型组（图三）肠黏膜上皮细胞缺损坏死，见溃疡，黏膜下大量炎细胞浸润及隐窝脓肿，周围血管充血明显。实验组（图四）肠黏膜上皮基本完整或稍伴有上皮增生，腺体排列规则，部分肠黏膜呈修复状态，无明显糜烂及溃疡，仍有轻度散在炎细胞浸润。

2.3 各组大鼠血清TLR4、MyD88、NF-KB水平

模型组动物血清TLR4、MyD88、NF-κB水平均明显高于正常组（P<0.01），实验组、对照组动物血清TLR4、MyD88、NF-κB含量与模型组比均明显降低（P<0.01），对照组跟实验组间无意义（P>0.05），结果见表1。

表1 各组大鼠血清TLR4、MyD88、NF-KB含量比较（ng/l, $\bar{x}±s$）

组别	n	TLR4 水平	MyD88 水平	NF-KB 水平
正常组	9	12.94±1.64#	41.91±6.19#	926.63±114.21#
模型组	9	21.05±1.50	69.74±3.06	1437.67±57.40
阳性对照组	9	16.44±2.23●	55.05±6.78●	1148.13±56.53●
白芍七物颗粒剂组	9	15.17±1.58★◇	48.92±9.22★◇	1079.97±55.79★◇

注：与模型组相比：#P<0.01；与正常组相比：●P<0.01；◇P<0.05

3. 讨论

肠黏膜免疫-炎症反应异常[4]跟UC发病有关，T细胞是正常黏膜免疫反应中关键免疫细胞，若T辅助细胞和T抑制细胞间平衡被打破，炎性因子如TNF-α等过表达致肠黏膜损伤。

而NF-κB作为重要转录因子[5]，已被证实能调控IL-6等促炎因子转录水平，故NF-κB为

调节炎症的重要因素,影响 UC 发病。通常它以失活状态存在胞质中[6],被激活后活化 T 细胞,诱导免疫应答。

研究证明[7-8]:Toll 样受体能与病原识别模式分子结合最终激活 NF-κB,它为激活 NF-κB 的重要途径。TLR4 主要被革兰阴性菌的脂多糖活化,研究表明[9]正常人肠道内 LPS 大量存在,而 TLR4 很少表达,但 UC 发生时肠上皮细胞过表达 TLR4,表明 TLR4 跟 UC 发病有关。

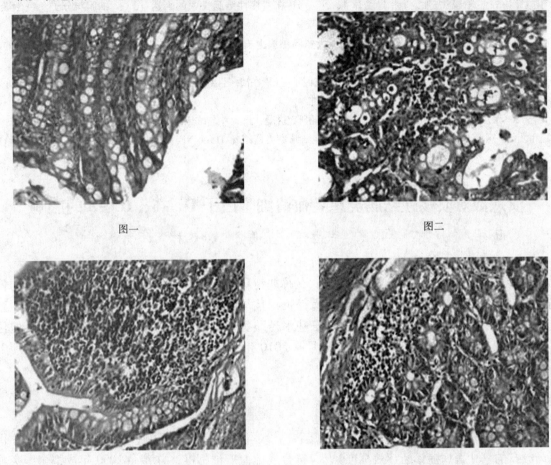

图一　　　　　　　　　　　　　　图二

图三　　　　　　　　　　　　　　图四

MyD88 是胞质可溶性蛋白,它为 TLR 信号转导途径中主要接头蛋白,是其信号通路的下游信号因子。当 TLR4 被激活,MyD88 的 N 端死亡区募集下游 IRAK 家族[10],引起 NF-κB 信号转导。有研究[11]MyD88 缺陷小鼠对 LPS 敏感性下降,抑制由 LPS 所引起的 NF-κB 活化,故 MyD88 介导的 TLR4/NF-κB 信号通路对 UC 发病有重要作用。

造模后 TLR4、MyD88、NF-κB 表达均明显升高,证明 TLR4/NF-κB 信号通路被激活,导致结肠组织损伤。实验组三者表达显著降低,证明白芍七物颗粒剂能有效抑制 TLR4、MyD88、NF-κB 表达,调节免疫功能。

参考文献:
[1] 刘胜楠,卢雪峰,孙娜,等.Toll 样受体 2、4 及核因子-κB 在溃疡性结肠炎黏膜组织中的表达及临床意义[J].山东大学学报.2012,50(2):59~63.
[2] 陈英群,董福轮.三硝基本磺酸诱导大鼠溃疡性结肠炎的实验研究[J].同济大学学报(医学版),2006,27(6):31~33.
[3] 贺石林,王键,王净净等.中医科研设计与统计学[M].湖南:湖南科学技术出版社,2001:48~49.
[4] 周红光,陈海彬等.溃克灵对溃疡性结肠炎模型大鼠外周血和肠系膜淋巴结 CD4+CD25+T 细胞亚群的影响

[J]. 时珍国医国药, 2010, 21 (7) 1688~1690.
[5] 沈洪, 刘智群, 朱荃. 清肠化湿方对溃疡性结肠炎 NF-κB/Tolls 通路的影响及其机制 [J]. 中国中西医结合杂志. 2013, 33 (9): 1216~1220.
[6] 赵佳, 沈霖, 范恒. 复方苦参结肠溶胶囊对溃疡性结肠炎患者肠黏膜 NF-κB 及 STAT6 活化的影响 [J]. 时珍国医国药. 2009, 20 (8): 1884~1886.
[7] 于振海, 陈立东, 王志强. Toll 样受体4、NF-κB 在溃疡性结肠炎中的表达 [J]. 细胞与分子免疫学杂志. 2010, 26 (7): 650~652.
[8] 王志强, 于振海. 双歧杆菌对溃疡性结肠炎大鼠肠黏膜上皮细胞 Toll 样受体2、4 及 NF-κB 基因表达的影响 [J]. 山东大学学报. 2011, 49 (5): 10~14.
[9] 刘胜楠, 卢雪峰, 孙娜. Toll 样受体2、4 及核因子-κB 在溃疡性结肠炎黏膜组织中的表达及临床意义 [J]. 山东大学学报. 2012, 50 (2): 60~63.
[10] 冷芳, 李弼民. 核因子-κB 对炎症性肠病作用的研究进展 [J]. 中华临床医师杂志. 2012, 6 (9): 2444~2446.
[11] 闫曙光, 惠毅, 周永学. 乌梅丸拆方对溃疡性结肠炎大鼠结肠 TLR4/NF-κB 信号通路的影响 [J]. 时珍国医国药. 2013, 24 (6): 1386~1388.

溃愈散对溃疡性结肠炎患者血清细胞因子 IL-6、IL-8 的影响

赵刚 乔翠霞 张立泽 王丹丹 刘鹏林 邱爱婷

溃疡性结肠炎 (ulcerative colitis, UC), 又称非特异性溃疡性结肠炎, 是一种原因不明的慢性直肠和结肠炎性疾病。因其治愈难度大、病程长, 且与结肠癌的发病有关, 被世界卫生组织列为现代难治病之一。西医目前有效的药物是氨基水杨酸类、皮质类固醇激素和免疫调节剂, 但停药后易复发, 长期应用副反应多。2008 年 9 月—2010 年 3 月我们采用纯中药制剂溃愈散治疗 UC, 临床疗效满意, 现报告如下。

1. 资料与方法

1.1 临床资料

选自我院 2008 年 9 月—2010 年 3 月肛肠科门诊、住院患者共 120 例, 所有患者符合国家中医药管理局颁布的《中医病症诊断疗效标准》[1], 符合气虚血瘀证标准, 并参照 2000 年成都全国炎症性肠病学术研讨会制定标准确诊[2], 且病情程度为轻中度的初发型、慢性复发型或慢性持续型活动期患者; 年龄在 18 岁以上。所有观察病例随机分为对照组和治疗组, 每组 60 人, 一般情况比较见表1, 各组之间无明显差异 (P>0.05)。

表1 观察病例比较表

组别	数量	性别		年龄（岁）			病程（年）			主要发病部位				
		男	女	≤30	30~60	≥60	≤5	5~10	≥10	直肠	直乙结肠	左半结肠（脾曲以远）	广泛结肠（脾曲以近）	全结肠
对照组	60	32	28	16	42	2	21	26	13	23	19	9	6	3
治疗组	60	27	33	14	41	5	17	32	11	22	21	10	3	4

注: 经 t 检验及单因素方差分析, P>0.05, 各组之间无明显差异。

1.2 排除标准

①病变类型为急性暴发型, 病情程度为重度或缓解期患者; ②细菌性痢疾、阿米巴痢、慢性血吸虫病、肠结核等感染性结肠炎及克罗恩病、缺血性肠炎、放射性肠炎患者; ③体温≥37.5℃或有严重并发症; ④一周内已使用其他相关药物; ⑤对磺胺类药物过敏、过敏体质、或已知对本药成分过敏者; ⑥具有严重心、肝、肺、肾、血液等疾病; ⑦妊娠或哺乳期妇女, 精神病患者; ⑧怀疑或确有酒

精、药物滥用史者。

1.3 终止治疗标准

①有严重不良反应者；②观察期间发生其他医疗行为者；③不能坚持或自动停止试验者。

1.4 治疗方法

治疗组给予溃愈散使用XN-SL结肠灌洗机保留灌肠，基本方药组成：黄芪20g、黄连10g、三七粉3g、血竭10g、青黛3g、乌贼骨10g、白芨15g。灌肠液制备及灌肠方法：上药除三七粉、青黛，加水煎后浓缩至100ml，用双层纱布过滤去渣，治疗时加热温度为35℃~36℃，根据病情每次取上述灌肠液80—100ml，加入三七粉、青黛，晚睡前保留灌肠，灌肠前嘱患者排出大小便，取侧卧位垫高臀部，肛管插入深度10ml左右，灌入药液，拔出肛管后取左侧、仰、卧位各60min。高位溃疡性结肠炎患者使用结肠灌注机，药物每次保留8~10小时。疗程：1天1次，15天为一个疗程，1个疗程后休息7天进行下一疗程治疗，3个疗程后进行评价。对照组：采用现行公认的治疗溃疡性结肠炎常用的柳氮磺胺吡啶（SASP）对照。方法：SASP口服，2g/次，1天3次，15天为一个疗程，1个疗程后休息7天进行下一疗程治疗，3个疗程后进行评价。

1.5 观察指标及疗效判定标准

1.5.1 疗效评定标准

参照2000年成都全国炎症性肠病学术研讨会制定标准[2]自行制定。临床完全缓解：临床主要症状消失，肠镜检查黏膜病变恢复正常，或溃疡病灶已形成瘢痕。显效：临床主要症状基本消失，肠黏膜轻度炎症及部分假息肉形成。有效：临床主要症状好转，肠黏膜病变有所好转。无效：临床症状及内镜等检查均无改善。

1.5.2 观察指标

（1）症状改善情况，记录治疗前后患者腹痛、腹泻、脓血便等症状情况。

（2）肠镜表现，记录两组于治疗前及疗程结束后肠镜表现以评价疗效，参考Roth分级法[3]，自拟结肠镜检查记分标准

表2 结肠镜检查评分标准

肠镜表现	评分			
	0分	2分	4分	6分
充血	无	血管纹理增粗	血管纹理不清，紊乱	血管纹理消失
糜烂	无	轻度糜烂，不出血	可伴有出血	触之有明显出血
溃疡	无	散在分布，数量<3个，周边轻度红肿	散在分布，数量>3个，周边明显红肿	表面布满脓苔，周边显著红肿
假性息肉	无	散在分布，数量<10个，累积局部肠段	分布多，数量>10个，累积局部肠段	分布多，数量>10个，累积多个肠段。

（3）血清细胞因子IL-6、IL-8变化：两组患者治疗前后及健康对照组各空腹抽静脉血5mL，离出血清，低温冰箱保存，检测血清IL-6、IL-8的水平。检测试剂盒由军事医学科学院邦定生物公司提供，采用双抗体夹心ELISA法检测，严格按照试剂盒说明书进行操作。

1.6 统计学处理

全部的数据均以$x \pm s$表示，利用SPSS 14.0统计分析软件包对全部数据进行组间t检验及单因素方差分析，$P<0.05$为有统计学意义。

2. 结果

2.1 临床综合疗效

两组患者临床综合疗效及完全缓解率比较，经x^2检验，$P<0.05$，有统计学意义，可认为治疗组

的临床疗效优于对照组，见表3。

表3 两组临床综合疗效（%）

组别	n	临床完全缓解	显效	有效	无效
治疗组	60	35（58.33%）	12	9	4
对照组	60	19（31.67%）	16	12	13

注：经t检验及单因素方差分析，$P<0.05$，两组之间显著性差异。

2.2 两组治疗前后腹痛、腹泻及脓血便比较

两组治疗前后腹痛、腹泻及脓血便改善情况比较见表4，显示：溃愈散在治疗溃疡性结肠炎发作期的腹泻、腹痛、黏液脓血便等主症方面疗效显著，尤其在减轻患者腹泻、脓血便的疗效方面明显优于照组（$P<0.05$），在改善腹痛方面与对照组比较，差异无统计学意义（$P>0.05$）。

表4 两组治疗前后症状改善情况比较

		腹痛*				腹泻△				脓血便△			
		无	轻	中	重	无	轻	中	重	无	轻	中	重
治疗组	治疗前	0	20	34	6	4	22	26	8	4	16	28	12
(n=60)	治疗后	36	10	12	2	44	8	6	2	44	8	8	0
对照组	治疗前	2	14	40	4	2	18	30	10	6	18	22	14
(n=60)	治疗后	12	30	14	4	4	10	4	36	8	10	6

注：治疗后，与对照组相比△$P<0.05$，*$P>0.05$。

2.3 两组治疗前后结肠镜检查积分情况

两组治疗前后结肠镜检查积分比较见表5，两组治疗后充血、糜烂、溃疡均有明显改善，但是治疗组在改善结肠黏膜充血、糜烂、溃疡疗效方面明显优于对照组，$P<0.05$；而两组对治疗息肉的疗效均不明显，两组比较，差异无统计学意义（$P>0.05$）。

表5 两组治疗前后结肠镜检查积分比较

肠镜表现	治疗组		对照组	
	治疗前	治疗后	治疗前	治疗后
充血	3.80±1.42	1.17±1.43*	3.73±1.56	2.11±1.98
糜烂	5.08±2.25	2.18±1.61*	4.62±1.42	1.77±1.86
溃疡	4.64±1.72	1.52±1.42*	4.46±1.77	2.59±2.01
假性息肉	5.02±1.73	3.25±1.01△	4.6±1.57	3.20±1.11△

注：与对照组治疗后比较：*$P<0.05$，△$P>0.05$。

2.4 临床远期疗效

对两组治疗后完全缓解及有效病例随防6个月，比较两组复发率。结果表明，治疗组复发率低于对照组，且差异有统计学意义（$P<0.05$），提示溃愈散抗UC复发疗效优于SASP，见表6。

表6 两组远期疗效比较表

组别	n	复发	复发率（%）
治疗组	56	7	12.5
对照组	47	19	40.43

注：经t检验及单因素方差分析，$P<0.05$，两组之间显著性差异。

2.5 两组治疗前后IL-6、IL-8变化

治疗组、对照组治疗前后及健康对照组的IL-6、IL-8变化：两组治疗前血清IL-6、IL-8水平均明显高于健康对照组（P<0.01），治疗后血清IL-6、IL-8水平明显下降。治疗组治疗后血清IL-6、IL-8水平与健康对照组比较差异无统计学意义（P>0.05），但对照组治疗后血清IL-6、IL-8水平仍高于对照组（P<0.01），见表7。

表7 两组治疗前后及健康对照组的IL-6、IL-8水平变化比较

组别	n	IL-6		IL-8	
		治疗前	治疗后	治疗前	治疗后
治疗组	60	169.7±20.5△	64.3±6.7*	287.3±21.1△	157.±11.4*
对照组	60	165.9±19.2△	116.4±12*△	281.1±19.8△	206.7±7.8*△
健康对照组	30	64.1±10.9		154.8±7.6	

注：与健康对照组相比：治疗前△P<0.01，治疗后*P>0.05，*△P<0.01。

2.6 安全性评价

治疗组不良反应发生1例，主要为肛门坠胀、轻度腹痛，未作处理，自行缓解。对照组，药物不良反应发生共计11例，发生率为18.33%，主要有皮疹、谷丙转氨酶或谷草转氨酶升高、恶心、腹胀。两组药物不良反应发生率治疗组明显少于对照组（P<0.05），说明溃愈散灌肠治疗UC安全性良好。

3. 讨论

溃疡性结肠炎是一种非特异性的慢性结肠炎，临床发病率逐年升高，病因和发病机制至今仍不清楚。西医治疗UC一般采用水杨酸制剂、糖皮质激素、免疫抑制剂，然而上述药物具有明显的毒副反应，给患者带来许多痛苦，一些患者常常难以忍受其毒副反应而被迫停止用药，给治疗用药造成较大的限制和困难。

中医近20年来对本病的临床研究有了较大的进展。UC属中医"久泻"、"肠澼"、"久痢"、"腹痛"、"肠风"、"脏毒"等范畴。近年来通过大量临床及实验研究对该病的中医病因病机认识渐趋一致，多数学者认为该病的病因病机主要为：感受外邪，脾胃受损，运化失司，水湿内停，日久化热，湿热蕴结，阻滞气血，气滞血瘀，使肠道传导失司而成本病。正如《景岳全书·泄泻》中载："泄泻之本，无不由于脾胃。"王清任曰："元气既虚，必不能达到血管，血管无气，必停留而瘀。"故治疗应标本兼顾，内外兼施，既要健脾益气以治其本，又要清热利湿、活血化瘀以治其标。笔者通过临床多年研究，结合中医的理法方药及现代药理研究，经多次筛选，研制出纯中药制剂——溃愈散。方中黄芪为君，补气升阳，托毒排脓，现代药理研究表明[4-5]黄芪含有多种氨基酸，能提高免疫力，促进溃疡愈合，阻止溃疡复发，对免疫功能低下具有增强以及双向调节作用，还能抗菌及抑制病毒生长，增强病毒诱导干扰素能力，具有激素样作用，可促进机体代谢，并且能显著降低血液流变学指标，其性质与强度和丹参注射液相同；黄连燥湿清热，凉血解毒而止大便脓血；三七粉化瘀止血，祛腐生肌，并能止血而不留瘀，能够改善肠道局部血液循环；血竭止血散瘀，消肿止痛，祛瘀生新，有抗炎、镇痛、免疫调节作用；青黛清热解毒，生肌愈溃，抑菌作用；乌贼骨收敛止血，消肿生肌，制酸敛疮，促进溃疡愈合；白芨消肿，生肌。诸药合用，共奏健脾益气、清热利湿、活血化瘀之功效。

本次研究显示：溃愈散治疗UC，临床综合疗效93.33%，完全缓解率58.33%，与对照组相比，P<0.05，有统计学意义。在治疗UC发作期的腹泻、黏液脓血便等主症方面明显优于对照组，推测本方煎剂具有良好的抑菌杀菌作用，可减轻局部肠道感染，减少炎性渗出，从而缓解腹泻、黏液脓血便症状。通过肠镜观察，溃愈散在改善肠黏膜局部充血、糜烂、溃疡方面优于对照组，提示该方对减轻局部炎症反应损伤程度，促进局部组织修复的作用优于对照组。对两组治疗后完全缓解及有

效病例随访6个月，治疗组复发率12.5%，对照组复发率40.43%，提示溃愈散抗UC复发疗效优于SASP。

UC病因及发病机制的研究已经历了近百年历史，但其确切的发病机制仍未完全阐明。考虑为感染、免疫、遗传和环境等综合因素所致，近年来研究表明免疫异常在其发病中占重要地位[6~8]。UC患者免疫系统调节异常，主要表现在不能下调免疫激活所致的促炎细胞因子，如IL-1、IL-6、IL-8、TNF-a等。大量研究资料显示，在UC发生和发展过程中细胞因子通过各种机制，使炎症加重并持续存在，最终造成肠组织慢性损伤。因此，检测细胞因子对评估UC活动有重要意义。近年研究认为促炎症性细胞因子IL-6和IL-8在UC的发病机制中起了重要的作用[9]。IL-8是一种低分子量蛋白质，约8kD，主要由单核细胞、内皮细胞、表皮细胞及T淋巴细胞产生，是一种很强的中性粒细胞趋化因子，中性粒细胞与IL-8接触后发生形态学变化，定向游走到反应部位并释放一系列活性产物，这些作用可导致机体局部炎症反应，达到损伤细胞的目的[10]。IL-6是由单核巨噬细胞产生的多向性的细胞因子，它可由活化的T细胞、B细胞、纤维母细胞、内皮细胞等产生，可以加强终末B细胞的分化、介导免疫球蛋白的分泌，同时也可提高T细胞的活化信号及促进细胞毒T细胞及NK细胞溶解细胞的能力[11]。有文献报道[12]，UC患者IL-6水平升高，它可以同IL-8、TNF和其他炎症因子一同视为炎症介质，导致UC活动期的特征性炎症反应。

本研究通过检测120例UC患者治疗前后IL-6、IL-8的水平及30例健康者的IL-6、IL-8的水平，发现UC患者血清IL-6、IL-8明显增高，并随病情的好转而下降，进一步证实这些细胞因子参与了UC的病理过程且与病情轻重相关。本研究中，两组患者治疗前血清IL-6、IL-8水平均明显高于健康对照组（$P<0.01$），治疗后血清IL-6、IL-8水平明显下降。治疗组治疗后血清IL-6、IL-8水平与健康对照组比较差异无统计学意义（$P>0.05$），但对照组治疗后血清IL-6、IL-8水平仍高于对照组（$P<0.01$），证实溃愈散降低血清IL-6、IL-8水平的作用优于SASP。溃愈散能通过下调UC患者IL-6、IL-8的水平而达到治疗效果，可能是溃愈散治疗UC的作用机制之一。

通过临床观察，UC患者病变多位于直肠与乙状结肠，所以中药保留灌肠治疗该病可使药物直达病所，提高病变部位的药物浓度，明显延长药物与病变部位的作用时间，改善局部血液循环，修复肠道溃疡面，同时经直肠给药可避免和减少消化液和消化酶、肝脏对药物作用的影响和破坏，有利于药物发挥作用。本研究证实：溃愈散灌肠可降低血清IL-6、IL-8水平，治疗UC具有疗效好、复发率低、安全性好、依从性佳等优点，能控制UC发作和维持缓解治疗，有新药开发价值。

参考文献：

[1] 国家中医药管理局中医病证诊断疗效标准［s］南京：南京大学出版社，1994：132~133

[2] 中华医学会消化病学分会．对炎症性肠病病诊断治疗规范的建议［S］．中华消化杂志，2001，21（4）：236~239．

[3] 贾黎明，周春立．炎症性肠病的内镜检查［M］//郑家驹．炎症性肠病基础与临床．北京：科学出版社，2001：195．

[4] 刘克敏，刘振玉．黄芪的药理作用及其在运动医学中的应用［J］．现代中西医结合杂志，2005，14（17）：2346~2347

[5] 吴发宝，陈希元．黄芪药理作用研究综述［J］．中药材，2004，27（3）：232—234．

[6] Russel M. The epidemiology of IBD woddwide. World J Gas. troenterol 2000；6：6.

[7] Geng X, Taniguchi M, Dai HH, et al. Anti–im munity in ulcerative colitis: humoral and cellular immune response bytropo myosin in ulcerative colitis. World J Gastroenterol 2000；6：9

[8] Blumberg RS, Strober W, Prospects for research in inflammatory bowel disease, JAMA 2001；285：643—647.

[9] Mazzucchelli L, Hauser C, Zgraggen K, et al. Expression of interleukin–8 gene in inflammatory bowel disease is related to the histological grade of activ inflammation［J］. Am J Pathography 1994；144：997~1007.

[10] Nikolaus, P Rutgeerta, R Fedorak, A H Steinhart, G E Wild, DTheuer, J M. hrle, and S Schreiber, InterfeIon 1a in

ulcerative colitis: a placebo controlled randomised, dose escalating study [J]. Gut, Sep 2003; 52: 1286~1290.
[11] 王伟宁, 张熙纯, 刘丽. 活动期溃疡性结肠炎发病机制的免疫学探讨 [J]. 中国现代医学杂志, 2003, 13 (16): 74—76.
[12] 陈英群, 马贵同. 细胞因子与溃疡性结肠炎相关性研究进展 [J]. 中国中西医结合消化杂志, 2003, 11 (1): 57—59.

通讯作者: 赵刚, 男, 主任医师, 教授, 硕士生导师, 从事肛肠疾病的临床和教学工作。
电话: 13006537938, 邮箱: zhaogang7938@sina.com
第一作者: 乔翠霞, 女, 主治医师, 从事肛肠疾病的临床和教学工作。
电话: 15954802174, 邮箱: qiaocuixia3000@163.com

养荣润肠舒对便秘小鼠排便功能影响的实验研究

张虹玺

(辽宁中医药大学附属第三医院, 辽宁省肛肠医院)

便秘是一种临床常见疾病, 同时也是多种疾病的一种临床症状, 其病因复杂, 跨越多个学科。由于饮食结构改变和精神心理社会因素影响, 便秘的发病率逐年增高。有调查显示我国慢性便秘的发病率为6.07%, 在老年人群甚至可达到15%~20%。长期的慢性便秘不仅给患者带来许多苦恼, 而且还在结肠癌、肝性脑病、乳腺疾病、早老性痴呆等病的发病中起着推波助澜的作用。便秘甚至可以因诱发急性心梗或脑血管意外而直接危及患者生命。因此如何有效治疗便秘, 减少长期便秘患者的苦恼, 降低由便秘引发的恶性事件的发生率成为广大医务工作者的重要任务。

在各型便秘中, 慢传输型便秘占有近一半的发生率 (约45%)[1]。近年来, 慢传输型便秘的诊疗有了一定的突破, 但较之西医药, 中医药在防治慢传输型便秘方面更显示出疗效确切、副作用小等突出优势, 而且关于慢传输型便秘的中医药研究取得了可喜的成绩。

中药复方养荣润肠舒是导师田振国教授立足于中医中药, 博览古今文献, 经多年潜心研究, 在大量的临床实践基础上总结出的经验方, 由黄精、桃仁、枳壳、肉苁蓉等12味中药组成, 具有滋阴养血, 补气润肠之功效, 主要用于治疗慢传输型便秘。对中医辨证属于气血津液亏虚的虚性便秘患者, 具有滋阴养血, 补气助气, 润肠通便之功效, 可通过调肝理脾、补肺强肾、通腑润肠来达到以补治秘的目的。临床研究显示, 总有效率为92.50%。

为了更加科学阐述其疗效机理, 本实验在前期临床研究的基础上对药效进行深入研究, 将观察养荣润肠舒对慢传输型便秘小鼠的通便作用。

1. 材料与方法

1.1 实验材料

1.1.1 实验动物

健康的普通级昆明种小鼠96只, 雌雄各半, 体重20±2g, 由中国医科大学实验动物中心提供。动物合格证号: SCXK (辽) 2003~0009。实验动物条件符合国家科学技术委员会颁布的《实验动物管理条例》要求。

1.1.2 实验药品: 养荣润肠舒合剂: 500ml/瓶 (含生药量285g) 批号: 辽药制字 Z05010137

麻仁软胶囊: 天津市中央药业有限公司, 批号: 国药准字 Z10940031

1.2 实验方法

1.2.1 造模方法

将96只小鼠按性别、体重分层随机分成正常组、模型组、麻子仁丸组、养荣润肠舒低剂量组、养荣润肠舒中剂量组和养荣润肠舒高剂量组6组,每组16只,雌雄各半。造模前先测各组小鼠24小时排便粒数及排便重量,比较各组在造模前有无差异。再除正常组外,其余各组制备成慢传输型便秘小鼠模型,方法参照许海尘的文献报道[2]。造模小鼠按照2.5mg/kg的剂量每天一次皮下注射盐酸吗啡,正常组注射等量等渗生理盐水。连续注射45天。造模后测量24小时排便粒数及重量。

造模后所有的96只小鼠均无死亡,正常组小鼠饮食、行为、活动、二便均正常,造模组小鼠日摄食量变化不明显,活动减少,且大便明显干结,呈圆珠状或串珠状,排便粒数及重量也明显下降,符合便秘的临床表现,故认为造模成功。

1.2.2 给药方法

养荣润肠舒低剂量组:养荣润肠舒合剂稀释一倍,按0.4 ml/10g体重日一次灌胃给药,生药量为11.4g/kg。

养荣润肠舒中剂量组:养荣润肠舒合剂原液,按0.4 ml/10g体重日一次灌胃给药,生药量为22.8g/kg。

养荣润肠舒高剂量组:养荣润肠舒合剂浓缩一倍,按0.4 ml/10g体重日一次灌胃给药,生药量为45.6g/kg。

麻仁软胶囊组:用蒸馏水将麻仁软胶囊配制成1.5%的混悬液,按0.4ml/10g体重日一次灌胃给药,生药量为0.6g/kg。

正常组和模型组则每日按0.4 ml/10g体重灌蒸馏水。

各组均连续灌胃给药11天。在给药期间,所有小鼠均自由摄食与饮水,每2天称重一次,并根据体重变化调整给药剂量。

1.2.3 排便功能实验

各组小鼠在第9天给药前均禁食不禁水12h。第9天正常灌胃给药,恢复进食进水。给药后将滤纸铺于饲养笼中进行观察,记录给药24h内各组小鼠排便的总粒数及粪便重量。

1.2.4 小肠推进功能实验

各组小鼠在第11天给药前仍禁食不禁水12h,灌胃给药,所有药液中均含有2%的炭末。30min后脱颈椎处死小鼠,立即打开腹腔分离肠系膜,并分离小肠与大肠。剪取上端自幽门,下端至回盲部的小肠管,至于托盘上,轻轻将小肠拉成直线,测量肠管长度为"小肠总长度",从幽门至墨汁前沿为"墨汁推进长度",计算炭末在肠管中的推进率[3]。

炭末推进率(%)=墨汁推进长度(cm)/小肠总长度(cm)×100%。

1.3 监测指标

(1) 各组小鼠在实验初始时体重、造模后体重、治疗后体重。

(2) 各组小鼠造模后排便粒数及重量、治疗后排便粒数及重量。

(3) 各组小鼠治疗后小肠墨汁推进率。

1.4 统计学处理

采用SPSS13.0软件包进行统计分析。各组实验数据采用均数±标准差($\bar{X} \pm SD$)表示,均数间的比较采用方差分析。P<0.05时判定差异有显著性,P<0.01被认为有非常显著性的差异。

2. 结果

2.1 各组小鼠体重的变化

各组小鼠在实验初始时测体重,组间无差异。造模后再测体重,仍无明显差异。在灌胃给药期间内,各组小鼠的体重均正常增长,各组间无显著性差异,P>0.05。这说明吗啡造模和养荣润肠舒合剂治疗均对吗啡所造的慢传输型便秘模型小鼠的体重无影响。各组小鼠体重变化详见表1。

实验研究

表1 各组小鼠体重变化　　　　　　　　　　　　　　　　　　　　　　　　　　单位：克

组别	n	初始体重	造模后	治疗后
正常组	16	21.96±1.68	33.39±1.28	35.05±1.9
模型组	16	21.50±1.74	31.70±1.75	33.19±2.06
养荣高	16	21.73±1.63	31.13±1.70	34.39±2.03
养荣中	16	21.74±1.63	30.75±1.62	33.41±1.70
养荣低	16	20.93±1.07	30.51±2.96	33.08±1.65
麻仁组	16	20.78±1.58	31.63±1.63	34.00±1.83

2.2 各组小鼠24小时排便情况的变化

吗啡造模后大便明显干结，呈圆珠状或串珠状，且排便粒数及重量均明显下降，与正常组比有非常显著的差异（$P<0.01$）。治疗结束时，模型组与正常组大便仍有非常显著的差异，说明此模型稳定可靠。

灌胃治疗后，各治疗组小鼠的大便均有不同程度的恢复，与模型组比较均有不同程度的好转（$P<0.01$），尤其是养荣润肠舒高剂量组，大便质软呈圆柱状，外观上与正常组无差异。这说明养荣润肠舒合剂可以改善慢传输型小鼠模型的排便功能。各组小鼠24小时排便情况详见表2。

表2 各组小鼠24小时排便情况

组别	n	造模后		治疗后	
		粒数	重量（克）	粒数	重量（克）
正常组	16	135.94±7.51	3.20±0.18	142.00±7.65	3.30±0.18
模型组	16	94.44±4.30**	2.21±0.12**	97.94±4.93**	2.29±0.17**
养荣高	16	96.19±4.32**	2.26±0.08**	127.00±7.47**##	3.02±0.18**##
养荣中	16	96.00±4.21**	2.28±0.10**	112.06±5.45**##	2.62±0.13**##
养荣低	16	94.00±4.59**	2.20±0.11**	104.00±5.23**	2.38±0.12**
麻仁组	16	93.63±5.70**	2.19±0.13**	120.06±5.65**##	2.77±0.13**##

注：**为与正常组比较$P<0.01$，##为与模型组比较$P<0.01$

2.3 治疗后各组小鼠小肠墨汁推进情况

正常组小肠的墨汁推进率是78.20%，模型组下降至65.08%，两者有显著性差异（$P<0.05$），说明慢传输型便秘小鼠模型确实存在肠蠕动的减弱。治疗后各组的墨汁推进率均明显增加，不仅明显高于模型组，且高于正常对照组，这说明养荣润肠舒具有显著增加慢传输型便秘小鼠肠蠕动的作用。治疗后各组小鼠小肠墨汁推进情况详见表3。

表3 各组小鼠小肠墨汁推进情况

组别	n	炭末推进率（%）
正常组	16	78.20±4.21
模型组	16	65.08±3.24**
养荣高	16	93.12±4.03**##
养荣中	16	82.91±4.10**##
养荣低	16	76.20±3.80##
麻仁组	16	83.92±5.28**##

注：**为与正常组比较$P<0.01$，##为与模型组比较$P<0.01$

3. 讨论

便秘是一种常见的临床疾病，是一组多人群发病、多因素存在、以大便排出困难、排便不适感及排便时程延长为主诉的症候群。慢传输型便秘（slow transit constipation STC）又称结肠无力型便秘，是以食物通过胃肠道时间延长，而结肠、直肠又未发现明显器质性病变为特征的一种排便障碍，主要表现为便次减少、腹胀、肠鸣音减少、便意缺乏、大便干燥、排出困难、久蹲难下等。对于STC的治疗，可以分为一般治疗、药物治疗、手术治疗等多种方法。一般治疗是加强排便的生理教育，建立合理的饮食习惯及坚持良好的排便习惯，同时增加活动。药物治疗方面[4]，目前临床上治疗STC的西药可分为促动力剂和泻剂两种。其中以泻剂为多，包括刺激性泻剂、容积性泻剂、渗透性泻剂和润滑性泻剂等。各类西药及西医疗法均有一定的副作用或应用局限，中医药治疗本病显示出了巨大的优势。辨证治疗、单方验方以及中成药治疗STC均取得了肯定的疗效，且毒副作用少，现在已经有一些中成药品种应用于临床。

养荣润肠舒合剂是国内肛肠科名专家田振国教授经多年潜心研究并结合大量地临床实践总结出的经验方，由黄精、桃仁、枳壳、肉苁蓉等12味中药组成，具有滋阴养血，补气助气，润肠通便之功效，可通过调肝理脾、补肺强肾、通腑润肠来达到以补治秘的目的，主要用于治疗中医气血阴液亏虚的虚性便秘[5]。田教授在前人论述的基础上结合自己多年的临床经验，驭简于繁，提出正气亏虚是导致慢性习惯性便秘的根本原因，积极倡导"以补治秘"。他将大便形象地比喻成小舟，船要行走，必须具备两个条件：一要有水，二要有风。在人体也是一样：大便要顺畅，既要有阴血的濡润，也要有阳气的推动，两者缺一不可。所以便秘的发生，或是阴血不足，肠道失润，或是阳气亏虚，推动无力，其余的因素都可以用这两个方面来解释。所以针对病因最有效的治疗就是补益气血阴阳，要以补治秘。在此理论的基础上提出了"以补治秘"的治疗法则，并细化为"调肝理脾、补肺强肾、固本润肠"的治疗大法，从脾、肝、肺、肾论治，临床应用取得了良好的效果。

实验表明，养荣润肠舒治疗对小鼠的体重无影响，能增加慢传输型便秘小鼠24h排便粒数及排便重量，并可呈现出显著的量效关系，而且治疗后各治疗组小鼠的小肠墨汁推进率不仅高于模型组，且高于正常对照组，证明中药养荣润肠舒可以通过软化粪便、增加排便粒数和排便重量、改善肠蠕动来达到治疗慢传输型便秘的作用，为新药研发提供理论和实验依据。

总之，养荣润肠舒合剂组方用药无一不遵循"以补治秘"的法则，针对发病机制充分发挥药物的药理效应，合理搭配体现药物的君、臣、佐、使的协同作用，标本兼顾，滋阴养血，润肠通便，其疗效足见其用药独到之处。

参考文献：

[1] 罗金燕. 慢性便秘诊治的新概念 [J]. 中华内科杂志，2003，42（2）：75~76
[2] 许海尘，林琳，张红杰，等. 慢传输型便秘模型的建立及其机制探讨 [J]. 医学研究生学报，2004，17（6）：502~505
[3] 陈奇. 中药药理研究方法 [M]. 北京：人民卫生出版社，1993，333~334
[4] 张秋瓒，杨华. 功能性便秘的药物治疗 [J]. 中国全科医学，2005，1（8）：129~130
[5] 张虹玺. 中药复方养荣润肠舒治疗虚性便秘的临床研究 [J]. 中外健康文摘，2008，5（9）：1502

养荣润肠舒对便秘小鼠肠道 c-Kit 蛋白含量影响的实验研究

张虹玺

（辽宁中医药大学附属第三医院，辽宁省肛肠医院）

慢传输型便秘（slow transit constipation，STC）是指结肠的传输功能障碍，肠内容物传输缓慢引起的便秘，在各型便秘中占据着主导地位。在当今社会，人们的生活和工作节奏加快，饮食结构不均衡，精神压力也逐渐增大，便秘发病率不断增高，对便秘的治疗却良策不多。近年来，对慢传输型便秘的诊疗有了一定的进展，中医药在防治本病的应用更是显出了独特的优势。

中药复方养荣润肠舒是博士生导师、国家第四批、第五批带高徒名中医田振国教授在多年行医过程中，潜心研究，精心总结而成的经验方，由黄精、桃仁、枳壳、肉苁蓉等12味中药组成，具有滋阴养血，补气助气，润肠通便之功效，主要用来治疗慢传输型便秘。可通过调肝理脾、补肺强肾、通腑润肠来达到以补治秘的目的。经大量临床研究观察显示，总有效率为92.50%[1,2]。为了更加科学阐述其疗效机理，本实验在前期临床研究的基础上对药效进行深入研究，观察中药复方养荣润肠舒治疗慢传输型便秘的作用机制。

1. 实验材料

1.1 实验动物 健康的普通级昆明种小鼠24只，体重20±2g，雌雄各半，由中国医科大学实验动物中心提供。动物合格证号：SCXK（辽）2003~0009。

1.2 实验药品及制备

1.2.1 分离胶缓冲液（PH8.8）：称18.17g Tris用蒸馏水溶至80ml，用浓HCl调PH为8.8，再用蒸馏水定容至100ml。

1.2.2 浓缩胶缓冲液（PH.8）：称6.075g Tris，蒸馏水溶解至80ml，浓HCl调PH至6.8，再定容至100ml。

1.2.3 凝胶：称30g 30% 丙烯酰胺（Acr），0.8g 0.8%甲叉双丙烯酰胺（Bis）加少许蒸馏水，热溶，溶解后，再用蒸馏水定容至100ml。

1.2.4 10% SDS：定容于100ml水中热溶。

1.2.5 转印电极液：Tris7.25，甘氨酸33.5，溶于2000ml水中，加甲醇600ml加水至3000ml左右，PH.4。

1.2.6 TBS：4.84g Tris，58.48gNaCl，溶于去离子水中，用HCl调PH至7.5。

1.2.7 封闭液：5g脱脂奶粉溶于100ml TBS中。

1.2.8 TTBS：0.5ml Tween-20加到1L TBS中。

1.2.9 抗体buffer：1g BSA溶于100ml TTBS中。

1.2.10 2×Stock Solution：45.76g $Na_2B_4O_7 \cdot 10H_2O$，2.44g $MgSO_4 \cdot 7H_2O$。

1.2.11 碱磷酶显色液：25mg O-dianidine，25mgβ-naphthyl acid phosphate溶于50ml去离子水，加50ml 2×Stock Solution。

1.2.12 裂解缓冲液：20mmol/L Tris-HCL，PH 7.5，0.1mmol/L Na_3VO_4，25mmol/L NaF，25mmol/L β-glycerophosphate，2mmol/L EDTA，2mmol/L EGTA，1mmol/L DTT，1mmol/L PMSF，2μg/ml leupeptin。

1.2.13 养荣润肠舒：500ml/瓶（含生药量285g）批号：辽药制字Z05010137

1.3 主要试剂

1.3.1 兔抗鼠c-Kit多克隆抗体为Santa Cruz公司产品；

1.3.2 山羊抗兔二抗 购自Santa Cruz公司；

1.3.3 硝酸纤维素膜购自美国Millipore公司；

1.3.4 考马斯亮蓝蛋白定量试剂盒购自南京建成生物工程公司；

1.3.5 蛋白标准品（Bio-Rad公司）；

1.3.6 其他试剂：十二烷基磺酸钠（SDS）、三羟甲基氨基甲烷（Tris）、丙烯酰胺（Acr）、甲叉双丙烯酰胺（Bis）、甲醇、脱脂奶粉等购于华美公司。

1.4 主要仪器及设备

1.4.1 IKA-T10 basic 匀浆机（美国IKA公司）；

1.4.2 高速冷冻离心机（Sigma 3C15K 美国）；

1.4.3 多功能电泳仪（北京六一仪器厂）；

1.4.4 水平摇床（美国 GFL）；

1.4.5 Chemi Imager 5500 凝胶自动成像及分析系统（美国 Alphainnotech chemi Imager）；

1.4.6 垂直板电泳装置（美国 BIO – RAD，Mini – Protein Ⅲ）；

1.4.7 DYY – Ⅲ 40B 型转印电泳槽（北京）；

1.4.8 紫外分光光度计（UV – 3000，英国）。

2. 实验方法

2.1 造模方法　将24只实验用小鼠按性别、体重随机分成正常组、模型组、养荣润肠舒组，每组8只，雌雄各半。模型组、养荣润肠舒组制备成慢传输型便秘小鼠模型，方法参照文献报道[3]。造模小鼠按照 2.5mg/kg 的剂量每天一次皮下注射盐酸吗啡，正常组注射等量等渗生理盐水。连续注射45天。造模后所有小鼠均无死亡。

2.2 给药方法

正常组和模型组：每日按 0.4 ml/10g 体重灌蒸馏水。

养荣润肠舒组：养荣润肠舒稀释一倍，按 0.4ml/10g 体重日一次灌胃给药，生药量为 11.4g/kg。

各组均连续灌胃给药10天。在给药期间，所有小鼠均自由摄食与饮水，每2天称重一次，并根据体重变化调整给药剂量。

2.3 取材方法　实验小鼠末次给药后2小时，脱颈处死，立即打开腹腔，分离大小肠，选取小鼠近端结肠组织约2cm，生理盐水冲洗后，置于液氮中冷冻，-70℃保存备用。

2.4 Western – Blot 操作步骤

2.4.1 蛋白的提取：取出液氮中冻存的结肠组织标本，加入冰预冷的细胞裂解液 200μl，将组织块剪碎，匀浆机匀浆。在4℃，以 12000r/min 离心1小时，取上清液，用做标本。

2.4.2 蛋白浓度的测定：参考试剂盒说明，采用考马斯亮蓝法。标准蛋白为 0.56mg/ml，加入考马斯亮蓝 G250 后室温静置10分钟，于595nm处、1cm光径，空白管调零，测各管吸光度值。

各标本蛋白含量（mg/ml）= $OD_{标本}/OD_{标准品}$ × 标准浓度

根据检测结果，用裂解缓冲液调整各标本至相同蛋白浓度。

2.4.3 蛋白变性：取标本蛋白 100μl，加入 100μl 样品缓冲液（2×），煮沸5分钟。

2.4.4 配胶：

①10% 分离胶 10ml：Acr 3.2ml，Tris/HCL 缓冲液（PH8.8）2.5ml，蒸馏水 4ml，APS 50μl，SDS 100μl，TEMED 20μl。

②4% 浓缩胶 10ml：Acr 1.4ml，Tris/HCL 缓冲液（PH6.8）2.5ml，蒸馏水 6ml，APS 0.1ml，SDS 0.1ml，TEMED 20μl。

灌注分离胶后，加注少量去离子水，室温下充分聚合后，倾去去离子水，滤纸吸干，灌注浓缩胶，聚合后，拔出梳子。各标本蛋白上样 50μl。

2.4.5 电泳：上清用 12% SDS – PAGE 分离，BIO – RAD 电泳板，双板条件为 150V，30mA，2小时。

2.4.6 转印：硝酸纤维素膜在转印液中平衡10分钟，然后胶在负极，膜在正极的原则，经2小时 50V 的转印后 TTBS 洗膜1次。

2.4.7 封闭：用含 5% 去脂奶粉的 TTBS 封闭 4℃ 过夜。

2.4.8 一抗孵育：取出膜后，TBS 洗膜5分钟×3次，加入一抗（1:400），室温下2小时。

2.4.9 二抗孵育：加入碱性磷酸酶标记的二抗（1:2000），室温下2小时。

2.4.10 清洗：TTBS 洗5分钟×2次，TBS 洗5分钟×1次。

2.4.11 显色：酶显法，显色剂显色。

2.4.12 Western Blot 结果量化分析：采用 Chemi Imager 5500 凝胶成像分析软件（America）分析，记录每条蛋白电泳带的灰度值，进行定量分析。

2.5 统计学处理

蛋白定量应用凝胶图像分析系统进行灰度分析，以灰度值为指标。采用 SPSS13.0 软件包对 Western Blot 的半等量结果进行方差分析，结果采用均数±标准差表示，计数资料采用卡方检验。$P<0.05$ 被认为有显著性差异。$P<0.01$ 被认为有非常显著的差异。

3. 结果与分析

c-Kit 蛋白在模型组中的表达较正常组明显降低，仅为正常组的 24.28%，两者差异十分显著，$P<0.01$。养荣润肠舒组治疗后 c-Kit 蛋白的表达显著升高，约为模型组的 2.95 倍，两者有非常显著的差异（$P<0.01$），但仍明显低于正常组，约为正常组的 71.55%，两者差异也显著（$P<0.05$）。以上结果说明养荣润肠舒确实能明显增加结肠中 c-Kit 蛋白的表达。各组小鼠 c-Kit 蛋白变化详见图1及表1。

图1　各组小鼠结肠 c-Kit 蛋白表达

表1　养荣润肠舒对 c-Kit 蛋白含量的影响

组别	n	c-Kit 蛋白灰度值	c-Kit 蛋白百分比
正常组	8	60.87±11.69	100%
模型组	8	14.78±6.73**	24.28%
养荣组	8	43.55±8.42**##	71.55%

注：**为与正常组比较 $P<0.01$；##为与模型组比较 $P<0.05$。

4. 讨论

Cajal 间质细胞（ICC）是一类位于肠神经系统与平滑肌之间的特殊细胞群，以网络状结构分布于整个胃肠道中。ICC 是胃肠道的起搏细胞，能产生并传导慢波。此外，ICC 还能参与神经信号的传递，控制胃肠平滑肌的运动[4]。因为 ICC 细胞膜上有多种神经递质的受体，可充当神经递质与平滑肌之间的中介，介导神经递质传导电兴奋，从而完成控制胃肠道运动的功能。ICC 的功能决定了其数量和结构改变将造成结肠动力障碍。ICC 网络病变可导致胃肠起搏功能紊乱及电兴奋传导障碍，胃肠平滑肌发生多种电节律紊乱（如慢波不规则或消失、收缩减弱或不能产生有效的推进性收缩），致使临床上出现多种胃肠动力障碍症状。有研究表明，慢传输型便秘患者结肠组织中 Cajal 间质细胞不规则分布，数量减少且体积显著缩小，产生异常的不规则慢波，使平滑肌收缩运动减慢，结肠转运缓慢，故认为 Cajal 间质细胞的异常改变是慢传输型便秘的重要病因之一。c-Kit 蛋白是已发现的 Cajal 间质细胞表面的特异性标志物，即酪氨酸激酶受体，检测其含量可作为消化系 Cajal 间质细胞的定量指标。

应用免疫组化和蛋白免疫印迹的方法检测 ICC 的特异性标志物 c-Kit 蛋白的含量和表达，结果均证实：吗啡造模确实可以使 ICC 阳性细胞的数量减少，可以明显降低 c-Kit 蛋白的表达，而养荣润肠舒治疗后能有效提高动物模型中 c-Kit 蛋白的表达，但仍低于正常组。这说明中药复方养荣润肠舒可以通过调节模型小鼠 cajal 间质细胞的数量和功能来调节结肠蠕动，增强胃肠动力，进而达到治疗慢传输型便秘的作用。

参考文献：

[1] 张虹玺,李彦龙.中药复方养荣润肠舒治疗虚性便秘的临床研究[J].中外健康文摘,2008,5(9):1502~1503

[2] 张虹玺.养荣润肠舒合剂治疗慢传输型便秘的临床研究[J].中华中医药学刊,2007,25(5):203

[3] 许海尘,林琳,张红杰,等.慢传输型便秘模型的建立及其机制探讨[J].医学研究生学报,2004,17(6):502~505

[4] Wedel T, Spiegler J, Soellner S. Enteric nerves and interstitial cells of Cajalare altered in patients with slow – transit constipation and megacolon. Gastroenterology, 2002, 123: 1459~1467.

养荣润肠舒对便秘小鼠肠道ICC、SP及VIP影响的实验研究

张虹玺

（辽宁中医药大学附属第三医院，辽宁省肛肠医院）

便秘是一种临床常见疾病,同时也是多种疾病的一种临床症状。随着现代人饮食结构改变和精神心理社会因素影响,便秘发病率有逐年增高的趋势。而这其中慢传输型便秘占据着主导地位。近年来,慢传输型便秘的诊疗有了一定的突破,尤其是中医药在防治慢传输型便秘方面更显示出其优势。

中药复方养荣润肠舒是笔者导师、全国著名肛肠病专家田振国教授博古览今,经多年潜心研究,在大量的临床实践基础上总结出的经验方,由黄精、桃仁、枳壳、肉苁蓉等12味中药组成,具有滋阴养血、补气润肠之功效,主要用于治疗慢传输型便秘。可通过调肝理脾、补肺强肾、通腑润肠来达到以补治秘的目的。临床研究显示,总有效率为92.50%[1,2]。为了更加科学阐述其疗效机理,本实验在前期临床研究的基础上对药效进行深入研究,观察中药复方养荣润肠舒治疗慢传输型便秘的作用机制。

1. 实验材料

1.1 实验动物 健康的普通级昆明种小鼠24只,雌雄各半,体重20±2g,由中国医科大学实验动物中心提供。动物合格证号:SCXK(辽)2003~0009。

1.2 实验药品及制备

①固定液(4%多聚甲醛/0.1 mol/L PBS,PH=7.4,含1/1000 DEPC):多聚甲醛40g,0.1mol/L PH=7.4 PBS液500ml,两者混合加热至600C,搅拌并加热至清晰为止,冷却后加DEPC1ml,加PBS液至总量1000ml。

②PBS原液:取NaCl 200g、Na2HPO4 145g、NaH2PO4 15g,加蒸馏水定容至5000ml,室温保存。临用前取PBS原液和蒸馏水按1:9稀释。

③柠檬酸缓冲液(PH=6.0):取柠檬酸2.2g,13ml 2M的NaOH,加蒸馏水定容至1000ml。

④Poly–L–Lysine多聚赖氨酸:取多聚–L–赖氨酸1份,蒸馏水9份,充分混合为稀释多聚赖氨酸溶液。

⑤养荣润肠舒合剂:500ml/瓶(含生药量285g) 批号:辽药制字Z05010137

1.3 主要试剂

①兔抗鼠c–Kit多克隆抗体、兔抗鼠SP多克隆抗体、兔抗鼠VIP多克隆抗体,均购自美国Santa Cruz公司。

②免疫组化SP试剂盒,购自福州迈新生物技术开发有限公司。

内含:内源性过氧化物酶阻断剂;3%过氧化氢溶液

封闭用正常山羊血清工作液
生物素标记的羊抗兔二抗工作液
辣根酶标记链霉卵白素工作液
浓缩PBS缓冲溶液
3,3-氨基联苯胺四盐酸盐（DAB）
③其他试剂：二甲苯、无水乙醇、甲醛等购于华美公司。

1.4 主要仪器及设备

①OLYMPUS显微镜（日本，CH）
②电热恒温水箱（河北省黄骅航天仪器厂，HH.W21.600型）
③切片机（德国Leitz, Kryostat 1720）
④图像分析系统（德国Leica公司，RX250型）

2. 实验方法

2.1 造模方法

将24只小鼠按性别、体重随机分成正常组、模型组、养荣润肠舒组，每组8只，雌雄各半。模型组、养荣润肠舒组制备成慢传输型便秘小鼠模型，方法参照文献报道[3]。造模小鼠按照2.5mg/kg的剂量每天一次皮下注射盐酸吗啡，正常组注射等量等渗生理盐水。连续注射45天。造模后所有小鼠均无死亡。

2.2 给药方法

养荣润肠舒组：养荣润肠舒合剂稀释一倍，按0.4ml/10g体重日一次灌胃给药，生药量为11.4g/kg。

正常组和模型组则每日按0.4ml/10g体重灌蒸馏水。

各组均连续灌胃给药10天。在给药期间，所有小鼠均自由摄食与饮水，每2天称重一次，并根据体重变化调整给药剂量。

2.3 取材方法

实验小鼠末次给药后2小时，用25%乌拉坦按0.4ml/100g的剂量腹腔麻醉。然后将小鼠四肢固定在解剖盘上，打开胸腔，暴露心脏。将注射器针头刺入左心室，开始灌流生理盐水，同时剪开右心耳放血。右心耳流出的血水由红色转为淡红色，再转为无色透明，然后换成4%多聚甲醛进行灌流固定，直至四肢僵硬颤抖为止。迅速打开腹腔，分离大肠，切取小鼠的近端结肠段组织约15mm，放入预先备好的装有固定液的小瓶中二次固定。

2.4 免疫组化实验方法

2.4.1 制作蜡块及切片

包埋：将所取组织标本在4%多聚甲醛/0.1MPBS（PH7.4，内含1/1000DEPC）固定液中浸泡过夜后取出，以擦镜纸包好，用大头针穿好编号，以流水冲洗2h，将组织内的所含固定液清洗出去。梯度酒精脱水，二甲苯透明，浸蜡的顺序和时间如下：75%乙醇60min→60%乙醇30min→90%乙醇30min→95%乙醇①30min→95%乙醇②30min→100%乙醇①30min→100%乙醇②30min→二甲苯①15min→二甲苯②20min→石蜡①40min→石蜡②40min。然后除去大头针，展开擦镜纸，将熔化的石蜡倒入包埋框内中，用加温的镊子将肠管垂直向下放入蜡中，待蜡开始出现凝结时贴上编号，自然冷却后放入冰箱中进一步冷却。

切片准备：将免疫组化用的载玻片浸泡于盐酸酒精中24小时后，用自来水漂净，将其置于37℃的烤箱中烤干，再浸于多聚赖氨酸溶液中1min，然后再一次将其置于37℃的烤箱中烤干制成防脱片的载玻片备用。再将蜡块边缘修理整齐后放在冰袋上备用。

组织切片：固定蜡块于切片机机头上，使组织标本包埋面与刀口平行，调整蜡块与刀口接触后连续切片。先粗切，后薄切，使切片厚度为3μm。右手均匀摇动手柄，左手持毛笔将切出的蜡片轻轻挑起，使蜡片成带状，用弯头镊将带状蜡片取下，在毛笔的牵引下，放在平板上，按需要切取蜡片，多余弃掉。先放在冷水中预展，在弯头镊的牵引下，用载玻片捞起转入45℃±2℃的水中，用弯头镊将蜡片分片（每张1~2片），选择所需蜡片，用倾斜到蜡片下面，接触蜡片后垂直提出水面，使蜡片和玻片之间的水流尽，放在染色架上。磨边玻片可用铅笔直接写上编号。烤箱温度55℃-60℃，30min，待玻片上组织标本周围的石蜡全部熔化即可。

2.4.2 免疫组化染色

试剂：兔抗鼠P物质一抗，工作浓度1:1200。

兔抗鼠VIP一抗，工作浓度1:100。

对照：以0.01MPBS代替第一抗体为阴性对照。

S-P法步骤：

（1）切片厚3μm，烤片72℃，1.5小时。

（2）脱蜡：先将切片置于60℃纯二甲苯中脱蜡10min，再置于室温二甲苯中脱蜡3min。

（3）脱苯：纯酒精。

（4）水化：酒精从高到低（95%-85%-75%），入水。

（5）用自来水冲洗切片3min至清洁透明，然后将其置于蒸馏水中待用。

（6）抗原修复：将切片置于注入了1000ml PH为6.0的柠檬酸缓冲液的专用切片盒中，再将盒放入高压锅中，加盖后加热10~15min。修复结束后，将切片盒取出，置于室温中冷却。

（7）蒸馏水洗1min×1次，PBS缓冲液冲洗3min×3次。

（8）用免疫组化笔在标本周围画一圆圈避免试剂外溢。

（9）每张切片滴加3%过氧化氢溶液，置室温下15min，以阻断内源性过氧化物酶的活性。

（10）PBS缓冲液冲洗3min×3次。

（11）甩去PBS液，在每张切片上滴加1滴正常山羊血清后室温孵育10min，甩去血清，以封闭组织中非特异性抗原的吸附。

（12）每张切片加1滴一抗，4℃冰箱中过夜。

（13）将切片蒸馏水洗3min×3次；PBS缓冲液冲洗3min×3次。

（14）甩去PBS液，滴加生物素标记的羊抗兔二抗1滴，室温孵育20min。

（15）将切片PBS缓冲液冲洗3min×3次。

（16）甩去PBS液，滴加辣根酶标记链霉卵白素工作液（即三抗）1滴，室温孵育10min。

（17）将切片用PBS缓冲液冲洗3min×3次。

（18）甩去PBS，液滴加新鲜配置的DAB显色剂1~2滴，光学显微镜下观察，控制染色3~10min。

（19）自来水终止显色反应。

（20）苏木素复染15min，自来水冲洗。

（21）1%盐酸酒精分化，自来水返蓝30min。

（22）将切片置于梯度酒精脱水（75%-85%-95%-100%），梯度二甲苯透明后中性树胶封片。

2.4.3 免疫组化结果判定

细胞浆出现褐色片状或颗粒状物为c-Kit阳性，出现黄色或棕黄色物质为SP、VIP阳性。

2.5 统计学处理

每张切片选择5个高倍镜视野（×400），应用Leica RX250型图像分析系统进行定量灰度扫描，以QWin图像分析软件自动分析，计算c-Kit阳性细胞面积（×$10^4 μm^2$）。采用SPSS13.0软件包进行统计分析。实验结果采用均数±标准差（$\bar{X} \pm S$）表示，组间比较采用方差分析。P＜0.05被认为有显著性差异。P＜0.01被认为有非常显著性的差异。

3. 结果与分析

3.1 小鼠结肠ICC、SP和VIP的结构变化

免疫组化显色后光镜下观察，可见正常组小鼠结肠的ICC细胞分布于整个结肠肌层：纵肌层、肌间丛、环肌层、黏膜下环肌层表面四个区域均可见ICC分布，但以环肌层和肌间丛区域最丰富。小鼠结肠ICC在肌间神经丛周围分布较多，细胞核大而明显，多呈梭行、卵圆形或不规则形，占细胞大部分，胞质较少。相邻ICC的突起相连，呈带状分布。这些不同区域分布的ICC细胞以胞体为中心向四周发出两个或两个以上的突起。细胞核大而明显，细胞膜较完整。细胞膜和突起呈棕黄色，胞浆有褐色片状或颗粒状物。邻近的ICC突起可相互连接，成带状分布，并构成网络，广泛分布于各个区域。肌间丛ICC的一个主要特点是常常相互连接围绕肌间神经节形成不完整的"鞘"样结构。

与正常组比，模型组ICC阳性细胞数量明显减少。其中结肠纵肌层、肌间丛表面区域ICC显著减少，而环肌层和黏膜下环肌层表面区域减少地更为明显，部分模型此区域ICC几乎消失。残存的ICC其形态也出现异常，如细胞膜部分溶解，突起变短、变钝等。治疗后ICC细胞数增加，ICC细胞分布密度也明显增大，病理改变得到改善（图1-5）。

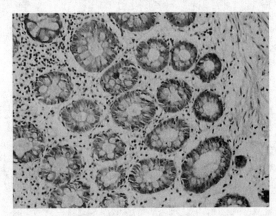

图1 正常组结肠黏膜下肌层ICC分布（×200）
和双极细胞两种形态（×400）

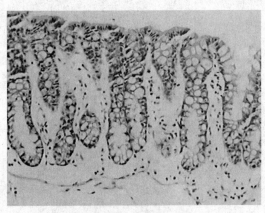

图2 模型组结肠黏膜下肌层ICC分布（×200）
和双极细胞两种形态（×400）

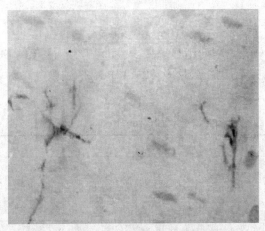

图3 正常组结肠肌层ICC，呈多突起细
胞和双极细胞两种形态（×400）

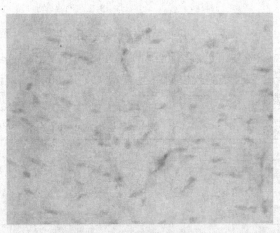

图4 模型组结肠肌层ICC突起变短、变钝（×400）
和双极细胞两种形态（×400）

所有切片肌层中均可见 SP 和 VIP 阳性表达的细胞，只不过与正常组比，模型组 SP、VIP 阳性表达的细胞较少，分布稀疏，而治疗后细胞分布相对较密集。阳性细胞多呈圆形或椭圆形，胞浆可见染成黄色或棕黄色的颗粒（图 6 - 8）。

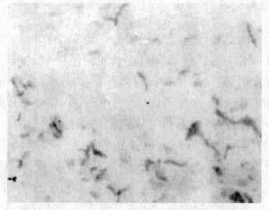

图 5　治疗组结肠肌层 ICC 突起形态正常（×400）和双极细胞两种形态（×400）

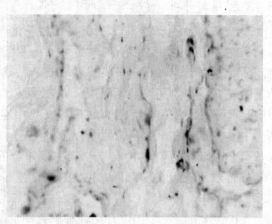

图 6　正常组结肠肌层 SP、VIP 阳性表达细胞（×400）和双极细胞两种形态（×400）

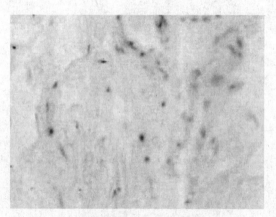

图 7　模型组结肠肌层 SP、VIP 阳性表达细胞明显减少，分布稀疏（×400）

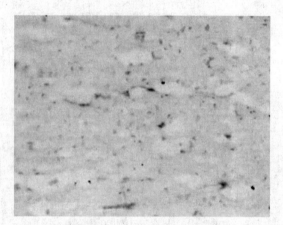

图 8　治疗组结肠肌肌层 SP、VIP 阳性表达细胞分布较密集（×400）

3.2　免疫组化半定量结果及分析

模型组近端结肠组织 c-Kit、SP、VIP 阳性细胞均较正常对照组显著减少，而治疗后 c-Kit、SP、VIP 阳性细胞较模型组显著增加（$P < 0.01$），说明治疗后 ICC 数量及 SP、VIP 均得到恢复。详见表 1。

表 1　各组小鼠 c-Kit、SP、VIP 阳性细胞面积的比较（$\times 10^4 \mu m^2$）

组别	n	c-Kit	SP	VIP
正常组	8	10.76 ± 1.43	22.07 ± 1.19	21.68 ± 1.39
模型组	8	6.25 ± 0.94**	14.45 ± 0.59**	13.85 ± 1.04**
养荣组	8	9.13 ± 0.98*##	18.97 ± 0.82**##	18.77 ± 0.94**##

注：* 为与正常组比较 $P < 0.05$，** 为与正常组比较 $P < 0.01$，## 为与模型组比较 $P < 0.01$

4. 讨论

ICC是一类位以网络状结构分布于整个胃肠道、位于肠神经系统与平滑肌之间的特殊细胞群，是胃肠道的起搏细胞，能产生并传导慢波。ICC网络病变可导致胃肠起搏功能紊乱及电兴奋传导障碍。SP为含11个氨基酸残基的多肽，是一种脑肠肽类激素，广泛分布于中枢神经系统和外周系统，在结肠中，SP分布于结肠的肌间神经丛、黏膜下和黏膜丛。SP属于胃肠肽中的速激肽族，它作为一种胃肠感觉和运动神经元的非胆碱能兴奋性神经递质，具有强烈地促进消化道平滑肌收缩，刺激小肠、结肠黏膜分泌水和电解质，促进胃肠蠕动的作用。研究表明，80%便秘患者结肠平滑肌中缺乏SP[4]。VIP是一个由28个氨基酸组成的多肽，属于胃肠肽中促胰液素族，VIP在胃肠道主要以神经递质的方式发挥局部作用。VIP的主要作用为刺激肠道分泌、松弛胃肠道平滑肌、介导胃肠蠕动反射。故VIP参与大小肠的舒张，并刺激大小肠分泌肠液。VIP可以松弛胃肠道平滑肌、抑制结肠和直肠的紧张性，故VIP水平增高则胃肠道平滑肌松弛、结肠和直肠的紧张性降低，致使肠蠕动性收缩减少，导致便秘的发生。

吗啡造模可以使ICC阳性细胞的数量减少，细胞的形态出现异常，并可使SP、VIP阳性表达的细胞也减少，分布稀疏。中药复方养荣润肠舒的通便机制可能为通过提高动物模型中ICC细胞的数量，并能改善ICC细胞的结构和功能，增加神经递质SP、VIP的含量而实现的。

参考文献：

[1] 张虹玺，李彦龙. 中药复方养荣润肠舒治疗虚性便秘的临床研究[J]. 中外健康文摘，2008，5（9）：1502~1503
[2] 李智勇，李春雨，田玲. 养荣润肠舒合剂治疗慢性便秘的临床研究[J]. 辽宁中医杂志，2004，31（11）：941~942
[3] 许海尘，林琳，张红杰，等. 慢传输型便秘模型的建立及其机制探讨[J]. 医学研究生学报，2004，17（6）：502~505
[4] 桂先勇，潘国宗，柯兰云，等. 胃肠肽在应激所致结肠动力紊乱中的作用[J]. 中华医学杂志，1997，77（1）：31

芪榆油纱布对大鼠创面愈合中bFGF生长因子表达的影响

曹波[1]　姜嫄[2]

（1 贵阳中医学院第一附属医院肛肠病医院，贵州 贵阳 550001
2 贵阳中医学院，贵州 贵阳 550002）

创面愈合[1-2]是一个连续复杂的生物学动态过程，主要涉及炎症细胞的迁徙，细胞因子的合成与利用，成纤维细胞的增殖，新生血管的形成，细胞外基质的沉积和改建等环节；任一环节受到破坏都可能影响创面愈合的进程。

祖国医学促进创面愈合的特点是通过中药内服或外敷方法，促使创面肉芽组织的细胞及炎症细胞释放内源性生长因子，减少创面氧自由基的含量、减弱其活性，同时加速创面细胞基质的合成、提高机体和创面的抗感染能力从而加速创面组织的恢复[3-4]。临床实验证实许多中药制剂在促进创面愈合方面有显著的效果。但临床上专用于肛瘘术后创面愈合的中药制剂较少，且疗效参差不齐，不利于推广和运用；本课题所用芪榆油纱布是贵阳中医学院第一附属医院肛肠科的内制剂，是根据原贵阳中医学院全国著名肛肠专家彭显光教授及本人多年临床经验方制作而成，经过多年的临床实践证实对肛瘘术后创面愈合有显著的疗效，前期临床研究已证实该药的促愈功能，但其促愈机制的数据尚不完善；本实验通过观察芪榆油纱布与创面愈合时间、肉芽组织中毛细血管含量和碱性成纤维因子（basic fibroblast growth factor，bFGF）表达的影响，期望从生物分子学层面找到芪榆油纱布在促进肛瘘创面愈合机制上更全面的科学依据。

1. 材料与方法

1.1 实验动物及分组
使用 SD 大鼠 48 只，体重 180～200g，随机分成三组，每组 12 只。

1.2 造创模型
在无菌实验室行皮肤切开造创手术：常规手术消毒，在大鼠背部近臀部侧以脊柱为中心，分别向左右两侧旁开 1cm 处，作一与脊柱平行的切口，长 2cm，深达肌层。创面自然止血，不包扎，不用药，于无菌实验室内单笼饲养，保持创口干燥，给予消毒食物及饮水。

1.3 药品
芪榆油纱布，龙珠软膏，凡士林纱布。

1.4 试剂
10% 福尔马林溶液，苏木素－伊红试剂盒，bFGF 抗体试剂盒、逆转录试剂盒、超纯 RNA 提取试剂盒、HiFi－MMLV cDNA 第一链合成试剂盒、UltraSYBR Mixture（With ROX）、DNase 1、5x RNA Loading Buffe。

1.5 主要仪器
QL－902 型涡旋振荡仪，Centrifuge 5415D 离心机，ABI7500 荧光定量 PCR 仪，凝胶电泳成像系统，NANODROP 2000 痕量分光光度计，PCR 仪。

1.6 常规病理组织学切片染色
4% 中性多聚甲醛缓冲固定液固定标本，常规脱水，包埋，切成 5 m 切片，HE 染色，光镜观察。

1.7 bFGF 表达的检查方法
取 1.0×1.0mm 的新鲜肉芽组织放入盛有裂解液的专用 epp 试管中，放于 4℃ 恒温冰箱中保存，放到－80℃ 低温冰箱中速冻，以防蛋白酶分解，待测分子生物学指标。运用 RT－PCR 方法来检测三组病例用药第 7 天创面肉芽组织中 bFGF 的表达水平。

1.8 创面愈合时间检查方法
创面愈合标准：即为创面完全上皮化所需时间；依靠肉眼观察每天换药时创面愈合程度，如创面被新生肉芽组织填满，覆盖组织完全上皮化，即确定为创面愈合时间。计算出每组创面愈合时间的均值，予 SPSS19 软件对三组数据进行统计分析。

2. 结果

2.1 bFGFmRNA 的表达比值统计
各组病例中 bFGF 经 RT－PCR 扩增后产物比值，芪榆油组略高于龙珠软膏组，无明显差异；芪榆油组明显高于凡士林组，有显著性差异。

各组病例 bFGF 的相对表达量（$\bar{x} \pm s$）

病例数	组别		
	芪榆油组	龙珠软膏组	凡士林组
1	1.101087	1.073461	0.579699
2	1.059128	0.972397	0.533919
3	0.8322935	0.816983	0.599809
4	0.9834021	1.85698	0.630089
5	1.0127542	0.977549	0.632052
……			
12	0.9985231	0.9197654	0.5622489
($\bar{x} \pm s$)	0.974 ± 0.084	0.952 ± 0.109	0.539 ± 0.094

2.2 创面愈合时间

芪榆油组创面的愈合时间与龙珠软膏组差异性不明显，与凡士林组对比有显著性差异。

术后各组创面愈合时间（$\bar{x} \pm s$）

分组	创面愈合时间（天）	P值
芪榆油组	18.03 ± 1.34	
龙珠软膏组	18.06 ± 1.32	0.07☆
凡士林组	20.31 ± 1.53	0.000☆☆

注：芪榆油组和龙珠软膏组比较：☆ $P = 0.07 > 0.05$，（无显著性差异）
芪榆油组和凡士林林组比较：☆☆ $P = 0.000 < 0.01$（有非常显著性差异）

2.3 毛细血管含量

各组毛细血管含量进行比较，芪榆油组毛细血管的含量明显高于凡士林组，有非常显著的差异。与龙珠软膏组对比无显著性差异。

术后第7天各组毛细血管的含量（$\bar{x} \pm s$）

分组	术后第7天毛细血管（条）	P值
芪榆油组	30.09 ± 3.37	
龙珠软膏组	30.10 ± 3.48	0.62☆
凡士林组	19.32 ± 2.98	0.000☆☆

注：芪榆油组和龙珠软膏组比较：☆$P = 0.062 > 0.05$，（有显著性差异）
芪榆油组和凡士林组比较：☆☆ $P = 0.000 < 0.01$（有非常显著性差异）

在放大100倍光学显微镜下各组创面肉芽组织中毛细血管的含量见下图：

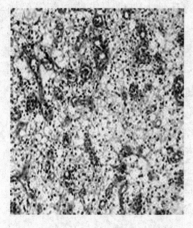 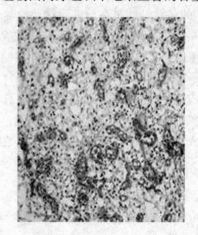 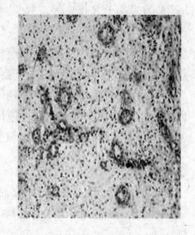

芪榆油组　　　　　　　　　　龙珠软膏组　　　　　　　　　　凡士林组

3. 讨论

创伤愈合是临床医学研究的基础问题，同时它也是创伤外科学的重要性问题。创面难愈是指创面在各种内外因素作用下不能通过正常的愈合进程达到解剖和功能上的完整，从而进入一种病理性炎症反应状态，最终导致经久难愈[5]。

创面难以愈合，主要是由于术后创面皮肤损伤后，长期反复受周围组织刺激导致组织纤维化和瘢痕化，加上创面得不到良好的血液供应导致新生血管不能有效的生长，从而影响了创面的愈合。现代医学认为，无论创伤后伤口的类型、愈合的时间以及伤口处理的方法有何不同，伤口的愈合过程都包括5个基本部分：炎症反应、细胞增殖、结缔组织形成、伤口收缩和伤口重新塑造（疤痕成熟）。而创面愈合的各个阶段均有生长因子的参与，在创面愈合中起着起始、调节与控制的重要作用；它不仅参与炎性细胞趋化与促进成纤维细胞、血管内皮细胞增殖与基质的形成，而且对后期的组织改建也有重要影响。因此，近年来对创面愈合和相关生长因子的研究与探索成为现代医学的热门问题。随着细胞生物学和分子生物学技术的应用及发展，对创面修复机制的研究也越来越深入详细，已被公认的与创伤愈合有关联的生长因子主要有血小板源性生长因子（platelet derived growth factor，PDGF）、碱性成纤维生长因子（basic fibroblast growth factor，bFGF）、表皮生长因子（epidermal growth factor，EGF）、转化生长因子（transforming growth factor，TGF）、血管内皮生长因子（vascular endothelial growth factor，VEGF）、结缔组织生长因子（connective tissue growthfactor，CTGF）等；其中碱性成纤维生长因子（bFGF）、和血管内皮生长因子（VEGF）是分子生物学研究过程中公认的，对创面愈合最具有明显效应的生长因子。

现代医学研究已证实，在创面修复发展进程中，bFGF对血管内皮细胞有很强的促进作用，是最活跃的促血管形成因子，可刺激平滑肌细胞和成纤维细胞的生长、增殖，能促进胶原纤维和弹力纤维合成增加，诱导细胞移行，血管新生和肉芽组织形成，可作用于上皮细胞使其增殖加快。碱性成纤维细胞生长因子（bFGF）是一类已被证实对创面促愈有明显效用的生长因子，可诱导血管内皮细胞融合到胶原蛋白中形成血管腔，提高组织再生能力，促进组织内新生血管形成，改善局部缺血组织的微环境，加速创面组织血液循环提高创面组织的修复功能[6]。实验发现[7-9]bFGF能增加创面毛细血管的数目，加速了组织血液的再灌注，修复骨缺损促进新生骨质的生成。同时，bFGF有非特异调理作用，能促进炎性细胞（包括白细胞、单核细胞等）吞噬细菌及组织碎片，改善局部组织环境，从有利于伤口的愈合[10]。实验证实[11]bFGF不仅可以在创面修复的炎症和增殖期，有促进创面胶原的合成和上皮的生长的作用，并且在塑形期，还能促进过度增生的胶原降解，使其排列有序，有效减少瘢痕形成。有临床研究[12]将bFGF用于创伤后创面及缺血后皮瓣，发现bFGF可有效促进创面愈合，提高皮瓣存活率。

通过临床实验观察结果，能证明芪榆油纱布能够有效的促进肛瘘术后的创面愈合，并且在相关联的bFGF的表达上尤其显著。本课题中的芪榆油纱是在前期课题芪榆油膏的基础上改良而成的，首先芪榆油纱与油膏比较使用更为简便，简略了在换药过程中将油膏涂抹在敷料上的步骤，油纱经过充分的浸泡更能保存药膏的含量提高局部药物浓度；其次芪榆油纱布的所使用的辅料为食用芝麻油，具有润滑的功效，因此敷料不易干燥板结，避免了裸露的神经末梢受外界的刺激疼痛；油剂的服帖性还能将药物与创面长时间内保持紧密粘合，使药用成份直达患处，药物吸收更快，作用时间持久，使药物有效的作用于创面组织；油剂在创面形成一道薄膜，使创面处于封闭湿润的环境，不仅有利于保持细胞的活性，同时也避免了纱布干燥后与组织接触造成粘连，换药时组织受到撕拉造成损伤延缓创面愈合时间。

参考文献：

[1] 李秀兰，徐尔真，师宜健等 创面愈合中巨噬细胞功能与异质性动态研究 [J] 中国骨伤，1995（2）：8

[2] 朱瑾波，李玉鼎，李玉书. 黄芪治疗慢性皮肤溃疡对血管生成过程的机制探讨 [J]. 河北中医，1996，18（4）：21

[3] 姚昶，潘立群. 生肌玉红膏对创面碱性成纤维生长因子含量影响的实验研究 [J]. 江苏中医，1999，20（8）：42.

[4] 王林扬等复黄生肌愈创油膏对大鼠慢性皮肤溃疡模型bFGF EGFmRNA表达的影响 [J]. 中医药学刊 2005，23（3）：429-433

[5] Bjarnsholt T, Kirketerp - Møller K, Jensen Pø, et al. Why chronic wounds will not heal：a novel hypothesis [J]. Wound Repair Regen, 2008, 16（1）：2-10.

[6] Bremnes RM, C am ps C, S irera R. Ang iogenesis in non - sm all cell lung cancer：the prognost ic im pact of neoangiogenes is and the cytok. inesVEGF and bFGF in tum ours and b lood [J]. Lung Can cer, 2006, 51（2）：143-158.

[7] Baffour R, Berman J, Garb JL, et al. Enhanced angiogenesis and growth of collaterals by in vivo administration of recombinant basic fibroblast growth factor in a rabbit model of acute lower limb ischemia：dose - response effect of basic fibroblast

growth factor [J]. Vasc Surg, 1992, 2: 181 - 191.
[8] Unger EF, Banai S, Shou M, et al. Basic fibroblast growth f act or enhan ces myocardial collat eral flow in a canine model. Am J. Physiol, 1994, 266 (4 Pt 2): H1588 -1595.
[9] Zellin G. Growth factors and bone regeneration. Implicationsof bar r ier membranes [J]. Swed Dent J Suppl, 1998, 129 (1): 7 ~ 65
[10] 金曼森, 童坦君. 成纤维细胞生长因子研究进展 [J]. 生理科学进展, 1994, 25 (2): 157.
[11] 姚永, 潘立群. 生肌玉红膏对创面碱性成纤维生长因子含量影响的实验研究 [J]. 江苏中医, 1999, 20 (8): 42.
[12] 屈纪富, 程天民, 郝利. 参加皮肤伤口愈合的细胞及其作用的研究进展 [J]. 现代康复, 2001, 5 (12 下 74 - 75.)

熏洗Ⅰ号对大鼠肛瘘术后创面组织修复中血管生成及微循环的影响

谢贻祥　王传思①　郑学海　姚磊　黄鸿武　王永森　吴永军

肛瘘是肛门类疾病最常见的，最有效的治疗手段是手术，而创伤是手术过程中不可避免。创面修复是近年来医学中的热点问题之一。既往研究表明，创面修复是一个复杂的生物学过程，而直接影响创面愈合的重要环节就是创面局部的微循环，血管内皮生长因子（vascular endothelial growth factor, VEGF）及CD34与血管生成、创面微循环关系密切。我们先前的研究表明[1-3]，熏洗Ⅰ号在肛肠疾病术后早期应用能减轻症状，降低并发症，但对微循环功能的改善和恢复，从细胞领域向分子领域的深入研究尚未进行。我们采用王琛[4]SD大鼠颈背部埋置弹簧纱条加种植金黄色葡萄球菌和大肠杆菌混合菌液的方法，制备成一种病情相对稳定，重复性好，适合于进行防治研究的体表瘘管模型。通过检测VEGF及CD34，探讨熏洗Ⅰ号对创面局部微循环的作用机制调控作用，为临床上促进肛瘘术后创面组织修复提供新的思路。

1 技术方案

1.1 实验动物与方法

1.1.1 实验动物　选用健康成熟60例雄性Sprague - Dawley大鼠，清洁级，2月龄，体质量200 ~ 250g，常规适应性饲养一周，随机分为4组：空白对照组，生理盐水组，高锰酸钾组，熏洗Ⅰ号组，每组各15只。动物许可证号为SCXK（皖）2012 - 0005。

1.1.2 动物模型　空白对照组不作如何处理，后三组参照王琛[4]SD大鼠颈背部埋置弹簧纱条加种植金黄色葡萄球菌和大肠杆菌混合菌液的方法，制备成一种病情相对稳定，重复性好，适合于进行防治研究的体表瘘管模型，术前用电动剃刀在所有大鼠颈背部剃毛备皮，面积约为4cm×4cm大小。采用氯胺酮按100mg/kg，行腹腔麻醉。麻醉达效后用新洁尔灭酊消毒皮肤。用小圆刀在脊柱左侧1.5cm，颈后1cm处做一长0.5cm与脊柱垂直的切口，在其尾骨侧相距3cm处做另一长0.5cm的垂直切口，两处切口均深达皮下肌层，用血管钳自一切口内探入，钝性分离，穿过肌层后自另一切口处探出，引入弹簧纱条后用三角缝针在两端切口分别将弹簧边缘与皮肤缝合固定。用1ml注射器抽取9×10⁸cfu/ml浓度的金黄色葡萄球菌和大肠埃希菌混合菌液注入大鼠弹簧纱条内，每只大鼠注入量均为0.2ml（ATCC25922，由六安市人民医院临床检验中心提供）（1×1010CUF/L），造模后30d，拆除所有大鼠的弹簧纱条，造模成功。所有入选造模大鼠常规行瘘管切开挂线术。

1.1.3 治疗方法

（1）研究组　于术后第1天开始，每天上午、下午各一次，总疗程14 d，应用中药熏洗Ⅰ号

---

① 基金项目：安徽省高校自然科学基金项目（KJ2013Z144）作者单位：237005 安徽医科大学附属六安医院肛肠外科

(苦参、黄柏、孩儿茶、五倍子、乌头、樟脑、冰片、制乳没等)(六安市人民医院中药房提供并制备)中药按20、20、10、5、10、10、15、15质量比混合,量取混合生药重180g,加水500ml,煎30分钟。无菌纱条中药浸泡后湿敷创面30分钟。

(2)空白对照组正常喂养,生理盐水组,高锰酸钾组,分别给予生理盐水纱条,高锰酸钾1:5000水浸泡纱条湿敷30分钟。

1.2 指标测定

1.2.1 标本采集并检测大鼠创面局部血流量

大鼠造模成功,采用不同方法治疗后,所有入选大鼠分别于术后第1、7及第14天时从4组大鼠中各取出5只,腹腔注射麻醉后,采用激光多普勒血流仪(ML191型激光多普勒血流仪,上海埃德国际贸易有限公司生产。产品规格:高通20Hz,低通31 522Hz)检测大鼠创面局部血流量,采用PowerLab Chart5v5.2.2图像分析软件进行图像分析,取其3点测量值的平均值作为该创面的血流值。

1.2.2 免疫组化SP法检测VEGF、CD34表达

各组大鼠麻醉后脱颈处死,取创面边缘至创面中心的宽约0.5cm的创面边缘修复肉芽组织,约0.5cm×0.5cm大小,10%甲醛溶液固定标本,空白对照组取相同部位正常组织。标本于甲醛溶液中固定24h后,脱水,石蜡包埋,4μm石蜡切片,58℃烤24h。采用双抗体夹心酶联免疫吸附法。ELISA试剂盒购于上海森雄科技实业有限公司,出产批号依次为1403073、1403074、1403076。酶标仪为奥地利Classic。每张石蜡切片,随机选取肉芽组织区域的3个视野,求出3个视野的平均值,计数微血管的数目(microvesselcount, MVC)。

1.2.3 RT-PCR法检测VEGF、CD34的mRNA表达

各组大鼠麻醉后脱颈处死,取创面边缘至创面中心的宽约0.5cm的创面边缘修复肉芽组织,约1.0cm×1.0cm大小,于预冷的乳钵中,加入1.0ml变性液,迅速研磨成匀浆,用皮试针头抽吸15~20次使成乳糜状。采用逆转录多聚酶链反应(reverse transcription – polymerasechain reaction, RT – PCR)方法检测。

PCR引物及内参照由达安生物工程技术有限公司合成。

PCR引物设计参考文献,序列如下

VEGF引物序列:正义 5′ – GAC GCC CTC AAT CAA AGT – 3′;
　　　　　　反义 5′ – GGA TGG GCA ACT GAT GTG – 3′,

扩增片段为572bp(VEGF165)[8]。

CD34引物序列:正义 5′ – TAC TCC CAG GTC CTC TTC AA – 3′;
　　　　　　反义 5′ – AGT CGG TCA CCC TTC TCC – 3′,

扩增片段长度201bp

β – actin 引物序列:正义 5′ – GGG ACC TGA CTG ACT ACC TC – 3′;
　　　　　　　　反义 5′ – ACT CGT CAT ACT CCT GCT TG – 3′,扩增片段长度410bp。

RT – PCR试剂盒购于Promega公司。PCR扩增仪为美国APPOLO公司,ATC 201型。先从肝素抗凝血中提取RNA,置于PCR反应管中逆转录cDNA,β – actin和目的基因体外扩增后通过1%琼脂糖凝胶电泳(5V/cm×30min)分析PCR产物,对目的片段和β – actin加内参片段相应条带用UV – 754紫外分光光度计(上海第三分析仪器厂)进行吸光度检测。吸光度的计算公式 $A = \lg I0/I = -\lg T$(A为吸光率,T为透光率,$I0$为入射光强,I为透过光强),靶基因mRNA相对表达量 = 靶基因吸光度值/β – actin 吸光度值

1.3 收集数据和统计学分析

用SPSS12.0统计软件,多组间比较采用方差检验,两两比较采用t检验。

2 结果

2.1 大鼠创面动态血流

4组大鼠造模后创面局部动态血流差异无统计学意义。术后第1天,熏洗I号

组血流与高锰酸钾组比较，差异无统计学意义；但熏洗I号组与高锰酸钾组血流明显高于空白对照组和生理盐水组（P<0.05）。术后第7天，熏洗I号组血流明显高于高锰酸钾组、生理盐水组和空白对照组（P<0.05）；高锰酸钾组血流明显高于生理盐水组和空白对照组（P<0.05）。第14天，熏洗I号组血流明显低于高锰酸钾组、生理盐水组和空白对照组（P<0.05），高锰酸钾组血流低于生理盐水组和空白对照组（P<0.05）。见表1。

表1 各组创面动态血流（$\bar{x} \pm s$, mL/min）

组别	术前1天	术后1天	术后7天	术后14天
空白对照组	142.26±1.57	52.22±1.13	120.78±1.32	82.36±1.87
生理盐水组	139.58±2.04	55.29±1.54	124.28±1.67	85.57±1.83
高锰酸钾组	146.76±1.82	67.36±1.46*	153.43±1.46*	49.86±1.63*
熏洗I号组	145.73±2.15	69.29±2.29*	212.22±1.87*△	27.73±1.48*△

注：与生理盐水组、空白对照组比较，*$P<0.05$；与高锰酸钾组比较，△$P<0.05$。

2.2 大鼠创面VEGF表达 显微镜下观察，熏洗I号组创面肉芽组织细胞膜及血管内皮细胞膜呈棕黄色，VEGF表达呈强阳性。第7天血管内皮细胞阳性信号逐渐增强，阳性颗粒定位于胞浆，熏洗I号组表达较强，而空白对照组和生理盐水组表达较弱，高锰酸钾组介于之间；第14天VEGF表达减弱，尤以熏洗I号组减弱明显。术后第1天，4组大鼠创面肉芽组织中VEGF阳性面积差异无统计学意义。第7天，熏洗I号组VEGF阳性面积高于高锰酸钾组、生理盐水组和空白对照组（P<0.05）；第7天，高锰酸钾组VEGF阳性面积高于生理盐水组和空白对照组（P<0.05）；第14天高锰酸钾组VEGF阳性面积与生理盐水组和空白对照组比较，差异无统计学意义。见表2。

表2 各组创面肉芽组织中VEGF表达的阳性面积（$\bar{x} \pm s$, um²）

组别	术后1天	术后7天	术后14天
空白对照组	4142.24±171.67	9320.72±763.35	14582.46±815.89
生理盐水组	4319.56±206.24	9724.28±811.67	13983.78±981.33
高锰酸钾组	4366.73±213.72	13853.45±921.53	11849.86±976.98*
熏洗I号组	4235.46±192.45	17256.29±986.57	9429.53±1134.50*△

注：与生理盐水组、空白对照组比较，*$P<0.05$；与高锰酸钾组比较，△$P<0.05$。

2.3 大鼠创面CD34计数 CD34免疫组织化学染色可见熏洗I号组血管内皮细胞膜呈棕褐色，偶有棕黄色，CD34成强阳性表达。创面修复中期，生理盐水组及空白对照组间质内有少许毛细血管；熏洗I号组微血管数目明显增加，间质内肉芽组织增生，CD34呈强阳性表达；高锰酸钾组的微血管数目介于之间，说明高锰酸钾可以促进创面愈合，但效果不如熏洗I号；第7天CD34表达明显增强，尤以熏洗I号组增强明显。术后第1天4组大鼠创面肉芽组织中CD34计数比较，差异无统计学意义。第7天，熏洗I号组创面肉芽组织中CD34计数高于高锰酸钾组、生理盐水组和空白对照组（P<0.05）；第14天，熏洗I号组创面肉芽组织中CD34计数低于生理盐水组和空白对照组（P<0.05），与高锰酸钾组比较，差异无统计学意义。第7天，高锰酸钾组创面肉芽组织中CD34计数高于生理盐水组和空白对照组（P<0.05），而第14天，高锰酸钾组创面肉芽组织中CD34计数低于生理盐水组和空白对照组（P<0.05）。见表3。

表3 各组创面肉芽组织中 CD34 计数（$\bar{x} \pm s$）

组别	术后1天	术后7天	术后14天
空白对照组	2.14 ± 0.67	5.77 ± 0.55	7.76 ± 0.95
生理盐水组	2.52 ± 0.23	5.98 ± 0.62	8.17 ± 0.54
高锰酸钾组	2.43 ± 0.62	8.05 ± 0.43*	5.25 ± 0.36*
熏洗Ⅰ号组	2.58 ± 0.63	12.18 ± 0.69*△	4.13 ± 0.42*△

注：与生理盐水组、空白对照组比较，*$P < 0.05$；与高锰酸钾组比较，△$P < 0.05$。

2.4 创面组织中 VEGF、CD34 mRNA 的表达变化

数值取与内参基因 β-actin 基因吸光度比值计算，RT-PCR 结果显示，组织中 VEGF、CD34 mRNA 表达趋势与创面组织中含量变化一致。详见表4、5。

表4 各组 VEGF mRNA/β-actin mRNA 比值结果

组别	术后1天	术后7天	术后14天
空白对照组	0.212 ± 0.053	0.475 ± 0.058	0.736 ± 0.095
生理盐水组	0.228 ± 0.018	0.494 ± 0.056	0.876 ± 0.154
高锰酸钾组	0.243 ± 0.062	0.745 ± 0.103*	0.612 ± 0.086*
熏洗Ⅰ号组	0.259 ± 0.078	1.018 ± 0.069*△	0.501 ± 0.042*△

注：与生理盐水组、空白对照组比较，*$P < 0.05$；与高锰酸钾组比较，△$P < 0.05$。

表5 各组 CD34 mRNA/β-actin mRNA 比值结果

组别	术后1天	术后7天	术后14天
空白对照组	0.304 ± 0.067	0.607 ± 0.055	0.976 ± 0.095
生理盐水组	0.322 ± 0.013	0.698 ± 0.032	0.916 ± 0.058
高锰酸钾组	0.313 ± 0.086	0.908 ± 0.054*	0.629 ± 0.037*
熏洗Ⅰ号组	0.358 ± 0.076	1.158 ± 0.066*△	0.516 ± 0.072*△

注：与生理盐水组、空白对照组比较，*$P < 0.05$；与高锰酸钾组比较，△$P < 0.05$。

2.5 四组大鼠创面组织中 VEGF、CD34 RT-PCR 反应电泳图（图1）

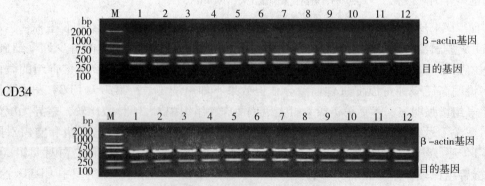

图1 四组大鼠创面组织中 VEGF、CD34 RT-PCR 反应电泳图
注：1-12 为分子量，迁移率，积分光密度均不相同的12条电泳道，
排放顺序：1、2、3、4 为空白对照组，生理盐水组，高锰酸钾组，
熏洗Ⅰ号组术后第1天；5、6、7、8 为4组术后第7天；
9、10、11、12 为4组术后第14天。

3 讨论

肛瘘是肛肠科的常见病、多发病，占我国肛门直肠疾病总发病率的 1.67%～3.60%，手术是目前国内外治疗肛瘘的主要方法。由于解剖及位置的特殊性，切口大多呈开放性，加上手术创伤、水肿、大便刺激、周围炎性渗出物增多等原因，病人创面愈合时间也较长[5]。肛瘘术后开放性创面愈合缓慢的的原因主要是局部微循环紊乱、血液循环障碍。

肛瘘术后创口从基底部向上逐渐愈合，创面修复分以下几个阶段：①局部炎症反应阶段：其基本要素包括血液：凝固和纤维蛋白溶解、免疫应答及复杂的血管和细胞反应。②细胞增殖分化及肉芽组织形成阶段：通过细胞的迁移、分化、增殖而实现缺损组织的修复。内皮细胞是新毛细血管形成的主体细胞，在多种因子的作用下向少血管区或无血管区迁移、分化、增殖，逐渐形成丰富的毛细血管网，亦能产生纤溶酶原激活剂和胶原酶，为其迁移开通道路。③组织重建阶段：创面愈合通过伤口收缩、再生上皮覆盖或瘢痕形成而实现，再进行局部组织的改构和重建，以期完全恢复功能。合理的调节和促进这些过程可以明显加快创面愈合，反之则延缓创面愈合[6]。因此，有效控制局部感染、促进细胞增殖、增加胶原合成和创面营养，成为加速创面愈合行之有效的方法。根据现有的文献报道：感染、组织缺氧、异物污染、干燥、营养不良、年龄，合并放射病、糖尿病，糖皮质激素及抗肿瘤药物的使用等均会影响创面的正常愈合[7-13]。

创面修复是多种细胞因子参与调控的，以恢复正常组织的功能和形态完整为目的的复杂的细胞活动。在此过程中，局部血供情况直接影响着创面组织修复。创伤愈合过程中，创伤部位产生的新生血管，既能保证创面组织修复所需要的营养和氧、生物活性物质，也有利于坏死物质的吸收和运输，控制局部感染。因此，血管生成对创面组织愈合有着非常重要的意义。无论血管生成是在生理还是病理条件下，血管内皮细胞的激活是血管生成的第一步。局部组织的缺血和缺氧可激活各种来源的细胞因子，从而迅速地激活内皮细胞，其中 VEGF 发挥了十分重要的作用。VEGF 是目前所知作用最强的唯一特异性作用于血管内皮细胞的促血管生成的细胞因子，是一种高度特异的血管内皮细胞有丝分裂原[14]。VEGF 可特异性结合于内皮细胞表面 VEGFR-1 及 VEGFR-2 的胞外区，磷酸化胞内区酪氨酸激酶，并激活其下游的一系列蛋白，增强血管通透性，促进内皮细胞分裂、增殖和迁移，诱导新生血管生成并影响微血管的量，并阻止新生血管内皮细胞的凋亡，从而促进创面的生长愈合[15]。CD34 基因的产物 CD34 抗原是一个分子量为 105～120kD 的跨膜细胞表面糖蛋白。CD34 基因可选择性地在人和鼠造血系统的干/祖细胞中表达，也可在血管内皮细胞表达。CD34 基因可以黏附血管内皮细胞，加速血管前内皮细胞聚集形成血管，同时，还可以调控造血细胞的增生和分化，从而调节血管的生成，达到改善局部微循环的目的。

传统中医不仅认识到肛瘘术后其局部湿热内蕴，经络阻滞，经络阻滞与局部微循环的关系，而且通过动物实验和临床观察中均证实，中药能够从细胞及分子水平改善局部微循环[16-20]。这种传统医学从不同角度、不同水平调控机体局部微循环的状况，与现代医学对微循环的调控不谋而合，充分反映了中医药学的整体观念和辩证论治。近年来，我们实验室先后对中医中药在肛肠病术后的应用进行了系统研究，确立了中医证型（湿热内蕴，经络淤阻）和治疗方法（清热祛湿、活血消肿），组成了方剂（熏洗Ⅰ号）和药物。既往的研究表明中药熏洗Ⅰ号在混合痔，肛周脓肿，肛瘘术后应用中，具有使创面周围的血液循环加快，使静脉丛的血液回流改善，从而促进局部炎症的消退，减轻术后疼痛和肿胀，减少出血，促进组织修复，使术后创面愈合时间缩短，改善了局部微循环和组织营养状况，加快了肉芽生长，减轻了各种并发症，较快地促进创面愈合[1-3]。因此在肛肠科疾病术后的愈合过程中，及时应用中药熏洗Ⅰ号，能够发挥传统中医中药在这个方面的优势，较好的解决当今医学所面临的上述难题。尽管他人和我们在此领域做了诸多工作，但这些研究还都停留在临床观察的表浅水平，没有对调控微循环的机制进行深入研究，这在一定程度上制约了中医中药在这一领域里的广泛应用。

本次实验将熏洗Ⅰ号应用于肛瘘术后创面的动物模型上,在创面修复的初、中期,熏洗Ⅰ号组创面局部血流及血管生成明显高于高锰酸钾组、生理盐水组及空白对照组;创面修复后期,熏洗Ⅰ号组创面血流及血管生成明显低于高锰酸钾组、生理盐水组及空白对照组。熏洗Ⅰ号表现出对创面修复过程中 VEGF 表达及 CD34 计数具有较好的调节作用,明显加速了创面新生血管生成,改善了局部的微循环,增加了局部血流,有效地加快创面的愈合速度,提高了创面愈合质量。高锰酸钾对创面组织修复的作用机制是利用温热效应,改善局部组织血液循环,降低组织肌肉兴奋性,控制痉挛收缩,消炎止痛,达到有效的目的。而熏洗Ⅰ号疗法的作用机制则更为广泛,可使药物直达创面,加之温热刺激可使创面的血循环加快,使静脉回流改善,同时增强白细胞释放蛋白溶解酶,加速去除病灶处坏死组织。温热还能降低痛觉神经的阈值,使组织松弛,起到消肿止痛的作用。达到促进炎症消退,减轻肿痛,减少出血,促进组织修复,使术后创面愈合时间明显缩短。诸药配合,改善了局部微循环和组织营养状况,促进了肉芽生长,避免并发症的发生,促进创面愈合,且未见不良反应,疗效显著[1]。

  本次动物实验表明,熏洗Ⅰ号对大鼠感染性创面组织修复过程中的微循环以及血管生成的促进作用均优于高锰酸钾,熏洗Ⅰ号较好地调节了创面肉芽组织中 VEGF 表达及 CD34 计数,改善了创面局部微循环,他人的研究成就以及我们以往的工作积累启发我们得出这样的结论:肛瘘术后开放性创面愈合慢的产生因微循环失调引起,传统中医中药具有较好地调节人体微循环的作用。所以肛瘘术后中药应用能够提高机体的微循环功能,而且,这种调节微循环功能的实现是从调控基因表达开始,进而实现对细胞和分子的微循环调控。

  但是熏洗Ⅰ号对创面局部微循环及血管生成的影响是多方面的,是各种因素综合作用的结果,还有待进一步研究。

参考文献:

[1] 高玲,王传思,李先元,等.熏洗Ⅰ号方在湿热下注型混合痔术后的作用[J].中国中西医结合外科杂志,2008,23(4):56-59.

[2] 王传思,谢贻祥.熏洗Ⅰ号方在肛瘘术后的作用[J].陕西中医,2011,32(4):450-452.

[3] 王传思,谢贻祥.熏洗Ⅰ号方在肛周脓肿术后的作用[J].四川中医,2011,29(12):91-92

[4] 王琛,曹永清,郭修田,等.体表瘘管大鼠模型的建立[J].上海中医药大学学报,2007;21(6):62-65

[5] 胡伯虎.实用痔瘘学.北京:科学技术文献出版社,1991:213-295

[6] Wang XY, Chen YL. Immune regulation in wound healing. Xian Dai Kangfu. 2001; 5 (2): 64-66

[7] Robson MC. Wound infection a failure of wound healing caused by an imbalance of bacteria. Surg Clin North Am. 1997, 77 (3): 637-650.

[8] Beer HD, Fassler R, Werner S. Glucocorticoid-regulated gene expression during cutaneous wound repair. Vitam Horm. 2000; 59: 217-239.

[9] Carnevali S, Mio T, Adachi Y, etal. Gamma radiation inhibits fibroblast-mediated collagengel retraction. Tissue Cell, 2003, 35 (6): 459-69.

[10] 王丽姿.伤口愈合的相关营养因素及护理[J].实用护理杂志,2002;18(9):55-56

[11] 李萍,李光善,盛巡.糖尿病大鼠创面愈合过程中成纤维细胞增殖及型胶原合成减少[J].中国病理生理杂志,2005;21(9):1807-1810

[12] 李萍,李光善,盛巡.糖尿病大鼠创面愈合过程中成纤维细胞增殖及型胶原合成减少[J].中国病理生理杂志,2005;21(9):1807-1810

[13] Cramer T, Schipani E, Johnson RS, etal. Expression of VEGF isoforms by epiphyseal chondrocytes during low-oxygen tension is HIF-1 alpha dependent. Osteoarthritis Cartilage. 2004; 12 (6): 433-439.

[14] Ferrara N. Role of vascular endothelial growth factor in the regulation of angiogenesis [J]. Kidney Int, 1999, 56 (3): 794-814.

[15] 郑雪平,许慧琴,丁义江,金芳.复方珠黄霜对兔背部人粪污染创面愈合的实验研究[J].中国中西医结合外科杂志,2002,8(5):361-364.

[16] 郭修田,董青军,曹永清。温和灸对大鼠肛瘘术后创面组织修复中血管生成及微循环的影响[J].中西医结合学报.2009,3(12):1
[17] 董黎强,王维佳.外用中药促创面愈合的作用机理研究进展[J].浙江临床医学院学报,2001,3(12):921.
[18] 董黎强,王维佳.外用中药促创面愈合的作用机理研究进展[J].浙江临床医学院学报,2001,3(12):921.
[19] 李斌,董莉,章云,等.生肌化瘀方对实验性大鼠创面肉芽组织成纤维细胞形态学的影响[J].中国中医基础医学杂志,2002,8(11):45.
[20] 李国栋,赵利.生肌玉红膏促进创伤修复的组织学研究[J].中医杂志,1999,40(2):109.

临床研究

自拟助阳通便汤治疗慢性功能性便秘 90 例临床观察

隋楠　田振国

(辽宁中医药大学附属第三医院，辽宁省肛肠医院)

慢性功能性便秘（Chronic Functional Constipation，CFC）是临床常见疾病，是门诊便秘病人中最常见的一种，发病率可达10%以上[1]。是指排便的生理机能因某些原因发生了失调或紊乱，不能正常地按时把粪便排出体外，包括粪干燥排出不畅和粪便不干亦难排出两种情况，一般每周排便少于3次。便秘既是一种症状又是一种疾病。它可以是一种动力性疾病引起的结肠推进运动受影响或者由于肛门括约肌功能障碍的结果，也可以是肠易激综合征的一种临床表现[2]。导师田振国教授在祖国医学理论的指导下博览古今文献，经多年临床潜心研究，形成了自己独特的理论体系，并在此基础上拟定助阳通便汤治疗慢性功能性便秘便秘，多年来取得了令人满意的临床疗效，现总结如下。

1. 临床资料

1.1 入选标准：

1.1.1 便秘诊断标准　参照国际罗马 Rome III 标准2006年国际会议制定的功能性便秘罗马 III 标准（Rome III Criteria of constipation）[3]：具备在过去12个月中至少12周连续或间断出现以下2个或2个以上症状：① >1/4 的时间有排便费力，② >1/4 的时间有粪便呈团快或硬结，③ >1/4 的时间有排便不尽感，④ >1/4 的时间有排便时肛门阻塞感或肛门直肠梗阻，⑤ >1/4 的时间有排便需用手法协助，⑥ >1/4 的时间有每周排便 <3 次。不存在稀便，也不符合 IBS 的诊断标准；详细询问病史除外全身性疾病对消化道功能的影响；无腹部手术史。

1.1.2 根据《中医病症诊断疗效标准》（1994年）中医证型为脾肾阳虚型：大便秘结，面色萎黄无华，时作眩晕，心悸，甚则少腹冷痛，小便清长，畏寒肢冷。舌质淡，苔白润．脉沉迟。

1.2 纳入病例标准

（1）符合西医便秘诊断标准；

（2）符合中医阳虚证便秘分型标准；

（3）年龄在 18~80 岁；

（4）已停用其他影响便秘的药物或其他治疗方法。

1.3 排除病例标准

（1）年龄 <18 岁，>80 岁；

（2）有肠道肿瘤、溃疡性结肠炎、克隆氏病、肛裂、严重痔病、肛周急性炎症或腹部手术史者；

（3）合并有心、脑、肝、肾或内分泌疾病等严重原发性病变，精神病患者；

（4）不愿意合作者，或不遵从医嘱，依从性较差者。

1.4 一般资料

2007年1月至2010年12月我院门诊的诊断为慢性功能性便秘，中医证型为阳虚型的患者共180例，其中男82例，女98例。年龄18~79岁，平均年龄45.6±5.4岁，病史3个月~40年，平均病史 10.2±0.6 年。随机分为治疗组 90 例，其中男 43 例，女 47 例，平均年龄 47.39±1.05 岁，平均病程 9.95±0.51 年；对照组 90 例，男 39 例，女 51 例，平均年龄 46.17±1.13 岁；便秘病程平均 9.03±0.47 年。两组间在性别、年龄、病程等方面经统计学分析无显著性差异 P>0.05。

2. 方法

2.1 治疗方法：治疗组予助阳通便汤，方药如下：肉苁蓉 30g 牛膝 20g 肉桂 15g 仙灵脾 30g 白术 20g 山药 20g 郁李仁 20g 厚朴 20g 枳壳 30g 桑椹子 20g。每日一剂水煎服。

对照组：口服非比麸，深圳市永科医药有限公司生产，每次 3.5g，日 2 次口服。

2 周为 1 个疗程，观察 1 个疗程，期间停用其他通便药。对已确定的治疗方案，原则上不进行药物加减。治疗结束停药 2 周后随访相关疗效指标。

2.2 观察指标：

主要症状：排便费力、排便时间、排便间隔时间、粪便性状。

伴随症状：腹痛、腹胀、腰膝酸软、畏寒肢冷、脉沉迟无力

2.3 统计方法：所有计量资料用均数±标准差（X±S）表示，符合正态分布采用 t 检验，不符合正态分布采用秩和检验，计数资料采用 x^2 检验。采用 SPSS16.0 软件。

3. 结果

3.1 疗效评定标准

根据便秘各主要症状分为轻度、中度、重度 3 级，分别评为 1、2、3 分，无症状的记 0 分（详见表 1）。兼症：腹胀、腹痛、畏寒肢冷、小便清长、脉沉迟无力，有症状的为 1 分，无症状的记为 0 分。

疗效指数 =（治疗前症状总积分 - 治疗后症状总积分）/治疗前症状总积分 ×100%

参照卫生部中医管理局《中医病症诊断疗效标准》

治愈：大便恢复正常，疗效指数 ≥95%；

显效：便秘症状明显改善，95% > 疗效指标 ≥75%；

有效：便秘症状有所改善，75% > 疗效指标 ≥25%；

无效：便秘症状改善不明显，疗效指数 <25%。

表1 便秘症状观察表

分值	排便费力	排便不尽	排便时间（min）	排便间隔（d）	粪便性状
0	无	无	≤5	1~2	B：7~4
1	轻度	轻度	6~10	3	B：3
2	中度	中度	11~30	4~5	B：2
3	重度	重度	≥31	>5	B：1

注：粪便性状根据 Bristol 大便图谱，1 型：分离的团块；2 型：团块状；3 型：干裂的香肠状；4 型：柔软的香肠状；5 型：软的团块；6 型：泥浆状；7 型：水样便。

3.2 治疗结果

3.2.1 两组病例症状、体征的综合疗效比较，结果见表 2。

表2 两组总临床疗效比较

组别	n	治愈	显效	有效	无效	总有效率
治疗组	90	63	17	8	2	97.8%
对照组	90	27	31	20	12	86.7%

由表 2 可见：两组临床疗效比较有统计学差异（P<0.05），治疗组明显优于对照组。

3.2.2 两组治疗前后主要症状比较，结果见表3。

由表3可见，两组排便费力程度、排便时间、排便间隔时间、粪便性质在治疗前无显著差异（$P>0.05$）；治疗后两组对排便费力程度、排便时间改善情况有显著性差异（$P<0.05$）；对排便间隔时间、粪便性质改善情况无显著性差异（$P>0.05$）。

表3 两组治疗前后主要症状比较

	治疗组（n=90）		对照组（n=90）	
	治疗前	治疗后	治疗前	治疗后
排便费力程度	1.79±0.663	0.53±0.471	1.76±0.711	1.21±0.421
排便时间	2.12±0.805	0.58±0.423	1.99±0.658	1.30±0.466
排便间隔时间	1.80±0.802	0.83±0.618	1.83±0.739	0.95±0.713
粪便性质	1.73±0.689	0.42±0.455	1.61±0.692	0.46±0.501

3.2.3 两组治疗前后主要中医症状比较，结果见表4。

表4 两组治疗前后主要中医症状比较

	治疗组（n=90）		对照组（n=90）	
	治疗前	治疗后	治疗前	治疗后
腹痛	36	8	35	22
腹胀	40	9	41	12
腰膝酸软	42	11	43	32
畏寒肢冷	57	15	55	50
脉沉迟无力	65	16	62	59

由表4可见治疗组与照组治疗后对腰膝酸软改善情况有明显差异（$P<0.05$），治疗组优于对照组；畏寒肢冷、脉沉迟无力改善情况有显著差异（$P<0.05$），治疗组优于对照组；腹痛、腹胀症状改善情况无明显差异（$P>0.05$）。

4. 讨论

便秘是指由于大肠传导功能失常导致的以大便排出困难，排便时间或排便间隔时间延长为临床特征的一种病证[4]。其病因复杂，跨越多个学科。由于饮食结构改变和精神心理社会因素影响，便秘的发病率逐年增高。因此如何有效治疗便秘，减少长期便秘患者的苦恼成为广大医务工作者的重要任务。

慢性功能性便秘相当于祖国医学的"大便秘"、"大便秘涩"、"大便难"、"大便结燥"、"阴结"、"脾约"等病症。对于便秘，祖国医学认为其病位在大肠，但与脏腑功能失调有关，尤其与肺脾肾关系密切。《诸病源候论》云："肾脏受邪，虚则不能制小便，则小便利，津液枯燥，肠胃干涩，故大便难。"《杂病源流犀烛·大便秘结源流》云："大便秘结，肾病也"。《沈氏尊生书》云："肾主五液，津液盛则大便调和"。《景岳全书。秘结》曰："凡下焦阳虚，则阳气不行，阳气不行则不能传送，而阴凝于下，此阳虚而阴结也"。饮食入胃经过脾胃，小肠腐熟，运化，分清别浊，清者吸收入体内，浊者下传大肠，排出体外是为大便，大肠要发挥正常的排便功能需要大肠阳气的温煦和推动作用。阳气主要来自于脾肾之阳，"肾主二阴"司开合，强肾以助元气，增加排泻动力。至于脾肾阳虚的病因可能为素体脾肾阳虚，或年老体弱脾肾阳虚衰，或久用泻火通便之剂伤阳。因此临床中导师田振国教授采用了补脾强肾、宽中润肠的治疗方法，组方助阳通便汤治疗本病。

通过本临床观察结果表明：本组资料观察组与对照组所用药物均对慢性功能性便秘有确切的治疗作用，采用补脾强肾，宽中润肠法之助阳通便汤要优于非比麸。助阳通便汤在改善兼症方面效果明显，特别是在腰膝酸软、畏寒肢冷、脉沉迟无力等症状改善方面显示出中医中药的优势。组方中肉苁蓉、牛膝、仙灵脾、肉桂四药合用，强肾益气，助元阳利二阴，通二便。肉苁蓉：入肾、大肠经，补肾、益精、润燥、滑肠，治血枯便秘。《本经》"主五劳七情，补中、养五脏、强阴、益精气"。牛膝：入肾经，散瘀血，消癥瘕，补中续绝，助十二经气，治心腹诸痛，疗脐下坚结。《本草经疏》"牛膝走而能补，性善下行。"白术：补后天之力强，既可用于止泻亦可用于治疗便秘，取其健脾升清之意。山药：健脾、厚肠胃、补肺、益肾。两药合用共凑健脾润肠之功效。厚朴、枳壳两药合用，理脾行气，助阳散结，强散精气，助脾之运化水谷之功能。厚朴：入脾、胃、大肠经，温中下气，燥湿消痰、治胸腹痞满胀痛，宿食不消，寒湿泻痢，温降散滞。枳壳：入脾、大肠经，破气、消积、治胁胀食积。《本草》"健脾开胃，调五脏、下气、止呕逆，利大小肠，亦治便秘、脱肛。"桑椹子：滋补强壮、润肠燥。郁李仁：富含大量油脂，有润肠燥功效，且润中兼可行大肠之气滞。现代药理实验研究充分证明本方组方用药的科学性，分述如下肉苁蓉具有明显的促进排便作用。它可以显著的提高小肠推进速度，增强肠蠕动改善肠肌运动功能。白术对肠管活动有双向调节作用[5]，水煎液有明显促进小鼠胃排空及小肠推进功能的作用。白术水煎液灌胃给药对小鼠小肠推进炭末胶液运动有明显加强作用。厚朴，具有调整胃肠运动的作用，其煎剂对家兔离体肠管有兴奋作用。枳壳对在体的平滑肌具有兴奋作用，其提取物能增强肠管的自主运动。合理搭配，标本兼顾，可见用药之独到。

现代医学对于慢性功能性便秘的病因及发病机制的认识尚有待于深入研究。多数学者认为大多数功能性便秘患者最常见的表现是结肠排空迟缓，而测压研究显示，结肠动力降低是造成这些患者排空迟缓的原因。治疗方面以胃肠动力药为主。在治疗上切不可一味根据检查和诊断结果来运用中医药治疗，一味使用能促进肠蠕动的中药，而应始终坚持辨证施治方能取得好的效果。

参考文献：

[1] Camilleri M, Lee JS, Viramontes B, et al. Insights into the pathophysiology and mechanisms of constipation, irritable bowel syndrome, and diverticulosis in older people [J]. J Am Geriatr Soc, 2000, 48: 1142 - 1150
[2] Marvin L. Corman. 吕厚山，译. 结肠与直肠外科学[M]. 北京：人民卫生出版社，2006：332
[3] Longstreth GF. Thompson WG. Chey WD. Functional Bowel Disorders. In: Drossman DA eds. Rome III: the functionl gastrointestinal disorders. Mclean: Degnon Associates, . 2006. 487~555.
[4] 田德禄，蔡淦中医内科学. 上海科学技术出版社，2007：225
[5] 高学敏，中药学. 中国中医药出版社，2006：504

大肠癌"湿热瘀毒"证候病机的理论研究与探讨

于永铎　隋楠　刘剑　宋天宇　荣誉　杨雯雯

（辽宁中医药大学附属第三医院　沈阳 110005）

1. 大肠癌的中医证候病机研究思路和策略

大肠癌是欧美等发达国家常见的恶性肿瘤，居恶性肿瘤疾病谱第 2 位，在中国大肠癌的发病率和死亡率居恶性肿瘤疾病谱第 4~5 位，大肠癌占全部恶性肿瘤的 5%~7%。大肠癌是由大肠黏膜上皮细胞发生的恶性肿瘤，其发病率在消化道肿瘤中仅次于胃和食管癌，是一种发病率不断上升的恶性肿瘤。据有关资料统计，大肠癌的死亡率男性为第 6 位，女性为第 8 位[1]。40 岁以上发病率明显随年龄的增长而骤增，每年全球有超过 100 万新发大肠癌病例，约 50 万人死于该病。目前，我国国内尤其是上海市该病发病率呈上升趋势。由于多种原因，现阶段到医院就诊的患者中，2/3 为中晚期癌，治疗后 5 年平均存活率低于 40%，而且大肠癌的确切发病机制目前还不清楚，尚不能针对病因加以治疗，大肠癌已成为人们健康的主要杀手。特别是国家"十一五"科技支撑计划提出"中医治未病"以及"亚健康中医干预的研究"，对大肠癌证候病机及相关肿瘤标志物的临床研究，在早期诊断、早期治疗方面，显然具有重要意义，是当前大肠癌防治研究的重点。

1.1 中医对大肠癌病名的认识

大肠癌是包括自盲肠至直肠的整个肠段的癌肿，是常见的恶性消化道肿瘤。大肠癌可分为结肠癌和直肠癌。中医古典医籍中无大肠癌的确切称谓，但对许多病证的病因病机及症状的描述与大肠癌相类似。参照现代医学对大肠癌临床表现的描述，查阅中医相关文献，认为中医学对"癥瘕"、"积聚"、"脏毒"、"肠风"、"肠覃"、"便血"、"肠积"、"锁肛痔"等病证，类似于肠道肿瘤的记载，因此对大肠癌的中医理论理解及临床体会各有不同[2]。

1.2 中医对大肠癌病因病机的认识

2000多年前的医学典籍《黄帝内经》对大肠癌的相关病因病机就有明确记载。如《灵枢·五变》说："人之善病肠中积聚。"《素问·气厥论》则说"小肠移热于大肠，为癥瘕，为沉。"最早提出了大肠癌的成因与热有关，此后历代医家从不同侧面对本病的病因病机作了进一步的探索和补充，至明清时，中医学对此病证的认识更趋全面，如明朝张景岳认为"凡脾肾不足，产后虚弱失调之人多有积聚之病"（《景岳全书·积聚》）则重视该病的内因。

《金匮要略．脏腑经络先后病脉证第一》说："千般疢难，不越三条：一者，经络受邪，入脏腑，为内所因也；二者，四肢九窍，血脉相传，壅塞不通，为外皮肤所中也；三者，房室、金刃、虫兽所伤。以此详之，病由都尽。"陈无择"三因学说"中说："六淫，天之常气，冒之则先自经络流入，内合于脏腑，为外所因；七情，人之常性，动之则先自脏腑郁发，外形于肢体，为内所因；其如饮食饥饱，叫呼伤气、金疮踒折，疰忤附着，畏压溺等，又背常道理，为不内外因。"故大肠癌之病因亦可概之为内、外之因，外因与火热蕴毒等密切相关；内因与饮食、情志有关，尤其是脾肾不足、虚弱体质等易患此病。

1.2.1 正气虚弱是大肠癌发生的内在病理基础

正气是指人体的机能活动（包括脏腑、经络、气血等功能）和抗病、康复能力。中医发病学很重视人体的正气，认为内脏功能正常，正气旺盛，气血充盈，卫外固密，病邪难于侵入，疾病无从发生。正气虚弱是大肠癌发生的内在条件，但大肠癌并非完全是因虚致癌[3]，必须有癌毒这个特异致癌因素的存在及抗癌力的减弱才能发生。《素问·评热病论》说："正气存内，邪不可干"，只有在人体正气相对虚弱，卫外不固，抗邪无力的情况下，邪气方能成虚而入，使人体阴阳失调，脏腑经络功能紊乱，才能发生疾病，即"邪之所凑，其气必虚"。情志所伤，所愿不遂，肝气郁结，肝木太过克伐脾土，脾失健运，水湿内生，郁而化热，湿热合邪，下迫大肠，也可诱生本病；忧思郁怒，肠胃失和，气机不畅，气滞血瘀，久则成块；先天易感，机体不健，脏腑虚弱，特别是脾失健运，肾气不足，湿热瘀毒下注搏结于肠，日久积节而成肿块。《外科正宗·脏毒论》说："生平性情暴急，纵食膏粱，或兼补术，蕴毒结于脏腑……凡犯此未得见其有生"。说明在中医的古书籍中就已记载了正气虚弱是大肠癌发生的病理基础。

大肠癌的发病关键在于"邪逼正危"，每个人体内都可能存在癌毒，但是当抗癌力强大时，可以抑制癌毒而不发生肿瘤，反之则发生[4]。正气虚是肿瘤发生的内在病理基础，抗癌力的强弱才是致癌的决定因素。中医正气虚弱是指气虚、血虚、气血两虚、脾肾阳虚、肝肾阴虚等，影响人体的机能活动（包括脏腑、经络、气血等功能）和抗病、康复能力。如明朝张景岳认为"凡脾肾不足产后虚弱失调之人多有积聚之病"（《景岳全书·积聚》）。《金匮要略．脏腑经络先后病篇》中对饮食和体质致病的论述可谓精辟实用，如该篇13条提出"任之邪，从口入者，宿食也。"指出了膏粱厚味、不易消化之食品，易致脾胃损伤。第2条又提出"服食节其冷热苦酸辛甘，不遗形体有衰，病则无由入其腠理"。即教人应注意饮食有节，避免偏嗜，同时阐述人体正气与疾病预防的关系，如该篇第2条讲到"若五脏元真通畅，人即安和"、"若人能养慎，不令邪风干忤经络"，两者都是对正气防病抗病的认识，是预防大肠癌发生的重要环节。

1.2.2 湿热瘀毒是大肠癌发生的重要条件

中医学认为，人体各脏腑组织之间，以及人体与外界环境之间，既对立又统一，它们在不断地产生矛盾而又解决矛盾的过程中,维持着相对的动态平衡,从而保持着人体正常的生理平衡。

按照传统的中医发病学理论,认为疾病的发生是在正气亏虚的基础上,外感六淫,或内伤七情等因素的作用下发生的。大肠癌的发生以正气虚损为病理基础,外邪入侵为重要条件,两者相互影响,正气虚损,易招致外邪入侵;外邪深入,更伤正气,且正气既虚,无力抗邪,致邪气留恋,湿、热、瘀、毒留滞大肠,壅蓄不散,大肠传导失司,日久则积生于内,发为大肠癌[5]。

外感湿热毒邪入侵,由表入里,停留于经络之中,使气血凝滞,痰凝毒聚,经络及脏腑功能失调,发于大肠,而成肿块,即为本病。

饮食不节、恣食膏粱厚味、酒酪之品,或过食生冷,或暴饮暴食,均可损伤脾胃,滋生水湿,水湿不去化热,而下迫大肠,与肠中之糟粕交阻搏击或日久成毒,损伤肠络而演化为本病。《素问·痹论》谓:"饮食自倍,肠胃乃伤。"《素问·生气通天论》说:"膏粱之变,足生大疔。"宋·窦汉卿《疮疡经验全书》说:"多由饮食不节,醉饱无时……风热下冲乃生五痔。"《证治要诀·积聚》说:"多饮人,结成酒癖,腹肚结块,胀急疼痛。"《灵枢·百病始生篇》说:"虚邪之中人也,始于皮肤……稽留不去,息而成积。"

1.2.3 中医对大肠癌病因病机研究存在的问题及对策

事实证明,中医对大肠癌病因病机有比较独特而明确的认识,对大肠癌治疗上很有优势,但存在问题在于:宏观上欠缺中医的辨证施治规律,微观上缺乏现代科学的深入研究。因此,首先应根据中医学特点,建立客观化、规范化的临床辨证施治标准体系,并将现代科研的手段和方法引入中医病因病机研究,从分子生物学角度,通过探讨中医辨证分型与大肠癌生物学行为相关性,必将对中医防治大肠癌的研究产生重要的推动和促进作用。

本研究根据中医学理论,提出"湿热瘀毒"是大肠癌的中医证候病机的科学假说,制定大肠癌的中医"湿热瘀毒"证型及其辨证标准,目前国内外尚未见报道。

1.3 大肠癌"湿热瘀毒"证候病机的理论根据

1.3.1 理论基础研究

以"湿热瘀毒"证候病机为切入点,运用中医理论,探讨大肠癌"湿热瘀毒"证候病机的理论根据。

总结古典医籍及现代中医文献,大多数学者[6,7]均将大肠癌辨证论治分为以下五个证型:①湿热蕴结证;②气滞血瘀证;③脾肾阳虚证;④肝肾阴虚证;⑤气血两虚证。外感湿热或脾胃损伤导致水湿内生,郁久化热,是发病的重要原因,湿热久羁,留连肠道,阻滞气机,热渐成毒,热伤脉络,致使气滞、湿热、毒聚、血瘀,在肠道结积成块是发病的主要病机环节。

中医对大肠癌证候病机的认识可以说百家争鸣,为此在深入研究古典医籍及现代中医文献的基础上,收集、整理、提炼,以中医病因病机理论为依据,结合现代医学的研究成果,在前期临床研究基础上,提出"湿热瘀毒"是大肠癌的中医证候病机的关键。

1.3.2 大肠癌"湿热瘀毒"证候病机——"湿热"病因病机

中医认为,大肠癌之所以产生,多是因为饮食不节或饮食不洁,或忧思抑郁,久泻久痢,或感受外邪等因素,而致使湿热蕴结,下注侵淫肠道,引起局部经络气血运行不畅,湿毒瘀滞凝结而成肿瘤[8]。

饮食不洁,酒食无度,嗜食高粱厚味,伤及脾胃,运化失司,酿湿生热,湿热乘虚下注,搏结于肠,蕴毒日久,则成肿块。如《素问·痹论》谓:"饮食自倍,肠胃乃伤。"《素问·生气通天论》说:"膏粱之变,足生大疔。"宋·窦汉卿《疮疡经验全书》说:"多由饮食不节,醉饱无时……风热下冲乃生五痔。"《证治要诀·积聚》说:"多饮人,结成酒癖,腹肚结块,胀急疼痛。"《灵枢·百病始生篇》说:"虚邪之中人也,始于皮肤……稽留不去,息而成积。"

素体虚弱,脾肾不足是产生本病的内在病理基础,而情志暴急,饮食不洁或饮食不节、感受外邪则为发病之外因,二者相合,则易生本病。故《景岳全书·积聚》云:"凡脾肾不足及虚弱失调之人，多有积聚之病，盖脾虚则中焦不运，肾虚则下焦不化，正气不行则淤滞得以居之"。《外科正宗·脏毒论》指出："又有生平情性暴急，纵食膏粱或兼补术，蕴毒结于脏腑，炎热流注肛门，结而为肿。"

大肠癌的形成大多由于脾气不足，运化不能，湿浊内蕴；或肾气亏损，气化失司，湿浊内聚。湿浊蕴结体内，日久郁而化热，湿热蕴结下注，浸淫肠道导致气血运行不畅，损伤肠络，湿热瘀滞凝结而成肿块。

1.3.3 大肠癌"湿热瘀毒"证候病机——"瘀毒"病因病机

所谓"瘀毒"，一方面是指忧、思、惊、恐等而导致脏腑经络瘀阻、气血运行紊乱、脏腑功能失调，瘀积日久、毒从内生而恶变致癌（即内因）；另一方面是指外感六淫之邪入侵，由表入里，停留于经络之中，使气血凝滞，血瘀毒聚，经络及脏腑功能失调，发于大肠，而成肿块恶变致癌（即外因）[9]。

中医对"瘀"的认识有三种含义，即瘀、瘀血、血瘀。"瘀"的范围最广，"血瘀"其次，"瘀血"较窄。"瘀"包括瘀血、血瘀及组织的变性、积聚、成块等，其成因很多，诸如气虚、气滞、湿阻、寒凝、外伤等都可促成血瘀的形成。"血瘀"，是指血行不畅的病理变化，属病机范畴。"瘀血"是指体内血液停滞，包括离经之血积存体内，或血运不畅，阻滞于经脉及脏腑内的血液。瘀血是疾病过程中形成的病理产物，又是某些疾病的致病因素。瘀血的形成，主要有两个方面：一是因气虚、气滞、血寒、血热等原因，使血行不畅而凝滞。气为血帅，气虚或气滞，不能推动血液的正常运行；或寒邪客入血脉，使经脉蜷缩拘急，血液凝滞不畅；或热入营血，血热搏结等，均可形成瘀血。二是由于内外伤、气虚失摄或血热妄行等原因造成血离经脉，积存于体内而形成瘀血。

大肠癌局部形成易发生出血的癌性结节，即中医所谓"瘀毒"是其早期主要的病理表现，因此血瘀毒蕴状态的存在是大肠癌一开始就具有的，并伴随始终。

中医的"毒"主要是指：①病因及继发病理产物，泛指对机体生理功能有不良影响的物质；②药性或毒药；③部分病证，如丹毒等。中医学中有"邪盛谓之毒"的观点，毒存体内，可损伤脏腑，败坏形体，结滞络脉，从而造成病势缠绵或变证多端。中医学认为"物之能害人者，皆为之毒"，"邪之凶险者谓之毒"。癌毒猛烈，癌毒对机体有着强烈的毒害作用，其毒害超过普通的热毒或湿毒。到了中晚期，癌毒深重，重阴必阳，可化热化火，更伤正气，其害人之速，病势之凶险，非其它毒邪所能比拟。

大肠癌的发生发展，是在致癌因素的作用下，大肠黏膜局部发生癌变，继而由浅入深，由表及里，由局部向其他组织、脏器扩散的过程。

癌毒属阴，又称为阴毒，其性属阴。《灵枢·百病始生篇》指出："积之始生，得寒乃生"。《难经·五十五难》也指出："积者，阴气也"。

癌毒属实，《内经》曰："阳化气，阴成形"。寒性收引，易凝滞。癌毒为病，在局部多形成实质性肿块（实体瘤）。从局部来讲属实证，但从整体来说本虚而标实。肿瘤属全身性疾病，表现在局部。癌毒常具有浸袭和转移的特性，近可以浸润邻近组织，远可以传播到其它脏腑，造成转移，且这种扩散与转移只限于宿主体内。

以往医家多认为，血瘀是肿瘤中晚期的表现。事实上，在肿瘤酝生的阶段，血瘀、毒邪就已存在，随着肿瘤的进展，血瘀、毒邪也随之加重，当肿瘤得到遏制，甚至有所好转时，血瘀、毒邪的指征也会有所改善。因此，瘀与癌毒是形影不离的双胞胎，相伴而生，进退同步。癌毒犹如种子，靶器官犹如土壤，那么瘀毒、湿热等病理因素犹如良药，只有在具备瘀毒、湿热等病理环境的情况下，癌毒方能在靶器官中着根生长，形成癌灶。因此，"湿热瘀毒"是大肠癌的中医病因病机的关键。

1.3.4 大肠癌"湿热瘀毒"证候病机分析

大肠的生理特点是：其为传导之官，变化出焉，以通为用，上合于肺；大肠为病常见的病机变化可概括为：气机阻滞，络脉不畅，湿浊壅阻，虚陷不固。

大肠癌的发病为素体正气亏虚，又为外感湿热毒邪、或饮食失节、或情志异常等，导致湿热瘀毒互结，下迫大肠，损伤肠络，毒聚而成痈。

本病病位在肠，但与脾、胃、肝、肾的关系尤为密切。其病性早期以湿热、瘀毒邪实为主，晚期则多为正虚邪实，正虚又以脾肾（气）阳虚、气血两虚、肝肾阴虚多见。

大肠癌发生、发展、变化的过程是"湿热瘀毒，损伤肠络"的过程。络病理论是中医理论的重要组成部分，其学术思想萌芽于春秋战国时期的《黄帝内经》，如灵枢的"血络论"、"经脉"、"百病始生"等篇，以及《金匮要略》、《伤寒论》多篇中所提及，集大成于清·叶天士的《临证指南医案》。叶士云："医者不知络病治法，所谓愈久愈穷矣。"可见络病学说的重要性。中医络病的内涵是指疾病发展过程中不同致病因素伤及络脉，而致其功能障碍及结构损伤的自身病变；络病的外延同时包括导致络脉病变的致病因素及络脉病变引起的继发性脏腑组织病理变化。《灵枢·百病始生篇》说："络脉者，即脏腑所出血气之别络也。阳络者，上行之络脉，伤则血外溢于上而为衄。阴络者，下行之络脉，伤则血内溢而为后血。肠胃之络伤，则血溢于肠外。"后世依据《内经》文字，多有发挥，一般认为，以上下而论，上行者为阳络，下行者为阴络；以脏腑分，在腑者为阳络，在脏者为阴络；阴络腹行，阳络背行等。本文依《内经》所论，肠络当属阴络范畴，湿热瘀毒久羁肠络，气血郁滞，腑气不行，则损伤络脉，可见持续性腹部不适、腹痛、腹胀、腹部包块等，或排便习惯改变，如腹泻、便秘或腹泻便秘交替，或大便带血、黏液等。大肠癌的发生发展与络脉为病密切相关。当大肠局部出现络脉空虚，癌毒等邪气乘虚犯于大肠阴络，影响大肠气机运行，气机不畅，毒滞络脉，导致大肠络气郁滞，络脉功能失调，瘀血浊气壅塞脉络，日久则大肠化生癥积[10]。

依据中医病因病机、络病理论研究大肠癌，提出"湿热瘀毒"是大肠癌的证候病机的科学假说，并在大肠癌辨证论治分型中首先提出"湿热瘀毒"证型，最新提出大肠癌辨证论治可分为以下四个证型：①湿热瘀毒证；②脾肾阳虚证；③肝肾阴虚证；④气血两虚证，并制定中医"湿热瘀毒"证候大肠癌的辨证标准，目前国内外尚未见报道。

2 大肠癌"湿热瘀毒"证候的中西医诊断标准

2.1 西医的大肠癌诊断标准

根据2000年国际大肠肿瘤诊治研讨会提出大肠癌的诊断标难：

① 出现持续性腹部不适、腹痛、腹胀、腹部包块等，或排便习惯改变，如腹泻、便秘或腹泻便秘交替，或大便带血、黏液等，但无其他肠炎或痢疾病史。

② 肠镜检查见大肠有肿瘤生长。

③ 病理证实肿瘤癌变。

2.2 中医的大肠癌辨证分型标准

大肠癌的中医辨证分型，根据2000年出版的《肿瘤科专病中医临床诊治》中有关大肠癌的中医辨证分型标准，分为①湿热蕴结证；②气滞血瘀证；③脾肾阳虚证；④肝肾阴虚证；⑤气血两虚证共五个证型。[11]

① 湿热蕴结证的诊治要点：腹部阵痛，下利赤白，里急后重，胸闷口渴，恶心纳差，舌质红，苔黄腻，脉滑数。

② 气滞血瘀证的诊治要点：腹部刺痛，腹块坚硬不移，下利紫黑脓血，里急后重，舌质紫黯或有瘀斑，苔黄，脉涩。

③ 脾肾阳虚证的诊治要点：面色萎黄，腰酸膝软，畏寒肢冷，腹痛绵绵，喜按喜温，五更泄泻，或污浊频出不禁，舌质淡，苔薄白，脉沉细无力。

④ 肝肾阴虚证的诊治要点：形体消瘦，五心烦热，头昏耳鸣，腰酸膝软，盗汗、遗精、带下等，舌质红绛而少苔，脉弦细。

⑤ 气血两虚证的诊治要点：形体消瘦，大肉尽脱，面色苍白，气短乏力，卧床不起，时有便溏，

或脱肛下坠，或腹胀便秘，舌质淡，苔薄白，脉细弱无力。

2.3 中医大肠癌"湿热瘀毒"证的辨证标准（自拟）

本研究在大肠癌辨证论治分型中，最新提出大肠癌辨证论治可分为以下四个证型：①湿热瘀毒证；②脾肾阳虚证；③肝肾阴虚证；④气血两虚证。关于脾肾阳虚证、肝肾阴虚证、气血两虚证的辨证标准，同意并依据上述中医的大肠癌辨证分型标准进行辨证。

本研究提出"湿热瘀毒"是大肠癌的中医证候病机的科学假说，提出大肠癌"湿热瘀毒"证型，并根据理论研究结合临床实践经验，自拟中医大肠癌"湿热瘀毒"证候的辨证标准，目前国内外尚未见报道。

大肠癌中医"湿热瘀毒"证的辨证标准（自拟）：
① 腹部刺痛、腹块坚硬不移、胸闷口渴、大便带血、黏液或下利紫黑脓血，里急后重等。
② 肠镜检查见大肠有占位性病变，局部充血、水肿、部分糜烂等。
③ 舌质红或紫暗，或见瘀斑瘀点及舌下静脉曲张等征象，苔黄腻，脉滑数或细涩脉或结代等。

参考文献：

[1] 尤建良，赵景芳，周留勇．中医治疗大肠癌新进展．时珍国医国药，2006年第17卷第1期．103
[2] 江绍基主编．临床胃肠病学．第1版．上海科学技术出版社，1981：490．
[3] 蔡铁如，于建文．孙光荣研究员内外兼治直肠癌经验简析．湖南中医药导报，2000，6（6）：9．
[4] 赵玉刚．解毒法在结肠癌治疗中的应用．黑龙江中医药，1998，10（1）：32．
[5] 李真．浅谈直肠癌的毒邪机制．河南中医，1998，18（5）：269．
[6] 李世荣主编．大肠癌早期诊断治疗和预防．第七版．科学出版社，2000：150．
[7] 王沛，何秀兰．第七讲大肠癌．中国农村医学，1994，22（11）：648．
[8] 关彤．《金贵要略》理论在大肠癌防治中的应用．中华中医药学会，2007，25（2）：371～372．
[9] 杨新中．对中医肿瘤病因病机与治疗的思考．中国医药学报，1999．14（6）：57～60．
[10] 魏文浩．直肠癌从毒论治．河北中医，2000，22（5）：365．
[11] 刘伟胜，徐凯．肿瘤科专病中医临床诊治．北京：人民卫生出版社，2000：166．

直肠前突的诊治探析

荣誉　导师：于永铎

（辽宁中医药大学附属第三医院 110005）

前言

直肠前突是出口梗阻性便秘的原因之一，是指排便时直肠前壁成囊带状突向前方，并且囊带深度大于0.6cm者，又称直肠前壁膨出。以便秘、排便困难及肛门下坠感为主要临床表现，其便秘的特点为大便干结，或大便虽软而不易排出，排便时间延长，便条变细，便次增多但量少。本病病情缠绵难愈，治愈后常因饮食，情志失调，劳倦过度等因素而复发。近年来，随着人们生活压力的加大，饮食结构及社会节奏的改变，直肠前突在我国的发病率逐年上升。

直肠前突病情复杂，治疗上也较棘手。对于轻度的直肠前突采用中医方法保守治疗，具有一定的疗效。但对于中重度直肠前突采用中医方法保守治疗半年以上，效果不佳则可采用手术治疗。于师从事肛肠科临床二十余年，治学严谨，融贯古今，学验俱丰，师古而不泥古，以深厚的中医理论和丰富的临床经验为基础，临证之时，慎察其证，谨求其因，总结归纳。对于直肠前突，采用直肠前突闭式切除修补术加硬化剂注射术，并结合术后中医临床辨证调节，临床疗效显著。现将该治疗方法探析总结如下。

理论探析

1. 直肠前突中西医概念

直肠前突（Rectocele, RC）是指直肠前壁成囊带状突向前方，并且囊带深度大于0.6cm者，又称直肠前壁膨出。以便秘、排便困难及肛门下坠感为主要临床表现，其便秘的特点为大便干结，或大便虽软而不易排出，排便时间延长，便条变细，便次增多但量少。

中医没有与直肠前突完全对等的病名，但是在古代文献中却有许多与本病相类似有的描述。祖国医学把此病归为便秘。便秘的传统概念"秘者，也"，结不通也。《济生方·大便门》：夫五秘者，风秘、气秘、湿秘、寒秘、热秘是也"。伤寒论杂病论中辨脉法一章中提出"其脉浮而数，能食，不大便者，此为实，名曰阳结也。其脉沉而，不能食，身体重，大便反硬，名曰阴结也"。"趺阳脉浮而涩，浮则胃气强，涩则小便数，浮涩相搏，大便则坚，其脾为约。麻子仁丸主之。"后人又将便秘分为"风秘"、"气秘"、"热秘"、"寒秘"、"湿秘"及"热燥"、"风燥"、"胃缓"之说。宋代《圣济总录·卷第九十七·大便秘涩》指出"大便秘涩，盖非一证，皆荣卫不调，阴阳之气相持也。若风气壅滞，肠胃干涩，是谓风秘；胃蕴客热，口糜体黄，是谓热秘；下焦虚冷，窘迫后重，是谓冷秘。或肾虚小水过多，大肠枯竭，渴而多秘者，亡津液也。或胃燥结，时作寒热者，中有宿食也。"金元时期，张洁古首倡实秘、虚秘之别，《医学启源·六气方治》说："凡治脏腑之秘，不可一例治疗，有虚秘，有实秘。有胃实而秘者，能饮食，小便赤。有胃虚而秘者，不能饮食，小便清利。"且主张实秘责物，虚秘责气。

便秘是临床上常见的胃肠运动障碍性疾病，它严重影响着患者的生活质量，极大地危害着患者的身心健康。随着各国经济水平的发展，人们生活、行为方式的改变，随着社会的老龄化加快，便秘的发病已呈上升趋势，便秘常诱发或加重其它疾病，如：肛管直肠结肠疾病（肠梗阻、肠道肿瘤、痔疮、肛裂等）、前列腺疾病及心脑血管疾病（冠心病、心肌梗死、脑溢血等）、老年性痴呆症等，严重影响患者的生活质量甚至危及生命。功能性便秘分为慢传输型便秘、出口阻塞型便秘和混合型便秘，而出口阻塞型便秘又包括直肠前突、直肠内脱垂、耻骨直肠肌综合征、内括约肌失弛缓症等疾病。而这类疾病直肠前突占大多数，是出口阻塞型便秘最常见的原因。因此研究直肠前突具有时代意义。

2. 直肠前突的病因病机

2.1 西医认为直肠前突的病因如下：

（一）直肠前突病因复杂，一般认为是女性特有的生理结构决定的，男性很少发生直肠前突。女性由于妊娠分娩，腹压增加，组织变性，激素水平改变，直肠阴道隔先天或遗传缺陷，再由于直肠的骶曲粪便对直肠前壁形成一个冲击力。

（二）由于内括约肌的失迟缓，耻骨直肠肌痉挛、肥厚及异常收缩导致直肠肛管功能性狭窄，以及直肠黏膜的内脱垂等，而致粪便排出困难，从而增加了粪便对直肠前壁的侧压力而形成直肠前突。

（三）由于肛裂，痔疮等肛门疾病引起的肛管狭窄；先天的肛管过长等均可引起肛管张力过大而至粪便排出困难，增加了粪便对直肠前壁的侧压力而形成直肠前突。

2.2 中医认为直肠前突的病因如下：

许多中医学家在长期的临床实践中，结合自身的经验，对本病的病因病机的认识各有千秋，众说纷纭。

中医认为本病应从脾胃学说角度来分析其病因病机的特点。《金匮翼》云："土具冲和之德，而为生物之本。冲和者不燥不湿，不冷不热，乃能生化万物，是以湿土宜燥、燥土宜润，使归于平也。"《临证指南医案》曰："太阴湿土，得阳始运，阳明燥土，得阴自安。"脾属湿土，脾主升清，脾主运化，散布水布精微，统摄血液，脾喜燥而恶湿；胃属燥土，胃主受纳腐熟，胃主降浊。胃喜湿而恶燥，燥湿相济，阴阳相合，从而完成对饮食物的正常运化。由于脾主升清，胃主降浊，相反相成。脾气升则水谷精微得以输布；胃气降则糟粕才得以下行。故《临证指南医案》曰："脾宜升则健，胃宜降则和。"因此，于师认为脾胃升降失司，气滞血瘀，是本病病机的关键所在。本病患者多因先天禀赋不足，脾胃虚弱；或因后天的外感六淫，饮食失节，情志不畅，起居劳倦失常等因素，损伤脾胃，而致脾气亏虚，脾失升清，不能运化水谷精微，痰湿内停，湿阻气滞，则可见大便虽软却不易排出；若燥气胜湿则可见大便干结，加之脾失升清，清阳不升，则可见肛门重坠，浊阴不降，则可见排便不净感。日久脾胃不能正常受纳腐熟运化水谷精微，后天失养，日久及肾，导致脾肾两虚。

《素问·灵兰秘典论》曰："大肠者，传导之官，变化出焉。"胃不降浊则大肠不能正常传导，大肠传导变化作用是胃降浊功能的延伸。若湿邪内蕴，阻塞气机，而可致大肠传导不利之湿秘；又或是脾胃虚弱，气机无力推动大肠传导之虚秘。直肠在某一固定应力下，其应变随时间的增长而增加，可造成直肠膨出等肛门直肠疾病，《诸病源候论》云："忍大便不出，久为气痔。"

再次本病受情志因素的影响同样不可忽视。在临床中，本病患者病程较长，少则一年两年多则十余年。患者长期受到排便无力，排便不净，甚至五六日一行等症状的折磨，且相当一部分患者需要依靠泻药来维持排便。这些因素常使患者对治疗产生不信任心理，且患者心理压力较大，常表现为急躁，易怒情绪波动较大。而脾的运化功能有赖于肝的疏泄，古人云：见肝之病，知肝传脾，当先实脾。因而在实脾同时，不要忘记疏肝。

因此，本病的病位虽在直肠，其病因却与脾胃的功能有着密切的联系。虽有虚秘、实秘、气秘、风秘、冷秘、热秘等多种分型，但中心在于脾。其中脾虚湿盛是其根，虚实夹杂是其发病等点。于师总结前人的经验并结合临床总结出直肠前突多和气滞血瘀有关，且多伴有脾虚之征象。

3. 直肠前突的辨证施治

3.1 辨证分型

医道之在乎识证、立法、用药。喻嘉言云：先议病，后议药。议病就是辨证，议药就是论治。中医重视辨证，所有的治法，方药都要依据辨证而来。所谓辨证，就是运用"四诊""八纲"，对疾病不同时期症候群的一种有概括。因此辨证尤为重要，古人云"若识证不明，开口动手便错矣。"

本病中医辨证分型较多，但目前没有一个统一的方案。于师认为中医辨证不能拘泥于书本，应结合临床虚实夹杂的特点进行辨证分型。根据于师10余年临床经验将本病分为以下几个证型：

（1）脾胃两虚，湿热内蕴型：胃主受纳，脾主运化，脾胃虚弱则不能腐熟水谷、运化精微。日久脾失升清，胃失和降，脾失健运，致使湿邪内蕴，蕴而化热，湿热内阻，阻滞了胃肠气机的升降运动，影响了大肠气机对粪便的推动及传导，因而致秘。《古今医统大全》："湿秘者，湿热蕴结，津液不行而秘涩也"。症见少腹满硬，大便不通，或排便不净粘腻不爽，伴头身困重，胸脘痞闷，食欲不振，食后脘胀不舒，面色无华。苔白腻或黄腻、脉沉滑或弦。多因饮食不节或受凉等加重。

（2）肝郁脾虚，气滞血瘀型：肝主疏泄喜条达，为调畅全身气机之枢纽。脾主运化，脾之运化功能依赖肝的疏泄。若情志不舒，肝失条达，肝气郁结，横逆犯脾，脾失升清，胃失和降，加之气滞瘀阻，常合而为病。《济世全书·大便秘》中指出："气秘者，气滞后重，烦闷胀满，大便结燥而不通也。"症见自觉患者排便困难，排便时肛门外有持续下坠感，便意频频或大便秘结、嗳气频作、腹中胀满而痛，每因情志不舒而加重，舌质紫暗或有紫斑，脉弦。

（3）脾胃积热，津亏肠燥型：脾胃后天失养，升降失合，气机不畅，气聚湿阻日久郁而化热，热传阳明，内结脏腑，下传大肠，灼伤津液，阴液耗结，而致津亏肠燥。症见：大便干结，小便短赤，面红心烦，或有身热、五心烦热，口干口臭，食少纳差，腹胀或痛，舌红苔黄燥，脉滑数。

(4) 脾肾阳虚，寒滞肠胃型：肾为先天之本，脾为后天之源。脾的功能依赖肾阳的推动，肾的功能依赖脾的后天滋养。脾病日久，不能运化水谷精微，《内经》说："饮入于胃，游溢精气，上输于脾，脾气散精，上归于肺，……水精四布，五经并行。"后天失养必然累及于肾，脾肾阳虚、肠道失于温煦，大肠传导失司，津液亏于疏布，凝固集结而燥，致使大便困难，形成便秘。症见大便艰涩、排出困难、腹中冷痛，喜热怕冷、四肢不温，食少纳差，腰膝酸冷，小便清长，舌淡，苔白，脉沉迟。

(5) 脾气虚弱，中气下陷型：新病在表，久病入里，脾气虚弱久病及肺，脾肺气虚日久则中气下陷，且肺与大肠相表里，肺气虚则可见大肠传导乏力，所致便秘。症见：大便燥结或软，有时虽有便意，但解下困难，努责不出、努则汗出气短，甚则喘促，便后虚疲致极，倦怠懒言，食少乏味，舌淡苔白，脉虚弱。

3.2 临床辨证施治

3.2.1 健脾益气以升清降浊：脾为后天之本，主运化水谷精微，主升清及统摄全身血液。本病病程一般较长，且反复发作，导致脾阳虚弱，不能运化水谷精微，升降失司，大肠传导不利，而成便秘。因此对于直肠前突的患者健脾益气就显的十分重要，也是十分首要。《内经》云：土之主，其补以甘。于师方选补中益气汤加减。其中以黄芪为主药，人参、炙甘草、白术共为臣药，在此基础上又增加了党参、升麻和麻仁等。《本草正义》所说："党参健脾运而不燥，滋胃阴而不湿。…鼓舞清阳，振动中气"。黄芪补气升阳，剂量应大。

3.2.2 清热利湿以祛邪：直肠前突所致的各种证型中，湿秘占了很大的比例。多因湿热之邪蕴阻肠道，阻滞了胃肠气机的升降运动，影响了大肠气机对粪便的推动及传导，因而致秘。湿性粘腻重浊，且湿邪最宜困阻脾阳，致脾失健运，又加重了湿热内停。因此本病虽要以健脾益气是本，更要兼顾祛邪。且健脾之甘味药物，多为滋腻之品，则更要利湿祛邪。于师多选用参苓白术散加减。以茯苓为主药取其渗湿健脾补中，以白扁豆，薏苡仁以助其健脾渗湿。方中加入大黄麻仁等清热润肠通便。

3.2.3 疏肝调气活血化瘀：脾主运化，脾之运化功能依赖肝的疏泄。临床多见由于患者素有脾虚，肝气横逆而犯脾，故有云"见肝之病，知肝传脾，当先实脾"之说。且气滞则血瘀。明·王肯堂《杂病证治准绳·大便不通》又曰："气秘，由气不升降，谷气不行，其人多噫。……有气作痛，大便秘塞。用通剂而便愈不通。又有气秘，强通之虽通，复秘。或迫之使通，因而下血者，此当顺气。气顺则便自通，又当求温暖之剂。"于师方多用逍遥散配伍槟榔、桃仁、枳壳等以达活血化瘀之功。方用重用柴胡以疏肝解郁，使肝气得以条达。配伍归芍同用，补肝体而助肝用，使血和则肝和，血充则肝柔。以白术、茯苓、甘草共同健脾益气，实土以益木。槟榔下气破滞，缓泻以通便。桃仁活血化瘀。枳壳利气通塞，《本草纲目》云："枳壳利肠胃，……大肠秘塞、又以枳壳为通用"。

3.2.4 温补脾肾以祛寒湿：脾为后天之本，脾虚日久病可及肾，致肾阳不足。而脾阳根于肾阳，脾之运化功能依赖肾阳的温煦。肾阳虚弱又加重了脾的虚弱。而致脾肾阳虚、肠道失于温煦，津液亏于敷布，冷气横行，凝固集结而燥，致使大便困难，形成便秘。于师方选济川煎和温脾汤加减。其中多加肉桂以温阳而散寒。方中肉苁蓉、牛膝温补肾阳，润肠通便；当归养血润肠；升麻升清以降浊；枳壳宽肠下气助通便。附子温补脾阳，祛除寒邪。

3.2.5 清热润肠毋忘养阴：本病若热邪较盛积滞于肠胃，或热病之后，余热未尽，耗伤津液，使肠道失于濡润而致便秘。本病以肠燥津枯为主要致病特点。且多伴有脾虚之征象，脾虚不能疏布津液也可见肠燥。因此在治疗时应祛邪而不伤正，清热而毋忘养阴。于师多选用麻子仁丸加减。配伍杏仁滋肠燥，降肺气利大肠；桃仁润燥滑肠以助杏仁之力。取麻子仁为主药滋脾润肠。大黄苦寒泻热，攻积通便。其中又加入白芍、生地之类，以养阴生津。

4. 手术治疗

4.1 手术指征

直肠前突的患者更多的是需要手术来解除痛苦的。我们要严格遵循手术指征。手术指征：（1）

有典型的临床表现。即便秘、排便困难及肛门下坠感,其便秘的特点为大便干结,或大便虽软而不易排出,排便时间延长,便条变细,便次增多但量少。(2)排粪造影有典型的X线表现。按突出深度分为三度:轻度:6~15mm;中度:16~30mm;重度:≧31mm。(3)长期保守治疗半年以上无效。(4)肠道传导时间在正常范围或仅轻度延长。

4.2 手术术式及评价

直肠前突多合并其他类型的出口梗阻型便秘和继发性改变,因此,直肠前突手术时,应详细了解病情。手术方式大体上分为经肛门手术和阴道手术两种。

(一)经肛门直肠手术

(1)经肛门直肠闭合式修补法

①直肠前突闭式修补术(Block手术),其优点是:[1]手术方法简便,易于操作;可同时治疗其他伴随的肛管直肠疾病;更直接接近括约肌上区,能向前折叠耻骨直肠肌,重建肛管直肠角。不易出血,损伤少。术后并发症少,近期治愈率高。但该法缺点是不能同时纠正膀胱突出或阴道后疝等,如合并有以上情况者以阴道修补为宜。张玉清等用直肠前突闭式修补术治疗38例,其中31例痊愈。5例显效。

②胶圈套扎法。此方法操做简单,可在门诊使用,但有一定的复发率。[2]张前发用此法治疗21例病人,1次套扎,症状消失12例,2次套扎症状消失5例,3次套扎症状消失4例。

③SULIVAN法。其主要目的是加强直肠肌层的纵行折叠,消除直肠阴道隔的薄弱区域,多前突较轻的。术后效果一般。

(2)经直肠直肠开放式修补术

①SEHAPAYAN法。手术出血较多,影响视野。且术后复发率较高。[3]喻德洪用此法治疗51病人,结果总有效率76.5%。现在多不采用.。

②KHUBCHANDANI法。手术方式缺点是术中出血较多,影响视野,优点是可同时治疗其它出口处便秘合并症。但因其愈后效果一般,故现在多不采用。

③涤纶补片修补术。由于在切开直肠黏膜时,手术术野不开阔,直肠阴道隔暴露不充分,有穿通直肠阴道膈的可能,同时由于直肠内大便和分泌物污染往往造成感染形成直肠阴道瘘。故现在多不采用..

④经肛门直肠黏膜环行钉合术。手术创伤小,术后恢复快,住院时间短。多用于治疗直肠前突伴有直肠黏膜脱垂的患者,能达到同时治疗的目的。[4]PPH手术治疗直肠前突若切除直肠黏膜时荷包缝合过浅或切除黏膜过窄就达不到修补囊袋的目的,那么,症状就会改善不完全。若荷包缝合过深伤及肌肉就容易穿孔或感染形成直肠阴道瘘。若切除直肠黏膜过宽、张力过大往往易造成出血或血肿形成。故要严格掌握病情及手术操作的方式。

(二)经阴道手术 其优点是经阴道手术优点是术野洁净,解剖清晰,可同时处理可能合并的阴道后疝及陈旧性阴道损伤,便于护理换药,而肛管狭窄时也可施行该术式;缺点是术后疼痛较剧,易发生阴道狭窄。

(1)经阴道入路行阴道后壁纵切横缝纵缝术。该方法,操作简便,症状消除快,远期疗效佳,且手术后缩小阴道,有利于提高生活质量。[5]曹吉勋等采用经阴道入路行阴道后壁纵切横缝纵缝术,囊袋行上下横行折叠缝合,阴道黏膜纵缝,治疗直肠前突引起的出口梗阻性便秘80例,随访5个月至2年,痊愈63例,显效10例,好转5例,无效2例。

(2)经阴道补片填塞修补术。此术式开展时间不长,远期疗效还不明确。

(3)经阴道黏膜纵切纵缝修补术。疗效不明确,待进一步应用观察.

(4)经阴道后壁双重修补直肠前壁和直肠阴道膈术。该方法采用经阴道后壁双重修补直肠前壁和阴道直肠膈,避免了只修补一层膈膜而至相当一部分患者疗效不佳的可能。[6]魏东等[13]采用经阴道后壁修补直肠前壁和直肠阴道隔治疗直肠前突60例,术后随访6个月至2年,症状完全缓解46

例，有效 13 例，无效 1 例（因术后创面感染致手术失败）。

（5）经阴道后壁 K 形修补术。该方法根据直肠前突的形成原因，首先解决会阴体下降，同时消除直肠前突，形成支撑直肠末端前壁的坚强屏障，为达到避免术后复发的目的，在横形缝合创口上，用左右两点将创口分成 3 等份，有效地加强了直肠阴道膈的坚韧程度。

（6）经阴道纵切横缝术。该方法将阴道黏膜切口最上缘与阴道后壁切口皮肤横形缝合，使纵切口变为横缝合口，使手术切口由阴道内移到阴道口，减少了阴道内黏膜瘢痕的行成，减少了阴道分泌物所致的切口感染，降低了出现阴道内疼痛和性交痛的机率。

（7）经腹腹腔镜直肠阴道固定术治疗直肠前突。在腹腔镜下经腹切开腹膜，找到直肠后进行固定缝合，同时固定阴道松弛的黏膜。因此这种手术方式既能治疗便秘又对肛门节制功能有显著意义，而且这种对于便秘的治疗作用并不随时间推移而退化。

（三）经会阴手术　修补经会阴手术因不经直肠和阴道，术后感染率大大降低，但术中不易暴露直肠阴道隔上端和处理 Douglas 陷窝，且也存在与经阴道术式相同的缺点。

4.3 直肠前突手术术式创新

直肠前突闭式切除修补术加硬化剂注射术。

目前为止，全世界在治疗直肠前突方面，缺少一个统一行之有效的手术术式。于师在 10 余年临床经验中，总结了各家手术方式的优缺点，拟定了一套治疗直肠前突的独特术式。

即直肠前突闭式切除修补术加硬化剂注射术。

4.3.1 手术目的

（1）修补缺损，使隐窝消失。

（2）解除诱发病因，如治疗痔疮，肛裂，松解部分内外括约肌和耻骨直肠肌等，解除排便时出口阻力。

4.3.2 术前准备：术前查血、尿常规、肝肾功能、血糖、胸透、心电图、肛管直肠测压、排粪造影等。排除手术禁忌症，备皮、灌肠。术前晚、术晨清洁灌肠。

4.3.3 手术方法：术前清洁灌肠，备皮。0.1% 利多卡因骶管内麻醉。取仰卧位，常规术区消毒，四指扩肛约 30 秒，用分叶型窥镜暴露直肠前壁之陷窝。根据前突大小，用长弯钳（24 厘米）纵形钳夹直肠前突部位的肠壁黏膜并带部分肌层，钳夹范围应大于前突，剪除钳上组织，然后从钳尖开始用 2～0 可吸收线自上而下绕钳连续缝合直肠前壁黏膜，拉出长弯钳并抽紧可吸收线，再从远心端自下而上连续包埋缝合原切口，直肠前突陷窝消失为主，切口周围硬化剂注射。然后，于截石位的 5 点处肛周，做一个 1 厘米放射状切口，左手食指插入直肠，向下顶起耻骨直肠肌，小弯血管钳沿切口小心分离，挑出部分内外括约肌及耻骨直肠肌并电刀切断，两断段彻底止血，缝合切口。最后根据术前检查情况处理其他原发病。重新消毒，无痛生肌散同凡士林纱条填填塞，塔形纱布固定，丁字带外固定。

4.3.4 手术优点：取消痔灵硬化剂注射也是符合中医塞因塞用的思想。（1）于师认为此手术方法简便，易于操作；（2）可同时治疗其他伴随的肛管直肠疾病；（3）松解部分内外括约肌和耻骨直肠肌，改变肛直角，解决排便时出口阻力；（4）重建坚固的直肠阴道隔（切除及双重缝合）。（5）同时切除直肠前壁脱垂的黏膜，增加直肠有效通过面积。（6）双重缝合既减少出血，又降低术后感染，损伤少。（7）术后并发症少，近期治愈率高。

4.3.5 术后治疗（中药是辅助治疗，手术是关键）

（1）术后 3 天根据病情禁食或予半流食。3 天后予普食。术后 3 天给予甲硝唑注射液和 3 代或 3 代以上头孢抗菌素以补液及预防感染。术后第二天给予中药大换药，每日 2 次以清洁创面，及硝矾散剂熏洗。术后第三天，根据患者的排便及身体状况中医辨证给予适量中药汤剂，以保持大便通畅。

（2）于师在长期临床工作中，总结出一个在直肠前突闭式切除修补术后应用的一个经验方。并在此基础上灵活运用，随证加减。方中药物主要组成如下：柴胡、党参、黄芪、当归、半夏、白术、黄芩、厚朴、山药、桃仁、杏仁、龙骨、牡蛎、甘草等。

(3) 方解

其中以当归、黄芪二药同为补益脾胃之品，共为君药，但两药作用不同。当归补血活血，润肠通便。《本草纲目》："润肠胃，和血补血。"《本草正》：其气轻而辛，故又能行血，补中有动，行中有补，诚血中之气药，亦血中之圣药也。而黄芪则更侧重于提升中气的作用，《本草汇言》："补肺健脾，实卫敛汗，驱几运毒之药也。"《医学衷中参西录》："能补气，兼能升气，善治胸中大气（即宗气）下陷。"但气虚较甚者，初时用量不宜过重，因脾胃气虚，用量重后可致气壅不运，反生满闷，所谓"虚不受补"，故用量应先轻后重。

党参，甘，苦，温，归脾胃经。《本草从新》记载："补中益气、和脾胃、除烦渴。"《本草正义》："补脾养胃，润肺生津，健运中气，本与人参不甚想远。"白术性温味甘，归脾胃经。为"脾脏补气健脾第一要药"。《本草通玄》：补脾之药，更无出其右者。……土旺则清气善升，而精微上奉；浊气善降，而糟粕下输。"脾健则湿化。山药补脾益肺，补肾涩精。《本草正》："其气轻性缓，非堪专任，故补脾肺必主参术。"桃仁活血祛瘀，润肠通便。《用药心法》：桃仁，苦以泄滞血，甘以生新血，故凝血须用。又去血中之热。黄芩清热燥湿，泻火解毒。以上五味为方中臣药，消补兼施、寒热并用。

柴胡疏肝解郁，升举阳气。《神农本草经》："主心腹肠胃结气，饮食积聚，寒热邪气，推陈致打新。"半夏燥湿化痰，降逆消痞。与柴胡一升一降，调畅大肠气机。厚朴燥湿消痰，下气除满。《名医别录》："主温中益气，消痰下气，治霍乱及腹痛，……厚肠胃。"龙骨镇惊安神，收敛固涩。《本草从新》："能收敛浮越之气，涩肠，益肾……治滑精脱肛，大小肠利，皆涩以止脱之义。"牡蛎潜阳补阴，软坚散结。并取龙骨、牡蛎以镇静安神，以消除患者的紧张焦虑的情绪。《本草备用》："咸以软坚化痰，涩以收脱，……固大小肠。"杏仁，苦微温，止咳平喘，润肠通便。《本草便读》："功专降气，气降则痰消嗽止。能润大肠，故大肠气秘者可用之。"以上六味共为佐使药，以调畅全身气机。

甘草，甘平，归心肺脾胃，调和诸药，补脾益气，缓急止痛。《本草正》："味至甘，得中和之性，有调补之功，故毒药得之解其毒，刚药得之和其性……助参芪成气虚之功。"甘草起调和作用，故为本方之使药。诸药合用，攻补兼施，调畅气机，恢复肠道正常的生理功能。

4.3.6. 疗效评价：按1992年第7次全国肛肠学术会议拟定的疗效标准，即痊愈：症状体征消失，排粪造影正常。显效：症状体征消失，排粪造影好转。好转：症状体征好转，排粪造影改善。无较：症状体征及排粪造影无变化甚或加重。

笔者曾记录了2006年6月~2008年3月于辽宁省肛肠医院40例诊断为直肠前突的患者的病历资料，于师运用以上这些治疗直肠前突的方法，经过2~4周的治疗后，其中痊愈的38例，显效2例，无效0例。随访3个月未见复发。远期疗效待进一步观察。

5. 典型病例

5.1 临床资料

杨某，女，24岁。2007年9月24日以排便困难伴下坠感五年，加重五个月。为主诉入院。

现病史：患者排便困难无力，肛门阻塞感，排便不净感，排便时肛门外有持续下坠感，排便时偶有肛门疼痛，更甚时需在肛门周围加压或将手指插入阴道内才能排便。伴见周身乏力，倦怠懒言、食少纳差，夜寐不安。舌质紫暗或有紫斑，脉沉弦。

专科检查：

(1) 肛门指诊：可触及肛管上端直肠前壁扣及易凹陷的薄弱区。嘱病人做用力排便动作，该凹陷变深。

(2) 排粪造影：直肠壶腹部远端囊状突向前方，深约32mm，三度直肠前突。在造影片上可见排便时直肠前下壁呈囊袋状向前突出，相应部位的直肠阴道隔被推移变形；钡剂残留于向前突出的囊袋中。

诊断：
(1) 西医诊断：直肠前突（Ⅲ度）
(2) 中医诊断：出口梗阻性便秘
(3) 治法：手术治疗及术后中药调节

手术方式：术前清洁灌肠，备皮。0.1%利多卡因骶管内麻醉。取仰卧位，常规术区消毒，四指扩肛30秒，用分叶型窥镜暴露直肠前壁之陷窝。用长弯钳（24厘米）纵形钳夹直肠前突部位的肠壁黏膜并带部分肌层，钳夹范围应大于前突，剪除钳上组织，然后从钳尖开始用2～0可吸收线自上而下绕钳连续缝合，拉出长弯钳并抽紧可吸收线，再从远心端自下而上连续包埋缝合原切口，切口周围硬化剂注射。然后，左手食指插入直肠，向下顶起耻骨直肠肌，弯血管钳沿肠壁与耻骨直肠肌间隙小心分离。用两把止血钳相距1.5cm宽夹住游离好的耻骨直肠肌，并切除这段耻骨直肠肌肌囊，两断段缝扎止血。于肛门后位行减压切口，松解外括约肌皮下部和部分耻骨直肠肌，试肛内纳二指。重新消毒，无痛生肌散同凡士林纱条填塞，塔形纱布固定，丁字带外固定。

术后中药调节：旨在活血化瘀，健脾润肠。

处方：柴胡15g，半夏15g，党参15g，黄芪25g，当归40g，川芎15g，黄芩25g，厚朴30g，杏仁15g，桃仁25g，枳实15g，龙骨30g，牡蛎30g，元胡15g，白术15g，山药20g，甘草15g。

上方7剂，每剂浓煎3次，每次取100ml，混合后分3次口服，每日一剂。

患者第8天自诉服药期间，大便日2～3次，粪质软成形，腹胀腹痛等症状有所缓解，纳和。舌质淡红，苔微黄。上方去黄芩、枳实、黄芪、山药，加枳壳15g，黄柏15g，熟地15g，黄精30g。上方整理为柴胡15g，半夏15g，党参15g，枳壳15g，当归30g，川芎15g，黄柏15g，厚朴30g，杏仁15g，桃仁25g，熟地15g，龙骨30g，牡蛎30g，元胡15g，白术15g，黄精30g，甘草15g。再服10日。

经过20天的积极治疗患者大便通畅，日1～2次，质软成形，脾虚症状已基本消失。行肛门指诊及复查排粪造影，其症状和体征完全消失。嘱患者多食粗纤维食物，调整心态，随访半年未见复发。

5.2 病例讨论

此为临床较为常见且有代表性的典型病例。患者以排便困难无力，肛门阻塞感，排便不净感，排便时肛门外有持续下坠感，排便时偶有肛门疼痛，更甚时需在肛门周围加压或将手指插入阴道内才能排便。伴见周身乏力，倦怠懒言、食少纳差，夜寐不安。舌质紫暗或有紫斑，脉沉弦等为主要症状，结合肛门指诊和排粪造影等辅助检查，确诊为直肠前突（脾虚型）。符合手术指征。并行直肠前突闭式切除修补术加硬化剂注射术。术后给予中药汤剂以调节肠胃。于师治以活血化瘀，健脾润肠为原则，通涩兼顾，消补并进。脾气虚弱，胃失合降，大肠传导失司，则见排便困难，大便不行。气机不畅，不通则痛，则可见腹痛腹胀。脾气虚后天失养，则可见周身乏力。舌质紫暗或有紫斑，脉沉弦等均为脾虚夹瘀之征象。以当归、黄芪为主药以健脾和血。以白术、党参、黄芩、山药为臣药，以加强健脾益肾，祛湿养血。佐以川芎、半夏、柴胡、桃仁、枳实、元胡、厚朴等行气活血消胀祛湿。佐以杏仁、龙骨、牡蛎等润肠通便，滋阴益血。7天后患者，脾虚症状有所缓解，加入黄精、熟地等补血滋阴，填精益髓。加入黄连、枳壳以清热行气，燥湿厚肠。患者出院时症状已消失，但正气尚为完全恢复，遂嘱其饮食调节以巩固疗效。

6. 心理疏导

在本病的治疗过程中，于师强调患者的医从性在临床治疗效果中占很重要的地位。直肠前突的病程很长，患者往往被病痛折磨长达5年甚至10年之久，且情志因素直接影响本病的疗效。随着现代生活节奏的增快，来自各方的压力（如社会压力、工作压力等）增大，导致精神过度紧张而出现便秘的情况越来越多，而情志因素直接影响本病的发病和疗效。因此于师每遇一患者都细心叮嘱其心情舒畅，树立信心，使患者保持乐观的态度消除不必要的紧张和焦虑，配合治疗。《灵枢·师传》云：

"人之情,莫不恶死而乐生,告之经其败,语之以其善,导之以其所便,开之以其所苦,虽有无道之人,恶有不听者乎。"此外我们还应当注重患者的自我调节。患者在出院后经常因为饮食不节,劳累过度,情绪激动等原因,而诱使本病的复发。因此,患难应当注意饮食起居,禁食辛辣,养成良好的作息习惯。其次调节自己的情绪,保持心情舒畅。

7. 结语

直肠前突是指直肠肠壁经阴道后壁向阴道内突出,是导致顽固性便秘的常见疾病之一。本病因先天后天等多种因素的影响,致使脾胃燥湿不济,气机升降失司,是本病病机的关键所在。虽然本病以便秘、排便困难及肛门下坠感为主要临床表现,但便秘的特点又分为大便干结,或大便虽软而不易排出等不同类型。因而于师认为脾虚湿盛是其根,虚实夹杂是其发病等点。西医定位本病病位是在直肠末端,而根据中医的整体观念,则要考虑其它脏腑。于师在临床中中西医结合共同治疗,以直肠前突闭式切除修补术加硬化剂注射术为主要治疗方法,并结合中医的脏腑辨证,对不同类型的病人及疾病的不同阶段分别运用健脾益气、清热祛湿、疏肝理气、温补肾阳等方法进行辨证治疗。起到了中西医结合、标本兼故的目的。在临床治疗中,于师用这种中西医结合的思想,患者多能应手而瘥,其疗效往往要好于单纯用中医或是西医方法来治疗直肠前突。而且于师在治疗的同时,经常注意调节患者的情绪和饮食结构,使患者树立信心,正所谓"医病先医心。"我辈后学应予以继承和发扬。于师从医数十载,学验俱丰。学生所学有限,不能尽解师意,或有不当之处,恳请诸师指正。

参考文献:

[1] 张玉清等,闭式修补术治疗直肠前突性便秘38例,武警医学,2006,17(12):941~942。
[2] 张前发,罗志庚. 直肠前突胶圈套扎治疗21例体会. 中国肛肠病杂志,1996,16(5):58.
[3] 喻德洪,李实忠,屠岳,等. 出口处便秘的外科治疗86例报告. 上海医学,1989,(1):19.
[4] 李敏等,直肠前突手术治疗进展,川北医学院学报,2007,22(1):68~71。
[5] 曹吉勋,杨向东,舒洪权,等. 直肠前突引起出口梗阻性便秘的手术治疗[J]. 中国肛肠病杂志,2000,20(1):19

从肾论治老年性便秘

河北省中医院肛肠科 王娜 杜红红

导师:高记华

一、源流

《素问·水热穴论》:"肾者,胃之关也,关门不利,故聚水而从其类也。"[1]此理论阐述了肾有调节水液的功能,起着胃的关闸作用。

后世医家在临床实践中,对其内涵不断延伸、拓展。李东垣[2]认为"脾胃气虚,则下流于肾,阴火得以乘其土位","心火者,阴火也,起于下焦"指出脾胃气虚,肾中虚火就会冲犯脾胃,形成热中之证,出现火乘土位的脉洪缓、身热、心中不便等症。他的观点,重在脾胃元气虚衰,并强调泻肾中之虚火,提出"如见肾中旺及督任冲三脉盛,则用黄柏、知母以制虚火",并据此制定了补脾胃泻阴火之升阳汤。明代薛己则对脾胃虚弱而致寒中证作了颇多阐释,对火衰土弱的虚寒之证,不仅强调生发脾胃之阳,还倡导补火生土之法,强调肾(命门)对脾胃的温煦作用。其补火生土常用八味丸(附子、肉桂、干地黄、山萸肉、茯苓、山药、泽泻、牡丹皮等)[3],为后世所宗从。张介宾认为"肾主下焦,开窍于二阴,水谷入胃,清者由前阴而出,浊者由后阴而出。肾气化则二阴通,肾气不化则二阴闭,肾气壮则二阴调,肾气虚则二阴不禁,故曰肾者胃之关",从"肾开窍于二阴"的角度,对

此进行了精辟的阐释

二、肾与胃的关联

1. 胃的受纳、腐熟功能有赖于肾中元阳的温煦。

肾为五脏之本，肾中元阳不足，胃土失于温煦则致胃气虚寒，难于化物，且升降失权，出现脘腹痞胀、食少形倦、便溏等症，甚至食入不纳，久久复出。南宋许叔微认为肾气虚衰，真火不充，则脾胃不能腐熟水谷。如果肾脏"关门不约"，就会影响脾胃及大肠的功能，脾胃升降失司，使胃气上逆，从而出现酸腐、嗳气、胃脘痛、腹胀、恶心、呕吐、呃逆等症，大肠传导失司，或出现气化无权的阳虚便秘，或为津枯热结、无水行舟的阴虚便秘[4]。陈士铎《辨证录》云："盖脾胃之土，必得命门之火以相生，而后土中有温热之气，始能发生，以消化饮食。其所制两生汤，乃附子、肉桂、熟地黄、山茱萸等药组成，皆为温肾之品"[5]。再如叶桂[6]以"肾为胃关"阐释肾阳不足造成胃气虚寒，而见食少形倦之症，并处以温纳肾气的治法。

2. 胃中元气有赖肾水的滋养

肾水不但能滋养胃中元气，还可以促进胃之和降；肾阴不足，水火失调则生虚热，燥热之邪易冲犯胃腑，产生痞逆不食，口干口苦，便溏不爽，脉弦数等症。如叶氏案云[6]"脉长弦数，阴亏阳不宁静，食下便溏，亦肾为胃关之义，六味汤（即六味地黄汤）去萸加牡蛎"。认为其证重在肾阴亏虚，虚火扰胃，而不在于胃气胃阴之虚，故以六味地黄汤加减治疗，有别于滋养胃阴之甘凉之味。

3. 胃中水液代谢有赖于肾的气化功能

肾气不足，可致水液代谢异常，不仅聚生水肿之病，亦能形成胃肠痰饮停滞。如张志聪集注《素问》称"肾者，牝藏也，地气上者属于肾而生水液也"；又谓"水生中焦之胃土，然由下焦元气上升以合化，肾气上交于阳明，戊癸合化，而后入胃之饮从地土之气，上输于肺，肺气通调而下输决渎"。认为肾气影响水液代谢的各个环节，无论是胃的游溢精气、脾的布散精微，还是肺的通调水道，以及小肠的"泌别清浊"，皆需要肾的蒸腾气化。肾气不足则胃中之饮不能正常输化，聚而为水为肿，且其病不限于水肿，当包括饮证之类。

4. 肾与胃经脉相联

《灵枢·经脉》曰："胃足阳明之脉，其支者，起于胃口，下循腹里，下至气街中而合；肾足少阴之脉，其直者，从肾上经幽门贯膈；任脉起于胞中，下出于会阴部与肾相关，上过三脘绕口唇达目与胃经相连；冲脉亦起于小腹内，下出于会阴部，与足阳明会于气冲穴，又与足少阴经相并而行，与胃和肾相联系。所以肾和胃通过经脉密切联系在一起。

三、临床应用

张介宾在《类经》中从"肾开窍于二阴"的角度，对此进行了精辟的阐释，"肾主下焦，开窍于二阴，水谷入胃，清者由前阴而出，浊者由后阴而出。肾气化则二阴通，肾气不化则二阴闭，肾气壮则二阴调，肾气虚则二阴不禁，故曰肾者胃之关"。笔者认为老年性便秘的病因病机主要是肾阳亏虚，气血瘀滞。此类便秘患者多为中老年人，肾阳亏虚，气化无力，开合失司，故小便清长，大便闭结。诚如《内经》云："年四十而阴气自半；六十，阴痿，气大衰，九窍不通，下虚上实"，反映了老年人正常生理功能的衰退，具有阳气亏虚，阴液亏少的特点。年老阳衰气弱则推动无力，阴亏血少、津液亏虚则肠道失润，而发为便秘。由此笔者认为，虽《内经》云"魄门亦为五脏使"，然老年性便秘与肾关系尤为密切[7]。胃统赅六腑，饮食物在以胃为主的消化系统中得到消化传导，最后化为糟粕排出体外，然糟粕的排出有赖于肾之主司，故曰"肾为胃之关"，这正是肾开窍于后阴的功能基础及外在表现。肾藏元阴元阳，五脏之阴非此不能滋，六腑之阳非此不能化，肾阴足则大肠得润，大便排泄通畅，命门火充则能蒸化津液，温润大肠，故阴阳和则出入有常，阴阳病则启闭无序。

笔者在跟师学习中总结导师的经验，兹浅述 以"肾为胃之关"理论为指导，用温肾化瘀、益气和胃的方法治疗老年性便秘，取得良好效果。方药组成：黄芪30g，肉苁蓉15g，制首乌10g，山萸肉15g，白芍15g，枳壳10g，升麻10g，当归10g，桃仁10g，红花10g，焦三仙30g，内金15，甘草10g；辩证加减。肉苁蓉味甘能补，甘温助阳，质润滋养，咸以入肾，为补肾阳，益精血之良药，何首乌归肝、肾经，制用：补益精血，无阴则阳无以生，与肉苁蓉，阴阳互生，大补肾阳，山萸肉补益肝肾，平补阴阳，三药为君药，温补肾阳；黄芪为补中益气之要药，枳壳破气消积，升麻升阳举陷，一升一降，一补一行，补而不滞，调畅气机，气行则血行；当归为补血之圣药，白芍养血敛阴，桃仁、红花活血化瘀，血脉畅通，血行则气行。七药为臣药，共奏健脾行气，活血化瘀之功。焦三仙、内金健脾消食和胃为佐药，甘草为使药，调和诸药。全方共奏温补肾阳、活血化瘀、消食和胃、润肠通便之效。

四、小结

肾为先天之本，五脏之本，机体的正常功能均赖肾中元精的气化作用。老年人，肾阳亏虚，阴液亏少，阳衰气弱则推动无力，阴亏血少则肠道失润，发为便秘。"肾为胃之关"，胃须得元阳命火之温煦，才能正常受纳腐熟和运化水谷，胃阴须得元阴之滋养才能柔润而不燥。"肾开窍于二阴"，肾阴充足则大肠濡润，大便排泄通畅，命门火充则蒸化津液，大肠传导有力。故老年性便秘须以治肾为要，温肾化瘀、益气和胃，所谓"肾主五液，津液润则大便如常"[8]。

参考文献：略。

如何写出有助于肛肠事业发展的有价值论文

汪草原

（武汉马应龙中西医结合肛肠医院 430070）

要写出有价值的论文，首要的元素就是文章要新颖，而写出的论文要想对肛肠事业的发展有所贡献，那这篇论文所述的新颖之处就是要有创新的内容。

自上世纪70年代的中后叶，世界科学技术的发展进入到了快车道，到了80年代中期她已是突飞猛进地发展了，进入90年代知识更新更是成爆炸似地增长，我们肛肠领域也不例外。从国外讲，1975年，一个叫Thomson的硕士毕业生阐述的肛垫病变产生痔病，并提出治疗痔病要尽量保住肛垫而不宜切除之的学说[1]，由此，首先有1995年由日本学者Morinaga K发明出"超声引导下痔动脉结扎术"（即DGHAL术，可简称"腔内痔悬吊术"）[2]；继而有1998年意大利学者Longo发明出治疗脱垂性内痔的痔上黏膜环切吻合术（即PPH创新术[3]）；后美国强生公司根据临床医生们对PPH术没直接治疗内痔核是其不足之处的反馈信息，而于2005年又推出了将PPH的直线形一次性旋切吻合器改良成能多次切割痔核并吻合黏膜的弧形切割吻合器。从国内讲，1979年12月，史兆岐教授积二十多年研究，筛选出以五倍子、明矾为主要成份而发明的"消痔灵注射液"及依据《内经》"筋脉横解，肠澼为痔"的中医痔发病学理论和中医药"下者举之"、"酸可收敛、涩可固脱"的痔治病学理论，又借鉴西医的痔之直肠上动脉区供血说、齿线稍上方痔黏膜下层的洞状静脉区淤血而导致痔内静脉丛充血的痔病发生说、直肠柱黏膜下层内的痔内静脉丛曲张增生并穿过黏膜固有层的痔成长说、肛管齿线上下的pk's韧带松弛导致痔核脱出成Ⅱ、Ⅲ、乃至Ⅳ期内痔，久之甚至导致肛管的衬垫下移使内外痔静脉丛相互沟通吻合而演变成混合痔的痔病发展说之理论而创立的"消痔灵四步注射术治疗Ⅲ、Ⅳ期内痔法"通过了中医研究院组织的专家鉴定（其先期就在1977年的《中级医刊》上发表了医学论文而首次对这些都作了比较详细地阐述），从此开创出了内痔无需开刀，注射药物无需也不会致组织坏死的新疗法；2006年，王业皇教授依据PPH术切吻痔上直肠黏膜而上提肛垫的原理，克服其不太符合治痔之医学原理的直肠黏膜全旋切吻合以及不处理内痔的弊端，在其基础上改良性地发明创新了"选择性痔上黏膜切除吻合"的TST术，并获国家专利授权（专利号：200620073077.2）；2003年，笔者发明出了"瘘管铣刀"（专利号：zl032542003），并由此而连带创新出了治疗肛瘘的"铣瘘术"。肛肠领域里对痔瘘病治疗，除上述的这几样原始性创新术和改进性创新术出现后，至今再未见有新器械、新术式或新疗法问世了，这与当今时代世界科技日新月异地发展和创新的步伐很不一致，当不得不引起我们大家的警醒和重视！

其实，在各省及全国，不同类型肛肠学术交流会议的次数是越开越多，规模是越开越大，参会人员是越来越多之热闹非凡的状况下，大家有没有冷静下来发现并思考一个问题，即现在我们肛肠界所通用的系列传统手术方式，它们所处的年代是在老的传统理论指导下，几乎没有任何什么比较复杂的器械出现时所产生的，而当今是新的理论和理念及各种新型器械、或设备、或仪器层出不穷地出现，难道我们就不能在新的理论和理念指导下，借用这些新型器械、或设备、或仪器，也来叫新手术方式或方法层出不穷地涌现问世吗？笔者认为，现在是到了我们都应该而且也都可能有这个能力朝这个方向去努力地发掘和创新的时代了！

1. 什么样的人可以搞创新
1.1 坚守有15年以上临床实践的人（所述内容省）
1.2 喜观察、会比较、善总结、勤思考、能挖掘、敢创新的人（所述内容省）（以上两者可简单概括为有见识、有学识、有胆识的"三识"之人）

2. 创新内容可包括哪些方面
2.1 从药物方面讲
2.1.1 变治肛肠病内服药为外用药
2.1.2 变治上病药为治下病药
2.1.3 变治肛肠病汤剂为针剂
2.1.4 变治他科病的药、方为治肛肠病药、方
2.1.5 完全创新的膏、丹、丸、散、栓、针剂等治疗肛肠病的药物
2.2 从手术方面讲
2.2.1 老法新用
（1）传统术式的新用
（2）泊来术新用
2.2.2 革新老法
（1）对传统方法的革新
（2）对泊来术的革新
2.2.3 多术式并用
2.2.4 术、药并用
2.2.4 全新创新术
（1）无理论创新指导下的各种单纯术式创新
（2）因理论创新而引发的术式创新
（注：若笔者能有幸作大会交流，以上内容将均有幻灯片举例说明）
2.3 从教学方面讲
2.3.1 可介绍问世不久并已普遍运用的新疗法或术式与传统疗法或术式、或其他新法的疗效对比（即设有对照组及统计学处理数据说明它们之间何优何劣）。
2.3.2 可介绍自己的创新疗法或术式与传统疗法或术式、或其他新法的疗效对比（也应设有对照

组及统计学处理数据说明它们之间何优何劣）。

2.3.3 可介绍前辈或名家虽也用通用术式，但却取得了优于他人常规操作的疗效之独到操作手法；或介绍自己学用他们的手法并加以改进后又进一步提高了疗效的心得体会。

2.3.4 可介绍前辈或名家治疗肛肠疾病不同于常人的治病心得；或他们用他科方治疗肛肠疾病的新意（包括新方解）。

2.3.5 可介绍肛肠病当防止什么现象发生，或该现象已经发生后的新的综合处理措施。

2.3.6 可介绍肛肠病围手术期方面的一些新的综合处理措施。

2.3.7 可介绍在肛肠病教学方面，对教科书上某些内容、或观点、或概念、或定义、或学说、或理论等等，谈谈自己或他人的相较于教科书而更能贴切临床实际，或更能揭示出什么规律，或更能反映出是真理的新观点、或新看法、或新学说、或新理论。

2.3.8 可介绍自己在肛肠病教学中不同于他人的、更能收到良好教学效果的新教学方法，或有新意的、能给别人的教学带来启示的什么教学心得。

3. 肛肠病治疗的技术创新过程

3.1 认真观察

3.2 仔细研读

3.3 比较思考

3.4 缜密设计（若能作大会交流，将较详细说明之）

3.5 谨慎实施

3.6 总结分析

3.7 反复实践

3.8 不断改进

3.9 成熟端出

3.10 阐发新意（若能作大会交流，将较详细说明之）

3.11 （对某病的研究性治疗）要有实施一代，研究预演一代，探讨预研一代的创新意识

4. 关于肛肠病技术创新的论文分级

4.1 从国内讲

中国医师协会主办的杂志一览表

中国实用内科杂志	1981年	CN 21-1330/号	中国医师协会	卫生部
中国实用外科杂志	1981年	CN 21-1331/号	中国医师协会	卫生部
中国实用妇科与产科杂志	1985年	CN 21-1332/号	中国医师协会	卫生部
中国实用儿科杂志	1986年	CN 21-1333/号	中国医师协会	卫生部
中国实用美容整形外科杂志	1990年	CN 21-1505/号	中国医师协会	卫生部
中国实用乡村医生杂志	1991年	CN 21-1502/号	中国医师协会	卫生部
日本医学介绍	1980年	CN 21-1181/号	中国医师协会	卫生部
中国急救医学	1981年	CN 23-1201/号	中国医师协会	卫生部
中国现代神经疾病杂志	2001年	CN 12-1363/号	中国医师协会	卫生部
解剖与临床	1996年	CN 11-5357/号	中国医师协会	卫生部
中国骨肿瘤骨病	2002年	CN 11-4033/号	中国医师协会	卫生部
中国脑血管病杂志	2004年	CN 11-5128/号	中国医师协会	卫生部
中国心血管病研究	2003年	CN 11-5122/号	中国医师协会	卫生部
中国耳鼻咽喉头颈外科	1991年	CN 11-6176/号	中国医师协会	卫生部
中国医学文物耳鼻咽眼科学	1986年	CN 11-2249/号	中国医师协会	卫生部

4.1.1 国家一级杂志（如《中华医学杂志》，为全国一级医学会——中华医学会主办的未分科的大杂志，故为一级医学杂志；中国医师协会也为全国一级医学会，故其主办的系列《中国······》医学杂志也为国家一级医学杂志（见右图）；《中外医疗》为国家卫生部主办的专刊杂志，也为一级医学杂志；《中国中医基础医学杂志》是由国家中医药管理局所属的中国中医研究院基础理论研究所主办，因其常发表的是国家自然科学基金、卫生部科研基金、国家中医药管理局科研基金、各省市区及单位的科研基金项目文章，故也为一级医学杂志）。

4.1.2 国家二级杂志（如《中华医学外科杂志》，《中华中医药杂志》等，为中华医学会属下分成医学大科的杂志，故为二级医学杂志）。

4.1.3 国家三级（如《中华肝胆外科杂志》，因其是中华医学会分大外科后又细分为小专业外科的杂志，故为三级医学杂志，而《中国中医肛肠杂志》为《中华中医药杂志》属下级的，故也为三级医学杂志）。

另外，国家教育部重点医科大学的大学学报也为二级医学杂志，而国家211工程的综合性大学学报属国家二级杂志，但据说其医学栏目属三级。

由各省会城市主办的医学杂志为省级杂志。

由国家什么部门主管，而由各地方主办的医学杂志为省级杂志。

4.2 关于各层次国家级医学论文被录用的资料证据分级标准

各人自己所写出的医学论文（尤其是创新色彩比较突出明显的），能在国家的哪一级医学杂志上发表，国家的各级杂志社是要按循证医学的证据分级标准或要求来评判录用的。

4.2.1 a级：由随机对照试验、队列研究、病例对照研究、病例系列这四种研究中至少2种不同类型的研究构成的证据体，且不同研究结果的效应一致。

4.2.2 Ⅰb级：具有足够把握度的单个随机对照试验。

4.2.3 Ⅱa级：半随机对照研究或队列研究。

4.2.4 Ⅱb级：病例对照试验。

4.2.5 Ⅲa级：历史性对照的病例系列。

4.2.6 Ⅲb级：自身前后对照的病例系列。

4.2.7 Ⅳ级：长期在临床上广泛运用的病例报告和史料记载的疗法。

4.2.8 Ⅴ级：未经系列研究验证的专家观点和临床试验，以及没有长期在临床上广泛运用的病例报告和史料记载的疗法。（以上所分的8级，均摘自于《中国中西医结合杂志》[4]）

（附：循证医学的最新定义

慎重、准确和明智地应用目前可获取的最佳研究证据，同时结合临床医师个人的专业技能和长期临床经验，考虑患者的价值观和意愿，完美地将三者结合在一起，制定出具体的治疗方案。）

4.3 从国外讲

（一）如美国国家临床指南交换所对被录用的国家级论文所要求的资料证据的等级分级标准是：

4.3.1 a级：证据来自随机对照临床试验（RCT）的Meta-分析。

（注：Meta-分析是Beecher于1965年最先提出，由Glass在1976年首次命名的。它于20世纪80年代末才被引入医学领域，最初应用于临床随机对照试验（RCT），现已扩大到非试验性研究。所谓Meta-分析，即应用特定的设计和统计学方法，对已有的多个独立的研究资料进行合并分析，客观、真实地反应已存在的研究结果，以获得对所研究问题定量的综合性结论。高质量RCT的Meta-分析结果与国际公认的大样本RCT结果一起被各国列为最高等级的证据。）

4.3.2 Ⅰb级：证据至少来自一个随机对照临床试验。

4.3.3 Ⅱa级：证据至少来自一个设计严谨的非随机的对照研究。

4.3.4 Ⅱb级：证据至少来自一个其他类型的设计严谨的半随机对照临床试验。

4.3.5 Ⅲ级：证据来自计严谨的非试验性描述研究，例如比较性研究、相关性研究和病例研究。

4.3.6 Ⅳ级：证据来自专家委员会报告或意见和（或）有关专家的临床经验。

（二）如果论文能在 SCI ［即美国科学信息研究所（ISI）1961 年创办出版的引文数据库，简称"科学引文索引"，它是国际上公认的世界著名三大科技文献检索系统（另两个是 EI 和 ISTP）中最重要的引文索引，具有反映科技论文质量和学术水平的功能，是教学医院评定高级职称的重要依据］所包括的国际级医学杂志（如英国的《柳叶刀》）上发表，则对资料证据的分级标准和图片的原始、真实及清晰度要求得更为严格。

（三）推荐阅读两篇文章[5]

（1）柳叶刀拒稿为哪般

（2）谁是美国科研的保护伞［其中的三个小标题"没有人能长期做霸主、学术会（全美性的）（是）住院医坐台上、支持科研拥有惊人耐心"里所谈的内容读后很耐人寻味］

习近平主席在今年 6 月 9 日召开的"中国科学院第十七次院士大会、中国工程院第十二次院士大会"上发表重要讲话时强调，"我国科技发展的方向就是创新、创新、再创新。实施创新驱动发展战略，最根本的是要增强自主创新能力……"。同仁们，国外肛肠领域近二十年来的发展水平与发展速度都比我国强和快，当今世界上已很少见到我国有什么重要的原始创新技术问世，这已经让我们显得有些落伍了，所以，我们在开起学术会议时不能老是停留在"炒馅饭、不断炒饭、继续炒饭、甚至永远炒馅饭"的固步自封、停止不前的状态，而都应积极行动起来，激发起创新的潜能，潜下心来，脚踏实地地研究和发现并解决新问题，不断地勇于突破和创新，为推进我国的肛肠事业奋起起直追并有一个较大的发展而添砖加瓦，从而使我们今后的各级和各名称的学术会议每次都能开出使大家是充满学习的期望而来，确能满载收获而归的效果来。

参考资料

[1] Thomson W H. The nature of haemorrhoids [J]. Br J Surg, 1975, 62 (7): 542~552
[2] Morinaga K, Hasuda K, Ikeda T. A novel therapy for internal hemorrhoids: ligation of the hemorrhoidal artery with a newly devised instrument (Moricorn) in conjunction with a Doppler flowmeter [J]. Am J Gastroenterol, 1995, 90 (4): 610~613
[3] Longo A. Treatment of hemorrhoidal disease by reduction of mucosal and hemorrhoidal prolapse with circular suturing device: a new procedure [M] //Proceedings of the 6th world congress of endoscopic surgery. Bologna: Monduzzi Editore, 1998: 777~784
[4] 刘建平. 传统医学证据体的构成及证据分级的建议. 中国中西医结合杂志, 2007, 27 (12): 1061~1062
[5] 健康报，2014 年 4 月 16 日

（注：若大会组委会认为可推荐笔者的这篇论文上台作大会交流，请尽早来函，最好是来电告知，我好提前制做好 PPT 课件；若认为本文不宜作大会交流，笔者也就没有必要制做 PPT 课件了。笔者手机号：13720300026.）

深入研究银花三黄愈疡方洗剂在治疗肛肠疾病中的重要性

殷绪胜　卢攀基　张亮　宣泽良　梁榆明　班玉凤　杨爱贞

（广西钦州市中医医院　535099）

肛肠疾病是一种常见病、多发病，其中以痔、瘘、裂等为常见多发疾病，目前临床多疑手术治疗为主，但术后的疼痛仍是临床中尚未完全解决的问题。因此，笔者参考相关文献，从术后疼痛的病因病机进行相关研究，研究目前治疗术后疼痛的进展，深入研究银花三黄愈疡方在治疗术后疼痛的作用，从而探讨银花三黄愈疡方在治疗肛肠疾病中的重要性。

1. 肛肠疾病的文献研究

中医学理论认为肛肠疾病的病机大多是脾虚气陷、湿热下注、风伤肠络、气滞血瘀等为主。如

《疡科心得集》卷中云："盖肛门为足太阳膀胱经所主。是经为湿热所聚之腑，此处生痈，每由于酒色中伤，湿浊不化，不流行者多"。指出了湿热蕴阻肛门，气血凝滞，热胜肉腐而成肛周脓肿。又清·陈士铎《洞天奥旨》卷九云："痔疮生于谷道肛门之边，乃五脏七腑受湿热之毒而生者也。……虽痔之形状甚多，而犯湿热则一也"。均提出了湿邪致病的突出地位。故临床中多出现阴部潮湿，胀痛出血等症状。所以肛肠疾病在临床治疗时，应当以清热燥湿、活血化瘀、解毒消肿、凉血止血、止痛为主，辅以健脾利湿。熏洗法为治疗痔疮的特色之一，是肛肠科常用的外治法，一般无明显禁忌证[1]。因此，临床中采用保守性的外治熏洗发较为常见。

2. 肛肠疾病的现代治疗研究

祖国医学认为肛肠疾病的病灶局部气血瘀滞，湿热下注为主，故其疗法为活血化瘀，清热利湿，消散止痛为治则。曾莉等[2]临床观察中药祛毒洗剂治疗混合痔术后肛门疼痛的效果，发现使用XN-X肛周多功能熏洗仪中药熏洗坐浴可以达到清热散结、消肿止痛之目的。祝颂[3]临床观察凉血地黄汤加减治疗肛肠病术后症状，其中术后疼痛重者加羌活、郁李仁、延胡索，其认为在肛肠疾病的术后，依据中医外科消、托、补的原则进行加减治疗，可明显减轻术后症状。张喜林等[4]应用院内自制化瘀止痛洗剂熏洗坐浴治疗痔术后疼痛，组成方药：川乌头、草乌头、牡丹皮、赤芍、红花、冰片等，临床观察发现，此方具有麻醉止痛、活血化瘀止痛和清热止痛之功效，并认为可推广用于其他痔瘘术后疼痛治疗。

3. 银花三黄愈疡方治疗肛肠疾病的研究

银花三黄愈疡方在治疗肛肠疾病，注重肛肠疾病湿热下注、气滞血瘀的病因病机，所以以清热燥湿、理气逐瘀为治法[5]。银花三黄愈疡方采用银花、黄柏、黄芩、黄连、大黄、皂角刺、地榆、连翘、乳香、蒲公英、泽泻、生地、没药等，可随症加减。其中银花为清热解毒药，可用于治疗热毒血痢、痈肿疔疮、咽喉肿痛及多种感染性疾病的症状，《本草纲目》云："一切风湿气，及诸肿痛、痈疽疥癣、杨梅诸恶疮，散热解毒"；黄芩有清热燥湿、泻火解毒之功效，可治痈肿疮毒，《神农本草经》云："主诸热……恶疮疽蚀火疡"；黄连可清热燥湿、泻火解毒，可治痈肿疥疮，外治湿疹、湿疮等[6]，《本草正义》有云："黄连大苦大寒，苦燥湿，能泄降一切有余之湿火……痔漏崩带等证"；黄柏有清热燥湿、泻火除蒸、解毒疗疮之功，可治疮疡肿毒，湿疹瘙痒，《神农本草经》云"主五脏肠胃中结热……肠痔"；连翘为疮家圣药，有清热解毒、排脓止血、治肠风等作用，《日华子本草》云："治疮疖止痛"；蒲公英可清热解毒，消肿散结，《本草备要》云："专治痈肿、疔毒"；生地清热凉血、养阴生津，可滋阴润肠，利大便排出，减少对治疗肛肠疾病的不利因素；大黄泻下攻积，清热泻火，凉血解毒，可治湿热痢疾等疾病，《本草纲目》云："下痢赤白……诸火疮"；泽泻利水消肿、渗湿、泄热，《本草纲目》云："渗湿热、泻痢"；地榆解毒敛疮，凉血止血，可治湿疹、疮疡痈肿等，《神农本草经》云："止痛……疗金疮"；乳香消肿生肌，止痛，可治疮疡痈肿，《名医别录》云："疗风水毒肿"；没药有活血止痛、消肿生肌之功效，《医学入门》云："此药推陈出新……为疮家奇药也"[7]；皂角刺消肿排脓，可用于痈疽疮毒初起或脓成不溃之证等。上述诸药配伍，可清热燥湿，理气活血止痛，可治肛肠疾病病灶局部气血瘀滞，湿热下注之病机，为主适用于痔、瘘、裂等肛肠病治疗的方药[8]。

殷绪胜[9]利用活血化瘀法将银花三黄愈疡方洗剂配合自拟活血化瘀内服汤剂对80例血瘀型痔疮患者进行治疗，临床结果发现银花三黄愈疡汤洗剂配合自拟活血化瘀内服汤剂相比于单纯用麝香痔疮膏的患者，具有更为显著的疗效（总有效率达97.50%）。并认为银花三黄愈疡方洗剂则可直接对患部施加作用，使该部位的血液受热力鼓动而恢复正常循环，使瘀肿消退，以辅助患者吸收内服药物，增强药效，达到治疗功效[10]。

4. 结语

综上所述，近年来中药熏洗疗法在治疗肛肠疾病中得到了广泛的应用，并取得了很好的临床疗效。尤其针对肛肠疾病手术后，在促进伤口愈合、消除水肿和止痛等方面具有西医无可比拟的优势。中药熏洗疗法使用简便，无不良反应，既能达到良好的疗效，又能避免因使用西药而产生的副作用。但同时中药熏洗疗法仍然存在不少问题，比如大部分临床工作者未经过辨证论治，共用一个处方进行治疗肛肠疾病，并未充分体现中医的辨证论治治则，未将中医的辨证思维应用到外治法中。

因此，笔者在治疗肛肠疾病时，强调辨证论治。肛肠科作为中医特色专科，当充分结合中医中药特色，在中药汤剂口服、中药熏洗坐浴、栓剂纳肛、油膏外擦等治法都是需进一步加深研究的方向。根据以银花三黄愈疡方为基本方的基础上，根据不同证型，进行辨证论治，进行方药的加减，不同证型的患者采用不同的治则方药，以增强临床疗效；深入研究银花三黄愈疡方洗剂在治疗肛肠疾病中的重要性值得探讨，结合临床观察，其应用价值须进一步努力开发和推广。

参考文献：
[1] 肖振球，吴和木，田建利. 肛肠疾病的诊疗及微创技术 [M]. 上海：第二军医大学出版社，2012. 131～132.
[2] 曾莉，阎赵飞. 祛毒洗剂治疗混合痔术后肛门疼痛临床研究 [J]. 辽宁中医杂志，2006，33（10）：1302.
[3] 祝颂. 凉血地黄汤治疗肛肠病术后150例临床观察 [J]. 山东中医药大学学报，2008，32（4）：308～309.
[4] 张喜林，郑晋东，李路勇，等. 中药熏洗坐浴疗法对痔术后疼痛症状影响的临床研究 [J]. 中国民间疗法，2009，17（6）：12～13.
[5] 殷绪胜. 银花三黄愈疡汤外洗治疗混合痔术后100例疗效观察 [J]. 湖南中医杂志，2013，29（10）：269～270.
[6] 魏志芳，陈英，郭丽. 麝香痔疮栓在混合痔术后的应用疗效 [J]. 中国肛肠病杂志，2012，（04）：51.
[7] 左进，马英，李兰. 止痛消炎膏治疗肛肠病术后疼痛的实验研究和临床观察 [J]. 中国肛肠病杂志，2004，（02）：121.
[8] 张少军，肖强，高洪娣. 痉止痛汤对治疗环状混合痔术后疼痛的疗效观察 [J]. 中华现代临床医学杂志，2005，（04）：63～64.
[9] 殷绪胜，农世相. 活血化瘀法治疗血瘀型痔疮的临床观察 [J]. 实用中西医结合临床，2013，13（8）：56～57.
[10] 徐国荣. 复方薄荷脑注射液对肛肠病术后镇痛效果观察 [J]. 浙江中西医结合杂志，2001，（02）：103. doi：10.3969/j.issn.1005～4561.2001.02.022.

附：作者，殷绪胜，男性，44岁，在读在职研究生，无学位，中级职称，广西钦州市中医医院（三甲中医院）肛肠科主任，中华中医药学会肛肠分会第六届理事会理事，研究肛肠科疾病的防治，及手术方式的改良，术后的处理方法。

联系手机：15278799568，电子邮箱：1193439041@qq.com，身份证号码432623196901154274

嵌顿性内痔病机及治疗研究

赵自星[1]　彭志红[2]　徐会娟[3]　马丹[4]　李林[5]

（1 成都中医药大学附属医院肛肠科；2、4、5 解放军第452医院；3 成都中医药大学）

嵌顿性内痔，又称内痔嵌顿、绞窄性内痔。中医称为嵌顿痔、翻花痔[1]，是痔疮的一种合并痔[2]。常因腹泻、便秘等内痔脱出未及时还纳而导致静脉、淋巴回流障碍出现的一种急症。同时由局部压力增高引起括约肌痉挛，大量血栓形成，出现剧烈的、难以忍受的疼痛，严重影响患者的生活和工作，需要作急诊处理，且越早越好[3]。

1. 发病机理

嵌顿性内痔多发于二期、三期内痔[4]，严重痔疮患者因括约肌松弛而不易发生嵌顿。

1.1 血循环障碍：由于内痔脱出未及时还纳，疼痛导致括约肌痉挛，痔于静脉回流受阻，静脉血管内压增大时，导致静脉内膜炎，引起静脉丛内大量的血栓形成，血管平滑肌及内括约肌痉挛加剧肛管的疼痛。

1.2 淋巴回流受阻：肛管周围有大量的淋巴管，由于痔静脉回流受阻、大量血栓形成、括约肌痉挛引起淋巴回流不畅[5]，加重肛管周围水肿。

1.3 无菌性炎症：由于肛管周围的血液循环及淋巴回流受阻、大量血栓形成等导致括约肌及血管平滑肌挛缩导致肛管局部水肿疼痛并非在局部感染时形成，引起肛管水肿、剧痛，属于无菌性炎症，按抗感染治疗效果不佳。当痔核糜烂坏死并发感染时另当别论。

1.4 血栓形成：由痔静脉血管受压力的影响产生内膜炎，血液在血管内迅速形成血栓，是机体的一种正常反应，表现为内、外痔内大量的大小不等的血栓。这种血栓并非血管内膜破裂而致。

1.5 剧烈的疼痛：嵌顿性内痔由于血液循环、淋巴回流受阻，局部压力增高，加之大量的血栓形成导致肛管局部水肿，括约肌、血管平滑肌痉挛导致肛管剧烈的、长时间的、难以忍受的疼痛。

1.6 肛管下移水肿：内痔脱出刺激括约肌痉挛引起静脉、淋巴回流受阻导致肛管下移水肿。血栓机化、组织水肿增生导致环状的结缔组织外痔。

1.7 并发症：内痔脱出嵌顿如不及时处理容易产生多种并发症。

1.7.1 坏死感染：由于痔核内压增高，黏膜易破损，出现坏死感染、糜烂，严重的可导致菌血症、败血症或脓毒血症[1]。

1.7.2 环状结缔组织外痔：由于肛管下移水肿，血栓机化，组织增生形成环状结缔组织外痔。由于外痔形成影响局部卫生，易出现肛门潮湿瘙痒，严重的可引起排便不畅，影响患者的生活。

2. 嵌顿内痔的治疗

关于嵌顿内痔的治疗目前医学界尚无统一的定论，有主张保守治疗、保守治疗后行手术治疗及急诊手术治疗，其论点各一。

2.1 保守治疗

2.1.1 论点：认为嵌顿性内痔的水肿、疼痛是一种炎症反应（是由细菌感染引起）。手术易引起感染扩散[6]、术后出血、肛腺感染、败血症等。

2.1.2 适应症：嵌顿早期（2h内）、老年患者伴高血压、糖尿病、前列腺肥大、惧怕手术患者、病程长伴有坏死感染等[7]可用保守治疗。

2.1.3 方法：治疗是全身使用抗生素、止痛、中药及局部治疗。

2.1.3.1 抗生素：一般宜在伴有感染时应用效果才好，如青霉素类、头孢类及沙星类等。

2.1.3.2 中药：清热解毒如五味消毒饮、黄连解毒汤、仙方活命饮等。消肿止痛如止痛如神汤[8]。

2.1.3.3 坐浴：苦参汤加味、硝矾洗剂[9]、止痛如神汤加味[8]等。坐浴，具有消肿止痛作用。

2.1.3.4 敷药：黄连软膏、熊珍膏、马应龙麝香痔疮膏、肤痔清软膏、消痔膏[10]等。

2.1.3.5 止痛药：目前止痛药较多如去痛片、曲马多、布洛芬、洛芬待因缓释片、盐酸哌替啶等。

2.1.4 存在问题：保守治疗，疗程长、痛苦大，血栓机化需数十天，而且机化后遗留的结缔组织外痔，容易出现肛门潮湿瘙痒，并为以后痔疮手术造成一定困难。

2.2 保守治疗加手术：即先采用保守治疗，让水肿消退后行痔疮手术治疗。

2.2.1 论点：认为痔疮脱出嵌顿、水肿疼痛与炎症有关，嵌顿内痔因痔体增大，手术易损伤肛管皮肤，增加手术困难，术后易并发感染[11][12][13]，引起炎症扩散。主张经保守治疗后再行痔疮手术较为安全。

2.2.2 适应症：病情较重、年岁偏大、或并发高血压、糖尿病等。

2.2.3 方法：先保守治疗，具体参看保守治疗相应的措施。待水肿消退、疼痛减轻后行痔疮手术（各医院根据自身条件可采相应的手术方法）。

2.2.4 存在问题：疗程长、水肿消退可长达半月以上，疼痛难忍、患者生活工作受影响。对医师来说较为安全，但对患者则是一段痛苦的考验。

2.3 急诊手术

2.3.1 论点：嵌顿内痔痔核脱出嵌顿，水肿疼痛，2小时后血栓形成，不易复位，属于无菌性炎症，按抗感染治疗、保守治疗效果不佳，如不及时解除括约肌痉挛、改善血液及淋巴循环及去除痔静脉内的血栓，容易局部缺血坏死、出血、感染而加重病情[14]。排除手术禁忌症宜尽早手术为佳，且越早越好[3]。

2.3.2 适应症：早期（超过2h）嵌顿性内痔。

2.3.3 方法：嵌顿性内痔急诊手术宜越早越好，手术方法可以各不相同[15]，我们认为还是采用混合痔外剥内扎手术为妥，切口采用3.7.11点菱形切口，切开皮肤剥离外静脉丛及血栓至齿线上，钳夹相对应的内痔基底部，圆针穿7号丝线在钳下作"8"字贯穿缝扎，必要时可作辅助切口或减压切口，以便彻底清除血栓及外静脉丛，达到彻底治疗、促进创口早日恢复的目的。括约肌张力大、切口较多的可松解部分内括约肌。

2.3.4 存在的问题：严格选择病例，风险不大，术者应具有丰富的临床经验，术中注意保护肛门皮肤，尽可能清除血栓及外静脉丛，创口对合好，彻底止血，可以缝合。

3 讨论

我们经过30多年临床观察治疗，嵌顿性内痔行急诊手术600多例，取得较好的疗效，患者就诊及手术满意率均达100%，既缓解患者痛苦、避免并发症和后遗症的产生、同时也达到痔疮治疗的目的。

3.1 缓解疼痛：手术彻底祛除痔静脉丛及血栓，将肛管复位，解除肛管括约肌痉挛，恢复血液及淋巴循环，水肿消退，患者的疼痛迅速得到缓解，一般病人都可忍受。

3.2 避免并发症和后遗症的产生：内痔脱出嵌顿、肛管下移、血液及淋巴循环障碍，内痔黏膜坏死并发感染不可避免。肛管下移血栓机化，组织水肿增生，结缔组织外痔出现，肛门卫生难以保证，出现肛门潮湿、瘙痒，严重可产生排便不畅、便秘等影响患者的生活。纤维化环状混合痔也给医生治疗带来不便，急诊手术完全解除患者及医生的后顾之忧。

3.3 达到痔疮的治疗目的：常因痔疮患者惧怕手术的疼痛，不愿接受手术治疗，导致嵌顿性内痔的发生。急诊手术按照痔疮根治的原则，切除多余的外痔，结扎内痔，祛除血栓及外静脉丛，平时排便不畅、肛管张力较大者，可松解部分括约肌或耻骨直肠肌，达到痔疮治疗的目的。

3.4 疗程短、效果好：嵌顿性内痔手术一般与混合痔的手术相同，只是彻底祛除血栓，一般都在半月左右恢复。病人的反应也是术后疼痛迅速缓解，疼痛多可忍受。如果行保守治疗，血栓机化、水肿消退也得一月左右[14]，患者的痛苦可想而知，痔疮还存在，还需忍受一次手术的痛苦。

3.5 禁忌症：嵌顿性内痔多发在青壮年人群，禁忌症不多。但也要排除老年人的高血压、糖尿病、严重的心脑血管疾病、妊娠期妇女等也可采用先保守治疗，选择适当时机再行手术。

3.6 手术时机选择：嵌顿性内痔就诊时在2h内可采用保守治疗，最好在麻醉下送回固定。凡是患者发病超过2h，排除手术禁忌，行必要的术前检查就可以进行手术，且手术宜越早越好。

参考文献
[1] 邹国军. 中西医结合保守治疗嵌顿内痔疗效观察. 现代中西医结合杂志, 2009, 10 (31): 3830.
[2] 李雨农, 喻德洪, 王赞尧. 中华肛肠病学. 重庆科学技术文献出版社重庆分社, 1990: 303.
[3] 万先彬, 王晓姣. 早期急诊手术治疗嵌顿性内痔的临床观察. 临床合理用药, 2010, 14 (3): 53.
[4] 肖彦燕. 术前手术复位加长强穴封式局麻治疗嵌顿性内痔的疗效观察. 中医临床研究, 2013, 16 (5): 11.
[5] 吴冬姐, 孟泳, 刘霞等. 祛毒汤坐浴治疗嵌顿性内痔32例. 山东中医杂志, 2002, 21 (7): 411
[6] 张国利. 外剥内扎术结合中药外洗治疗环状混合痔303例体会. 中国中医药, 2010, 8 (16): 129.
[7] 程益龙. 急诊综合治疗嵌顿性内痔60例. 安徽中医学院学报, 1999, 18 (3): 29.
[8] 黄家俨, 朱峰. 止痛如神汤加味治疗早期急性痔疮24例. 辽宁中医学院学报, 2000, 2 (2): 2000.
[9] 赛秀春. 硝矾洗剂治疗嵌顿性内痔和血栓痔、炎性外痔的体会. 当代医学, 2012, 18 (14): 141.
[10] 黄友土. 消痔膏治疗嵌顿性内痔及炎性外痔. Journal of External Therapy of TCM Jun, 2001, 10 (3): 42.
[11] 郑刚. 内痔注射外痔切除术治疗混合痔急性嵌顿30例. 重庆市中医研究所, 2003: 224.

[12] 谢大牛, 柴雅仙. 嵌顿性内痔108例手术治疗临床分析. 浙江中西医结合杂志, 1996, 6 (3): 159.
[13] 张庆荣. 临床肛门大肠外科学. 天津科技翻译出版公司, 第一版, 1992: 118.
[14] 肖振球. 嵌顿痔的治疗近况. 广西中医学院学报, 2000, 17 (1): 66.
[15] 苏振坤, 张绍玲, 吴又明. 注射治疗急性嵌顿性内痔. 中国中西医结合外科杂志, 2000, 6 (4): 290.

中药熏蒸对痔病患者术后并发症的疗效观察

陈凤鸣　屈玉华

（成都中医药大学附属医院　邮编610072）

痔疮是肛肠疾病中最为常见的一种疾病，因其特殊的生理功能和解剖位置，术后粪便刺激，使创面张力增大，便时肛门滴血，刺痛难忍，循环不畅，创面水肿。直接影响到创面的愈合时间和手术的效果[1]。对此，我们采用中药熏蒸的方法预防和改善上述症状，临床效果显著。现报道如下。

1. 对象与方法

1.1 研究对象

2009年12月至2010年5月，选取我科60例重度混合痔手术患者，根据患者入院的先后顺序编号。按随机数字表随机分为试验组和对照组，每组30例。

纳入标准：①明确诊断为重度混合痔（≥Ⅲ度）[2~3]，手术方案为混合痔外剥内扎硬注术[2~3]；②符合中医辨证分型属湿热下注者[2~3]；③年龄18~70岁，性别不限；④初次视觉类比量表[4]（Visual Analog Scale, VAS）评分≥3分；⑤愿意参加本次研究者。

排除标准：①年龄小于18或大于70岁；②合并有严重的心脑血管疾病、免疫缺陷、精神障碍或肝、肾功能损害者及恶性肿瘤和糖尿病者；③合并有肛瘘、肛周脓肿等影响疗效判定的肛周疾病；④正在接受其他类似治疗者；⑤妊娠或哺乳期妇女；⑥术后启用自控镇痛者。

两组患者在年龄、性别、民族、手术次数、疾病严重程度、麻醉方式、基础疼痛、出血、水肿程度方面比较，差异无统计学意义（$P>0.05$），两组具有可比性。

1.2 研究方法

1.2.1 操作方法

试验组：术后第2天起采用便后温水清洁后使用XN-X肛周多功能熏洗仪中药熏蒸肛门部。方药组成：苦参60g，生大黄60g，野菊花60g，菖蒲30g，黄芪30g，白芷30g，蛇床子30g，黄柏30g。用法：上述中药统一机煎成600mL，将药液装入多功能药物熏蒸治疗机，按照正确的使用方法使用机器，熏蒸温度调节在32℃~37℃之间，每日1次，每次20 min，连续熏蒸7d，熏蒸后创面常规熊珍膏换药治疗。

对照组：术后第2天起采用1:400聚维酮碘温水2000ml坐浴，坐浴时水温控制、坐浴时间、疗程、坐浴后处理与观察组相同。

所有的护理技术操作都是由两名固定专业护理人员实施，其方法按照中华中医药学会发布的中医护理常规技术操作规程和多功能药物熏蒸治疗机使用说明严格实施。试验组所有患者接受中药熏蒸的温度和时间固定一致。熏蒸治疗7d后对于手术区域的疼痛程度、便血情况和肛缘水肿情况进行判定。

1.2.2 疗效观察指标及标准

疼痛测评标准以视觉模拟评分法[5]（VAS）：0分为完全无痛，10分为剧烈疼痛，患者根据疼痛程度在线上画定位置，从无痛到记号之间的距离即为疼痛评分分数。

水肿疗效标准[6]：术区肿胀的程度以肉眼观察来描述，根据肿胀的程度，无水肿：0分；以肛门为中心，水肿直径≥0，≤1cm 1分；直径>1，≤2cm 2分；直径>2，≤3cm 3分；直径>3，≤4cm

4分；直径>4，≤5cm 5分。

术后出血疗效标准[7]：无：0分；轻度：手术区覆盖无菌纱布4层，便后手纸带血，换药时见血液浸湿纱布不超过2层的1/4，2分；中度：便后滴血，换药时见血液浸湿纱布面积不超过3层纱布的1/3，4分；重度：便后滴血或射血，换药时见血液浸湿纱布超过第四层纱布1/2，6分。

1.2.3 统计学方法

应用SPSS13.0统计软件进行分析。采用均数±标准差（$\bar{x} \pm s$）表示；计数资料行X^2检验；计量资料两样本间比较采用两独立样本t检验。

2. 结果

2.1 两组患者疼痛积分情况，见表1。

表1 两组患者疼痛积分表（$\bar{x} \pm s$）

时间	试验组（N=30例）	对照组（N=30例）	p值
术前	2.50±1.87	2.60±1.65	0.838（>0.05）
术后6小时	8.03±1.03	8.38±0.72	0.125（>0.05）
术后第一天	6.60±0.85	6.87±0.78	0.210（>0.05）
术后第二天	4.30±1.08	5.30±1.00	0.001（<0.05）
术后第三天	2.50±1.28	3.97±0.81	0.000（<0.05）
术后第四天	1.50±1.00	2.93±0.90	0.000（<0.05）
术后第五天	0.82±0.90	1.78±0.66	0.000（<0.05）
术后第六天	0.42±0.55	0.63±0.55	0.111（>0.05）
术后第七天	0.27±0.44	0.36±0.45	0.414（>0.05）

注：两组资料经t检验，术前、术后6小时及术后第一天疼痛分值无显著性差异（P>0.05），资料具有可比性。从术后第二天开始直至术后第五天，两组疼痛积分存在着显著性差异（P<0.05）。术后第六天及第七天，两组疼痛积分无显著差异（P>0.05），但从表中数据可以看出，对照组术后疼痛平均积分均要明显高于试验组。

2.2 两组患者水肿积分情况，见表2。

表2 两组患者水肿积分表（$\bar{x} \pm s$）

时间	试验组（N=30例）	对照组（N=30例）	p值
术前	0.90±1.27	0.47±0.82	0.115（>0.05）
术后6小时	0.37±0.73	0.27±0.52	0.538（>0.05）
术后第一天	1.28±1.35	1.23±1.25	0.921（>0.05）
术后第二天	1.07±1.05	1.13±0.90	0.792（>0.05）
术后第三天	0.51±0.62	0.97±0.93	0.026（<0.05）
术后第四天	0.36±0.45	0.47±0.57	0.470（<0.05）
术后第五天	0.23±0.43	0.33±0.48	0.399（<0.05）
术后第六天	0.07±0.25	0.23±0.45	0.073（<0.05）
术后第七天	0.07±0.25	0.20±0.41	0.135（>0.05）

注：两组资料经t检验，术前、术后6小时及术后第一天水肿积分无统计学差异（P>0.05），资料具有可比性。术后第三天至术后第六天水肿积分存在显著性差异（P<0.05），术后第七天，两组水肿积分无统计学差异。

2.3 两组患者出血积分情况，见表3。

表3 两组患者出血积分表（$\bar{x} \pm s$）

时间	试验组（N=30例）	对照组（N=30例）	p值
术前	2.33±1.97	2.53±2.03	0.711（>0.05）
术后6小时	4.01±0.59	3.72±1.45	0.498（>0.05）
术后第一天	2.28±1.00	2.32±1.17	0.815（>0.05）
术后第二天	2.22±1.32	2.67±1.52	0.208（>0.05）
术后第三天	2.00±0.74	2.47±0.86	0.025（<0.05）
术后第四天	1.60±0.81	2.13±0.77	0.010（<0.05）
术后第五天	1.13±0.95	1.86±0.96	0.031（<0.05）
术后第六天	1.05±1.00	1.65±0.96	0.042（<0.05）
术后第七天	0.67±1.00	1.22±1.00	0.205（>0.05）

注：两组资料经t检验，术前、术后6小时、术后第一至二天，两组出血积分无统计学差异（P>0.05），资料具有可比性。术后第三天至第六天出血积分有显著性差异（P<0.05），试验组平均积分明显低于对照组平均积分，最大差值达到0.73。

3. 讨论

3.1 中医对痔术后不良反应的病因病机的认识

局部气血凝滞是痔术后的病因病机之一，主要是手术或结扎后，直接损伤络脉、经脉，使局部经脉、络脉之气被隔绝，经滞则气不周行，气滞则血不行，气与血俱滞，气血瘀阻，经络不通。《素问·阴阳应象大论》说："气伤痛，形伤肿"，气机不利，流通障碍，气聚凝滞而疼痛，血有形，形伤肿，瘀血阻滞，不通则痛，故血瘀会出现局部肿胀疼痛，瘀血不去，血行之道不得宣通，可使血不循经，"离经之血"较多，出血反复不止。湿热风燥之邪气致病是痔术后的病因病机之一。刘完素在《河间六书》中提出了"风湿邪热"学说，并强调热邪为患在痔发病过程中的重要作用。痔术后局部皮肉受损、经络受伤，故易使邪气，尤其是"湿热风燥"之邪搏结于肛门，加之术后久忍大便不出，致燥热内结易耗伤津液，无以下润大肠，致大便干涩，燥热郁血，使血脉充溢，积热不散，攻壅大肠，故便时出血。

3.2 西医对痔术后不良反应的病因病机的认识

痔术后不良反应的发生大多与手术局部的创伤、创伤后的炎症反应及术后肛门排便等因素有关。手术的刺激及术后的炎症反应可产生剧烈的疼痛，甚至可引起肛门括约肌和肛提肌的痉挛，导致肛门局部血液循环受阻和局部的缺血而引起剧烈的疼痛和水肿反应[8]。此外，痔外剥内扎术后的伤口局部有不同程度的组织坏死和血管断裂出血等，组织内部环境遭到严重破坏，手术使创缘局部原有的静脉、淋巴循环通路被破坏，易致局部循环受阻，组织液滞留，发生术后肛门肿胀。肛门手术切口是污染切口，细菌的污染、异物的存留等可以加重炎症，使创面渗出增加，易发生局部感染，而引起疼痛、出血等症。排便时刺激手术创面可引发撕伤性的剧痛，甚至出血，这种疼痛和出血又加重患者的恐惧心理，久忍大便不出，导致大便干燥，排便困难，久而久之形成恶性循环，易致肛门肿胀和便时出血。

3.3 中药熏蒸可以有效缓解痔病患者术后并发症

从上述表可以看出，中药熏蒸可以有效缓解痔病患者术后疼痛、水肿、出血等并发症，两组资料经t检验，从术后第二天开始直至术后第五天，两组疼痛积分存在着显著性差异（$P<0.05$），术后第三天至术后第六天水肿积分存在显著性差异（$P<0.05$），术后第三天至六天出血积分有显著性差异（$P<0.05$）。中药熏蒸在缓解痔病患者术后并发症中效果明显。中药煎汤熏蒸治疗，药物可借助热力作用刺激肛门局部皮肤，促使皮下血管扩张，促进血液和淋巴循环，改善新陈代谢，降低局部肌肉和结缔组织的张力，缓解平滑肌痉挛，能有效地改善局部血液循环，有活血化瘀、疏通经络、消肿止痛、促进水肿吸收的作用，以达到肿消痛减的目的[9]。中药熏蒸不仅可以直接作用于病所，起到消肿止痛、活血化瘀、燥湿收敛的作用，而且一部分药液直接通过直肠黏膜吸收入血，起到清泄血分、脏腑之热的作用，使脏腑阴阳平衡，从而达到治疗的目的。针对手术的创伤，术后的炎症反应和术后排便等痔术后并发症

的原因及发病机理,本试验运用苦参汤加减机煎剂熏蒸治疗痔术后并发症,意在保持局部清洁,减少不良刺激,改善局部血液及淋巴循环,促进机体修复和清除手术区的创伤、瘀血,达到抑菌、抗炎、止血等作用,较好的解决了痔术后各种不良反应的问题,从而缩短了患者的住院时间。

参考文献:

[1] 徐廷翰. 中西医结合治疗痔疮的新进展[J]. 中国医学研究与临床, 2003, 1(5): 46~48.
[2] 周建华主编. 肛肠病临床诊治[M]. 北京: 科学技术出版社, 2005.
[3] Mitragotri S, etal. A mechanistic study of ultrasonically enhanced transdermal drug delivery [J]. J Pham Sci, 1995, 84: 697—706.
[4] Huskim EC. Measurement of pain [J]. Lancet. 1974, 2 (7889): 1127~1131.
[5] Rawa IN. Analgesic—survey [J]. British Joumal of Analgesic, 2001, 87 (1): 73~87.
[6] KuntaJR, GoskondaVR, BrothertonHo. etal. Effect ofmenthol andrelated terpenes on the percutaneous absorption of propranolol across exercised hairless moBse skin [J]. J Pharm Sci, 1997, 86 (12): 1369.
[7] Kitagawa S, Li H, Sato S. Skin permeation of parabens in excised guinea pig dorsal skin, its modification by penetration enhancers and their relationship with n-octanol/water partition coefficients [J]. Chem Pham Bull (Tokyo), 1997, 45 (8): 1354.
[8] 李静, 王冬梅, 徐月红等. 中药复方经皮给药制剂研究概述[J]. 中草药, 2006, 36(8): 1254~1257.
[9] 安平, 王素萍. 祛毒汤促进肛肠病术后创口愈合的疗效观察[J]. 长治医学院学报, 2002, 16(2): 144~145.

2种硬化剂在内痔注射治疗中的疗效观察

徐庆

(南通市第三人民医院肛肠科 江苏南通 226002)

硬化剂注射是临床治疗痔疮出血、脱垂的最有效简便的治疗方法。常用的硬化剂是消痔灵注射液,具有微创,速效,价廉,恢复快,疗效好等优势,但注射不当往往引起多种并发症:直肠狭窄,坏死,感染,出血等。近年来,笔者采用聚桂醇注射液治疗各期内痔,取得满意疗效,现报告如下。

1. 资料与方法

1.1 一般资料 选择2010年1月至2013年6月在我院治疗的内痔患者120例,所有患者随机分为治疗组和对照组各60例,治疗组采用聚桂醇注射液,其中男25例,女35例,平均年龄(44.6±13.6)岁,病程1~35年;对照组采用消痔灵注射液,其中男23例,女37例,平均年龄(42.9±12.7)岁,病程1~30年。两组患者性别、平均年龄、病程间差异无统计学意义($P > 0.05$)。

1.2 治疗方法

治疗组采用聚桂醇注射液(陕西天宇制药有限公司生产,规格:10ml/支);对照组采用消痔灵注射液(吉林省集安益盛药业股份有限公司生产,规格:10ml/支)并与利多卡因、0.9%生理盐水以1:1:1比例配制。

注射方法:局麻后,在喇叭肛门镜直视下注射,暴露较突出痔核,自痔核表面中心隆起部位,用5ml注射器,4~5号细长针头斜刺(针头斜面向上30~45°,据齿状线上0.5cm)进针,遇肌性抵抗感后退针缓慢推药,每处注射量以黏膜呈灰白色为度,使药液均匀充盈痔核,痔核饱满呈水泡状。

1.3 疗效标准与结果 痊愈:症状消失,痔核完全萎缩,痔黏膜正常。显效:症状消失,痔核缩小,痔黏膜轻度充血。有效:症状改善,痔核缩小,痔黏膜轻度充血。无效:达不到有效标准,甚至加重者[1]。

1.4 观察方法 注射前和注射后7~14天分别记录症状、肛门指检、XNG-ZZ肛门镜检查结果,观察疗效及安全性。症状主要记录便血、痔核脱垂的改善情况。肛门指检了解有无肛门狭窄、局部硬结。肛门镜观察痔黏膜有无充血、出血、糜烂、溃疡及痔核的改变[2]。

1.5 统计学方法 所有数据采用SPSS11.5统计软件处理，计数资料用x^2检验。$P<0.05$为差异有统计学意义。

2. 结果

2.1 两组对内痔出血疗效比较 见表1。

表1 内痔出血疗效比较

分组	例数	出血停止	出血减少	无效	总有效率%
治疗组	60	60	0	0	100
对照组	60	58	2	0	100

$P>0.05$

2.2 两组对内痔脱垂疗效比较 见表2。

表2 内痔脱垂疗效比较

分组	例数	脱垂消失	脱垂改善	无变化	有效率%
治疗组	60	50	10	0	100
对照组	60	48	12	0	100

$P>0.05$

2.3 两组治疗后不良反应比较 见表3。

表3 两组治疗后不良反应比较

分组	例数	坠胀	肛门疼痛	肛门狭窄	黏膜坏死	出血
治疗组	60	5	0	0	0	0
对照组	60	10	5	4	4	0

$P<0.05$

3. 结论

两组疗效对比无显著性差异（$P>0.05$），但在术后坠胀、肛门狭窄、黏膜坏死方面，二者差异显著，治疗组优于对照组（$P<0.05$）。少部分患者注射聚桂醇后会出现肛门坠胀感，此种坠胀感是暂时性的，随着药物吸收，不适症状逐渐缓解，1周后基本消失。

4. 讨论

现代研究提出了"肛垫学说"，即痔是由肛垫病理生理性下移而成，肛垫本是人体的正常解剖结构，是高度特化的血管性衬垫，内含血管、平滑肌和弹力结缔组织，在协助括约肌维持肛管的正常闭合以及精细控便等方面起着重要的作用[3]。聚桂醇注射液是目前国际公认的临床应用最为广泛的理想硬化剂，仅使痔区硬化坏死，避免了手术切除对肛垫及黏膜组织的损伤，不形成大的创面。其药理作用是在静脉血管内注射后可损伤血管内皮、即刻形成血栓、阻塞血管；在静脉旁黏膜下层注射后，压迫静脉血管，以降低血管内血流速率及压力，达到止血目的。由于化学作用使静脉血管及周围黏膜组织产生无菌性炎症，1周后组织坏死形成溃疡，10d后肉芽组织形成，3~4周形成致密的纤维组织，闭塞静脉腔[4]。

消痔灵注射液临床运用已近四十年，对于内痔出血、痔核脱垂疗效显著，但操作不当则易出现肛门坠胀、肛门狭窄、局部硬结及肛管直肠溃疡等不良反应。聚桂醇注射法治疗内痔相关文献及中远期预后报导较少，笔者通过半年到4年的临床跟踪及疗效对比观察，证实了该药对于内痔疗效显著，副作用少、不良反应轻,较之消痔灵注射液更为安全可靠。聚桂醇注射术采用一步注射法,操作简便,无需配制,直接注射,痛苦小,中远期疗效较理想,具有良好的临床推广价值。

参考文献:
[1] 贺晓飞. 芍倍注射液临床使用效果总结【J】. 中华现代外科学杂志, 2010, 7 (1).
[2] 林启河, 周美玲, 陈轶峰. 芍倍注射液治疗各期内痔、静脉曲张混合痔280例临床观察【J】. 中日友好医院学报, 2008, 22 (4): 244.
[3] Thomson WHF. The natural of hemorrhoids【J】. Br J Surg, 1975, 62: 542~552.
[4] 王永光. 聚桂醇:新型的微创硬化治疗技术【J】. 微创医学, 2011, 6 (1).

TST结合聚桂醇注射术治疗混合痔疗效观察

徐庆

(南通市第三人民医院肛肠科　江苏南通 226002)

自2011年我科分别采用 TST 术结合聚桂醇注射术治疗混合痔30例,取得满意疗效,现报道如下。

1. 资料与方法

1.1 一般资料:选择2012年1月至2013年6月在我院治疗的混合痔患者60例均符合《痔临床诊治指南(2006版)》[1]中痔的诊断标准,均为Ⅲ、Ⅳ期混合痔患者。所有患者随机分为治疗组和对照组各30例,治疗组采用 TST 术结合聚桂醇注射术,其中男12例,女18例,平均年龄 (44.6±13.6) 岁,病程1~35年;对照组采用单纯 TST 术,其中男13例,女17例,平均年龄 (42.9±12.7) 岁,病程1~30年。两组患者性别、平均年龄、病程间差异无统计学意义 ($P > 0.05$)。

1.2 手术方法:术前禁食,辉力(磷酸钠盐灌肠液)1支纳肛,清洁肠道,患者取侧卧位,常规消毒麻醉,TST 器械采用苏州天臣国际医疗科技有限公司生产的一次性使用开环式微创肛肠吻合器,聚桂醇注射液(陕西天宇制药有限公司生产,规格:10ml/支)。

根据痔核的数目和大小选择适合的肛门镜,使拟切除的痔上黏膜位于开环式的窗口内。固定肛门镜,用2~0可吸收线对齿线上3~5cm 的直肠黏膜及黏膜下层进行分段荷包缝合,置入吻合器,将缝线从吻合器侧孔引出,收紧缝线,止血钳夹住缝线,端平吻合器,使吻合器与肛管平行,一手持续牵引止血钳,一手同时旋紧吻合器,击发并保持闭合状态30s,取出吻合器。剪开吻合口搭桥,7号线结扎搭桥处以止血。在吻合口上1cm 黏膜下及未予处理的痔核注射聚桂醇,用5ml 长针头斜刺进针,遇肌性抵抗感后退针缓慢推药,每处注射量以黏膜呈灰白色为度,使药液均匀充盈黏膜及痔核,饱满呈水泡状。如合并外痔及肛乳头予常规切除。反复检查肠腔及创面,无活动性出血,吲哚美辛栓及复方角菜酸酯栓各1枚纳肛,肛内置入凡士林纱布及止血纱包裹的排气管,利于术后肛管减压及观察有无出血。

手术当天控制排便,选择适当足量抗生素3~5天,便后温盐水坐浴,纳米银抗菌水凝胶纳肛。

1.3 疗效判定标准[2] 治愈:症状消失,痔核消失或全部萎缩;显效:局部出血、肿物脱出、肛门坠胀感等症状明显减轻,体征基本消失。好转:症状改善,痔核缩小或萎缩不全。无效:症状和体征均无变化。

1.4 观察指标　疗效评价从脱垂、出血、术后不良反应及术后随访两年复发情况等方面来评价。

1.5 统计学方法　所有数据采用SPSS11.5统计软件处理,计数资料用 x^2 检验。$P < 0.05$ 为差异有统计学意义。

2. 结果

治疗组总有效率为100%，对照组总有效率为93%，两组间有差异，具有统计学意义（P<0.05），见表1。术后不良反应，治疗组在出血方面与对照组有差异，具有统计学意义（P<0.05），其他不良反应无明显差异，无统计学意义（P>0.05）。术后追踪随访两年，治疗组复发0例，对照组复发3例，差异有统计学意义（P<0.05）

表1 两组总疗效比较

分组	例数	治愈	好转	无效	总有效率%
治疗组	30	30	0	0	100
对照组	30	25	3	2	93

P<0.05

表2 术后不良反应比较

分组	例数	尿潴留	疼痛	出血	肛门坠胀	狭窄
治疗组	30	3	2	0	5	0
对照组	30	3	3	2	4	0

P>0.05

3. 讨论

混合痔为肛肠科常见病、多发病。手术疗法是治疗晚期已纤维化内痔、混合痔的基本方法。手术方式多样，现已普遍认识到无论选用结扎术、切除术、结扎切除术、切除缝合术等，都不能连痔一起彻底清除肛垫，在切除的痔区间要适当保留黏膜和肛管皮肤，尽可能保护肛垫或留存部分肛垫，以免术后产生感觉性排便失禁、漏水、漏粪、肛腺外溢、肛管狭窄、黏膜钉翻等并发症、后遗症[3]。

TST术以中医分段齿形结扎术为理论基础，运用其合理保留皮桥、黏膜桥及结扎区呈齿形分布这一优点，发挥PPH技术使用吻合器切除下移肛垫上方黏膜及黏膜下组织到达断流、悬吊，完整保留肛垫组织，进而恢复其正常的解剖生理结构，是传统医学与现代医学在肛肠外科微创治疗痔病的有益结合[4]。

吻合口及搭桥处出血是TST术后最为严重的并发症，聚桂醇注射液是目前国际公认的治疗内痔出血、脱垂最安全可靠的硬化剂。其药理作用是在静脉血管内注射后可损伤血管内皮、即刻形成血栓、阻塞血管；在静脉旁黏膜下层注射后，压迫静脉血管，以降低血管内血流速率及压力，达到止血目的。由于化学作用使静脉血管及周围黏膜组织产生无菌性炎症，1周后组织坏死形成溃疡，10d后肉芽组织形成，3~4周形成致密的纤维组织，闭塞静脉腔[5]。聚桂醇的运用可以有效减少TST术后出血等并发症的发生。

TST术一般选择二开环式或三开环式肛门镜，选择性的切除部分黏膜及痔核，但对于环形或脱出范围较大的混合痔，则仍有部分脱垂无法处理，影响疗效或导致疾病复发。聚桂醇可注射于齿状线上0.5cm以上部位，使TST无法切除的痔核硬化萎缩，不形成大的创面，不损伤肛垫组织，通过我们两年半的跟踪随访，两者结合可以减少术后并发症及痔疮复发，有效提高远期疗效。

参考文献：

[1] 中华医学会外科分会结直肠肛门外科组，中华中医药肛肠分会，中国中西医结合学会大肠肛门病专业委员会．痔临床诊治指南（2006版）．中华胃肠外科杂志，．2006，9（5）：461~463．

[2] 国家中医药管理局．中医肛肠科病症诊断疗效标准．南京：南京大学出版社，1996.33．

[3] 胡伯虎．大肠肛门病治疗学．北京：科学技术文献出版社，2004.7．

[4] 汪丽娜，袁学刚，贺平．TST与PPH治疗内痔的临床对比研究【J】．结直肠肛门外科，2011，17（3）．

[5] 王永光．聚桂醇：新型的微创硬化治疗技术【J】．微创医学，2011，6（1）．

TST手术治疗混合痔的部分临床问题分析

郭玉琨　付皓

(成都中医药大学附属医院/四川省中医院 肛肠科)

TST手术(选择性痔上黏膜切除吻合术)是一种采用器械针对混合痔发生病变的痔区黏膜进行切除吻合的手术方式,不损伤齿线上下组织,不切除与病变同一水平面的正常黏膜,避免了环切术后形成环状瘢痕引起的狭窄。并且由于手术器械的改进,操作也较以往的环状吻合术更简单,与治疗混合痔的其他手术方式比较有一定的优势。但是在临床使用上,由于目前的病例数还相对较小,也出现了一些技术上的问题。通过分析纠正,部分问题已经得到了解决,现汇报如下:

1. **透明肛镜置入不到位**：在进行TST手术操作的时候,首先要将透明肛镜置入肛门并固定。透明肛镜固定的位置高低,以及开窗口对应的黏膜决定了手术切除的高度及部位,因此对透明肛镜固定位置要有一个准确的判断,这是术后有满意疗效的一个重要保障。如果透明肛镜置入不到位,则会出现荷包缝合位置过低,切除部位靠近齿线,甚至位于齿线以下的情况,容易引起术后剧烈疼痛,严重的肛门坠胀甚至术后肛门狭窄。通常透明肛镜开窗部位的下缘应超过齿线上约1cm,取出镜芯观察时可看到在透明肛镜压住的部位有一圈比其他组织明显发白的线,即齿线,说明肛镜的位置合适。这时在露出的黏膜部分是观察不到肛窦、肛柱等结构的。如果取出镜芯观察时发现透明肛镜未能压住齿线区,露出的黏膜部分有明显的肛窦、肛柱结构,说明肛镜置入深度不够,应取出透明肛镜重新置入。笔者在置入透明肛镜时,预先要固定肛镜的三个肛缘部位用2~0丝线各缝合一针(不打结),在透明肛镜置入过程中牵拉缝线使肛周组织向外,肛镜通常能置入到合适的位置。在固定肛镜的过程中,仍持续将肛镜向肛门内推压,直至3根线都固定好,这样可以避免在固定的过程中肛镜向外滑出。

2. **荷包缝线收紧时断裂**：在透明肛镜放置好后,肛镜窗口的下缘在齿线上1cm处,此时,内痔的大部分都暴露在肛镜的窗口中,根据患者主诉及之前专科检查的情况,即可确定荷包缝合的部位。以内痔出血为主要症状,病变为数个孤立突起的患者,通常选用3孔透明肛镜,此时,吻合口应偏低,位于肛镜窗口下缘上方约0.5~1cm处,切除部位以痔区病变为主,切除组织少,提升肛管作用较小;以内痔脱出为主要症状,病变为环形或近似环形的患者,通常选用2孔透明肛镜,此时,吻合口可以较前述向上方移位约0.5cm,切除部位以痔上黏膜为主,切除组织多,提升作用较大。TST手术的荷包缝线通常只有一根,也没有对侧的牵引线,因此,荷包缝线必须收得很紧才能保证切除足够的组织。笔者科室使用的是2~0的强生带针丝线,平时打结时很难拉断,但在收紧荷包时,却常常会遇到缝线在打结时断裂的情况。部分原因是由于扶线的止血钳边缘较锐利,打结时张力又比较高所致,笔者在收紧荷包线时使用钳口平整的持针器扶线,且钳夹方向与荷包缝合方向尽量平行,明显减少了荷包缝线断裂的发生。另外如果荷包缝合时进针过深,带到了肌层,那么,收紧荷包时即使用较大的力也很难将荷包线拉到足够小,也容易因为用力过大引起荷包线断裂。采用更粗的丝线可以避免打结时缝线断裂,比如,使用圆针穿0#慕丝线,也可以很好的解决缝线断裂的问题。无论使用何种丝线,在荷包缝合的时候,都有可能会出现让人头疼的针眼渗血情况,严重时可形成黏膜下血肿,影响术野观察,影响手术操作,甚至导致手术失败,这是因为缝针损伤到了黏膜下血管造成的。在解剖结构上我们可以看到,在我们手术部位,没有较大的动脉血管,因此,在处理这种出血时,在局部加压即可。如果采用纱布压迫、止血钳钳夹等方法止血,就有遮挡视野,阻挡操作空间的弊端,使接下来的手术操作受到影响。笔者采用收紧部分荷包缝线以增加局部压力的方法可以起到不错的效果:在缝合某针时出现明显渗血,将该缝合部位的丝线两头向肛外用力牵拉,压闭局部血管,以起到止血的效果，在荷包缝合完成后，正常收紧荷包即可。大多数情况下，在切除吻合完成后，吻合钉的压力足以压闭血管，出血即可停止，无需特殊处理。

3. 吻合器击发后创缘出血：在少数的情况下，特别是对 TST 手术操作经验不多的医师，可能在击发后，取出吻合器时发现吻合口的创缘多处渗血，量不多，也不是搏动性出血，但是不处理又不放心；缝合处理时又发现出血量不多，出血点却不少。这是在吻合时钛钉未完全闭合导致的。究其原因，一种情况是旋紧吻合器时不到位，指针勉强到达绿区，击发后也没有持续用力，使部分钛钉闭合程度不够，取出吻合器后可以看到在吻合口创缘多个出血点；另一种情况是击发吻合器时不够果断或者力量不够，没有压到底就松手，这时，黏膜组织已经切除，而钛钉虽然推出，却没有压紧，甚至完全没有钉合，钛钉处于游离状态，整个创面出血非常多，即使再次用力击发，但由于击发保险已经回位，吻合器不能击发，即使再旋紧吻合器二次击发，由于钛钉已经离开钉仓，难以固定，也是不能有效扣紧钛钉的，这时的手术实际上是失败的。因此，避免此类问题的方法就是严格按照操作指南，在旋紧吻合器后使指针超过绿区的1/2，击发后也应当持续用力约10s，保证吻合钉的完全闭合。在部分病例中可以看到，从"耳部"取下的吻合钉如果未完全钉合，其形状像字母 B，而完全钉合的中间部分会再返回重叠，像颠倒相连的两个6字。而且，笔者观察到，在旋紧吻合器后停留约20s后，仍可再次旋紧吻合器约1/6周。因为在旋紧吻合器后，吻合部分的组织液还会逐渐的被挤压而排出，吻合部分体积进一步缩小，当组织液被进一步挤出后，吻合器还可以再旋紧小部分。所以笔者主张首次旋紧吻合器后，停留20s后再次旋紧吻合器，可以使击发后的钛钉闭合的更彻底，减少创缘的轻微渗血，从而避免不必要的止血操作。

4. 吻合器的二次损伤：二次损伤是指在吻合器击发前，以及退出肛门时，不恰当的操作造成的损伤，包括双重吻合、吻合环上方直肠黏膜出血以及吻合口撕裂等。双重吻合是指吻合时，吻合器内钳夹的组织除了原本计划中要切除的组织以外，还有吻合环上方的部分黏膜。究其原因，是在收紧荷包线后，误将吻合器先送入直肠深部，再旋紧吻合器时，直肠内松弛的黏膜常常会拥堵在吻合器头部与吻合环之间，导致吻合器收紧时将吻合环上方黏膜卷入吻合仓，造成误切，形成双重吻合。吻合环上方黏膜出血常出现在吻合器击发后，在旋开并退出吻合器时，吻合器头部再次向直肠深部移动，取出时，则会将部分松弛的直肠黏膜卡在吻合环上方，使吻合器难以取出，左右晃动或强行取出时，常损伤直肠黏膜，甚至撕裂吻合口。为避免上述情况发生，我们在荷包线收紧后，直至吻合器取出的过程中，严格固定吻合器头部，使其一直贴于吻合口上缘，在旋紧、击发、以及取出等操作吻合器的过程中，始终保持吻合器头部位置相对不变，只有吻合环下方部分在执行前进，后退等动作。即可防止吻合器的二次损伤。

对 TST 手术的操作，我们分析了上述问题后，认为主要是由于操作者的对器械不熟悉引起的，通过改进手术操作技术，制定操作规范等，是可以避免上述问题的。希望对大家有所帮助，同时，我们提议能够明确 TST 手术的操作规范，使 TST 手术的使用更科学，更方便。

TST 手术治疗混合痔 40 例临床观察

郭玉琨　付皓

（成都中医药大学附属医院/四川省中医院肛肠科）

混合痔是一种常见疾病，以便血、肿物脱出等为主要表现。在保守治疗效果不佳的情况下临床上常采用手术的方法进行治疗，外剥内扎硬注术是临床使用多年的治疗混合痔的传统手术方式。TST 手术（选择性痔上黏膜切除吻合术）则是近年来兴起的一种微创手术方式，采用器械进行选择性切除病变黏膜来治疗混合痔，缓解或者消除痔的出血、脱出等症状。本研究通过对两种手术治疗方法进行对比研究后，认为采用 TST 手术方式治疗混合痔，比传统外剥内扎硬注术的手术方式有较大的优势，现报道如下：

1. 资料与方法

1.1 一般资料 病例均来自我科2013年10月~12月因混合痔需手术治疗的住院患者,按入院先后顺序抽签,剔除不符合研究病例后入组如下:观察组40例,男28例,女12例;平均年龄45.4岁;病程7d-15y;对照组35例,男26例,女9例;平均年龄44.5岁;病程10d-17y;均符合混合痔的诊断标准。经统计学检验,两组年龄、性别、部位、病程比较,差异无统计学意义。

1.2 方法

1.2.1 治疗方法:观察组采用TST手术方式进行治疗,具体操作如下:在持续硬膜外麻醉下,患者取截石位,充分扩肛后根据内痔分布情况置入相应开窗的透明肛镜并固定,在突出于镜腔的内痔黏膜上部行荷包缝合,置入吻合器,收紧丝线后击发以切除病变并吻合创口,取出吻合器后将"耳部"残端结扎,退出肛镜。如外痔部分突起仍明显,再行外痔切除。对照组采用外剥内扎硬注术进行治疗,具体操作略去。术后患者肛内均置入明胶海绵凡士林油纱,外用塔形纱布加压包扎。术后均使用相同的抗感染、对症及换药治疗。

1.2.2 观察内容:观察手术时间,术中出血量,术后疼痛反应,住院时间情况及术后1月症状缓解率等。术中出血量的估计采用标准纱布称重法,术后疼痛评分采用标尺法,手术及住院时间按照麻醉记录及住院病历登记日期,数据如下表

	手术时间(min)	术中出血量(ml)	术后疼痛(分值)	住院时间(d)	症状缓解率(%)
观察组	50±25	20±10	4±2	7.5±2.5	95
对照组	55±27	45±20	6±3	10±3	94.3

1.2.3 数据处理:采用SPSS17.0统计软件进行处理,计量资料采用t检验,计数资料采用卡方检验,$\alpha=0.05$。

2. 结果

2.1 在疗效方面两种手术方式对于混合痔的治疗均有较好的疗效,术后1月的症状缓解率均>90%,两组相比较无显著差异($P>0.05$);观察组及对照组均有2例患者在术后1月随访时诉仍有便后少量出血,来院复查见痔区黏膜有轻度糜烂,用药后症状消失。说明TST手术及外剥内扎硬注术均为治疗混合痔的有效治疗方法。

2.2 在术中出血量、术后疼痛及住院时间等方面,观察组与对照组有显著差异($P<0.05$);并且观察组优于对照组,术中出血少,术后疼痛轻微,住院时间较短。

2.3 在手术时间方面,虽然统计资料分析提示两者无显著差异($P>0.05$),但是,去除TST手术需要修整外痔的时间,实际操作时间应该比传统手术更短,但是本研究未进行相关研究。

3. 讨论

研究证明对于混合痔的手术治疗,TST和外剥内扎硬注术都是有效的方法,TST手术的优势在于切除黏膜的同时将其上下端吻合,其出血量较小,关键的黏膜切除阶段由器械完成,一次即可切除多个痔区黏膜,大大降低了操作难度和切口暴露的时间;其主要创口在齿线上约1.5cm上,术后患者自觉疼痛较轻,单独的放射状外痔切口与传统手术相比较更短,损伤更小,由此引起的疼痛也较外剥内扎手术切口的更轻;由于TST术后吻合钉的脱落为阶段性的分次脱落,与传统手术相比较,脱落期大出血的危险因素明显降低,因此在伤口接近愈合时(7-9d)患者自觉症状基本消失即可出院,住院时间明显缩短,患者更容易接受。

研究发现,对于以内痔为主的混合痔,TST有显著的手术优势,是我们的首选,但是,有些混合痔患者外痔部分相当明显,而内痔病变比较轻,在此种病例选择TST手术时更需谨慎。因为在这些病例进行TST术后肛管的提升有可能将过多的肛管皮肤向内上牵拉而引起肛周潮湿及坠胀等不适。详细的情况有待进一步研究。

作为一项技术，TST手术与传统外剥内扎硬注术在具体的操作时间，术后并发症发生率及疗效的优劣等方面的区别主要的还是由进行操作的医师的熟练程度决定，因此，本研究的前提是对两种手术均熟练掌握的医师进行分析，术中的意外情况不本在研究讨论之内，在针对单个病例采取手术方式选择的时候，仍应当由医师根据自身习惯和患者的具体情况来合理选择。

376例混合痔患者的体质研究

刘鸿畅

体质是每个个体反映在生命过程中的一种生理和形态的特征，是人体对自然、社会等外界环境变化的一种适应能力以及对各种病邪引起的疾病的一种抵抗能力，反映着疾病发展过程中机体对不同致病因素的易感性和疾病发生的倾向性，是疾病发生发展转归预后的内在基础。中医体质学作为一门新兴独立的中医学科越来越受到各个医学学科的重视，相关文献已涉及临床大多数的科室，但肛肠科关于此类研究尚属少数。故本研究选取四川省中医院肛肠科376例住院未手术病人进行体质研究，发挥中医药"治未病"的特色优势，提出个体化的生活起居养生的建议和意见，为干预混合痔的发生提供思路。并将本研究报告如下：

临床资料

1. 病例来源

本研究所有病例均来自于2013年7月~2014年2月期间，符合纳入标准的成都中医药大学附属医院（四川省中医院）肛肠科住院尚未手术的病人，共计376例（共计发放问卷400份，其中因无法配合完成回答者剔除24例）。

2. 西医诊断标准

参照2006年7月中华医学会外科学分会结直肠肛门外科学组、中华中医药学会肛肠病专业委员会、中国中西医结合学会结直肠肛门病专业委员会修订的《痔临床诊疗指南》[1]中内痔、外痔、混合痔诊断标准制定。

3. 中医证候诊断标准

参照2006年7月中华医学会外科学分会结直肠肛门外科学组、中华中医药学会肛肠病专业委员会、中国中西医结合学会结直肠肛门病专业委员会修订的《痔临床诊疗指南》[1]有关痔病证型的诊断标准。

4. 体质分型标准

根据中华医药学会[2]2009年4月9日实施的中医体质分类与判定，将体质分为以下9类：

平和质（A型）：阴阳调和，气血充盈，特征是体形匀称、精力充沛、面色红润有光泽等；

气虚质（B型）：元气亏损，特征为气短、易疲劳、伴有自汗等气虚表现；

阳虚质（C型）：阳气亏损，特征为畏寒怕冷、手足发凉等虚寒表现；

阴虚质（D型）：阴液亏损，特征为口干、咽燥、手足心发热等虚热表现。

痰湿质（E型）：痰湿积聚，特征为形态肥胖、腹部松软肥满、口中粘滞、舌苔厚腻等痰湿表现。

湿热质（F型）：湿热内蕴，特征为面部油光、易生痤疮、口苦、阴部潮湿、小便黄、舌苔黄腻等湿热表现。

血瘀质（G型）：血流不畅，特征为面色晦暗、身体疼痛等血瘀表现。舌质黯淡，甚者有瘀点，脉象涩。

气郁质（H型）：气机阻滞，特征为神情抑郁、常忧虑、叹气等气郁表现。性格内向不稳定、敏感多虑。

特禀质（I型）：先天禀赋不足，特征为生理缺陷、常常过敏等先天不足表现。

5. 体质判定的方法

根据患者认真仔细回答《中医体质分类与判定表》中的每一个问题，每一问题分为5级，根据个人的体验和感觉出现的频率分为没有（1分），很少（2分），有时（3分），经常（4分），总是（5分），个别有标记的条目需先逆向计分，即：没有（5分），很少（4分），有时（3分），经常（2分），总是（1分），记录原始分值，并通过计算得出转化分，根据体质判定标准表评定中医体质类型。

原始分 = 各个条目分值相加。

转化分数 = ｛（原始分 - 条目数）／（条目数 × 4）｝× 100[2]。

6. 体质判定的标准

平和质为正常体质，其他8种体质为偏颇体质。判定标准见下表。

体质类型	条件	判定结果
平和质	转化分≥60分	是
	其他8种体质转化分均 < 30分	
	转化分≥60分	基本是
	其他8种体质转化分均 < 40分	
	不满足上述条件者	否
偏颇体质	转化分≥40分	是
	转化分 30~39分	倾向是
	转化分 < 30分	否

表1[2] 体质判定标准表

7. 纳入标准

符合上述诊断标准，并符合以下条件者，纳入被观察的病例：

①小学及以上文化程度；

②患者自愿同意参加此次研究，并能积极配合回答问卷问题。

8. 排除标准

① 已行痔疮手术的患者；

②伴有恶性肿瘤的患者；合并有传染性疾病以及需要治疗的其他肛肠疾病；

③患有严重的心、脑、肝、肺、肾等重要脏器疾病及精神疾病患者；

④妊娠及哺乳期妇女；

⑤资料不全，中途不愿意继续配合的患者。

9. 调查表的填写收集

由研究者按统一的标准进行一般情况（患者姓名、性别、年龄、职业、病程、好发季节、诱因、烟酒史、个人史、相关症状、体征）资料的采集、并回收问卷。为了使问卷内容更具准确性，在观察对象答卷时，研究者做现场指导。并通过中华中医药学会颁布的《中医体质分类与判定》中所属标准化的中医体质量表进行体质判定得出该患者的体质结论并提供该体质相应的饮食生活方式的良好建议。

10. 观察指标
①性别、年龄、职业、生活饮食习惯；②相关症状、体征，中医证型；③中医体质分型

11. 统计方法
本课题研究资料均通过SPSS19.0统计软件分析，所收集的数据采用卡方检验。所有统计检验均采用双侧检验，$P<0.05$被认为所检验的差异具有统计学意义。

结果

1. 一般资料分析：性别、年龄、是否饮酒、是否嗜好辛辣的混合痔患者的中医体质分布的差异有显著性（$P<0.05$）；是否吸烟及不同职业的混合痔患者的中医体质分布的差异无显著性（$P>0.05$）。

2. 中医证型与混合痔患者中医体质分型分布的比较

	风伤肠络证	湿热下注证	气滞血瘀证	脾虚气陷证	x^2	p
A 平和质	10 (2.66%)	12 (3.19%)	1 (0.27%)	1 (0.27%)		
B 气虚质	0 (0.00%)	29 (7.71%)	0 (0.00%)	26 (6.91%)		
C 阳虚质	1 (0.27%)	5 (1.33%)	1 (0.27%)	0 (0.00%)		
D 阴虚质	1 (0.27%)	4 (1.06%)	2 (0.53%)	1 (0.27%)		
E 痰湿质	3 (0.80%)	73 (19.41%)	1 (0.27%)	1 (0.27%)	296.608	0.000
F 湿热质	1 (0.27%)	173 (46.01%)	2 (0.53%)	1 (0.27%)		
G 瘀血质	2 (0.53%)	6 (1.60%)	5 (1.33%)	0 (0.00%)		
H 气郁质	0 (0.00%)	8 (2.13%)	3 (0.80%)	1 (0.27%)		
I 特禀质	0 (0.00%)	1 (0.27%)	0 (0.00%)	1 (0.27%)		
总计	18 (4.79%)	311 (82.71%)	15 (3.99%)	32 (8.51%)		

376例混合痔患者中风伤肠络证型有18例，占4.79%，湿热下注型占311例，占82.71%，气滞血瘀型有15例，占3.99%，脾虚气陷型有32例，占8.51%。以湿热下注为主要证型。经过卡方分析，得出X^2：296.608，P：$0.000<0.05$，有统计学意义，表明中医与混合痔患者中医体质分布差异有显著性。湿热体质和痰湿体质是产生混合痔的湿热下注证型的最重要的体质类型。

讨论

体质学说的预防分为三个层次，即三级预防。分别是"未病先防"、"欲病早治"、"既病防变"。通过本研究可以看出：混合痔患者的中医体质多集中在湿热体质、痰湿体质、气虚体质上。我们可以根据不同患者不同的体质类型，制定个体化的治疗方案，并提出相应的生活起居饮食等的"治未病"建议。加强对混合痔患者的健康教育，并从饮食起居、戒烟酒、畅情志及食疗、药疗方面入手，从体质着手做到对混合痔的未病先防、欲病早治、既病防变。

对于不同体质类型的患者进行个体化的调理，总的来说混合痔患者均因注意饮食有节，避免过食辛辣，限制饮酒；起居有常，不熬夜、过度劳累；生活上养成良好的排便习惯，平时避免长时间坐、站、蹲等姿势；同时加强运动，调畅情志。通过对混合痔患者个体化地提供体质认识、生活习惯、饮食习惯及体质调理等多方面"治未病"调理建议，达到对混合痔的"未病先防，既病防变，病愈防复"的目的。

例如对于湿热体质的患者，应嘱其饮食忌吃辛温滋腻的食物，以清淡饮食为主，多吃黄瓜、绿豆、藕等甘平、甘寒的食物。少食辣椒、生姜、胡椒、羊肉等甘温燥热的食物，尽量少吃火锅、油炸、烧烤等辛温燥热的食品，并且做到戒烟限酒。选择居住地应避免选在低洼潮湿的地方，工作和生

活的环境应在干燥，通风的地方。不要过于劳累、熬夜。盛夏暑湿较重的季节，减少户外活动的时间。保持充足而有规律的睡眠。平时宜增强运动。中医的辨体论治以清利湿热为法，常用方如三仁汤、茵陈蒿汤等。常用清热利湿的中药：茵陈、黄连、黄柏、薏苡仁等。

对于痰湿体质的患者应嘱其注意以清淡饮食为主，少吃肥腻及油腻的食品，同时做到戒酒戒烟。可多食海带、冬瓜、薏苡仁等利湿化湿之品。选择居住避免潮湿的地方，生活和工作的环境宜干燥、通风，加强户外活动。衣着应透气散湿，经常晒太阳或进行日光浴。不要过于安逸。运动方便应循序渐进。中医的辨体论治常以健脾利湿为法，常用方如二陈汤、五苓散等。常用利湿中药：茯苓、薏苡仁、白术、泽泻等。

对于气虚体质的患者应嘱其饮食上以益气健脾的食物为主，多吃益气健脾的食品，如大枣、桂圆、黄豆、鸡肉、香菇等。少食具有耗气作用的食物，如空心菜、萝卜等。起居应有规律，午间应适当休息，保持充足睡眠。注意保暖，避免劳动或激烈运动时出汗受风。不要过于劳作，以免损伤正气。运动则以柔缓的运动为主。中医的辨体论治常以益气健脾为法，常用方如四君子汤、补中益气汤、参苓白术散等。常用补气中药：黄芪、党参、人参、太子参、山药、白术。

对于不同体质类型的患者进行个体化的调理，总的来说混合痔患者均因注意饮食有节，避免过食辛辣，限制饮酒；起居有常，不熬夜、过度劳累；生活上养成良好的排便习惯，平时避免长时间坐、站、蹲等姿势；同时加强运动，调畅情志。通过对混合痔患者个体化地提供体质认识、生活习惯、饮食习惯及体质调理等多方面"治未病"调理建议，达到对混合痔的"未病先防，既病防变，病愈防复"的目的。

参考文献：略。

横切横缝术治疗混合痔 266 例的临床研究

于强　王曼　李进

（安徽省太和县第五人民医院肛肠科）

混合痔是肛肠科常见病多发病，而环状混合痔无论是病理解剖还是生理功能均不具有可逆性，需手术治疗；治疗混合痔手术方式多种多样，若彻底处理，容易过多损伤肛门皮肤及肛垫而影响肛门功能，发生溢气、溢液、黏膜外翻、肛门畸形、肛门狭窄等并发症；若处理不彻底，则病变组织残留，肛周不平整而易复发。以往手术多采用分次分段切除方法，既增加了患者的痛苦，延迟了痊愈时间，又加重了患者的经济负担。同时肛门狭窄也往往很难避免。为探索一种既可以彻底消除病症，又能维护正常肛管生理解剖结构和功能的手术方式，我科自 2011 年以来采用横切横缝术治疗混合痔取得了良好的效果。

1. 临床资料

选择符合混合痔诊断且具备手术指征的患者 266 例。随机分为：治疗组 154 例，男 84 例女 70 例，最大年龄 75 岁，最小年龄 19 岁其中 50 岁以上 40 人，60 岁以上 28 人；对照组 112 例，男 60 例女 52 例，最大年龄 73 岁，最小年龄 18 岁其中 50 岁以上 34 人，60 岁以上 20 人。

2. 治疗方法

2.1 术前准备：①术前完善相关检查；②向患者及其家属交代病情，签署手术同意书；③术前备皮，排空大小便。

2.2 麻醉方法：采用局麻、骶管麻醉或者腰硬联合麻醉。

3. 手术方法

3.1 治疗组： 横切横缝术是在传统混合痔外剥内扎术的基础上的改良和创新，术前备皮，排空大小便，采用局麻、骶管麻醉或者腰硬联合麻醉，取右侧卧位于手术台上，常规消毒铺巾后，切口位置取于外痔外缘向内1cm弧形切开肛管皮肤，以切口为中心向上向下剥离皮下痔核并切除，切口深度接近肛管括约肌，但尽量不暴露括约肌。每次以一个脊点痔核为中心痔核的宽度即为切口的长度。最后修剪多余皮肤自然上下对位，伤口丝线间断缝合。剥离痔核要点：弧形切口向外近肛缘方向的痔核要剥离干净，仅留皮肤全层；而弧形切口向内（即向齿线方向）痔核剥离时呈楔形，切除一部分保留一部分。皮瓣是切口边缘薄，越向上越厚。修剪多余皮肤时，尽量去掉游离皮肤即游离皮肤越少，则成活率越高。最后用4号丝线单纯结扎脊点痔核，观察无出血油纱条填塞肛门包扎固定。术后抗生素应用3~6天控制排便24小时，每日便后常规坐浴换药，给予通便药物防止大便干燥。

3.2 对照组： 以往我科针对混合痔均采用传统的外剥内扎术，手术步骤及操作相对较简单，但此手术存在术后创口疼痛、手术创面愈合缓慢、肛门自制功能及肛管精细感觉受到一定影响等缺陷，对于单发或者相对独立的痔核根治效果较好，但切除痔核过多，肛管皮肤及直肠黏膜缺损，术后可伴有一定程度的肛门狭窄或肛门失禁，术后常伴有肛门部明显水肿，疼痛明显且时间长，创面愈合慢，一般需要3~4周。

4. 治疗结果

两组患者治愈率比较（%）

组别	痊愈	好转	未愈	总有效率
治疗组	146例	8例	0例	100%
对照组	78例 70%	22 20%	12例 10%	90%

两组患者术后情况比较

组别	例数	术后疼痛	出血	水肿	肛门狭窄	愈合时间（天）
对照组	154	60	2	9	1	15
治疗组	112	70	8	23	5	21

注：与对照组比较 $P<0.05$

5. 讨论

为什么讲横切横缝而不讲环切环缝呢？因为环切环缝人们很容易理解为只治疗环形痔。而横切横缝术既可以是一个单独痔核，也可以是环形痔。此术式创新点在于：横切横缝术是在传统混合痔外剥内扎术的基础上进行的改良和创新，它运用了最新的肛垫悬吊法，将脱出的内痔痔核重新复位并悬吊于正常解剖位置，同时阻断部分痔血流使痔体萎缩，重要的是该术式运用了横切横缝的方法，充分利用肛管皮肤和黏膜，保护了肛管最佳直径，避免了肛门狭窄的发生。同时切口均吻合，大大缩短了愈合时间。

混合痔各种手术术式大多在外剥内扎术的基础上保留皮桥或保留齿状线，但保留皮桥处混合痔无法切除，容易引起术后水肿或残余痔，并致术后排便不尽感及异物感。我们在外剥内扎术的基础上，保留皮桥处痔核，沿痔核弧形切除，切除后皮肤与黏膜对位缝合，再造皮肤黏膜桥，并于术后选择一部分肛门紧张者松解部分内括约肌，可减轻术后括约肌痉挛所引起的疼痛，肛管狭窄，避免血液及淋巴液回流受阻所致的肛缘水肿，且无需术后再行扩肛术。横切横缝术治疗混合痔疗效显著，术后疼痛明显减轻，且并发症少，有着重要的推广应用价值，具有良好的技术、经济与社会效益。

应注意的要点：首先做好术前准备，熟悉各个患者的具体情况，避免盲目手术，从而能保证手术质量，减少再次手术的痛苦，严格无菌操作，减少污染的发生。其次，选择好各切除痔核间距，保留足够皮桥及黏膜桥，使各痔核结扎点不在同一个水平面。再者，剪开皮桥切除痔核，再造皮桥时，一定要清除皮下曲张的静脉团，适当游离肛缘切开处皮肤、皮下组织，尽量减小缝合张力，皮桥断端缝合时要仔细轻柔，避免过度牵拉、钳夹、切忌缝合过紧，防止切口周围再次形成皮赘。最后应当注意术后换药时，仔细清洗创面，肛门置入油纱条，覆盖无菌纱条及辅料。

原位皮瓣留置或移行术治疗环状混合痔临床对比性观察与研究

徐飞[1] 涂圣兵[2] 张毅[2] 汪昭民[2]

(1 武汉市第八医院 湖北武汉 430017；
2 湖北武汉第八医院南院 湖北武汉 430017)

自2012年以来笔者采用原位皮瓣留置或移行术治疗环状混合痔124例，取得了满意的临床疗效。现总结如下：

1. 资料与方法

1.1 一般资料　选自2012年12月至2013年11月期间，在我院住院治疗的环状混合痔（内痔部分分期均为Ⅱ~Ⅲ期）病例124例，其中男69例，女55例；年龄20~68岁.病程2~35年，其中伴肛裂12例，伴肛门肌瘤9例，合并肛周湿疹6例，慢性失血性贫血14例。将上述患者随机分为两组，观察组64例，在单纯外剥内扎术基础上行原位皮瓣留置或移行术，对照组60例，行单纯外剥内扎术。

所有病例均符合2000年中华医学会外科分会肛肠外科学组制定的《痔的诊断暂行标准》[1]。经统计学分析，两组病例术前在性别、年龄、病程、疾病分期的差异均无统计学意义，两组具有可比性。

1.2 治疗方法　手术前晚行清洁灌肠，术晨禁食，术前排尿，肌注镇静剂，均采用骶管麻醉，取膝胸位。对照组采用单纯外剥内扎术治疗[2]，观察组在此基础上加用原位皮瓣留置或移行术：（1）常规消毒铺巾，行手法扩肛后肛内探查有无合并直肠黏膜松弛糜烂及新生物等情况，必要时用双叶肛镜观察痔核分叶及分布情况等，然后设计手术切口，并充分考虑到留置原位皮桥；（2）小切口行外剥内扎，用直剪在外痔部分作狭长"V"形切口至肛缘，然后提起切除外痔部分，钝性加锐性剥离外痔部分至肛缘皮肤与黏膜交界处，并在肛缘至齿线范围内作内收的"八"字型切口至齿线上0.3cm，使内收的切口能有留置皮瓣皮桥的空间，组织钳提起切口皮缘下曲张静脉团及血栓，用组织剪分别向两侧潜行剥离使留置的原位皮瓣、皮桥平整；（3）沿肛管纵轴柱状钳夹内痔痔体，双10号线双重结扎一次后再用单10号结扎加强，于"V"型切口对原位皮瓣行留置固定处理，用双1号丝线行半闭式缝合，切除全部外痔残端及部分内痔残端；（4）遇到痔体相连，没有明确的界线时，在外剥内扎后可行相邻局部皮瓣转移修复，皮瓣向侧方旋转向临近创面并行缝合固定。（5）同法处理其它痔体，如果外痔不规则，可采用融合翼状辅助切口彻底剥离外痔痔体，使肛周皮肤达到平整，减少术后肛周皮瓣水肿后期形成皮赘；（6）仔细观察创面有无活动性出血、肛管狭窄及原位留置皮桥有无内外翻情况，无异常后肛内填塞凡士林纱条，塔形纱布加压包扎，丁字带固定；（7）术后控制排便24h，便后给予中药熏洗坐浴，每日2次。术后第7~8天拆线。常规使用抗生素5天，止血针2~3天。

1.3 统计学方法　计量资料为正态分布时，采用t检验，方差分析；计量资料为非正态分布时，采用秩和检验；计数资料比较采用x^2检验，$P<0.05$为差异，有统计学意义。

2. 结果

本组 64 例（观察组），全部临床治愈。术后愈合时间 12~21，平均 18 天，术后 3 个月随访，均未出现排便困难，肛门外观平整，指诊肛管收缩功能正常，未触及肛管紧缩环及肛门狭窄。与 60 例按传统外剥内扎术治疗的患者（对照组）在愈合时间及并发症上比较，结果见表1、表2。

表1 两组患者术后伤口愈合时间

组别	例数	愈合时间（天）
观察组	64	16 ± 2.65
对照组	60	15 ± 3.16

备注：两组愈合时间比较，P > 0.05

表2 两组患者手术及术后并发症等情况比较

例数	手术时间(min)	术后出血	术后疼痛	尿潴留	肛门狭窄	黏膜外翻	肠液外溢	痔核赘皮残留（美观度）	肛门失禁	复发（例）
64	38.3 ± 14.4	3	8	2	1	1	2	3	0	3
60	33.4 ± 12.5	2	14	5	3	3	4	9	2	4
P值	>0.05	>0.05	<0.05	<0.05	<0.05	<0.05	<0.05	<0.05	<0.05	>0.05

3. 讨论

环状混合痔作为肛肠科较复杂的常见病，临床治疗颇有难度。探索一种既能彻底消除临床症状，又能尽量减小对正常肛管生理解剖结构破坏的手术方式是目前治疗环状混合痔的研究方向。外剥内扎术是一经典术式，沿用多年，疗效确切[2]，但其容易引起术后疼痛、肛缘水肿、肠液外溢、遗留皮赘外痔有损美观等。我科在临床工作中对传统外剥内扎术进行改良，加用原位皮瓣留置或移行术治疗环状混合痔，明显减少了单纯外剥内扎术后并发症的发生，特别是保持了肛门外型美观。本研究显示：两组患者创面愈合时间，术后出血无差异，但在减轻术后疼痛、肛缘皮瓣水肿及防止术后肛门狭窄、肠液外溢、肛门失禁、肛门外观美观等方面有差异，但我们的手术方法无肛门失禁之虞，在"寸土寸金"的肛管皮肤上面大限度的保留了正常肛管皮肤，使肛门并发症发生及美观度方面有明显提升。

在治疗过程中，关键在于手术伤口设计以及缝合技巧。我们体会如下：外痔剥离的 V 形切口应成尖端向外的 V 形，切口边缘整齐，皮瓣对合良好，切口应呈放射状，宜将 V 形切口尖端向外延长 0.5cm，以利引流[3]。切口设计不宜过多，一般不超过 3~4 个。保留足够的皮桥数量，并设计皮瓣宽度，两切口间宽度不应小于 0.5cm。遇到痔体相连，没有明确的界线时，且皮瓣较冗长时，在外剥内扎后行皮瓣设计，可将相邻局部皮瓣做 Z 型移行并做皮缘缝合固定修复，或做部分皮瓣切除后一期缝合，亦可皮瓣向侧方外侧方移行至开放创面加以缝合锁边固定，在行皮瓣转移后，提供皮瓣区域应该马上进行缝合封闭，以防大面积出血和造成供区愈合缓慢，或形成皮瓣外翻、皮瓣水肿。这样可以预防皮桥术后呈悬空状态，进而引起水肿；还可以有效减少术后皮赘遗留，使术后直肠肛管的形态、生理功能更接近正常[4]。尽量在术中对保留皮瓣下方血管性衬垫进行剥离切除，必要时可翻转皮瓣进行操作。若采用传统的切除方法，切除过多则易引起肛周大面积皮肤缺损，切除过少则易形成术后肛周皮赘，原位皮瓣留置或移行术可以充分保留皮桥，术后肛门光滑度高，肛门整复效果好，是一值得推广的改良外剥内扎术式。

参考文献：
[1] 喻德洪，杨新庆，黄筵庭. 重新认识提高痔的诊治水平[J]. 中华外科杂志，2000，38：890.
[2] 张东铭 大肠肛门局部解剖与手术学，2009.1：104

[3] 李春雨. 外剥内扎加括约肌切断术治疗环形混合痔76例临床研究【A】见：舒洪权，杨向东，主编中西医结合大肠肛门病诊治新进展——理论与实践［M］. 沈阳：辽宁科学技术出版社，2006：66～68.
[4] 段海涛，沈瑞子，阳建民，等. 减张切口预防痔术后肛门水肿的临床观察［J］. 大肠肛门病外科杂志，2003，9(2)：93～94.

Ferguson痔切除术联合RPH治疗环状混合痔的临床疗效观察

俞泳　徐俊　邱润丰

环状混合痔是指3个以上的混合痔融为一体环绕肛周一圈者。由于其占据了齿线附近直肠下段及肛管一整圈，痔核之间没有明显的自然分界，其治疗一直是肛肠学科的难点之一。很多学者认为采用吻合器痔上黏膜环切术（StapledHemorrhoidopexy，PPH）加部分外痔切除术治疗环状混合痔优势明显[1]，2009年10月～2013年10月，我们采用Ferguson痔切除术（Fergusonhemorrhoidectomy，FH）联合RPH（Ruiyun Procedure for Hemorrhoids，自动痔疮套扎术）治疗环状混合痔22例，与同期的22例PPH联合部分外痔切除术对比研究，现将结果汇报如下。

1. 资料与方法

1.1 一般资料

纳入和排除标准：按照《痔临床诊治指南（2006版）》选择符合环状混合痔诊断标准的患者，年龄在18～70周岁之间，无肛门形态与功能异常者，排除妊娠期、哺乳期及月经期的女性，排除合并直肠息肉、结核、克罗恩病、溃疡性结肠炎等其他直肠肛门疾病者，及合并严重心脑血管、肝、肾、呼吸、神经系统和造血系统等疾病或恶性肿瘤者，同时排除长期使用抗凝血药物、伴有糖尿病、维生素C缺乏等代谢系统病症而可影响伤口愈合患者。

将2009年10月～2013年10月我院所收治的符合上述纳入标准的患者44例，随机分为两组，治疗组22例采用Ferguson痔切除术联合RPH，对照组22例采用PPH联合部分外痔切除术。两组病例在年龄、性别、病程和内痔分度、外痔分类方面均无显著性差异（$P>0.05$），详见表1。本资料中两组患者主要症状分布如表2，两组主要症状经FisHer精确检验，$P=$ ，$P>0.05$，

表1　两组病例一般情况比较

组别	性别 男/女	年龄（$\bar{x}\pm s$，岁）	病程（$\bar{x}\pm s$，月）	内痔分度 Ⅲ度	内痔分度 Ⅳ度	外痔分类 静脉曲张外痔	外痔分类 结缔组织外痔	外痔分类 炎性外痔
治疗组	8/14	42.50±13.49	13.59±7.75	7	15	14	6	2
对照组	6/16	37.41±15.79	10.36±6.37	5	17	12	7	3
P值	P=0.747	P=0.257	P=0.139	P=0.736	P=0.806			

表2　两组病例主要症状分布比较

组别	例数	出血	脱出	出血+脱出	出血+脱出+疼痛
治疗组	22	2	6	8	6
对照组	22	1	6	9	10
P值		P=1.0	P=0.24	P=1.0	P=0.347

两组间性别、年龄、症状和体征方面无显著统计学意义，（$P>0.05$）两组资料具有可比性。

1.2 治疗方法

1.2.1 术前准备：术前检查：两组患者均行血常规、尿常规、粪常规、肝肾功能、血糖、凝血常规、输血前检验四项、心电图、胸片、腹部B超，必要时电子肠镜等，排除手术禁忌症；术前一天半流质饮食，术前一天晚上和术晨各灌肠一次；

1.2.2 手术步骤：治疗组：患者取俯卧折刀位，常规消毒、铺巾。直肠指诊、肛门镜检，查清痔核部位、数目、大小及肛管内外病变关系，观察各痔核之间的自然分界，设计手术切口和需要保留的黏膜桥和皮肤部位及数量。先选择相对严重的痔体，充分暴露相应外痔，用直剪在外痔部分作细长"V"形切口至肛缘，然后提起切除外痔部分，在肛缘至齿线范围内作倒"V"字形切口沿痔核组织与括约肌表面的正常解剖间隙向上剥离到齿线上0.3厘米处，血管钳钳夹内痔痔核，用3-0抗菌微乔线直视下在痔核基底部结扎后再"8"字缝扎一道，缝扎时注意避免损伤内括约肌，保留缝扎线上0.3~0.5厘米残端后剪除标本。对于内痔痔核融合在一起的，可将其分成数个单纯痔核分别结扎及缝扎，各缝扎点间保留黏膜桥不小于0.3厘米，注意使所有的缝扎点高低错落成"W"形。外痔区残留痔静脉丛皮下潜行剥离，再用3-0抗菌微乔可吸收线自缝扎残端基底部开始由内向外连续缝合手术切口。如果剩余外痔不规则或连成一片无明显分界线，提起外痔，按痔体形状在外痔痔核靠近基底部外侧缘皮肤作弧形切口，注意保留足够皮肤确保缝合后无明显张力，再在齿线下约0.5cm与前一切口相对应处同法做弧形切口，保留齿线，显露外括约肌皮下部及内括约肌，彻底剔除外痔痔体，3-0抗菌微乔连续横行缝合伤口。经肛门镜检查手术区域无出血后使用自动痔疮套扎器（广州中大福瑞医疗科技限公司生产）进行痔上黏膜套扎。一般取右前、右后、左正中3个部位，也可依痔块具体部位而定，在齿状线上方2~3cm处各套扎1次，为了使肛垫悬吊效果更好也可采用串联套扎法或倒三角套扎法。所谓串联套扎法，即在第一个套扎点上方再套扎一个点；所谓倒三角套扎法，即在第一个点上方成等腰三角形再套扎两个点。套扎胶圈内的组织中用皮试针头注入1:1消痔灵注射液或50%葡萄糖针与利多卡因针1:1混合液使其膨隆，防止胶圈过早滑脱。查无出血，直肠内挤入复方角菜酸酯软膏一支，肛门创面覆盖碘仿塔形纱布，包扎固定，手术结束。

对照组：PPH手术部分参照《痔上黏膜环形切除钉合术（PPH）暂行规范》操作步骤进行治疗[2]。将吻合器移出后仔细检查吻合口，遇有活动性出血的部位用3-0抗菌微乔可吸收线缝合止血。然后在外痔痔核明显部分作数个细长"V"形切口至肛缘，然后提起切除外痔部分，在肛缘至齿线下0.3厘米范围内作倒"V"字形切口沿痔核组织与括约肌表面的正常解剖间隙向上剥离，保留齿线，切口修剪后不缝合，各切口之间保留皮桥0.3~0.5cm。查无出血，直肠内挤入复方角菜酸酯软膏一支，肛门创面覆盖碘仿塔形纱布，包扎固定，手术结束。

1.2.3 术后处理：术后进食流质饮食，控便2天，应用抗生素静脉滴注2天预防感染，第一次排便运用聚乙二醇4000散辅助排便，排便后正常饮食。治疗组便后碘伏消毒后直肠内纳入复方角菜酸酯软膏1/2支，7~10天左右拆线，术后3周内不做肛门指检及肛门镜检查。对照组便后温水坐浴，创面消毒后藻酸钙敷料嵌入换药。

1.3 观察指标
1.3.1 疗效：随访术后30天、60天时比较两组的脱垂与出血情况，评价指标见表3。

表3 术后满30天、60天时脱垂及出血的评价

计分	脱垂	出血
0	无	无
1	自行回纳	便纸染血
2	需用手托回	滴血
3	不能回纳	不排便时有出血

1.3.2 手术相关指标：记录两组手术时间、手术费用、住院时间及创面愈合时间。
1.3.3 两组术后并发症：(1)疼痛：包括手术后第1天、第7天及第14天的疼痛情况，采用采用VAS（visual analogue scale）法，即以10.0 cm为标尺，由患者根据疼痛程度自我选择，0为不痛，10为极度疼痛，每天的评估按照最高等级记录。(2)术后24小时内尿潴留：导尿尿量达800 mL以上。。(3)感染：术后体温超过38摄氏度，肛门部红肿疼痛，有脓性分泌物为感染标准。

1.3.3 直肠肛管测压：手术前 1 天与出院当天各检测 1 次肛管最大收缩压、肛管舒张压、肛管静息压，检测方法参照《实用肛肠外科手册》[3]。

1.4. 统计方法数据采用 SPSS19.0 统计软件进行分析，用双侧检验。计量资料组间比较用 t 检验（进行方差齐性分析，如果方差不齐用校正的 t 检验），非正态分布用秩和检验；计数资料比较用 Fisher 精确概率法、CMH 卡方检验和秩和检验。P 取 0.05，以 P<0.05 为有统计学意义。

2. 结果

2.1 在疗效指标部分，术后第 30 天时，治疗组与对照组均无脱垂情况发生，出血的情况见（表4），经 fish 确切概率法分析，P = 0.763，P>0.05，差异无统计学意义。术后第 60 天时，治疗组与对照组均无一例出血与脱垂情况的发生，Fisher 精确概率法，P = 1.0，差异无统计学意义。

表 4 术后 30 天时两组出血情况比较

组别	例数	无出血	便纸染血	滴血	不排便时有出血	p
治疗组	22	13	9	0	0	0.763
对照组	22	11	10	1	0	

2.2 在手术相关指标评价方面，治疗组手术时间平均值 50.00±8.73 分钟，对照组手术时间平均值为 49.55±9.87 分钟，两组经 T 检验，P = 0.872，P>0.05，两组病例手术时间比较，差异无统计学意义。治疗组住院费用为 5805.95±442.00 元，对照组平均费用为 9281.36±382.38 元，两组经 t 检验，P = 0.000，P<0.05，两组病例住院费用比较，差异有统计学意义。治疗组住院时间平均值 7.36±1.47 天，对照组平均值为 9.36±1.81 天，两组经 t 检验，P = 0.000，P<0.05，两组病例住院时间比较，差异有统计学意义。治疗组创面愈合时间平均值为 24.82±4.24 天，对照组创面愈合时间平均值为 27.95±5.06 天，两组经 t 检验，P = 0.031，P<0.05，两组病例创面愈合时间比较，差异有显著统计学意义。（见表5）

表 5 两组手术相关指标比较

组别	例数	手术时间（分钟）	住院费用（元）	住院时间（天）	创面愈合时间（天）
治疗组	22	50.00±8.73	5805.95±442.00	7.36±1.47	24.82±4.24
对照组	22	49.55±9.87	9281.36±382.38	9.36±1.81	27.95±5.06
P 值		P = 0.872	P = 0.000	P = 0.000	P = 0.031

2.3 治疗组术后第 1 天疼痛平均积分为 4.91±1.44，对照组疼痛平均积分为 6.18±1.33，两组经 t 检验，P = 0.004，P<0.05，两组病例比较，差异有统计学意义。术后第 7 天，治疗组疼痛平均积分为 1.77±1.19，对照组疼痛平均积分 1.77±1.27，两组经 t 检验，P = 1.000，P>0.05，两组病例比较，差异无统计学意义。术后第 14 天，治疗组疼痛平均积分为 0.50±0.63，对照组疼痛平均积分 1.00±0.98，两组经 t 检验，P = 0.054，P>0.05，两组病例比较，差异无统计学意义。试验组术后 24 小时内尿潴留发生 3 例，对照组发生 7 例。两组经卡方检验 P = 0.150，P>0.05，两组病例在术后尿潴留方面比较，差异无统计学意义。两组均无感染情况发生，两组病例在感染发生方面情况比较，差异无统计学意义。（见表6）

表 6 两组术后并发症发生情况比较

组别	例数	手术后疼痛 第 1 天	手术后疼痛 第 7 天	手术后疼痛 第 14 天	术后尿潴留	感染
治疗组	22	4.91±1.44	1.77±1.19	0.50±0.63	3	0
对照组	22	6.18±1.33	1.77±1.27	1.00±0.98	7	0
P 值		P = 0.004	P = 1.000	P = 0.054	P = 0.150	

2.4 两组病例直肠肛管测压检测结果比较（见表7）

表7 两组病例直肠肛管测压检测结果比较（$\bar{x} \pm s$, kPa）

组别	肛管最大收缩压		肛管舒张压		肛管静息压	
	手术前1天	出院当天	手术前1天	出院当天	手术前1天	出院当天
治疗组	17.02 ± 0.76	16.47 ± 0.83	6.75 ± 0.36	6.39 ± 0.51	9.24 ± 0.71	8.78 ± 0.53
对照组	17.04 ± 0.70	16.40 ± 0.84	6.62 ± 0.32	6.35 ± 0.34	9.03 ± 2.06	8.74 ± 0.36
P值	P = 0.954	P = 0.788	P = 0.181	P = 0.803	P = 0.656	P = 0.792

两组病例在手术前1天和出院当天测肛管最大收缩压、肛管舒张压、肛管静息压，经卡方检验 $P > 0.05$，两组病例在以上直肠肛管测压检测结果方面比较，差异无统计学意义。

3. 讨论

环状混合痔是肛肠疾病中一种常见病，也是肛肠科难治性疾病之一，其治疗手段主要为手术治疗。目前治疗环状混合痔的手术方式较多，如传统的 MIlligan – Morgan 术和 Ferguson 痔切除术和以此为基础的各种改良术式，目前普遍运用的吻合器痔上黏膜环切术，以及1995年出现的超声多普勒引导下的痔动脉结扎术（Dopplerguided hemorrhoidal artery ligation, DG – HAL）等。各种手术有其不同的优缺点，其中吻合器痔上黏膜环切术联合外痔切除具有术后疼痛小、恢复快的优点，已日益流行，其近期疗效具有明显优势，但术后复发率及再手术率高于传统手术，远期疗效不如传统痔切除术[4]，费用昂贵，且存在潜在的严重并发症，并不能完全代替传统痔切除术[5]。Ferguson 痔切除术目前在美国被广泛开展，由于国内大多数临床医生担心创面一期缝合易导致术后感染及肛门狭窄的发生而不愿接受。Guenin marc MD 等[6]研究认为 Ferguson 闭式痔切除术围手术期手术并发症低，远期疗效证实病员满意程度高，出现排便节制功能障碍和再次手术率低，与其它手术比较 Ferguson 闭式痔切除术可以作为痔切除术的"金标准"。

痔的治疗是以改善其脱垂、出血、疼痛、肛门部不适感等自觉症状为主要目的。我们采用 Ferguson 闭式痔切除术联合 RPH，在随访术后30天、60天时的脱垂与出血方面与对照组无显著差异，取得了确切的近期疗效。这是因为治疗组在切除主要的病理性肛垫的同时，尽量保留不严重的副庤核和相对正常的肛垫，使用 RPH，在保留庤核的痔上黏膜进行套扎，由于被套扎的痔上黏膜皱缩，使得肛垫上提，局部炎症反应使黏膜、黏膜下层与浅肌层粘连，肛垫因此固定于较高位置，同时利用胶圈的弹性绞勒阻断内痔的血供，这不仅消除了痔疮脱垂的症状，而且缓解了痔核脱垂症状和出血症状[7]。另外治疗组手术中切除了脱垂肥大的病理性肛垫后缝合后止血确切，因创面下无较多的痔血管丛残留，即使在缝扎线拆除或脱落后，也不会出血大出血。

在手术时间上，治疗组手术时沿肛门内括约肌和痔血管丛之间正常解剖间隙分离，出血较少，也就减少的术中用于止血的时间，另外 RPH 操作简单，费时也少。而对照组虽然完成荷包缝合及击发吻合较快，但在完成痔上黏膜环切后，由于饱满的痔核上提，遮挡吻合口，使得暴露欠佳，对吻合口的缝合止血工作造成一定难度，所以总的手术时间治疗组与对照组相比无明显差异。两组病例住院费用比较，差异有统计学意义，主要是由于 PPH 吻合器费用高，而 RPH 费用相对低廉，PPH 术前一般进行全胃肠道灌洗，须进行一定的补液支持治疗，所以在住院费用方面两组有差异。治疗组创面缝合，创面出血渗液的机会少，手术后10天左右拆线，深部线结也可以不拆任其自行脱落，创面一期修复。而对照组外痔区创面开放，手术后创面易出血渗液，便后需坐浴换药，创面靠肉芽组织修复，所以治疗组在住院时间及创面愈合时间上也有一定优势。

由于治疗组在术中直视下紧贴内括约肌表面分离，避免了盲目缝扎内括约肌可能引起的痉挛性疼痛，同时一期缝合创面，减轻了术后内括约肌受刺激后痉挛性疼痛和创面撕裂疼痛。术后疼痛感较轻。而对照组创面开放，所以手术后第一天两组疼痛存在差异。但随着对照组创面的修复和水肿消退，治疗组和对照组手术后第7天和第14天的疼痛无显著差异。PPH和RPH手术都有少部分病人发生尿潴留，两组比较无明显差异，其发生可能与麻醉、前列腺肥大以及肛门术后疼痛和交感神经受到刺激，反射性引起膀胱括约肌和尿道括约肌收缩，膀胱逼尿肌松弛有关。对照组中尿潴留发生绝对数较多考虑与PPH手术后下腹坠胀感更明显相关。

治疗组手术中利用聚乳酸与聚乙醇酸的共聚物生产的可吸收缝线进行缝合，其分解产物羟基乙酸具有很强的抗菌作用，能有效地减少局部缝合切口的感染率。可吸收缝线在人体内经过14天左右被水解吸收，此时创面基本愈合，部分较深部位的线结也可以不拆线，能够自行脱落，减少了拆线的痛苦，此外术后适当的抗生素应用可以防止术后感染的发生。两组中创面均未发生感染，可见创面的一期缝合并不是导致感染的首要因素，不会成为Ferguson术式开展的障碍。

两组手术中都注意保留足够的皮肤与黏膜，防止手术后肛门狭窄，术中尽量采用保留齿线的技术，在切除外痔病理性庠核的同时，通过对肛垫和齿线区移形上皮的保留，减少了对肛门部位正常组织结构的破坏，保护了肛门的生理功能，减少了术后并发症及后遗症，减轻了患者的痛苦。同时在直视下缝合切不损伤括约肌，避免因括约肌损伤后愈合形成疤痕导致的狭窄。因此两组病例直肠肛管测压检测结果比较无明显差异。

我们发现Ferguson痔切除术联合RPH治疗环状混合痔的近期疗效确切，具有术后并发症少，术后创面愈合时间短，费用相对较低及符合微创理念要求等优势，易被患者接受。但本组病例研究时间有限，随访时间短，样本数量较少，本术式的远期疗效尚不确定，因此所得结果需待进一步的验证总结。

参考文献：

[1] 龚治林. 3种手术方式治疗环状混合痔的对比临床观察［J］. 结直肠肛门外科，2009，15（1）：39~40

[2] 中华医学会外科学分会肛肠外科学组.《痔上黏膜环形切除钉合术（PPH）暂行规范》修订［J］. 中华胃肠外科杂志，2005，7（8）：342.］

[3] 何永恒. 实用肛肠外科学手册［M］. 长沙：湖南科学技术出版社，2004：407~408.

[4] CeciF, Picchio M, Palimento D, et al. Long – term Outcome of Stapled Hemorrhoidopexy for Grade III andGrade IV Hemorrhoids［J］. Dis Colon Rectum. 2008，51：1107~1112.

[5] Dennis Raahave, M. D, Primary and Repeated Stapled Hemorrhoidopexy for Prolapsing Hemorrhoids：Follow – Up to Five Years［J］. Dis Colon Rectum 2008；51：334~341

[6] Guenin marc MD, et al, FergusonHemorrhoidectomy：long – term results and patient satisfaction［J］. Dis colon rectum，2005，48（8）：1523~1527.

[7] 许瑞云，凌云彪，林楠，等. 自动痔疮套扎术（RPH）治疗轻中度痔疮［J］. 岭南现代临床外科，2006，6（3）：165~166

急性环状嵌顿痔手术时机的选择与比较

杨丽梅　王仙锐

（吉林省吉林市肛肠医院　邮编132001）

急性环状嵌顿性混合痔多采用保守疗法，待炎症消退后再行手术治疗。我科近10余年采用早期手术治疗，取得满意疗效，现报告如下。

1. 资料与方法

1.1 临床资料　治疗组156例，男110例，女46例；年龄18~62岁，平均42.2岁；病程10个月至30年，平均12.5年。嵌顿时间2~8d，平均6d。对照组120例中，男82例，女38例；年龄

23~56岁，平均40.5岁；病程2~28年，平均11年。嵌顿时间2~6 d，平均5 d。两组均为环状嵌顿性混合痔，患者均有疼痛难忍，肛门肿物脱出，不能还纳，痔核水肿，血栓形成，两组患者的年龄、病程等均有可比性。

1.2 治疗方法

1.2.1 治疗组：在嵌顿发生1~3 d内就诊即行手术治疗。按环状嵌顿性混合痔自然分段选择较大部位或内痔水肿较突出部位2~4处做外剥内扎术。操作时先在同点外痔区做倒V形棱形切口，分离皮下组织及曲张静脉丛至齿状线上0.5~0.6cm处，以大弯钳完整钳夹痔核，8字形缝扎，小的痔核可直接结扎，剪去结扎残端2/3，并从切口向两侧充分剥离血栓，修剪创面，使切口呈棱形放射状，一般结扎大的痔核不超过3个，钳夹痔核时不要过紧，要留有充分的黏膜桥。指诊检查，手术后肛内以顺利通过2指为宜。其他外痔部分均可采用小切口减压，但须保留皮桥。结扎切除后，置入肛门镜，消毒肠腔，取1:1浓度的消痔灵注射液20ml（即1份消痔灵注射液，1份注射用水或0.5%利多卡因）注射于痔核上方松驰黏膜下及较小的未予结扎的内痔痔核内。术后静脉滴注抗生素预防感染，每日排便后用中药（肛肠熏洗剂）坐浴，油纱条引流。

1.2.2 对照组：采用XN-X肛周多功能熏洗仪中药（肛肠熏洗剂）熏洗、坐浴、静脉滴注抗生素等综合抗炎消肿治疗，使水肿消退，疼痛消失，痔核回缩后再行手术治疗（一般7~10d），手术方法同治疗组，且由于血栓与水肿已部分吸收，故减压切口亦减少。

1.2.3 观察方法：术后3d观察患者疼痛缓解时间、尿潴留情况及住院天数。

2. 结果

2.1 疗效判定标准　按国家中医药管理局1994年制定的《中医病证诊断治疗标准》。治愈：痔核脱落，创面修复，肛门功能基本正常，无出血及痔核突出；好转：痔核部分脱落，便血及脱出等症状减轻；无效：治疗后痔核如前，症状如初。

2.2 疗效　症状缓解时间及住院天数见表1，疗效比较见表2

表1　两组术后症状及住院天数

组别	N	疼痛缓解时间（d）	尿潴留（n）	住院天数（d）
治疗组	156	2.7	1	10.3
对照组	120	4.5	8	17.8
P		<0.01	<0.05	<0.01

表2　两组患者疗效比较（%）

组别	N	治愈	好转	无效
治疗组	156	153	3	0
对照组	120	118	2	0

注：$p>0.05$

3. 讨论

以往认为，嵌顿痔痔核体积较大，肛管水肿，手术易损伤肛管上皮，损伤面较大，手术难度大，术后并发症多，多主张以保守治疗为主。一般采用中药坐浴的方法达到清热解毒和消肿止痛的目的，使嵌顿痔症状得以减轻。临床发现，保守疗法尽管有一定效果，但疗效较差，且恢复时间较慢，特别是嵌顿痔症状得以减轻。临床发现，保守疗法尽管有一定效果，但疗效较差，且恢复时间较慢，特别是嵌顿痔重者，单纯药物治疗效果较差。通过本文观察，手术疗效可使疼痛、肿胀等症状迅速缓解，减少并发症，且治疗彻底，恢复快，疗程短。嵌顿痔的手术治疗，从根本上解决了痔脱出-痉挛-嵌顿痔的恶性循环，使局部血液及淋巴循环畅通，有效地防止了感染及坏死出血的发生，且手术时间越早，临床效果越好。有作者认为，当痔核表面完整时，虽有栓塞但炎症很轻微，即使痔核表面有溃疡，一般也表浅，虽有炎症出现，但深部组织、附近黏膜、外括约肌皮下部没有显著改变，因此，嵌顿痔及血栓形成不会增加手术难度和并发症。本文结果显示，手术越早，患者疼痛、水肿、小便不畅、痔核坏死出血等并发症越不容易出现。

尽管急性嵌顿痔炎症并不明显，但由于局麻会加重肛周疼痛刺激，影响手术视野。因此，临床上我们主张采用骶管麻醉方法。其次，手术操作时应采取放射状梭形切口，并在两切口之间保留充分的皮桥，以防因创面较多而引起肛门狭窄。切口越长，术手水肿机会越小，必须将创面内的血栓彻底剥离干净，结扎出血点，以防止引流不畅和加重疼痛。对于内痔部分结扎时，我们采有了2/3痔结扎法，有效地防止了因结扎过多而引起的直肠狭窄、结扎过深、可引起脱落时出血。为了有利于减少肛门齿状线的刺激，做外痔切口时，我们将切口尽量剪至齿状线上方5mm处，有助于消除水肿，减轻疼痛。结扎之处的部位则采用具有活血化瘀、收敛固涩功效的消痔灵注射液治疗，很好地解决了以往治疗环状嵌顿痔时由于结扎过多而引起的直肠狭窄或切除不足、皮桥水肿的缺点，使内痔及其余黏膜部分充分萎缩、止血、消痔灵注射液注射术与外剥内扎术相得益彰。

通过手术观察，我们认为，嵌顿痔是否地真正切断内括约肌下缘，应根据具体患者而定。如果术后肛门松弛良好，肛门创缘平整，术后肛内能顺利过2指，内括约肌痉挛现象不存在，没有必要进行内括约肌下缘切断。我们在156例手术中没有采用以往报道的切断内括约肌下缘防止狭窄的方法，也同样取得了良好效果。

吸注套扎治疗Ⅱ、Ⅲ期内痔60例疗效观察

梁新成

（山东省济宁市妇女儿童医院 邮编272000）

目前治疗内痔的各种方法虽然很多，但内痔套扎疗法仍以其操作简便，疗效确切，痛苦小，术后并发症少、疗程短等优点在内痔诸多疗法中仍占有重要的一席之地。特别是近年来，不断改进和创新并使用高科技材料制作的套扎器不断面世，使套扎疗法赋予了新的生命并得以发展和延续，医用多能吸注套扎器就是新时代应运而生的高科技产物。笔者使用该套扎器治疗Ⅱ、Ⅲ期内痔60例，并与一次性内痔套扎器治疗的60例作比较，收到较好的临床疗效，现报道如下。

1. 资料与方法

1.1 临床资料　按照就诊先后顺序，将120例Ⅱ、Ⅲ期内痔随机分为治疗组和对照组各60例。诊断标准执行国家中医药管理局《中医病症诊断疗效标准》[1]。治疗组60例中，男34例，女26例；年龄25~65岁，病史3~15年，Ⅱ期内痔32例，Ⅲ期内痔28例。就诊时大便带血或滴血，排便时肛门肿物脱出或自纳或手托复位者43例。1枚痔核者9例，2枚者13例，3枚者18例，4枚及以上者20例。对照组60例中，男38例，女22例；年龄23~64岁，病程3~12年。Ⅱ期内痔31例，Ⅲ期内痔29例，就诊时大便带血或滴血，或自纳或手托复位者41例。1枚痔核者8例，2枚痔核者15例，3枚痔核者18例，4枚痔核及以上者19例。两组病例的治疗全部在门诊完成，且两组患者在性别、年龄、病史、临床表现等方面具有可比性（$P>0.05$）。

1.2 术前准备　术前常规检查血、大便、小便三大常规。排除严重心、脑、肝、肾疾病者，排除糖尿病者。术前不禁食，治疗前嘱患者排空大小便，治疗当日不大便。

1.3 套扎器　治疗组选用济南戎翔医疗科技开发有限公司生产的医用多能吸注套扎器（国家中医药管理局首批向全国推荐的中医诊疗设备 国家专利产品 注册号：鲁食药监械（准）字2008第

2060057号 标准号：YZB/鲁0051-2008）。该套扎器包括多种一次性治疗吸盘及肛门镜，一次性注射器，有效避免交叉感染。标配一次性外痔套扎吸盘，内痔吸注套扎吸盘，检查肛门镜，治疗肛门镜。自带冷光源，治疗时无需借助外来光源。并具备吸注与套扎双重功效，既可根据患者病情对治疗部位单独实施吸注（注射药物术者可根据具体情况选用）或套扎，也可在同一治疗部位同时进行吸注和套扎。对照组选用一次性内痔套扎器，包括一次性使用无菌肛门镜（自带光源）、内痔套扎器、胶圈扩张管、橡胶圈、负压吸引器（套扎枪）。

1.4 治疗方法 根据术前检查，患者取膝胸位、侧卧位或截石位，常规肛周皮肤消毒。治疗组在无麻醉状态下完成治疗者49例，局部麻醉下完成治疗者11例；对照组在无麻醉状态下完成治疗者47例，局部麻醉下完成治疗者13例。

1.4.1 治疗组：①器械组装 准备好扩锥和乳胶圈，O型密封圈，消痔灵注射液（1份消痔灵注射液兑入1份1%利多可因注射液）。根据病情取出一次性吸盘，以出血为主的内痔选择吸注吸盘，以脱出为主的内痔选择吸注套扎吸盘。先将O型密封圈放置到吸盘与吸杆连接处以增强密封效果（用后取出O型密封圈，此密封圈可重复使用）。将吸盘连接杆连接到医用多能吸注套扎器吸杆上，并旋紧。取5ml一次性注射器，抽取消痔灵注射液并将其与吸盘注射器接头连接并固定在套扎器主机卡槽上，排空导管及注射器内的气体。然后将胶圈过渡到推锥上，右手固定吸盘，将推锥放在吸盘上，用手将胶圈过渡到吸盘壁上，取下推锥。扣动扳机将胶圈过渡到吸盘前端。放置备用。②治疗 根据术前检查情况，以润滑剂涂布肛门及检查用肛门镜，轻轻将肛门镜抵压肛门前方，缓缓将肛门镜推入肛内，仔细检查直肠下段黏膜和痔区情况，退出肛镜。同法插入治疗用肛门镜，镜身缺口对准要治疗的区域，以碘伏棉球反复消毒痔区黏膜2~3次。术者右手持吸注套扎器，左手固定肛门镜，将吸盘对准治疗区内痔核，尽量吸注痔核上缘，扣动扳机至全部行程的2/3处，推动注射器针栓注入消痔灵液，注药量以痔核黏膜充盈，表面毛细血管纹理征清晰可见为宜。注射完毕后继续扣动扳机至底部，此时听到橡胶圈的"咔吧"声，即完成一处内痔的注射与套扎。同法处理其他内痔。仔细检查被套组织是否完整。再次碘伏棉球消毒套扎痔核。取出肛镜。治疗完成后，肛内放入太宁栓或马应龙麝香痔疮膏等，无菌辅料包扎，术毕。嘱患者休息片刻，观察无异常后即可回家休息。

1.4.2 对照组：使用一次性内痔套扎器，将橡胶圈按说明固定在套扎器前端，无菌肛门镜涂润滑剂后插入肛内，暴露痔核后以碘伏棉球反复消毒直肠下段及痔区黏膜2~3次。术者右手执套扎枪，左手固定肛门镜。将套扎器前端深入肛门镜内暴露的痔核表面，扣动套扎枪负压扳机，将痔核吸入套扎管内，然后扣动套扎胶圈扳机，将橡胶圈套扎于痔核根部。同法处理其他痔核，仔细检查被套组织是否完整。再次碘伏棉球消毒套扎痔核。取出肛镜。治疗完成后，肛内放入太宁栓或马应龙麝香痔疮膏等，无菌辅料包扎，术毕。嘱患者休息片刻，观察无异常后即可回家休息。

术后当日两组患者均嘱其卧床休息，治疗期间不吃辛辣刺激性食物，适当多食蔬菜水果，保持大便通畅，排便时切记用力努责。次日大便后肛门部坐浴，以太宁栓或马应龙麝香痔疮膏等纳肛。无特殊情况，3日后回医院复诊。

1.5 观察指标 ①疼痛：执行WHO疼痛分级标准。0级：无痛或稍感下坠不适；Ⅰ级：轻微疼痛可忍耐，无需止痛药物，不影响睡眠；Ⅱ级：疼痛较重，口服止痛药可缓解，轻微影响睡眠；Ⅲ级：疼痛严重，不能忍受，严重影响睡眠，需肌注止疼药才能缓解。②尿潴留：Ⅰ度：术后小便自主顺畅排出；Ⅱ度：经小腹部热敷按摩、流水声诱导或肌注新斯的明后顺利排出；Ⅲ度：小便不能顺利排出，需导尿。③肛门坠胀：0度：术后肛门无坠胀；Ⅰ度：肛门轻微坠胀，不影响站立和活动；Ⅱ度：肛门坠胀较重，站立、蹲踞和活动后加重，平卧后能缓解；Ⅲ度：肛门坠胀重，有痛苦表情，影响站立、蹲踞和活动，时时有欲便感。④术后出血：0度：术后排便时无出血；Ⅰ度：大便时少量带血，未见滴血；Ⅱ度：大便时滴血，出血量在10余滴左右，站立后血止；Ⅲ度：大便时滴血较多，一次出血量在10ml以内，经用止血药缓解；Ⅳ度：大便出血较多，一次出血量>20ml，肛镜检查见有明显出血点或有波动性出血，需缝扎止血。⑤疗效判定标准：按照国家中医药管理局颁布的《中医病症诊断疗效标准》判定。治愈：症状消失，痔核消失；好转：症状改善，痔核缩小或痔核萎缩不全；无效：症状及体征均无变化。

1.6 统计学方法　数据分析采用SPSS13.0软件进行统计学分析，计量资料以 $\bar{x} \pm s$ 表示，组间比较采用t检验，以 $P<0.05$ 为差异有统计学意义。

2. 结果

两组术后均无即时性出血。两组术后肛门疼痛、肛门坠胀、尿潴留方面比较差异无统计学意义，$P>0.05$，见表1。治疗组术后橡胶圈脱落时间最短5天，最长12天，平均8天；对照组术后橡胶圈脱落时间最短5天，最长最长15天，平均11天。但在术后出血、橡胶圈脱落后创面愈合时间及远期治愈率方面治疗组明显优于对照组，$P<0.05$，见表2。

表1　两组术后肛门疼痛、肛门坠胀、尿潴留观察指标结果比较（$\bar{x} \pm s$）

组别	例数	肛门疼痛（例）				尿潴留（例）			肛内坠胀（例）			
		0级	Ⅰ级	Ⅱ级	Ⅲ级	Ⅰ度	Ⅱ度	Ⅲ度	0度	Ⅰ度	Ⅱ度	Ⅲ度
治疗组	60	42	15	3	0	58	2	0	12	48	0	0
对照组	60	41*	16*	3*	0	59*	1*	0	13*	47*	0	0

* $P>0.05$　VS 对照组

表2　两组术后出血、创面愈合时间及远期治愈率观察指标结果比较（$\bar{x} \pm s$）

组别	例数	术后出血（例）					创面愈合时间（d）	3年复发率（%）
		0度	Ⅰ度	Ⅱ度	Ⅲ度	Ⅳ度		
治疗组	60	48	9	3	0	0	15.0±1.9	2（3.3）
对照组	60	30*	15*	5*	8*	2*	19.4±2.3*	3（5.0）*

* $P<0.05$　VS 对照组

3. 讨论

内痔胶圈套扎疗法始于20世纪50~60年代，1954年Blaisdell制成一小巧器械，亦即世界最早之结扎器，用丝线或肠线结扎内痔，然而此种结扎法扎线有时会过早松动，偶尔有严重出血之例，此后Blaisdell改为胶圈套扎。1963年Barron首用胶圈套扎法，其应用Gravlee脐带结扎器的原理，用扩圈圆锥将胶圈套至结扎器套管上，用来结扎内痔[2]。我国内痔套扎疗法的研究是从中医传统结扎疗法发展而来。1964年黄乃健教授用胶圈套扎内痔，并设计了不同类型的内痔套扎器。嗣后，陆琦、邓正明、喻德洪、杜克礼、芮恒祥、李润庭等我国著名肛肠病学家分别研制了不同的内痔套扎器，使内痔套扎疗法得到了长足的发展，并收到了较好的临床效果。

就目前痔的临床治疗效果来看，虽疗法众多，但各有其优缺点，各有其相对的适应症与禁忌症。为提高疗效，降低复发、减少和杜绝并发症，广大的肛肠外科临床工作者对治疗痔的疗法和术式不断进行探索和创新，人们越来越认识到单一术式或单一的治疗模式所存在的弊端和不足，而改良术式、联合术式等综合的治疗方法在痔的治疗中突显优势。一些改良术式，联合术式如改良外剥内扎术，消痔灵注射结合外剥内扎术，PPH配合消痔灵注射术，PPH联合HCPT术，PPH联合外剥内扎术，PPH加外剥内扎加消痔灵注射术，改良外剥内扎加痔软化剂注射术等屡见报道。医用多能吸注套扎器的研发就是以中医外治法理论为指导，结合中医内治法中"清热凉血"、"活血化瘀"的治疗原则，以现代医学及生物力学等对痔病的认识的综合理论为依据，在总结吸收前人智慧的基础上诞生的。实行套扎疗法有两个非常重要的环节，一是如何将橡胶圈顺利套扎于痔的基底部，这是操作程序的重点。主要靠套扎器和辅助器械的正确使用来完成。医用多能套扎器在很好地解决了这两个重要环节的同时，研发设计者又巧妙地将注射疗法与套扎疗法有机地融为一体，实现了一机多能的治疗模式。既保证了痔治疗的彻底性，又保证了痔治疗后的出血与复发。使痔的套扎疗法产生了一个质的飞跃。

本产品采用负压原理，利用真空负压将所治疗的内痔吸入吸盘，使痔组织与正常组织拉开间隙，吸盘内的注射针头准确刺入痔体，将已配制好的硬化剂或其他药液即可注入痔体基底部，既改解决了以往注射时的进针力学方向，又解决了注射疗法进针深度不易掌握及药液不能注射到病变部位的问题，注射后紧接着就是进行胶圈套扎，吸注给药的针孔被胶圈闭合，有效阻止了注射药物的外溢与倒流，使药液能充分地发挥其治疗作用。从临床对比观察来看，治疗组治疗后出血明显少于对照组，套扎痔核脱落后创面愈合时间明显少于对照组，远期治愈率明显高于对照组。究求其原因：其一，治疗组是先注射后套扎，笔者所用药物为消痔灵注射液，消痔灵有收敛、固脱、止血的作用，注射到痔体内，使痔组织蛋白凝固，痔血管硬化萎缩，能有效地阻止痔上动脉的血供，既加速了痔核的枯萎，又能有效防止痔脱落期引起的大出血，故套扎痔核脱落后不会产生继发性大出血的危险，增加了套扎疗法的安全性；其二，由于痔核脱落后创面出血少且持续时间短，因而加快了创面的愈合时间；其三，由于硬化剂的持续作用，痔上动脉被硬化萎缩，治疗组远期治愈率明显高于对照组。

注射疗法、套扎疗法本来是两种不同的独立的治疗内痔的方法，医用多能吸注套扎器将其合二为一，可达到优势互补，减少并发症，近远期疗效俱佳的效果。

参考文献：略。

自动痔疮套扎术（RPH）结合剪口结扎术治疗混合痔的临床研究

何永恒[1]　易佳敏[2]

（1 湖南中医药大学第二附属医院 410007　2 湖南中医药大学研究生院）

痔（Hemorrhoids）是临床上一种十分常见的疾病，根据我国流行病学调查显示，痔的年发病率为46.3%，主要是由于肛垫病理肥大、下移和肛周皮下血管丛血流瘀滞形成的团块。本文探讨RPH结合剪口结扎术治疗混合痔的临床疗效与并发症，现报道如下。

1. 资料与方法

1.1 一般资料

选取我科2013年3月至2014年2月收治的120例诊断为混合痔并完善相关术前检查，拟行手术治疗的住院患者。随机分为3组，治疗组40例，男28例，女12例，年龄20~68岁，平均40.38岁，RPH组40例，男27例，女13例，年龄20~72岁，平均42.8岁，对剪口结扎组40例，男24例，女16例，年龄20~70岁，平均42.55岁，三组在年龄、性别、痔病程度方面差异无统计学意义具有可比性。

诊断标准：参照中华医学会外科学分会结直肠肛门外科学组、中华中医药学会肛肠病专业委员会、中国中西医结合学会结直肠肛门病专业委员会2006年联合发布的《痔临床诊治指南》[1]。

纳入标准：①符合混合痔的诊断标准；②年龄18~70岁；③既往无肛门手术史及肛门外伤史；④知情同意，自愿受试的住院患者。

排除标准：合并肛裂、肛瘘、肛周脓肿、肛周Paget、肛周Bowen病、直肠息肉及各种肛周皮肤病者。

1.2 治疗方法

1.2.1 术前准备、麻醉与体检参照《实用肛肠外科手册》[2]。

1.2.2 自动痔疮套扎术结合剪口结扎组：

①肛管内置入肛窥器，显露齿状和内痔块。②将负压吸引接头与外源负压抽吸系统相接，并确认

负压释放开关处于关闭状态。③经肛窥器置入枪管并对准目标，在负压抽吸下组织即被吸入枪管内。当负压值达到-0.08——0.1mpa时，即可转动棘轮。一般转动7~9个刻度即可释放胶圈，同时将目标组织牢牢套住。④打开负压释放开关，释放被套扎的组织（约小指尖大小）。⑤充分暴露残留痔核，弯海绵钳夹住痔核部分，固定。手术剪沿相应方位，与肛缘呈放射状，从外痔基底部按"V"形剪口剪到齿线，修剪剪口边缘，使引流通畅。⑥用两手食指将丝线顶入痔核尽头，绕痔核一周，在钳下剪口处进行结扎，然后剪去结扎部分约2/3痔核组织。同法处理其余混合痔。⑦检查结扎线是否扎紧，创面有无活动性出血点，用九华膏纱条置肛内，填塞压迫，无菌纱布胶布压迫固定。

1.2.3 自动痔疮套扎术组：参照文献[3]中的操作步骤进行。

1.2.4 剪口结扎术：参照《实用肛肠外科手册》[4]中剪口结扎术操作步骤。

1.2.5 术后处理：

所有经以上三组方案治疗的病例术后均予3天常规止血、5天常规抗炎治疗，每日予中药坐浴，九华膏换药至痊愈。

1.3 观察指标

1.3.1 愈合时间：从术后第一天开始至各项临床症状消失的天数。

1.3.2 肛门镜检：观察术后1个月的内痔回缩不良及赘皮残留情况。

1.3.3 术后并发症发生情况

①直肠阴道瘘：参照《实用肛肠外科手册》。②直肠尿道瘘：参照《大肠肛门病治疗学》[5]。③术后大出血：参照《实用肛肠外科手册》[6]。④急性尿潴留：参照《外科学》[7]。⑤肛门狭窄：记分标准参照《现代肛肠诊疗外科学》[8]。⑥肛门失禁：参照《实用肛门手术学》[9]。

1.3.4 疗效标准[10]：痊愈：临床症状、体征消失，痔体消失，创口完全愈合。好转：临床症状、体征改善，痔体缩小，创口愈合。无效：临床症状、体征无变化。

1.4 统计学分析

应用SPSS 17.0统计软件，计量资料以$\bar{x} \pm s$表示，采用t检验，计数资料采用X^2检验，$P<0.05$为差异有统计学意义。

2. 结果

2.1 3组术后愈合时间、术后1月随访肛镜下内痔回缩不良及赘皮残留情况比较

自动痔疮套扎术结合剪口结扎术组愈合时间较剪口结扎术组短（$P<0.05$），与自动痔疮套扎术组相当（$p>0.05$）；在术后1月随访肛镜下内痔回缩不良及赘皮残留方面均优于两对照组（$P<0.05$）。见表1。

表1 3组术后愈合时间、术后1月随访肛镜下内痔回缩不良及赘皮残留情况比较

组别	愈合时间（d）	内痔回缩不良（例）	赘皮残留（例）
RPH结合剪口结扎术组	10.35±2.02▲	1▲	2▲
RPH	9.90±2.21	8	15
剪口结扎术组	17.95±2.13	10	8

注：与RPH组比较$P<0.05$；与剪口结扎术组比较$P<0.05$

2.2 3组术后并发症情况比较

3组术后均没有发生直肠阴道瘘、直肠尿道瘘等严重并发症，复查肛门镜显示3组患者肛门直肠的黏膜完整连续，形态正常。

由表2可知，术后肛门失禁评分情况，RPH结合剪口结扎术组与RPH相比较，差异无统计学意义（$P>0.05$），但2组均明显低于剪口结扎术组（$P<0.05$）。术后急性尿潴留的情况，RPH结合剪

口结扎术组与 RPH 组相比较,差异无统计学意义(P > 0.05),但 2 组均明显低于剪口结扎术组(P < 0.05)。RPH 结合剪口结扎术组与 RPH 术后虽均发生了大出血病例,但差异无统计学意义(P > 0.05);剪口结扎术组术后发生大出血者所占比例较治疗组高(P < 0.05)。

表2 3 组患者术后并发症情况比较

组别	肛门狭窄(分)	肛门失禁(分)	术后大出血(例)	急性尿潴留(例)
RPH 结合剪口结扎术组	0.0 ± 0.0▲	0.19 ± 0.41▲	1▲	8▲
RPH	0.0 ± 0.0	0.0 ± 0.0	1	7
剪口结扎术组	0.87 ± 0.80	1.01 ± 0.84	3	10

注:与剪口结扎术组比较 P < 0.05

3. 讨论

混合痔手术治疗的发展趋势是既尽量保护肛垫不受破坏,同时又能有效消除混合痔的症状。

剪口结扎术手术操作简单,根治效果好,复发率较低,主要针对单发的或相互之间相对孤立的混合痔。该术式的缺点为一次最多只能切除 3 个痔块,在切除的痔块创面之间必须要保留一定的黏膜桥,否则术后容易引起肛门狭窄。

自动痔疮套扎术是在传统胶圈套扎术的基础上经过技术改良,从而兴起的一种痔病新疗法。其治疗的全过程实现了自动化、省时、省力、实用、简便。RPH 的治疗痔原理是:痔块经套扎之后黏膜组织皱缩,导致肛垫上提;局部出现炎症反应,致使黏膜、黏膜下层与浅肌层粘连。同时利用胶圈的弹性绞勒阻断部分痔疮的血供或减少静脉回流,减少痔的充血肥大或血流淤滞,使痔块萎缩。但经过大量的临床实践,单纯自动痔疮套扎术后仍会有部分痔块残留造成肛门部不适,患者术后多有负面影响,因此有必要采取联合手术的方法达到恢复肛门正常解剖状态的目的。

自动痔疮套扎术结合剪口结扎术是在汲取两者优点的基础上发展而来的。通过尽量保留肛垫行自动痔疮套扎术的同时,施用剪口结扎术,虽然增加了个别切口,但由于行自动痔疮套扎术术后肛垫大部分已经上提复位,外痔部分减少,故较单纯行剪口结扎术而言,切口就减小了很多,损伤也减少了很多,恢复也较快。此外,在行自动痔疮套扎术后由于黏膜皱缩,使肛垫上提,局部炎症反应使得黏膜、黏膜下层与浅肌层粘连,肛垫固定于较高位置,悬吊效果满意,肛门外观平整,符合大部分患者的心理。将使自动痔疮套扎术治疗痔的适应证得到拓展。

综上所述,本术式治疗混合痔与以往术式相比,不仅其疗效更高,而且有效地保护了肛垫组织,保持了肛管正常的解剖结构,具有更好的安全性。

参考文献:

[1] 中华医学会外科学分会结直肠肛门外科学组,中华中医药学会肛肠病专业委员会,中国中西医结合学会结直肠肛门病专业委员会,痔临床诊治指南(2006 版)[J],中华胃肠外科杂志,2006,9(9):461~463
[2] 何永恒主编.实用肛肠外科手册.第 1 版.长沙:湖南科学技术出版社.2004.311.316.
[3] 许瑞云.自动痔疮套扎术(RPH)治疗轻中度痔疮[J].岭南现代临床外科,2006,6(3):165~166
[4] 何永恒主编.实用肛肠外科学手册.第 1 版.长沙:湖南科学技术出版社,2004.361~366.
[5] 胡伯虎主编.大肠肛门病治疗学.第 1 版.北京:科学技术文献出版社.2001.421.
[6] 何永恒主编.实用肛肠外科手册.第 1 版.长沙:湖南科学技术出版社,2004.256~260.
[7] 吴在德,吴肇汉主编.外科学.第 1 版.北京:人民卫生出版社.2008.677~678.
[8] 徐忠法,左文述主编.现代肛肠诊疗外科学.第 1 版.济南:山东科技出版社,1993.259.
[9] 李春雨.张有生.实用肛门手术学[M].沈阳:辽宁科学技术出版社,2005:216.
[10] 国家中医药管理局.中华人民共和国中医药行业标准.南京:南京大学出版社,1994:132.

原位皮瓣留置或移行术治疗环状混合痔临床对比性观察与研究

徐飞[1] 涂圣兵[2] 张毅[2] 汪昭民[2]

(1 武汉市第八医院 湖北 武汉 430017, 2 湖北武汉第八医院南院 湖北 武汉 430017)

自2012年以来笔者采用原位皮瓣留置或移行术治疗环状混合痔124例，取得了满意的临床疗效。现总结如下：

1. 资料与方法

1.1 一般资料 选自2012年12月至2013年11月期间，在我院住院治疗的环状混合痔（内痔部分分期均为Ⅱ~Ⅲ期）病例124例，其中男69例，女55例；年龄20~68岁. 病程2~35年，其中伴肛裂12例，伴肛门肌瘤9例，合并肛周湿疹6例，慢性失血性贫血14例。将上述患者随机分为两组，观察组64例，在单纯外剥内扎术基础上行原位皮瓣留置或移行术，对照组60例，行单纯外剥内扎术。

所有病例均符合2000年中华医学会外科分会肛肠外科学组制定的《痔的诊断暂行标准》[1]。经统计学分析，两组病例术前在性别、年龄、病程、疾病分期的差异均无统计学意义，两组具有可比性。

1.2 治疗方法 手术前晚行清洁灌肠，术晨禁食，术前排尿，肌注镇静剂，均采用骶管麻醉，取膝胸位。对照组采用单纯外剥内扎术治疗[2]，观察组在此基础上加用原位皮瓣留置或移行术：（1）常规消毒铺巾，行手法扩肛后肛内探查有无合并直肠黏膜松弛糜烂及新生物等情况，必要时用双叶肛镜观察痔核分叶及分布情况等，然后设计手术切口，并充分考虑到留置原位皮桥；（2）小切口行外剥内扎，用直剪在外痔部分作狭长"V"形切口至肛缘，然后提起切除外痔部分，钝性加锐性剥离外痔部分至肛缘皮肤与黏膜交界处，并在肛缘至齿线范围内作内收的"八"字型切口至齿线上0.3cm，使内收的切口能有留置皮瓣皮桥的空间，组织钳提起切口皮缘下曲张静脉团及血栓，用组织剪分别向两侧潜行剥离使留置的原位皮瓣、皮桥平整；（3）沿肛管纵轴柱状钳夹内痔痔体，双10号线双重结扎一次后再用单10号结扎加强，于"V"型切口对原位皮瓣行留置固定处理，用双1号丝线行半闭式缝合，切除全部外痔残端及部分内痔残端；（4）遇到痔体相连，没有明确的界线时，在外剥内扎后可行相邻局部皮瓣转移修复，皮瓣向侧方旋转向临近创面并行缝合固定。（5）同法处理其它痔体，如果外痔不规则，可采用融合翼状辅助切口彻底剥离外痔痔体，使肛周皮肤达到平整，减少术后肛周皮瓣水肿后期形成皮赘；（6）仔细观察创面有无活动性出血、肛管狭窄及原位留置皮桥有无内外翻情况，无异常后肛内填塞凡士林纱条，塔形纱布加压包扎，丁字带固定；（7）术后控制排便24h，便后给予中药熏洗坐浴，每日2次。术后第7~8天拆线。常规使用抗生素5天，止血针2~3天。

1.3 统计学方法 计量资料为正态分布时，采用t检验，方差分析；计量资料为非正态分布时，采用秩和检验；计数资料比较采用x^2检验，$P<0.05$为差异，有统计学意义。

2. 结果

本组64例（观察组），全部临床治愈。术后愈合时间12~21，平均18天，术后3个月随访，均未出现排便困难，肛门外观平整，指诊肛管收缩功能正常，未触及肛管紧缩环及肛门狭窄。与60例按传统外剥内扎术治疗的患者（对照组）在愈合时间及并发症上比较，结果见表1、表2。

表1 两组患者术后伤口愈合时间

组别	例数	愈合时间（天）
观察组	64	16±2.65
对照组	60	15±3.16

备注：两组愈合时间比较，$P>0.05$

表2 两组患者手术及术后并发症等情况比较

例数	手术时间(min)	术后并发症								复发(例)
		术后出血	术后疼痛	尿潴留	肛门狭窄	黏膜外翻	肠液外溢	痔核赘皮残留(美观度)	肛门失禁	
64	38.3±14.4	3	8	2	1	1	2	3	0	3
60	33.4±12.5	2	14	2	3	3	4	9	2	4
P值	>0.05	>0.05	<0.05	<0.05	<0.05	<0.05	<0.05	<0.05	<0.05	>0.05

3. 讨论

环状混合痔作为肛肠科较复杂的常见病，临床治疗颇有难度。探索一种既能彻底消除临床症状，又能尽量减小对正常肛管生理解剖结构破坏的手术方式是目前治疗环状混合痔的研究方向。外剥内扎术是一经典术式，沿用多年，疗效确切［2］，但其容易引起术后疼痛、肛缘水肿、肠液外溢、遗留皮赘外痔有损美观等。我科在临床工作中对传统外剥内扎术进行改良，加用原位皮瓣留置或移行术治疗环状混合痔，明显减少了单纯外剥内扎术后并发症的发生，特别是保持了肛门外型美观。本研究显示：两组患者创面愈合时间，术后出血无差异、但在减轻术后疼痛、肛缘皮瓣水肿及防止术后肛门狭窄、肠液外溢、肛门失禁、肛门外观美观等方面有差异，但我们的手术方法无肛门失禁之虞，在"寸土寸金"的肛管皮肤上面大限度的保留了正常肛管皮肤，使肛门并发症发生及美观度方面有明显提升。

在治疗过程中，关键在于手术伤口设计以及缝合技巧。我们体会如下：外痔剥离的V形切口应成尖端向外的V形，切口边缘整齐，皮瓣对合良好，切口应呈放射状，宜将V形切口尖端向外延长0.5cm，以利引流［3］。切口设计不宜过多，一般不超过3～4个。保留足够的皮桥数量，并设计皮瓣宽度，两切口间宽度不应小于0.5cm。遇到痔体相连，没有明确的界线时，且皮瓣较冗长时，在外剥内扎后行皮瓣设计，可将相邻局部皮瓣做Z型移行并做皮缘缝合固定修复，或做部分皮瓣切除后一期缝合，亦可皮瓣向侧方外侧方移行至开放创面加以缝合锁边固定，在行皮瓣转移后，提供皮瓣区域应该马上进行缝合封闭，以防大面积出血和造成供区愈合缓慢，或形成皮瓣外翻、皮瓣水肿。这样可以预防皮桥术后呈悬空状态，进而引起水肿；还可以有效减少术后皮赘遗留，使术后直肠肛管的形态、生理功能更接近正常［4］。尽量在术中对保留皮瓣下方血管性衬垫进行剥离切除，必要时可翻转皮瓣进行操作。若采用传统的切除方法，切除过多则易引起肛周大面积皮肤缺损，切除过少则易形成术后肛周皮赘，原位皮瓣留置或移行术可以充分保留皮桥，术后肛门光滑度高，肛门整复效果好，是一值得推广的改良外剥内扎术式。

参考文献：略。

运用信诺 XNG – ZZ. XNECR 专利电极钳配合芍蓓注射液治疗环周型混合痔285例临床观察：

陆敬华　葛晓平

（江苏宿迁肛肠专科医院肛肠科　江苏宿迁　223800）

我院运用信诺 XNG – ZZ. 肛肠多功能检查治疗仪 XNECR 专利防出血电极钳配合芍蓓注射液注射治疗环周型混合痔285例，取得了满意的疗效，现报道如下：

临床资料：本组男198例、女87例，年龄35～64岁，患病时间4～30年，曾经接受手术治疗

或注射治疗81例,行PPH治疗15例,合并嵌顿19例

治疗方法： 嘱患者术前排空大小便,不需清洁灌肠,左侧卧位于手术台上,常规消毒手术野,铺方巾、洞巾,在局麻成功后手法按摩扩肛至可纳3~4指。如有嵌顿内痔给予回纳肛内。在肛镜下注射芍蓓注射液1:1（芍蓓注射液与利多卡因注射液）于内痔部分。要求：见痔进针,进针退针,从小到大,饱满为度,不在同一平面,一次用量20~30ml,查无出血,退出肛镜。再次消毒手术野,用爱力斯提起外痔部分,稍作分离,用XNECR专利电极钳钳夹并提起外痔部分。通电,听到报警声4~6秒后放松电钳,并切除其上三分之二,同法处置其他点位。要求不再同一平面,以防肛门狭窄。充分止血,查无出血,再次消毒后取复方角彩酸脂栓一枚纳肛,玉红生肌油纱条包明胶海绵放置肛内外,直肠放置橡胶肛管引流,排气。无菌纱布敷料呈塔形加压包扎,丁字形纱布绷带固定。手术顺序结束安返病房。术后常规给予抗生素头孢类加奥硝唑静脉滴注5~7天。术后24小时后方可排便常规给予痔康宁洗剂（宿迁肛肠医院内制剂）熏洗坐浴局部换药复方角菜酸酯栓一枚纳肛,玉红生肌膏换药至全痊愈嘱保持大便勿干燥。忌辛辣、畅情志、慎起居。

结果： 本组285例,平均住院10天痊愈25天术后无肛门水肿。狭窄、失禁发生。8例因大便干燥,蹲厕时间长大便出血呈带血,滴血少许。给予油纱条包明胶海绵加云南白药粉压迫创面好转,大便干燥口服润肠通便药,粗纤维饮食。全部治愈。有效率100%随访3年无复发.

讨论： 环周型混合痔治疗方法很多,临床大多采用外剥内扎术治疗方法疗效肯定但是不能一次治愈需多次手术极易造成环状狭窄肛门失禁、恢复时间长病人疼痛剧烈。特别是内痔结扎线意外脱落后造成大出血等并发症。PPH治疗虽然住院时间短易造成肛门狭窄、感染、出血等并发症。残留的外痔部分往往再次复发需要再次手术并且PPH价格昂贵,加重患者的经济负担。我科采取信诺XNG-ZZ. XNECR专利电极钳配合芍蓓注射液治疗环周型混合痔。疗效满意、费用低廉,芍蓓注射液是由柠檬酸、没食子酸、芍蓓苷等组成,具有收敛固涩、凉血止血、活血化瘀,用于各期内痔及静脉曲张型混合痔治疗中的止血使痔核萎缩功效对部分病人有术后疼痛坠胀感的给予双氯芬酸钠缓释片一片口服即可缓解。信诺XNG-ZZ.肛肠多功能检查治疗仪XNECR专利防出血电极钳是通过采用等离子技术,使组织内带电离子和偶极子在两极间高速震荡产生内源性的低温,使其病变组织根基部迅速干结。采用电脑程序控制,全自动传感器感应、开机自检、有完善的自动保护装置。治疗时能在短时间内使其组织间液干结,病灶部位坏死,继而自行脱落。其特点是对治疗部位不碳化、不焦化、不结痂、不水肿,温度低、血管闭合好、无异味,治疗时间短（3—6秒）,术中术后不出血；产热快不向周围扩散,不会立即脱落。电极治疗时不产生电弧,对周围组织无损伤,患者痛苦少、康复快、无不良反应、无感染及并发症,低温切割对周围组织无损伤,大大减轻病人痛苦、缩短康复周期。具有创面不出血,不需缝合避免了外剥内扎,内痔结扎创面意外出血,外痔部分损伤大的缺点减少了术后肛门不平整、肛缘淋巴回流受阻造成肛门水肿及外痔切至齿线附近结扎线脱落造成大出血的情况,具有疗效确切、病程短、不良反应少、不会引起肛门狭窄、失禁、出血等并发症的优点值得临床推广。

痔上黏膜缝扎+多发混合痔分段外剥内扎术治疗多发混合痔疗效观察

孔令玉 高树波

（济宁医学院附属医院 肛肠外科 山东济宁 272029）

多发混合痔（包括环状混合痔）是肛肠科难治性疾病之一,临床对其治疗以手术为主,且手术方式多种多样,以往的手术治疗,尤其是单纯分段结扎开放式术式治疗后残留的痔核易水肿、复发,彻底切除病灶又易导致肛门狭窄和不同程度失禁等并发症而使手术效果不满意。目前常以切除病灶,消除症状为目的,多采用分段剥扎法或母痔区剥扎法。为了探讨一种合理的治疗多发混合痔的手术方

法及减少术后并发症的发生。自 2006 年 06 月 – 2009 年 01 月我们采用痔上黏膜缝扎 + 多发混合痔分段外剥内扎术治疗多发混合痔（包括环状混合痔），通过临床观察、术后随访，取得满意疗效。现总结报告如下：

1. 临床资料

1.1 一般资料 按照 2002 年中华医学会外科分会肛肠外科学组制定的《痔的诊断暂行标准》[1]，选择自 2006 年 06 月 – 2009 年 01 月济宁医学院附属医院肛肠外科住院患者中，符合多发性混合痔（包括环状混合痔）具备手术指征的患者 507 例，其中男性 280 例，年龄 18～67 岁，平均年龄 41.0 岁，病程 1.1 年～30.7 年，平均 17.4 年；女性 227 例，年龄 20～69 岁，平均年龄 40.2 岁，病程 1.4 年～42.5 年，平均 24.3 年。致病因素以过度劳累、辛辣刺激、过度饮酒、大便干结等为主，女性患者还有分娩因素。症状均以静脉曲张、内痔脱垂、出血为主。

1.2 治疗方法

1.2.1 术前准备：术前查血尿常规、凝血常规、肝肾功、生化、ECG 及胸片等，排除手术禁忌证。术前 6 小时禁食，4 小时禁水，术前 3 小时予清洁灌肠。术前半小时予抗生素预防感染。精神紧张者可给予苯巴比妥钠 0.1 g 术前半小时肌肉注射。

1.2.2 手术方法：患者取俯卧位，宽胶布固定肛门，暴露术野。2% 利多卡因 10ml、0.75% 左布比卡因 5ml、注射用水 5ml，予骶管（腰俞穴）麻醉，麻醉满意后，术区及肛管常规消毒、铺无菌巾，再次肛管直肠碘伏消毒后，直肠指诊结合肛门镜检查，查清痔核部位、数目、大小及肛管内外病变关系，注意有无合并血栓、水肿及糜烂，并根据混合痔痔核大小、外痔突起的情况及分布设计切口，选择 3 个母痔区作为痔上黏膜缝扎及外剥内扎部位（此为主要方位），对部分主痔不在母痔区者，则选择主痔区作剥扎点。首先选择一母痔区，于痔核上极约 1.0cm（直肠黏膜松弛隆起）处用 7 号丝线贯穿缝扎痔动脉，并连续向上缝合 3 针，约 2～3cm，收紧结扎以上提直肠黏膜（注意缝扎深度，不要缝扎过深，缝扎到括约肌患者术后疼痛剧烈，过浅痔动脉缝扎不全，易出现血肿）。然后选取较明显的痔核为一段之中心，一般分三到五段，段与段之间尽可能以痔体两侧皮肤自然凹陷处为界，保留肛管皮桥和直肠黏膜桥，剪开外痔基底部皮肤，从沿外括约肌皮下部及内括约肌浅面向上剥离外痔静脉丛至齿线上方 0.5cm，尽量保留 Treitz 肌完整，大弯血管钳沿切口方向钳夹内痔核基底部，以 7 号丝线在大弯血管钳下结扎，将剥离出的外痔与内痔 2/3 一起剪除，修剪创面，使切口呈"V"形，以利引流，同法处理其他母痔区痔核（注意黏膜缝扎时尽量不在同一个水平面上，结扎痔核残端上下错开结扎，使之错开成齿形，相邻两痔核间保留不少于 0.3cm 的皮桥，力求肛管覆盖皮肤平整美观）。将两点之间多余的外痔部分做微创切口予以切除，注意清除切口下的血窦及曲张静脉团。术毕，以食指伸入肛门将痔核残端及其下移组织向肛管直肠内复位好，亚甲蓝、左布比卡因混液创缘注射，并以京万红纱条填塞创面，塔形敷料覆盖，丁字带包扎，宽胶布固定。

1.2.3 术后处理：手术后当天去枕平卧 4 h，术后第 1 天进半流质饮食，术后第 2 天进普通饮食。其中术后第 2 天排便者 176 例，术后第 3 天排便者 304 例，术后第 4 天及以上未排便者 27 例，予以肥皂水 600ml 灌肠。排便后常规肛肠换药，常规使用抗生素 3–5 d 预防感染。

2. 结果

2.1 观察指标：(1) 手术时间。(2) 术后住院时间。(3) 术后肛门疼痛：参考 WHO 疼痛程度分级标准[2]。0 级，无痛或稍有下坠不适；Ⅰ 级，轻微疼痛可忍受，无需应用止疼药，不影响睡眠；Ⅱ 级，疼痛较重或有肛门下坠感，口服止疼药缓解，轻微影响睡眠；Ⅲ 级，疼痛重，不能忍受，严重影响睡眠，口服止疼药效果差，需肌注止疼药物，方能缓解。(4) 术后继发性出血。(5) 尿潴留：指术后当天需导尿并留置尿管。(6) 创缘水肿。(7) 术后肛管直肠狭窄。(8) 疗效判定标准参照《痔疮诊疗标准》[3]。治愈：症状消失，脱出痔块消除，肛门功能正常；好转：症状缓解，脱出痔块缩小；未愈：症状和体征均无变化。(9) 肛门功能评价标准按 Hiltunen 标准。正常：肛门对大便、肠液、肠气的控制均正常；肛门部分失禁：肛门对稀便、肠液、肠气不能控制，或污染内裤；肛门完全失禁：肛门对成形大便不能控制。

2.2 疗效 本组507例全部治愈，肛门功能正常，平均手术时间26.3分钟，均无术后大出血、肛周感染、肛门狭窄或肛门失禁。部分患者出现暂时性大小便功能恢复不良、创缘水肿等，经心理干预、理疗、坐浴等相应对症处理后均缓解。平均住院9.1天，所有患者随访1年～3年，无复发，无肛门直肠黏膜外翻、肛门狭窄、感觉性肛门失禁等远期后遗症。

3. 讨论

外剥内扎术最早由Miles在1919年提出，1937年英国圣·马克医院的Milligan和Morgan[4]对该手术方式进行了改良，一般称为Milligan—Morgan手术，是目前临床上最为常用的手术方式之一，他们的"肛管外科解剖及痔的手术"论文被译为20世纪经典之作。1975年Thomson[5]提出"肛垫下移学说"，认为痔不仅是由于肛管黏膜下的静脉曲张所致静脉瘀滞造成的，而且是肛垫病理性肥大、移位。这种学说越来越得到大家的公认，但由于学说认同的不一致性，导致临床手术的多样性。根据肛垫学说，1998年意大利外科医生Antonio Longo[6]提出通过直肠下端黏膜和黏膜下层组织环形切除治疗Ⅲ、Ⅳ度脱垂内痔的新方法，并根据这一机制设计出PPH，但其主要治疗机制不是治疗痔核本身，而是切除痔区以上的直肠黏膜，通过牵拉作用，将脱垂的痔核回拉肛内达到治疗目的。

现代治疗痔的重要原则为保护肛垫，使病理性肥大、移位的肛垫恢复正常[7]。它强调肛垫的肥大及下移是症状性痔核的病理学基础，不加限制的切除肛垫必然导致肛门直肠正常生理功能的丧失，但并没有明确否定传统的多发混合痔分段外剥内扎术。Read等[8]认为肛垫的完整性及其敏感性并非控便不可少的因素，肛垫感觉对肛门自制虽起一定作用，但非主要作用。因此，限制性切除不会影响肛门的控便功能。

基于此原理，我们将传统术式进行改良，采用的多发混合痔外剥内扎+痔上黏膜缝扎术，分点选择痔上黏膜缝扎，有效避免了术后肛管直肠狭窄这一主要并发症，明显优于PPH术，此外还具有以下优点：(1) 行痔上黏膜缝扎，不仅将痔动脉结扎，阻断了痔扩张的血管，使之萎缩消失，并且利用缝扎的直肠黏膜做悬吊支点，将脱垂的肛管黏膜、肛管皮肤恢复到正常的解剖位置，可以消除直肠黏膜进入肛垫区而形成的感觉功能障碍，还有利于判断并仅处理增生的病理性组织，保留正常的肛管黏膜、肛管皮肤及肛缘皮肤，最大程度地保护了肛门的精细的控便能力，从而有效地避免了肛门直肠黏膜外翻、肛门狭窄、感觉性肛门失禁的发生。(2) 病理组织外剥内扎后形成的疤痕组织可以将恢复正常解剖位置的肛管组织重新固定，并通过疤痕组织将Treitz肌与肛管黏膜重新连接，恢复Treitz肌的生理功能，更有利于肛管黏膜的固定。(3) 痔核之间保留一定的皮桥及黏膜桥，外痔各切口间对皮下曲张的静脉团进行潜行剥离，使得术后肛周皮赘及创缘水肿明显减少，提高了多发混合痔的治愈率，降低了术后复发率。

术中需注意以下几点：(1) 根据多发混合痔痔核的部位、数量、形态及混合痔的间隙，设计好痔核分段以及保留肛管皮桥黏膜桥的部位与距离。(2) 相邻两痔核间保留不少于0.3cm的皮桥，黏膜桥大于0.5cm，同时内扎面应在不同平面，避免术后肛门狭窄。(3) 外痔"V"形切口要减少张力，以利引流，避免水肿。(4) 多发混合痔分段外切内扎时，将两点之间多余的外痔部分做微创切口予以切除，注意清除切口下的血窦及曲张静脉团。(5) 术毕必须以食指伸入肛门将痔核残端及其下移组织向肛管直肠内复位好。

部分患者术后除暂时性大小便功能恢复不良外，均无明显并发症、后遗症发生。总之，我们采用痔上黏膜缝扎+多发混合痔分段外剥内扎术治疗多发混合痔，以肛垫学说为基础，对传统外剥内扎术的改良术式，有效降低了术后出血、创缘水肿发生概率，避免黏膜外翻、肛门狭窄、感觉性肛门失禁等远期后遗症，提高了多发混合痔的治愈率，降低了术后复发率，不失作为治疗多发混合痔比较合理有效的术式予以推广。

参考文献：

[1] 黄乃健．中国肛肠病学［M］．济南：山东科学技术出版社，1996：456—458．

[2] 刘俊青 邹魁英 李贵信，等．痔瘘围手术期的镇痛治疗［J］．中国肛肠病学，2002，22（3）：22．

[3] 丁义江．肛肠病特色专科实用手册［M］．北京：中国中医药出版社，2007.16．

[4] Milligan ETC, Morgan CN, Nantone LE, et al. Surgical anatong of the anal canal and the operative treatment of hemorrhoids［J］. lancet, 1937, 2：1119.

[5] Thomson WH. The nature of hemorrhoids［J］. Br J Surg, 1975, 62（7）：542—552.

[6] Longo A. Treatment of hemorrhoids disease by reduction of mucosa and hemorrhoidal prolapse with a circular suturing device：a new procedure［J］. Proceedings of the 6th World Congress of Endoscopic Surgery［M］. Italy：Rome, 1998：777—784.

[7] 张东铭，杨新庆，陈朝文，等．痔病［M］．北京：人民卫生出版社，2004：9，56，212．

[8] Read MG, Read NW, Haynes WG, et al. A prospective study of the effect of haemorrhoidectomy on sphincter function and faecal continence［J］. Br J Surg, 1982, 69（7）：369—398.

中西医结合治痔病概述

泰来县人民医院　赵玉华

痔，是肛肠疾病中的常见病、多发病。我国对痔很早就有所认识。古人所言"痔疮"，实际上包括了多种肛门疾病。至今我国、日本等国家，一般仍按传统把肛门科及肛肠科称为痔裂等。英国等国称为"Hemohoiels"或"joiles"前者从希腊字而来，意即出血，这是以出血的临床特征命名的；但并非所有的痔都出血，有些痔可以从不出血。以后，又有从拉丁语"pila"而命名"piles"。pils为球的意思，这是从痔的外形命名，泛指所有类型的内外痔。作者本文所言痔病即是此意。目前国内通常将痔病分为内痔、外痔、混合痔。

1. 痔的病因

中医对痔的病因主要是以下几点：

1.1 饮食不节：《内经》有云"因而饱食，筋脉横解，肠癖为痔。"

1.2 便秘：长期便秘，可致使直肠周围血行受阻，淤积成痔。

1.3 久坐久行，竭力负重。

1.4 腹脏虚弱。

1.5 其他脏腑病变的影响。

1.6 情志失调。

1.7 房事过度。

1.8 妊娠。

1.9 久泻久痢。

西医学认为发生痔的原因首先是解剖学因素，其次是便秘、感染、妊娠、遗传、门静脉系统高压等因素对痔的形成有很重要影响；另外还有静脉曲张学说，血管增生学说，黏膜滑动学说。尽管各家学说很多，但痔的发生与排便关系最大。

2. 痔的分期，分类

曾有人将痔分为四期即：一期以出血为主；二期以脱出需手法复位；三期以脱出为主；四期合并外痔，不能完全还纳。但多数学者不赞成痔的分期，而将痔分为三类——即内痔、外痔、混合痔。将内痔分为三期（1975年全国肛肠会议——衡水会议制定）一期：排便时带血，无脱垂，齿状线上黏膜呈结节状隆起；二期：排便时带血，滴血或射血，内痔脱出，可以自行还纳；三期：排便时或咳嗽、劳累负重引起腹压增加时，均发生内痔脱出并需手法还纳。

3. 诊断

一般根据症状，利用以下3种方法不难诊断，只要与其他肛门疾病如肛裂、直肠脱垂、肛瘘、息肉、肛乳头肥大、直肠癌、下消化道出血等鉴别即可。

4. 诊断方法

4.1 肛门视诊——目前国内多采用侧卧位曲膝位，注意观察肛门（即截石位定位法）3、7、11点三个母痔区，单个内痔多在3点；外痔多发生在6、12点，常与肛裂并发。

4.3 肛门镜检——观察齿状线上部有无痔、黏膜溃疡、出血等。

5 诊断及症状

5.1 内痔

5.1.1 一期内痔：也称为出血性内痔或初期内痔。常无任何症状，仅有大便带血，或滴或射。只有在肛镜下，才能在齿状线上见突起之痔核，数目不太多。

5.1.2 二期内痔：亦称脱出性内痔或中期内痔，大便时痔能脱出，便后能自行回复。便血情况较多，有肛门坠胀感。在肛镜下可见齿状线上有较大之痔核，亦可令患者取蹲位努挣后查到痔核。

5.1.3 三期内痔：亦称脱出性内痔或晚期内痔，经常脱出肛门外，回复困难，一般此期患者自认为脱肛而就诊。痔核较大，肛门坠胀，分泌物多，不需肛门镜只要令患者用力向下即可。痔较大多呈环状，即使用手还纳也马上脱出，出血消失，脱出的末端黏膜长期间大部分趋向皮肤化。

5.2 嵌顿性内痔：见于2~3期内痔，多因劳累饮酒便秘等引起。此时疼痛甚，主要是内痔脱出后被括约肌勒紧则发生嵌顿。内痔在各期都不痛，唯有发生嵌顿才疼痛。此期应特别注意积极治疗。

5.3 外痔：长于齿状线以下的痔即长在肛管和肛缘皮下，表面覆盖皮肤，肉眼可见。因病变在齿状线下部，常伴有疼痛。一般单发，在肛门下缘附近看到，往往形成血栓，但外痔未必都痛，也有的只有单纯的小肿物，不形成血栓无痛、柔软的无痛性外痔。一般认为外痔不出血，但也有的覆盖血栓表面的皮肤破裂而出血。

5.3.1 单纯静脉曲张型外痔：生于肛缘，能因负重，咳嗽等而变化体积常于内痔混合并存。

5.3.2 皮赘痔：又称结缔组织痔，纤维增生性外痔，经产妇多见，不红肿则无疼痛。皮赘痔是肛缘皮肤及皮下组织受慢性炎症刺激而形成

5.3.3 血栓痔：由于用力太猛，使静脉血管破裂淤血引起，呈椭圆形，初发时疼痛难忍，挤灭后形成血栓，触之较硬，呈暗紫色，好生于肛门3点、9点处。

5.3.4 炎性外痔：由肛缘皮肤损伤和皮肤感染而引起。发病后肛缘皮肤皱襞突起，红肿热痛，水肿，充血明显，有压痛，排便时疼痛加重。

5.4 混合痔：临床较为多见。具有内痔和外痔两种特征，好发生于肛门截石位3、7、11点，有的呈环状又称环混合痔。特点是齿状线上下同一痔区的直肠和肛门静脉丛扩张屈曲，互相吻合，括约肌间沟消失，上下连成一体。

6. 治疗

6.1 中医治疗分内治法和外治法

6.1.1 内治法：中医学认为痔乃"素积湿热、过食炙或因久坐而血脉不行，又因七情过伤生冷，以及担轻负重，竭力远行，气血纵横，经络交错，又或酒色过度，肠胃受伤，以致浊气淤血，流注肛门，俱能发病"（引自《外科正宋》）。因此内痔的内治主要需辩虚实，整体治疗，内外并重。

实证，可用"乙字汤"加味，或苦参地黄丸。

虚证，可用十全大补汤，补中汤加味，附桂理中汤。

6.1.2 外治法：熏洗法，可用中药川军50g，黄柏50g，艾叶20g，白矾30g，川椒30g，苦参50g，芒硝40g，五味子30g等加减。也有报导用马柏汤熏洗治疗痔发作，独效散，硝矾洗剂等。外敷法：主要用于嵌顿痔和炎性外痔。常用止痛消炎膏外敷对嵌顿痔效好，麝香虎骨膏对炎性外痔，血栓外置效好。

6.1.3 也有报导唇系带钳夹③配合长强阴交穴针灸效佳。

6.2 西医学治疗法目前国内主要采用的以下几种方法。

6.2.1 内痔：用硬化剂（消痔灵四步注射，芍倍注射液），也常用痔结扎术，套扎术，红外线凝结术，冷冻术，激光等。保守治疗一般选用化痔栓，致康片，，云南白药等。

6.2.2 外痔：手术梭形切口，同时保留肛管上皮。

6.2.3 混合痔：手术选用外剥内扎术或外剥内注消痔灵和芍倍注射液。

中西医治疗嵌顿性混合痔

王晓光　徐占民

（辽宁省北票市中医院 122100）

我院自2010年~2013年，我院采用早期药物治疗嵌顿痔，晚期外剥内扎术治疗嵌顿痔计237例，疗效满意，现报告如下．

1. 资料与方法

1.1 一般资料 急性嵌顿性混合痔237例，男110例，女127例；年龄20~60岁，病程2．至5天。临床特点主要有肛门剧烈疼痛，肛门肿胀，环状突出物不能回纳，色紫暗。

1.2 治疗方法 中药组120例，用硝矾洗剂，外敷四黄膏，口服小金胶囊。硝矾洗剂方组成；扑硝30克、月石20克、明矾15克，将三样药放在一起，搅拌均匀，用开水冲化，先使用山东信诺医疗器械有限公司XN－X肛周多功能熏洗仪熏后洗、一共30分钟，熏洗后，外涂四黄膏，连用2周。

手术组117例，采用外剥内扎术。患者侧卧位，常规碘伏消毒，铺无菌巾，用1%的利多卡因局麻，根据痔嵌顿部位及数目确定切口位置。每处做梭形切口，切口间留皮桥，剥离至齿线，剥离血栓，"8"字缝扎内痔黏膜，剥离其余血栓，切断内括约肌，修剪创缘，凡士林加云南白药嵌入伤口，纱布丁字带固定，术后局部换药至创口愈合。

1.3 疗效标准 治愈：疼痛消失，肿胀完全消退，环状突出物能自行回纳肛门。好转：疼痛消失，肿胀不完全消退，环状突出物部分回纳肛门。无效：疼痛或肿胀无明显变化，环状突出物不能回纳肛门。

2. 结果

手术组117例，治愈113例，好转4例，有效率100%，疗程10天~17天。

中药组120例，治愈111，好转9例，有效率100%，疗程15天~20天。

两组都未发生感染、大出血、肛门狭窄等并发症和后遗症。

3. 讨论

嵌顿痔均由内痔脱出发展而来，。其主要病理变化为，痔核脱出后不能及时还纳，压迫肛门组织，使淋巴、静脉回流不畅，血管内淤血，血栓形成，痔组织水肿，肛门疼痛剧烈，肛门内括约肌痉挛，痔组织水肿更加剧烈。早期我们用中药硝矾洗剂熏洗，方中朴硝软坚散结、活血止痛；月石清热解毒、消肿；明矾燥湿收敛、解毒止痛；四黄膏有大黄、黄连、黄芩、黄柏具有燥湿清热、凉血止血、消炎杀菌、止痛的作用。小金胶囊是一种口服中药，具有散结消肿，化淤止痛的作用诸药共奏行气活血、化瘀散结、疏经通脉、清热解毒、消肿止痛之功效。熏洗坐浴之法及外涂法,药力直达病所,能使嵌顿性混合痔所致的肿胀、疼痛等症状尽快消除而康复,使患者免受手术之苦。但有的患者没有及时治疗引起脱出的痔组织缺氧,代谢产物不能及时排出出现嵌顿痔坏死出血,必须手术治疗。

混合痔、肛裂伴肛周乳头状汗腺瘤1例报告

贾瑞刚 杨丽敏

(西安马应龙肛肠医院,陕西 西安,710005)

1. 病例

患者,女,39岁,已婚。以"便时肛内包块脱出15余年,加重伴疼痛1周"之主诉入院。15余年前无明显原因出现便时肛内包块脱出,便后可自行还纳,无肛门疼痛及便血。1周前上述症状加重,便时肛内包块脱出增大,伴肛门疼痛,较剧烈,便后约持续1小时左右方能缓解。专科检查(截石位):见肛门居中,1、5-6-7、11点肛缘皮肤及肛管直肠黏膜隆起包块,质软,均跨越齿线,齿线以上包块色紫红,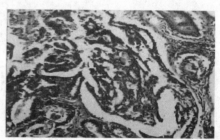齿线以下包块较周围皮肤颜色稍暗,表面无水肿、糜烂;分肛见6点肛管皮肤有一长约1.0cm的放射状裂口,深达肌层,创缘增生,创面稍发白;3点肛周皮肤距肛缘约2.5cm处有一直径约0.5cm的乳头状肿块,表面光滑,稍透明,质稍硬,无触痛,边界清楚,可推动。入院诊断:混合痔、肛裂、肛周包块性质待查。完善相关检查及术前准备,在鞍麻下行混合痔外剥内扎、肛裂切除、肛门包块切除术。术中见肿块大小约0.5cm×0.5cm×0.8cm大小,呈结节状,中等硬度,边界清楚,活动度可。术后病理如右图所示,病理诊断:(肛周)乳头状汗腺瘤。

2. 讨论

乳头状汗腺腺瘤(hidradenoma papilliferum,HP)是一种少见的发生于皮肤的良性肿瘤,国内仅有数例报道[1-2]。近年来认为其源于外阴及肛周等部位的"乳腺样腺体"(MLGs),故有作者将其命名为"乳腺样腺体腺瘤"。患者绝大多数为女性,平均年龄52岁,发生于男性者较罕见。肿瘤常位于皮下,单发,偶可多发。好发生于小阴唇、大阴唇、阴唇系带、阴蒂、肛周及会阴部等肛门生殖器部位,极少病例可见于眼睑、乳头、外耳道、腋下、背部等非肛门生殖器部位。其中约60%非肛门生殖器部位的HP位于头颈部。该肿瘤生长缓慢,可持续数年。临床表现常为半球型实性或囊性的界限清楚的皮下结节,略高出于皮肤,质地坚实而富有弹性,一般无症状,偶有疼痛及刺激症状。肿瘤直径0.1~1.0cm,很少超过2.0cm,病程过长者或肿瘤较大时表面皮肤可破溃,肿瘤外翻,在皮肤表面形成暗红色乳头物,临床上类似癌[3]。

本病临床上常表现略隆起皮肤的孤立性结节,偶见小乳头突起,位于肛门常考虑为外痔、病毒性疣或粉瘤,如肿瘤较大伴破溃时易误诊为恶性肿瘤,这点应引起临床医生高度重视。组织病理学检查有助于确诊。

治疗及预后 本病是良性肿瘤,手术切除干净不复发,但也有极少数可发展为腺癌或乳腺外Paget病报道[4]。在临床治疗过程中如肛门发现球形坚硬肿块,常无症状或有压痛者,应首先考虑本病,尽早手术切除。

参考文献:

[1] 陈仕高. 外阴乳头状汗腺瘤2例 [J]. 临床与实验病理学杂志, 2007, 23 (6): 743.
[2] 冯燕艳, 张德志, 普雄明等. 女阴乳头状汗腺瘤1例 [J]. 中国麻风皮肤病杂志, 2006, 22 (7): 599~600.
[3] 刘宇飞, 陈路, 胡余昌等. 乳头状汗腺瘤9例临床病理分析 [J]. 临床与实验病理学杂志, 2010, 26 (2): 215~218
[4] Simon KE, Dutcher JP. Adenocarcinoma arising in vulvar breast breast tissue. Cancer, 1988, 62 (10): 2234~2238.

血管介入肠系膜下动脉栓塞止血治疗高龄患者痔大出血1例

董先政 陈永富 邹劲云 杨赛 鲁龙生

(怀化市中医医院肛肠科 湖南怀化418000)

1 简要病史

患者周某某，女，90岁。因"反复胸闷、心悸10年，再发加重伴腰痛5天"由门诊以"冠心病"于2014年6月12日9时20分入住心血管科。5日未解大便。体格检查：T 36℃ P 70次/分 R 20次/分 BP 120/80mmHg 发育正常，营养中等，神清，自动体位，查体合作。皮肤巩膜无黄染，浅表淋巴结无肿大。双瞳孔等大等圆，直径3mm，对光反射灵敏。颈软，颈静脉无充盈，甲状腺未扪及肿大。双肺呼吸音清晰，无啰音。心界不大，节律齐，70次/分，无杂音。腹平软，全腹无压痛及反跳痛，肝脾未扪及。双下肢不肿，腰椎棘突压痛。床旁心电图正常。入院诊断：①冠心病心绞痛型②腰痛原因待查③便秘。入院完善相关检查：血常规：血红蛋白浓度：116 g/l，HCT 35.2，肝肾功能、电解质、血糖、血脂、凝血功能未见明显异常。床旁心电图正常。胸片：①支气管炎；②右侧胸膜增厚；③动脉粥样硬化症；④考虑冠心病。腰椎片：①腰椎侧弯，腰椎退变；②L1椎体压缩骨折；③考虑多个腰椎间盘病变。

入院予以舒血宁扩冠改善心肌供血等对症治疗，15:00予以开塞露协助排便1次，解出黄色干结样大便，少量，伴有便时出血，色鲜红，出血量约10ml，之后解黄色水样便数次，17:35肛门再次出现便血，量约100ml，伴有面色苍白、出冷汗、紧张焦虑，脉搏90次/分，呼吸22次/分，血压120/86mmHg，肛门镜下见截石位10点位内痔黏膜可见一长约0.5cm裂口，上有活动性渗血，直肠内可见较多暗红色血块，体查睑结膜苍白，复查血常规回报报告：71g/l、HCT21.6，血红蛋白浓度、血细胞比容进行性下降，考虑干燥大便损伤内痔黏膜所致大出血休克早期，结合患者病史及体格检查出血量估计在800ml以上，这是因为痔区黏膜出血进入结肠，肛门镜检查见直肠内较多血块，遂急予以静滴复方林格氏液扩容，巴曲酶静推、去甲肾上腺素灌肠、云南白药纱条肛内上药止血，输血等对症治疗，转重症医学科监护，20:20在局麻下行9点位内痔黏膜消痔灵注射术止血，检查无活动性出血，肛内云南白药纱条压迫止血，肛门未排鲜血便，6月13日09:39复查血常规血红蛋白浓度回升至119g/l，6月14日凌晨再解鲜红色血便，量约500ml，11:16复查血常规血红蛋白浓度提示72.4、HCT21.92，提示痔区黏膜出血继续存在，入手术室局麻下检查直肠黏膜广泛糜烂，截石位10、5点位有活动性渗血，因患者躁动不安、腰麻穿刺不成功、高龄患者、全身情况不佳，全麻下痔上动脉缝扎止血，风险大，遂行电凝止血，效果不佳，联系我院介入科医师（陈永福副主任医师）行肠系膜下动脉栓塞止血，术中碘海醇造影检查提示右侧直肠黏膜有一出血点，出血速度约为5ml/min，左侧直肠黏膜亦有一出血点，出血量少，术中予明胶海绵纱条肠系膜下动脉栓塞止血，术毕造影检查提示左右两侧出血区域消失，回重症医学科抗感染、止血、抑酸护胃、维持水电解质平衡、能量支持、输血等对症治疗，6月14日22:58复查血常规血红蛋白浓度95g/l，6月15日再次解鲜血便约100ml，再次介入下碘海醇检查肠系膜下动脉支配直肠区域无明显出血，留置穿刺导管于肠系膜下动脉垂体后叶素小剂量泵入止血，6月16日开始解稀水黄色大便，6月17日00:36复查血常规血红蛋白浓度

129.4g/l，肛门未解鲜血便，多次复查血常规血红蛋白浓度正常，6月26日顺利出院，随访3月患者排便无带鲜血。

2 讨论

痔术后大出血，是肛肠科急症之一，处理不当，可危及生命。该例患者痔大出血有其特殊性：一是痔大出血考虑是干燥大便损伤所致，且大量血液进入结肠，发展成失血性休克，而非常见的手术结扎线脱落致大出血休克；二是高龄患者，合并基础疾患冠心病，腰椎间盘病变，腰麻穿刺不成功，且全身情况不佳，全麻插管风险大，局麻下肛门松弛不佳，直肠黏膜广泛糜烂，质地脆弱，损伤处出血量大，缝扎止血操作难度大，缝扎处理不当出现黏膜再发损伤面积扩大，出血速度加快，危及患者生命，因此，介入科医师行肠系膜下动脉栓塞，风险小，患者能耐受，现讨论如下：

2.1 痔的血液供应来源

痔的血液供应来源主要有四支：直肠上动脉、直肠下动脉，肛管动脉和骶中动脉。直肠上动脉是直肠供血中最主要的一支，来自肠系膜下动脉，在直肠上端背面分为左右两支，沿直肠两侧下行，穿过肌层达黏膜下层，与另二支动脉相吻合，在齿线上黏膜下层的主要分支是内痔的供应血管，位于左侧、右前和右后，构成痔的好发部位；直肠下动脉来自两侧髂内动脉，沿直肠测韧带，向内向前直至直肠下端，并与直肠上动脉在齿线相吻合；肛管动脉来自阴部内动脉，供应肛管和括约肌，并与直肠上、下动脉相吻合；骶中动脉是主动脉的直接小分支，沿骶骨而下，供应直肠下端的后壁。

2.2 手术有效止血的机制

直肠上动脉是直肠供血中最主要的一支，来自肠系膜下动脉，介入下碘海醇造影可见右侧直肠上动脉支配区域大面积显影（见图1），出血速度约为5ml/min，1小时出血量可达300ml，出血量比较大，若不进行有效地止血处理，很可能危及患者生命，紧急在局麻下行明胶海绵纱条肠系膜下动脉栓塞止血，即可直肠上动脉支配区域显影消失（见图2），成功挽救一名高龄患者生命，值得在临床上发生类似情况借鉴使用。

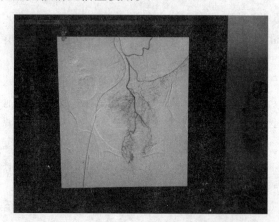

图1 介入治疗前（黑色部分为出血显影）

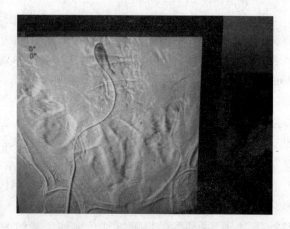

图2 介入治疗后（黑色部分显影消失）

12点位采用椭圆形切口治疗混合痔伴肛裂的疗效观察

曾伟 四川省绵阳市三台县刘营卫生院肛肠科 621103

林代富 四川省绵阳市中医院肛肠科 621000

为了提高肛肠病的手术疗效，缩短治疗时间，减少并发症。我院肛肠科经过反复临床探索，6、12点位设计用椭圆形切口治疗混合痔伴肛裂，取得了满意的疗效，现报告如下。

1 资料与方法

1.1 一般资料 2013年6月~2014年6月收治混合痔伴肛裂病人199例。治疗组101例,男52例,女49例;年龄23~82岁,平均44.1岁;病程6个月~56年,平均8.8年。对照组98例,男43例,女55例;年龄14~81岁,平均43.8岁;病程7个月~52年,平均9.5年。

1.2 诊断标准 按照2002年11月中华中医药学会肛肠分会对痔、肛瘘、肛裂、直肠脱垂的诊断标准(试行草案)制定的肛肠病诊断标准及排除标准,选择混合痔伴肛裂患者199例,随机分为治疗组与对照组,两组年龄、性别、病程经统计学处理无显著差异($P>0.05$),具有可比性。

1.3 手术方法 腰俞穴麻醉加静脉麻醉下,取截石位,常规消毒铺巾,0.5%碘伏棉球消毒肛管及直肠末端,指诊扩肛,扩至肛门可容纳3指以上为度,目测肛裂的深浅和痔核形态体积大小、数量多少后,设计切口位置及数量施以手术。先将11~1点位的痔核用小弯止血钳夹住外痔做一V形切口,切口上至齿线0.2cm处为宜,用一小止血钳夹住V形切口尖端皮肤提起,用剪刀剪开皮下组织及肛管肌筋膜,或外痔窦状血管团,并轻柔钝性潜行精细分离至内痔底部近齿线处,外痔病变组织游离分离全部完成后;再用阿立式钳夹住分离后的痔块向前、向上提起使游离切除的病变痔组织充分显露,根据痔核大小,选择中弯或大弯止血钳,钳夹痔核,用7号丝线双重结扎,剪除结扎远端的痔核残端组织,再将v形切口远端修剪为椭圆形,宽度可达1~1.3cm左右(具体与v形切口宽度相当),远端的切口为斜坡状,创面尽量平整,呈开放状引流不必缝合。6点位的痔块组织或肛裂病灶均做放射状长棱形切口,痔块组织处理同前,而肛裂者切除肛裂溃疡,必要时结扎切口两侧的组织,使其引流通畅,再将远端切口做成椭圆形,宽度可达1.5cm左右,为斜坡状,修整创口创缘使引流通畅。其余点位痔核则做成棱形切口依次同法处理。对照组均采用传统的棱形切口外剥内扎术式。

1.4 术中需注意的问题 如果12点位两侧都有痔块组织,将切口做成椭圆形,一定不要残留赘皮,否则术后容易引起水肿,6点位椭圆形切口远端宽度可以比12点位的稍宽,其它点位采用棱形切口剥离内扎术式不变,相邻的痔核切口间隔皮桥保留0.8~1.0cm肛管ATZ上皮,最少不能低于0.5cm皮桥组织。游离分离时尽量保护好深部的Treitz肌和齿状线、移行区结构不受破坏。痔核结扎位置应上下相互错开呈锯齿状,避免结扎在一个平面线上,相邻痔核结扎间隔保留0.5cm黏膜桥。如皮桥组织张力过大,应做一纵形减压切口,最后仔细检查伤口无明显渗血将痔核送回肛内,对齐创口皮肤,塔形棉垫纱布压迫,胶布加压固定包扎。

1.5 术后处理 两组病例手术当日进流质饮食,次日进半流质饮食3~4天后改为普通饮食。术后抗感染、止痛治疗,控制24h内不排大便,用美宝纱条、肛泰栓、麝香痔疮膏换药促进伤口愈合。

2 结果

观察评定疗效标准:参照1995年国家中医药管理局颁布实施的痔疗效标准。两组病例经统计学处理,治疗组术后水肿发生率明显低于对照组($P<0.05$),愈合时间明显优于对照组($P<0.05$)。详见表1

表1 两组病例术后主要指标比较(n,%)

术后症状	治疗组(n=101)	对照组(n=98)	p值
肛缘遗留皮赘	3(3.0)	8(8.2)	<0.05
水肿	4(4.0)	9(9.2)	<0.05
剧烈疼痛	2(2.0)	5(5.1)	<0.05
愈合时间	16.8±3	24.2±4.3	<0.05

3 讨论

混合痔和伴肛裂所有点位都采用v形切口手术治疗,容易引起6、12点位组织水肿,究其原因有二：一是与肛管的解剖和生理特点分不开，在排便时，肛管前后所受压力最大，尤为明显的是女性患者，不管是大便还是小便都是蹲位，肛管承受压力最大，所以不管在平时还是在手术后，6、12点位最容易出现水肿，进而导致切口愈合延迟；二是前后方采用小切口，会出现外口先行愈合，导致引流不畅，切口愈合时间延迟。

因此，我院肛肠科经过反复临床实践，6、12点位采用椭圆形切口的治疗方式，避免了上述情况的发生，与用棱形切口对比，组织水肿患者明显减少，创口愈合时间明显提前，究其原因，我们认为做成椭圆形切口，远端的切口愈合相对较慢，从而伤口的愈合会从近端向远端愈合，保整了切口的通畅引流，避免了由引流不畅导致的组织水肿及切口愈合延迟。由此证明：6、12点位采用椭圆形切口愈合快、并发症少，值得临床推广应用。

参考文献：
[1] 安阿玥. 肛肠病诊疗图谱 [M]. 北京：人民卫生出版，2003.5：56~65 94~101
[2] 李春雨，张有生. 实用肛门手术学 [M]. 沈阳：辽宁科学技术出版社，2005.9：86~88 127~128
[3] 荣文舟. 肛肠病手术技巧 [M]. 北京：科学技术文献出版社，2007.7：78 138~139
[4] 王斌. 环状混合痔手术治疗进展 [J]. 中华实用中西医杂志，2009，22（10）：606~608

TST术联合剥扎术治疗环状混合痔的疗效观察

张仁鹏[1] 曹波[2] 卢丹[1] 石开翠[1] 齐健彤[1]

（1 贵阳中医学院 贵州贵阳 550002；
2 贵阳中医学院附属第一医院 贵州贵阳 550001）

肛肠疾病发病率高达59.1%，在肛肠疾病中，痔发病率最高，占肛肠病人总数的63.5%[1]。痔是肛肠专科临床常见疾病，古有"十人九痔"之说。混合痔的特点是肌间沟消失，内外痔痔核相连。其中混合痔环绕肛门部一周者，则称之为环状混合痔，是国家中医药管理局列出的肛肠科16种难治病之一，手术治疗难度高。目前我国对环状混合痔的手术治疗多采用传统外剥内扎术，但术后肛门疼痛、水肿、尿潴留等给患者带来很大痛苦。TST术又称选择性痔上黏膜切除吻合术，是在PPH术式基础上发展起来的一种新型手术方式，其主要适应于Ⅱ、Ⅲ期内痔患者。我院在TST术的基础上，联合传统混合痔外剥内扎术，对于治疗环状混合痔有很好的效果，并减少了术后并发症，现报告如下。

1 资料

本次研究选取贵阳中医学院第一附属医院2014年6月至2014年9月之间收录的108例环状混合痔患者，并将其随机分为治疗组与对照组各54例，治疗组男性患者29例，女性患者25例，患者年龄为22至65岁，平均年龄46.4±1.3岁，病程时间2至22年，平均病程时间5.3±1.2年，对照组男性32例女性22例，患者年龄为20至71岁，平均年龄44.8±1.9岁，病程时间3至18年，平均病程时间4.9±1.4年，两组患者性别、年龄及病程分布具有可比性。患者均对调查问卷表理解无困难。

2 治疗方法

治疗组患者均采用TST联合混合痔外剥内扎术，术前禁饮食、备皮、清洁灌肠。手术步骤：患者侧卧位，采取连续硬膜外麻醉，麻醉结束后转截石位。麻醉成功后，用圆形肛门镜扩肛，根据痔区分布选择"双开环"或"三开环"透明肛镜，置入并固定透明肛镜，用"2-0"可吸收线在齿线上约3.0cm处行单荷包缝合，深度要控制在黏膜下，将钉钻头放入肛内，置于荷包线上，向对侧收紧荷包并结扎，旋紧吻合器至激发位置，静置15s后击发，再次静待20s后，缓慢取出吻合器，检查切下黏膜完整无误，对于因吻合所致的不同点位黏膜的粘连，做结扎剪断处理。取出透明肛镜，在无张力的情况下对外痔做小"V"字形切口,彻底剥离痔核内曲张静脉组织及血栓,游离皮瓣至齿线之上0.5cm,用止血钳钳夹相应位内痔基底部,指检直肠黏膜无张力后予双"4号"丝线结扎,剪除残端,同法处理余痔核。修剪切缘,使之可以自然对合,用"2-0"可吸收线间断缝合。查无活动性出血,肛内放入"复方角菜酸酯乳膏"、"吲哚美辛栓"及"凡士林纱布",干纱塔形加压固定。手术当天予静脉滴注抗生素,术后前三天予氯诺昔康止痛,便后给予"宁痔洗液"(院内制剂)熏洗,常规换药。

对照组患者均采用混合痔外剥内扎术,麻醉方法同上,麻醉生效后,用皮肤钳提起外痔顶端,对外痔做一纵行"V"字形切口,彻底剥离痔核内曲张静脉组织及血栓,游离皮瓣至齿线上0.5cm,用止血钳钳夹相应点位内痔基底部,予双"4号"丝线结扎,剪除残端,同法处理余痔核。修剪残端,使肛门外观平整及切口引流通畅,要保证两切缘间保留足够宽的皮桥及黏膜桥。查无活动性出血,肛内放入"复方角菜酸酯乳膏"、"吲哚美辛栓"及"凡士林纱布",干纱塔形加压固定。手术当天予静脉滴注抗生素,术后前三天予氯诺昔康止痛,便后给予"宁痔洗液"(院内制剂)熏洗,常规换药。

3 观察指标

3.1 治疗效果 以痔病主症(出血和脱垂)改善情况为评价标准:(1)痊愈:症状或体征完全消失;(2)显效:症状或体征明显改善,症状积分消失率≥70%;(3)有效:症状或体征改善,症状积分消失率≥50%而<70%;(4)无效:症状或体征改善不明显,症状积分消失率<50%。两组比较采用χ^2检验方法,结果:两组治疗效果无显著差异($P>0.05$),见表1。

3.2 术中出血量 两组数据的统计采用t检验,结果:治疗组术中出血量明显少于对照组($P<0.05$)。

表1 两组病人总疗效比较

组别	痊愈	显效	有效	无效
治疗组 n=54	53	1	0	0
对照组 n=54	52	2	0	0

3.3 术后并发症比较 两组的疼痛以需要额外使用止痛药为标准。水肿指术后发生皮桥及黏膜桥水肿,水肿直径>1cm。持续性便血指大便时伤口持续性滴血。尿潴留以需导尿为标准。两组比较采用χ^2检验方法,结果如下:治疗组在术后伤口疼痛的减轻、预防术后伤口水肿及预防尿潴留方面优于对照组($P<0.05$)。术后伤口出血无差异($P>0.05$),见表2。

3.4 出院时间 出院时间指患者手术日至出院的天数。两组比较采用t检验方法,结果:治疗组住院天数明显少于对照组($P<0.05$),见表2。

表2 两组病人术中、术后各观察指标比较

组别	术中出血量 ml	疼痛	水肿	持续性便血	尿储留	出院时间
治疗组 n=54	19.3±0.75*	5	3	2	3	9.7±0.4
对照组 n=54	39.9±1.41*	21	12	4	9*	17.0±0.7*

4 讨论

对于环状混合痔,临床上手术多采取外剥内扎术,此术式优点是操作简单、疗效直接,缺点是术后易造成肛缘疼痛、水肿、创面愈合慢等情况。与此同时,剥扎术对齿线及肛垫组织损伤较大,易造成精细控便能力下降、肛管瘢痕狭窄、感觉性失禁等并发症。此外传统剥扎术对痔核界限不明的环状混合痔需要保留足够的"皮桥"与"黏膜桥",故而术中很难彻底清除痔核组织[2],根治难度大。

TST术是PPH术的改良手术,此手术的理论基础是肛垫下移学说,它是通过选择性切除肛垫上方的直肠黏膜及黏膜下层组织,将肛垫及肛管部位的组织整体向上提拉,从而使肛垫组织复位、固定，同时切断位于黏膜和黏膜下层供给肛垫的血管，阻断肛垫血供，使痔核逐渐地萎缩。相比于传统剥扎术，TST术与PPH术均可做到完整保留齿线、肛垫组织，从而尽可能地保存肛门功能，术中阻断肛垫血供，减少了术中出血量以及术后出血的可能。而TST相较于PPH术的优势在于，它可以针对不同个体选择单开环、二开环或三开环术式，对痔上黏膜做到精确切除，既达到了治愈效果，又符合当代微创手术的治疗原则[3]。

但是，TST术主要针对内痔，对于外痔，虽然术后可悬吊一部分，不能做到完整切除，常影响肛门外观平整。对于脱出严重的内痔，TST术也做不到完全悬吊。因此我们在使用TST术对环状混合痔治疗的同时联合外剥内扎术，在行TST术悬吊肛垫之后切除外痔、剥离静脉丛、结扎未能完全归位的痔核，从而弥补TST术的不足。两种手术的结合可以在"保留"与"切除"之间找到一个平衡点，在保留肛门功能的前提下对环状混合痔达到治愈的效果。

本研究显示两组治疗混合痔的效果相近，但是在术后并发症的发生率上，TST+剥扎组明显优于单纯剥扎组。表明TST联合混合痔剥扎术不仅治疗痔的疗效确切，还能有效地减少痔术后并发症，特别是在减轻肛门疼痛，减少术后肛缘水肿及尿潴留的发生，缩短创面愈合时间，提高病人对环状混合痔术后治疗的满意度，值得临床推广。

引用文献

[1] 于海泉，康合堂，康彦旭. 肛肠疾病流行病学研究报道 [J]. 预防医学，2009，47（2）：132.
[2] 张悦，魏志军，廖颖嬰等. TST加微创手工处理术结合中医辨证施治治疗环状混合痔的临床观察 [J]. 中华中医药学刊，2012，30（4）：857~859.
[3] 张琦，屈景辉，杨向东等. 选择性痔上黏膜切除吻合术治疗内痔的临床研究 [J]. 结直肠肛门外科 2012，18（2）：86~89.

浅谈产后嵌顿痔预防措施及治疗

朱丹[1] 何启超[2] 黄伟[2] 张锋*

（*成都中医药大学附属医院肛肠科 1、2 成都中医药大学 四川成都610075）

据日本1990年社会保险中央总和医院的调查显示，痔的发病率在所有肛肠疾病中居首位，其中女性为55.66%，高于男性（51.59%），而妊娠期痔的发病率更高，可高达76%[1]。在Ruiz-Moreno对500例痔病患者进行分析时发现80%的女性认为在其妊娠、分娩期痔病有不同程度的加重[2]。嵌顿痔是肛肠科常见急症，产后嵌顿痔便是常见的种类之一。产妇此时身体虚弱，尚要哺乳，如果治疗措施不当，将对产妇造成极大的伤害，故增加了产后嵌顿痔治疗的困难。对手术方法，麻醉方式，术前、术后用药等都需慎重考虑与选择。查阅国内文献，对该病的报道相对较少，因而临床缺乏借鉴的方法与思路。通过跟师在临床学习与思考，我们将所收集的经验及诊疗思路做一粗浅阐述。

1 痔的病因

1.1 中医病因病机

1.1.1 妇人以血为本，以阴血为用，稍有养摄不当易致阴血不足，肠道失去濡养，血虚肠燥，则易发生痔。血为气之母，血虚则气不足，气虚失摄而致肛门异物脱出。气为血之帅，气虚则气血运行无力，瘀阻魄门，与肛门浊气相搏结，致瘀络交错，或产后饮食不节，过食辛热厚味，脾胃湿热内生，下注大肠，气血纵横，经络横解而为痔。

1.1.2 《外科启玄》阐述了妇女难产对痔的影响，曰："痔曰肠风是也，妇女因难产，久坐行经，时气怒，受冷湿，余血渗入肛边而生。"[3]《医宗金鉴》也认为生产易导致痔病的发生，曰："又有产后用力太过而生痔者。"[4]

1.2 现代医学的认识 分娩对女性在肛肠疾病发病方面的影响,与女性在此特殊时期的生理变化、生活方式改变,分娩方式,心理情绪等方面密切相关。

1.2.1 妊娠期随着胎儿逐渐增大及其附属的存在,导致腹压不断增大,造成盆腔负压过大,极大的影响了肛门局部的痔静脉回流;而在分娩时,胎儿对产道、会阴直肠的压迫、损伤,对会阴部神经损伤及产后盆底松弛而致肛垫下移,如果此时产程过长,则更加重了痔静脉瘀血。

1.2.2 由于产后,随着胎儿的娩出,胃、小肠、大肠恢复到正常位置,由于压迫因素的去除,肠蠕动变慢,加之分娩后盆腔肌肉及肛门周围肌肉过分紧绷,会阴伤口疼痛及痔疮痛,产妇不敢用力大便,或出现产后便秘的情况,则更容易导致痔病的发生或原有的痔病加重。

2 类型

根据临床症状,大致可将产后嵌顿痔分为两大类:

2.1 以炎性为主,主要表现为痔核肿突,色红,充血水肿,疼痛剧烈,有时可伴有全身不适和发热。

2.2 以血栓为主,主要表现为痔核肿突,颜色紫暗,血栓形成,疼痛剧烈,黏膜糜烂,溃疡形成,严重时可有痔核坏死出血。

3 预防与治疗

对于该病的处理,应坚持以预防为主,防治结合的原则。

3.1 预防措施

3.1.1 心理疏导:产后妇女常出现情绪低落、精神抑郁等症,可增加产后痔的发生率,家人、朋友应多与患者交流,使患者保持良好的情绪,避免产后忧郁症的情况发生。

3.1.2 建立良好的生活规律:产妇应有充足的睡眠和休息时间。产后24小时内,应尽量卧床休息,24小时后方可起床适量做一些如散步、基本的骨盆运动等,避免体力劳动。产妇忌忍便,家人应鼓励或帮助产妇排便,使产妇保持大便通畅。

3.1.3 饮食调护:妇女产后体虚,饮食的重要原则是:饮食宜清淡,忌辛辣刺激性食品。少盐、少油、多姜。应多食含蛋白质、维生素、纤维素、矿物质等成分高的食物。选择柔软、易消化、补血、促进排泄、增加乳汁分泌等食物。

3.1.4 提肛运动:妊娠前期可适量做会阴及肛门提升运动,能改善局部血液循环,改善肛门括约肌功能。

3.2 对症处理

就临床观察,产妇嵌顿痔若以炎性为主,则可行保守治疗2~4日,多数患者的症状可有不同程度的减轻,若血栓形成,则应及时考虑行手术治疗。

3.2.1 保守治疗:

3.2.1.1 24小时内,产妇出现嵌顿痔,应在2小时内手法复位,具体方法如下:嘱患者取侧卧位,术者带上手套,于患者嵌顿的组织上涂抹我院自制黄连软膏,然后用右手食指与中指轻柔突出痔核及肛周,同时由外向内按压、翻转突出痔核,嘱患者深呼吸,术者尽量用黄连软膏按摩以扩大肛管,然后选择受嵌顿组织的水肿最轻处,向肛管内缓慢推送受嵌顿;依次还纳其他部位,直至肛门皱折恢复平整,再涂抹我院自制黄连软膏,并用予以塔纱固定。若出血量多,24小时内可局部冷敷以减轻患者出血,冷敷后予外用药物(如我院自制黄连软膏、熊珍软膏)局部外敷清热解毒、化瘀消肿。

3.2.1.2 24小时后,经急性期处理后,症状有所缓解者,可于局部用药基础上行以下治疗:

3.1.2.2.1 中药熏洗治疗:产妇发生嵌顿痔24小时(急性出血期)后(以及手术后)可在医生指导下采用XN-X肛周多功能熏洗仪中药熏蒸、坐浴治疗。我科就产后妇女,所用自拟苦参汤加减方（苦参 30g、益母草 30g、生大黄 15g、野菊花 20g、蒲公英 20g、仙鹤草 20g、黄柏 15g、败酱草 15g、艾叶 15g、芒硝 20g 水煎，煮开后 20 分钟，滤渣，趁热用药液先熏，待水温合适，清洗伤口）具有良好清热解毒、活血化瘀、消肿止痛的疗效，对减少产后恶露亦有良好功效。

3.1.2.2.2　针灸治疗：针刺经穴可舒经活络，补虚泻实，调和肛门部气血运行，消瘀散结，从而达到良好的效果，如叶氏[5]取穴关元、会阳、承山、二白、长强，加药洗治疗产后痔 52 例，总有效率为 96.15%。而我科采取针灸治疗，亦取得了良好疗效。

3.1.2.2.3　物理治疗：TDP 红光灯照射嵌顿痔区或手术切口部位改善血液循环，减轻伤痛，促进伤口愈合；微波照射肛周以消炎、缓解疼痛和消除水肿，促使伤口愈合。

3.2.2　手术治疗：经保守治疗（手法复位及局部冷敷及用药后）后上诉症状无缓解，应及早行手术治疗。在四川省中医院肛肠科，对产后嵌顿痔患者的手术，麻醉方式多采用由我院曹吉勋教授首创使用的腰俞穴麻醉，取其简便、安全，麻醉范围仅限于肛周会阴部，对产妇全身影响较小。手术方式为传统外剥内扎术，取其简便，手术时间段短，对患者影响小。患者处于产后及哺乳期，术后尽量减少使用口服化学合成药物及静脉用药，重在局部外用药物的使用，如予黄连软膏外敷、熊珍栓纳肛清热肿、化瘀止痛。术后可配合中药熏洗治疗、针灸治疗及物理治疗等可助于伤口愈合。

综上所述，产后嵌顿痔给我们的产妇带来了极大的痛苦，发病率更有上升趋势），为此，临床医务工作需要高度重视，不断的探索，积累经验来更好的处理该病。从发病的原因看，该病的发生于女性特有的生理功能，及解剖结构都有关系，因此，只有了解了女性各生理期的内在变化、解剖结构及产后饮食行为对产后嵌顿痔的的影响，才能更有效的预防或减少产后嵌顿痔的发生。

参考文献：略。

PPH 治疗混合痔的临床观察报告

卢本银

（四川双流县人民医院肛肠科）

混合痔在临床当中是一种常见疾病，可以在任何年龄段发病，随着年龄增长患病几率也随之增加。其临床症状主要包括有便血、便秘、疼痛以及肿胀等，对病人健康生活质量带来非常严重的影响。现如今，治疗混合痔的方法各种各样，可是大多数都没有获得明显的治疗效果，并且易反复发作[1]。针对这一情况，本文笔者抽取 2010 年 8 月 – 2011 年 12 月住院病人中混合痔的病例 300 例，进行分组，并分别对其采取吻合器痔上黏膜环切吻合术与传统外剥内扎术，现将具体情况报告如下。

1　资料与方法

1.1　一般资料

抽取 2010 年 8 月 – 2011 年 12 月住院病人中混合痔的病人 300 例，300 例全部符合混合痔的中医肛肠病症诊断疗效标准[1]。随机分为实验组和对照组，每组各 150 例。实验组男性病人 61 例，女性病人 89 例。年龄在 21～65 岁，平均年龄为 41.3 岁。病程在 2 个月～11 年，平均病程 5.7 年。对照组男性病人 73 例，女性病人 77 例。年龄在 21～79 岁，平均年龄为 39.6 岁。病程在 4 个月～13 年，平均病程 6.8 年。两组在年龄、性别、病程方面差异不具有统计学意义（P > 0.05），两组具有可比性。

1.2　排除标准：患有严重心脑血管疾病，明显手术禁忌症患者。

1.3　临床治疗方法

1.3.1　对照组治疗方法：对照组对病人实施外剥内扎手术。

1.3.2 实验组治疗方法：实验组对病人实施混合痔痔上黏膜环切吻合术治疗，其方法包括有以下几点：（1）临床手术之前对病人禁食6小时并实施结肠灌洗，之后采取腰麻或者腰硬联合麻醉，采取膀胱截石体位，对会阴和肛门附近的皮肤给予消毒，采取常规消毒铺巾；设备采用苏州法兰克曼医疗器械有限公司"一次性痔上黏膜环切吻合器"产品标准号：YZ/苏食药监械（准）字第2011第2090859号。生产许2002－0031号。（2）采用无创伤钳三把分别从3个部位对肛门边缘实施钳夹，把肛门扩张器置入肛门。并在肛门6、12点作固定，把扩肛器当中的内芯缓慢取出；（3）采取齿状线上部分2.5~3厘米的部位，在半圆引导下从1点位开始以"2/0"慕线对黏膜给予缝合（单荷包形状），把吻合器完全张开，头端置入环扎上部分，把缝线收紧，同时进行打结；（4）利用带线器在吻合器测孔当中将缝线拉开，同时在7点方向部位留置一定的牵引线，将吻合器收紧、击发，静止状态停留30秒，之后将吻合器打开，同时缓慢拔出；（5）以肛镜对吻合环形位置出血情况给予仔细检测，及直肠黏膜环的宽度、完整性给予仔细检测，一旦出现搏动性出血，一定要采取"8"字缝扎。对脱出仍明显的混合痔以及赘皮外痔者给予剥离。观察无活动性出血，给予加压包扎，整个临床手术完毕。

术后予抗生素3~5天静脉滴注抗感染，排便后中药坐浴，坐浴时间每次5~10分钟[3]。

1.3 临床观察指标[4]

对两组病人手术时间、恢复时间、住院天数、疼痛指数、肛缘水肿以及相关并发症给予详细记录，并给予对比分析。

疗效判定标准

治愈：症状消失，脱出痔核消除，肛门功能正常；好转：症状缓解，脱出痔核缩小；无效：症状和体征均无变化

术后疼痛指数

采用VAS（visual analogue scale，VAS）法，0为不疼痛，10为极度疼痛。疼痛评估时间为术后第1~14天疼痛最高等级记录。

1.4 统计学分析

统计分析采用SPSS13.0软件包进行分析处理，计数资料采用（n,%）表示，$P<0.05$为差异具有统计学意义。

2 结果

2.1 两组临床治疗效果对比

临床治疗以后，实验组病人手术时间、恢复时间以及住院天数明显优于对照组，两组间差异具有统计学意义（$P<0.05$），具体情况详见表1。

表1 两组临床治疗效果对比

组别	例数（n）	手术时间（min）	恢复时间（d）	住院天数（d）	疼痛指数
实验组	150	18±4.5	12±3.5	7±3.2	3.3±1.2
对照组	150	22±5.5	17±4.7	10±2.9	5.6±1.7
P值		<0.05	<0.05	<0.05	<0.05

2.2 两组并发症发生率对比

实验组一共150例，其中肛门失禁0例、肛缘水肿15例、肛门狭窄3例、术后大出血3例；对照组一共150例，其中肛门失禁0例、肛缘水肿33例、肛门狭窄12例、术后大出血6例，临床结果显示，实验组术后并发症发生率与对照组相比，两组间差异具有统计学意义（$P<0.05$），具体情况详见表2。

表2 两组并发症发生率对比

组别	例数（n）	肛门失禁	肛缘水肿	肛门狭窄	术后大出血
实验组	150	0	15	3	3
对照组	150	0	33	12	6
P值			<0.05	<0.05	<0.05

2.3 复发情况：

2年后采用电话及门诊随访发现实验组有0例复发，对照组有5例复发。采用（n,%）详见表3

表3 两组疗效及复发情况对比

组别	例数（n）	治愈	好转	复发
实验组	150	135	15	0
对照组	150	112	38	5
P值		<0.05	<0.05	<0.05

3 讨论

混合痔在临床当中属于一种常见肛肠疾病，病人在发病的时候会出现便血、肛门坠胀、疼痛、肛门异物感、潮湿感以及瘙痒等相关临床症状，病程大部分比较长，并发症多，反反复复，久治不愈，对病人健康生活质量带来严重的影响。在以往传统手术治疗当中，发生并发症以及复发的几率非常高，进而无法获得明显的临床治疗效果。虽然外剥内扎手术有一定的治疗效果，可是不足之处就是只能对4个痔核进行处理，术中结扎痔核越多，术后肛门狭窄几率越大[5]。因此针对较为严重的混合痔尤其是环状混合痔，采用外剥内扎术，为避免术后肛门狭窄，常无法完全切除痔体，导致术后肛缘水肿严重及赘皮残留，增加复发几率。根据相关临床报道表明[6~9]，混合痔采取吻合器痔环状切除手术治疗，可以获得明显的治疗效果，其可以在混合痔上方环形将直肠黏膜以及其下层组织给予完全切除，并对远端和近端黏膜给予吻合，在保证手术效果的同时使发生肛门狭窄的几率明显减少，避免了术后肛缘水肿及赘皮残留，并且有手术时间以及住院天数短等优点。本文临床结果显示，实验组手术时间、恢复时间以及住院天数、术后疼痛明显低于对照组（P<0.05）；实验组治愈率明显高于对照组（P<0.05）；复发率明显低于对照组（P<0.05）。因此，可以表明，混合痔采取吻合器痔环状切除手术治疗，能够取得显著的临床治疗效果，发生并发症的几率明显降低，对病人病情恢复以及预后起到良好的促进作用。

参考文献：

[1] 朱尚文，钟智佳. 吻合器治疗混合痔98例临床疗效观察 [J]. 当代医学，2010，16（10）：96~97.

[2] 国家中医药管理局 中医肛肠科病证诊断疗效标准 中医病证诊断疗效标准 1994 131~133

[3] 郑彬，李荣康，蔡世荣等. 吻合器痔上黏膜环形切除术治疗重度痔核80例 [J]. 实用医学杂志，2009，25（16）：2686~2687.

[4] 巫水周，袁国伟，朱才雄等. 吻合器环形痔切除术后配合中药坐浴治疗Ⅱ~Ⅳ度混合痔效果观察 [J]. 中国医药导报，2012，9（34）：105.~107.

[5] 宋猛. 吻合器痔上黏膜环形切除术与肛门紧缩术治疗重度混合痔疗效比较 [J]. 中国基层医药，2012，19（15）：2325~2326.

[6] 黄顿. 吻合器微创痔切闭术的手术配合 [J]. 现代中西医结合杂志，2011，20（28）：3625~3625，3628.

[7] 邢道旭，王辉，李淼焱. 吻合器治疗混合痔38例临床疗效观察 [J]. 实用中西医结合临床，2013，13（8）：34.

[8] 刘爱连，陈华统. 混合痔患者行吻合器痔上黏膜环切术的临床分析 [J]. 中国社区医师（医学专业），2012，14（31）：94~95.

[9] 包华东,郭灿钊,陈伏波.复方角菜酸酯栓联合吻合器痔环切除术治疗混合痔60例的疗效观察[J].临床和实验医学杂志,2012,11(7):512~513.

藻酸锌钙敷料应用在TST联合外剥内扎术中的临床观察

黄伟[1] 朱丹[2] 张锋*

(*成都中医药大学附属医院肛肠科 1、2成都中医药大学)

痔病在肛门直肠疾病中发病率最高,手术是治疗痔病最有效的手段,根据痔的肛垫下移发病机理[1],我科采取TST联合外剥内扎术治疗混合痔。术后出血、术后疼痛、创面愈合等是术后关注的重点,传统方式采用凡士林油纱条填塞术腔以止血及保护创面,而我科在TST联合外剥内扎术中应用贝琼非自粘型藻酸锌钙敷料填塞术腔,其止血效果好,可减轻术后疼痛及促进创面愈合。

1 资料方法

1.1 临床资料

60例病例均来自我院肛肠科一病区,诊断符合《痔诊断和治疗指南》[2],其中男性28例,女性32例,年龄35~70岁(平均45.7岁),患者按病案号随机分为治疗组和对照组各30例,治疗组环状混合痔12例,对照组10例,吻合口术中出血治疗组3例,对照组1例,治疗组术中应用藻酸锌钙敷料填塞术腔,对照组应用凡士林油纱条填塞术腔。两组患者在性别、年龄、疾病分类、术中出血等方面比较,差异无统计学意义。

1.2 方法

1.2.1 治疗方法:所有患者均在全麻下截石位手术,麻醉满意后消毒会阴区后,选用TST双开口肛门镜,适度扩肛后分别于2、8点位固定。常规消毒直肠黏膜,以2-0丝线于2-4点、8-10点行黏膜下缝合引线牵引后,置入吻合器常规完成吻合。取出吻合器后剪断黏膜桥,各残端上钳并以0号丝线双重结扎,检查见吻合口活动性出血者以3-0可吸收线行"8"字缝扎止血。完成TST后行常规外剥内扎术,切口个数根据病情决定。术后以碘伏纱布消毒会阴区,治疗组将一张藻酸锌钙敷料的纤维面朝外卷成柱状,在双叶肛门镜下送入术腔,尾端留在肛外以便取出,取出肛镜后稍用力压紧敷料,术毕予塔纱压迫固定。术后塔纱保留36~48小时,控制大便2日,敷料由患者首次排便时排出,不能按时排便患者的敷料由医生取出。所有患者术后均常规予抗生素,并于排便后常规换药。对照组采用凡士林油纱条按常规方法进行填塞,术后处理方法同治疗组。

1.2.2 分析方法:采用SPSS19.0统计软件进行统计学处理,计数资料以 $\bar{x} \pm s$ 表示,组间比较采用t、x^2检验,检验水准α=0.05。

2 结果

两组患者术后出血,术后疼痛持续时间,创面痊愈时间情况见表。两组患者在敷料保留期间均未出现不良反应。

表1 60例TST联合外剥内扎术后情况

组别	n	创面渗血(例)	疼痛持续时间(h)	创面平均痊愈时间(d)
治疗组	30	0	17.5±5.38	22.5±4.79
对照组	30	4*	44.3±20.59*	30.6±5.12*

注:与对照组比较,$P<0.05$。

3 讨论

在TST联合外剥内扎术中用传统凡士林油纱条填塞术腔,其止血效果确切,但在止痛、促进创面愈合方面作用尚不明确，加之油纱填塞后患者便意强烈，导致患者提前活动，增加出血风险，增强疼痛感。藻酸锌钙敷料是海藻酸纤维与钙离子和锌离子结合而制成，是湿性伤口治疗的一种新型敷料，通过多途径达到止血、止痛、促进创面愈合等作用。

藻酸锌钙敷料与创面接触后与创面渗出液中的钠离子进行钠钙、钠锌交换，释放出的钙离子作为凝血因子参与凝血过程。敷料中海藻酸纤维与创面渗出液、血液接触的部分溶解成粘稠状凝胶覆盖于创面，同时有加快血小板、红细胞的黏附、聚集，可以达到一定的止血作用[3]。肛周神经丰富，感觉灵敏，患者活动中创面与敷料的间的机械刺激与伤口暴露受到冷刺激引起括约肌痉挛是导致疼痛的主要原因。敷料覆盖后形成凝胶保护层可有效的保护神经末梢不被暴露，避免患者活动中对创面刺激，并能保持创面一定的温度，减轻寒冷对伤口刺激，达到止痛效果。随着对创面愈合病理生理的深入研究，湿性愈合逐渐得到认可，"伤口湿性愈合理论"[4]指出保持创面一定湿度能促进创面愈合，因此术中应用高效湿性敷料对创面愈合有重要意义。藻酸锌钙敷料覆盖后形成凝胶保护层可以使伤口保持一定湿度，使伤口处于湿性环境中以促进创面愈合[5]。创面愈合要经过凝血期、炎症期、修复期、成熟期，藻酸钙敷料能缩短伤口炎症期和修复期，缩短创面愈合时间，提高临床治疗满意度[6]，敷料中释放的锌离子对细胞核酸和蛋白质合成、分裂和生长、能量代谢，纤维细胞的增生及胶原蛋白的合成均有促进作用，并能加强破损细胞的修复能力。

4 结论

本观察显示，治疗组在术后出血、术后疼痛、创面愈合时间均优于对照组，在TST联合外剥内扎术中应用藻酸锌钙敷料通过多种作用途径达到止血、止痛、促进创面愈合，可有效避免术后并发症，缩短换药时间，具有一定临床推广价值。

参考文献：

[1] 胡伯虎. 大肠肛门病治疗学[M]. 北京：科学技术文献出版社，2001：246.
[2] 美国结直肠外科医师协会标准工作委员会. 痔诊断和治疗指南（2010修订版）[J]. 中华消化外科杂志，2012，11（3）：243~247.
[3] 余洪猛，郑春泉，王德辉，臧朝平，张重华. Sorbalgon藻酸钙敷料填塞在2013例鼻内镜术中的应用[J]. 临床耳鼻咽喉科杂志，2005，19（2）：65~66.
[4] 舒立涛，徐宝顺，工蔚然. 伤口湿性愈合的新理念[J]，中国实用美容整形外科杂志，2004，15（6）：336.
[5] 李卡，蒋理立，李明霞，陈增蓉. 藻酸钙敷料应用于肛瘘术后换药的前瞻性研究[J]. 中国普外基础与临床杂志，2009，16（8）：654~657.
[6] 曹永清，易进，李锋，杨杰，曹永志，王珂. 藻酸钙敷料对复杂性肛瘘术后创面愈合作用临床疗效观察[J]. 医学综述，2012，18（6）：917~918.

直肠黏膜柱状缝合固定术治疗混合痔临床研究

四川省仁寿县中医院　彭德　杨冬云　胡菲

1. 资料与方法

1.1 临床资料 选择2007年1月至2008年12月混合痔260例，均符合2000年成都会议混合痔诊断标准，排除混合痔手术及骶管麻醉禁忌症、前列腺增生症，随机分为两组：治疗组132例：行直肠黏膜柱状缝合固定术；对照组128例行混合痔外剥内扎硬注术。两组病例年龄、性别构成无统计学差异。两组病例术前均用肥皂水800~1500ml清洁灌肠、腰腧穴麻醉。

1.2 手术方式

1.2.1 治疗组：手持纱布分开肛门或分叶肛门镜显露隆突的直肠下段黏膜，选择隆突最明显位点（一般为截石位3、7、11点），组织钳于齿线上2.0cm钳夹宽约1.0cm直肠黏膜并外拖显露近心端黏膜，指诊黏膜下有无痔动脉搏动，将搏动痔动脉同时钳夹，每隔1.0cm钳夹1把组织钳，直到不能继续外拖松弛黏膜（可达齿线上5~6cm），指诊检查无黏膜狭窄环（带）且钳夹之黏膜在同一直线上。碘伏消毒，用3-0肠线从近心端开始间断缝合直肠黏膜（包括搏动痔动脉）2~4针，针距1.0cm并使缝扎的黏膜柱上窄下宽。碘伏消毒，用1:1消痔灵注射液1~2ml，点状注射缝线周围黏膜下层并按摩使药液扩散均匀。同法缝合固定其它位点黏膜柱，共2~3根。经以上处理仍隆突外脱的内痔痔核，碘伏消毒，1:1消痔灵注射液黏膜下注射至充盈，中弯齿线上0.2cm钳夹，7号丝线"8"字贯穿逢扎，切除部分钳上组织；肛缘仍有外痔隆突者，隆突显著处齿线下0.2cm处向肛缘外作放射状小切口，剔剥尽曲张静脉团，修剪皮瓣使对合良好，适当外延切口。合并的肛门疾病酌情处理。

1.2.2 对照组：小弯于齿线上0.3cm钳夹内痔痔核，碘伏消毒，1:1消痔灵注射液黏膜下注射至充盈，每位点1~2ml，按摩使药液扩散均匀。视肿块外脱、出血及合并病情况，按"母痔区为主、先大后小、先下后上"原则，外痔部分行小V形切口，钳夹并在括约肌表面钝性分离静脉丛至齿线上0.2cm，外拖并中弯钳夹痔核根部，指检无肛管皮肤和直肠黏膜弦带，碘伏消毒，7号丝线"8"字贯穿缝扎，切除部分钳上组织，修剪切口使平整，适当外延切口。同法处理其它位点混合痔，同一病例不超过4个处理位点。合并的肛门疾病酌情处理。

1.2.3 术后处理：检查肛门可容纳2指，无肛管皮肤和直肠黏膜弦带，无活动性出血。碘伏消毒，肛内纳入太宁栓1枚，明胶海绵2片，油纱1条。肛外75%酒精纱布覆盖，塔纱包扎固定。术后流质饮食和控制大便48h，静脉滴注抗生素4天。术后第2天始普食，每便后黄连膏换药至愈。随访4~12月。

1.3 疗效标准：

1.3.1 术后出血：治疗期间一次大便肛门滴血多于10滴时且需手术缝扎止血者。

1.3.2 尿潴留：术后6h以上未解小便，查见中下腹膨隆、压之尿意强烈、叩浊，留置尿管导尿者。

1.3.3 肛缘水肿：治疗期间肛缘出现水肿不能消退，需局麻下修剪者。

1.3.4 术后疼痛：术后24h内患者感觉最严重疼痛的VAS评分（视觉评分量表，0~10分）。

1.3.5 治疗时间：肛门肿块外脱及出血等症状消失，肛门镜检查痔核已脱落，肛缘切口愈合，不需继续治疗所需时间。

2 结果：计量资料用t检验，计数资料用x^2检验。

两组病例治疗效果表

	手术时间(min)	治疗时间(d)	疼痛评分(分)	出血(%)	尿潴留(%)	肛缘水肿(%)
治疗组(n=132)	31±15.5	11.5±2.5	2.1±1.0	0(0.0)	2(1.5)	16(12.1)
对照组(n=128)	29±14.5	13.5±3.5	5.5±1.5	7(5.5)	11(8.6)	29(22.6)
P	>0.005	>0.005	<0.001	<0.001	<0.001	<0.005

两组病例手术时间和治疗疗程无明显差异（P>0.05）；治疗组术后24h内疼痛、术后出血、尿潴留3项指标显著优于对照组（P<0.01）；术后肛缘水肿发生率，治疗组也明显低于对照组（P<0.05）。

3. 讨论

在混合痔手术时，如何才能尽可能不残留痔组织又减少肛管皮肤、直肠黏膜损伤，预防术后出血等并发症？

3.1 直肠黏膜柱状缝合固定术有效预防术后出血：（1）把下移的直肠黏膜向上悬吊固定，使外脱的痔组织回缩，恢复肛垫正常结构，需缝扎切除的内痔痔核缩小乃至消失。即使缝扎切除残余，痔核脱落时创面也小；（2）在缝黏膜柱时将搏动的痔动脉有效缝扎，进一步降低大出血几率；（3）缝黏膜柱时指诊检查，防止直肠狭窄或形成黏膜弦带，否则术后排便时可能黏膜间撕裂出血和排便困难；（4）缝扎残余痔核时，注意贴钳进针、减小缝扎后正常黏膜间张力，防痔核脱落时创面崩裂出血；（5）严格无菌操作，术后静脉应用抗生素，防止感染性出血。治疗组2例病例分别在术后第9d、10d痔核脱落时便后肛门滴血，经冰生理盐水灌肠后，肛内置太宁栓1枚、明胶海绵2片、0.1%肾上腺素棉片1片并控制大便48h后症状消失；对照组同法保守治疗成功4例，但有7例手术止血。

3.2 直肠黏膜柱状缝合固定术有效减轻术后疼痛、减少尿潴留和肛缘水肿发生率：（1）直肠黏膜柱状缝合固定后，肛管、肛缘皮肤也被向内上提（为增强上提效果，缝黏膜柱时近齿线1针可行"8"字缝合），使需切除的外痔减少，减轻肛管、肛缘皮肤损伤；（2）术中尽可能少作切口，不钳夹保留的皮肤、皮下组织和肌肉；（3）保证切缘平整，必要时外延切口，减小张力且利引流；（4）术中出血点钳夹止血，尽量少缝合。因此患者术后疼痛轻、肛缘水肿率低，因排尿反射和情绪紧张导致的尿潴留发生率也低。

3.3 直肠黏膜柱状缝合固定术手术操作简单，理论上可减轻或消除直肠黏膜内脱垂患者肛门坠胀、排便不尽感、排便时间延长等症状（本研究设计时未把此内容纳入观察指标），所以该术式适用于术前指诊发现直肠壶腹内黏膜松弛堆积、移动度大的患者；因创伤较小，也适用于年龄较大、全身情况欠佳的患者。但该术式不适于合并有直肠、盆腔、肛周炎症的患者。

直肠黏膜柱状缝合固定术治疗混合痔，保护肛垫、维护肛门正常功能的同时，有效防止了术后大出血，减轻了术后疼痛，减少了术后尿潴留和肛缘水肿发生率。与传统混合痔外剥内扎硬注术比较有明显优点，适宜基层医院开展。

痔动脉结扎、小切口剥扎、消痔灵注射联合治疗混合痔的临床应用

冯 志

（雅安市人民医院肛肠科）

1. 资料与方法

1.1 一般资料 参照中华医学会外科分会结直肠肛门外科组、中华中医药学会肛肠病专业委员会、中国中西医结合学会结直肠肛门病专业委员会制定的《痔临床诊治指南（2006版）》中的相关诊断标准执行。选择符合混合痔+直肠黏膜松弛具备手术指证的患者100例，随机分为2组。治疗组50例，男28例，女22例，年龄27~62岁，平均45岁，病程平均7.1年；对照组50例，男24例，女26例，年龄21~64岁，平均47岁，病程平均6.3年。经统计学处理，2组年龄、性别、病程无明显差异（$P>0.05$）），具有可比性。

1.2 治疗方法 术前用开塞露2支灌肛清便，采用局麻或腰俞穴麻醉，术后用甲硝唑注射液0.5 ivgtt bid 3天，便后苦参汤坐浴，马应龙痔疮膏、美辛唑酮栓塞肛，每日一次。

1.2.1 治疗组：采用痔动脉结扎+小切口剥扎+消痔灵注射联合术式。局麻或腰俞穴麻醉后，截石位，术野常规消毒铺巾，艾力克消毒肛管、直肠下段、扩肛，于3、7、11点位母痔区内痔基地部上方间隔1.5cm，血管搏动明显处以4-0可吸收缝线8字缝扎，使血管闭锁、黏膜上提悬吊固定。3、7、11点位母痔区混合痔小切口外剥内扎（内痔以弯钳于基底部纵向钳夹，7号丝线8字缝扎，注意结扎点与痔动脉缝扎点间距离及张力），其它点位混合痔同样予以小切口剥扎处理，痔块处理完毕后，齿线上方直肠黏膜下多点注射1:1稀释消痔灵，按摩促进药物扩散，肛内放马应龙痔疮膏、美辛

唑酮栓。术后静脉使用抗生素、止血药3天，便后苦参汤坐浴，马应龙痔疮膏、美辛唑酮栓塞肛，每日一次。

1.2.2 对照组 采用传统外剥内扎术。操作时，于外痔部分做放射状V形切口，剥离痔核达齿线上0.5—1.0cm，钳夹对应内痔，7号丝线8字缝扎切除，肛内放马应龙痔疮膏、美辛唑酮栓。术后静脉使用抗生素、止血药3天，便后苦参汤坐浴，马应龙痔疮膏、美辛唑酮栓塞肛，每日一次。

2. 结果
2.1 治疗组

	术后痔核脱落期大出血	术后疼痛（使用强力镇痛药物）	术后严重水肿
治疗组	无	3例	1例
对照组	1例	10例	5例

3. 讨论
基于痔病成因两大学说：肛垫下移学说、静脉曲张学说，目前临床常用手术方式有传统外剥内扎术、PPH、TST术。传统混合痔外剥内扎术，从混合痔外痔部分做"V"形切口剥离达齿线上结扎，没有考虑肛垫保护和回位，肛管、齿线敏感区域损伤大，术后疼痛较明显，且痔残端结扎点以上血管无任何约束，残端脱落时血管断端裸露，出血风险相对高。本术式集传统外剥内扎术、PPH、TST手术方式优势于一身，先缝扎痔上黏膜下血管，阻断痔核血供，大大减少了后期痔残端脱落大出血的风险，同时提升肛垫回位，符合人体正常生理解剖要求，且上提缩小了痔块，剥扎处理痔块时切口更小，肛管保留更多。最后于直肠黏膜下多点注射1:1稀释消痔灵，使局部产生无菌性炎症反应，血管收缩闭塞，结缔组织增生，黏膜与肠壁肌层粘连固定，从而防止脱出和便血。

4. 结论
该术式在肛垫保护和回位、术后疼痛、术后出血方面与传统外剥内扎术相比有明显优势，价格方面低于PPH、TST，故有临床价值。

自拟外洗散外洗疏通膏外敷治疗急性嵌顿痔疗效观察

陈国安[1] 李桂阳[2]

(1 上海市静安区中心医院 上海200040；
2 上海市虹口区凉城社区卫生中心 上海200091)

急性嵌顿痔为内痔或混合痔的内痔部分脱出肛门外发生水肿不能回纳而发生，在痔核发生嵌顿时，水肿明显、疼痛剧烈，严重者甚至会造成局部的糜烂、坏死，使病家痛苦不堪。在这类病例中，有相当一部分患者由于脱出嵌顿的痔核较大，或其他多种原因不宜即刻施行手术治疗，只能采取保守的药物治疗。我们近年来采用单纯中药外用，即自拟外洗散外洗坐浴结合疏通膏外敷治疗该病，取得了较好的疗效，现小结如下。

1 资料与方法
1.1 一般资料
76例患者均来自于上海市静安区中心医院（复旦大学附属华山医院静安分院）中医外（痔）科门诊，收集时间2011年3月—2014年6月，按随机数字表法随机分为两组，每组38人。治疗组中男性27例，女性11例；年龄26~83岁；发病时间1~7d；脱出嵌顿之痔核合在一起直径为

30mm~65mm，呈环状脱出嵌顿者28例，占全部病例的73.68%；对照组中男性25例，女性13例，年龄23~76岁，发病时间1~6d，脱出嵌顿之痔核合在一起直径为30mm~60mm，呈环状脱出嵌顿者26例，占全部病例的68.42%。两组基线资料差异无统计学意义（$P>0.05$），具有可比性。见表1。

表1 两组基线资比较

项目	治疗组	对照组	统计量	P值
性别（男/女，例）	27/11	25/13	$x^2 = 0.24$	$P = 0.62$
年龄（岁）	58.53±14.97	53.71±14.22	$t = 1.44$	$P = 0.08$
发病时间（d）	2.87±1.19	2.76±1.05	$t = 0.41$	$P = 0.34$
痔核大小（mm）	45.00±8.22	42.76±7.77	$t = 1.22$	$P = 0.11$

1.2 诊断标准 参照《中医病证诊断疗效标准》[1]及《痔临床诊治指南（2006版）》[2]中有关内痔或混合痔的诊断标准，并出现内痔或混合痔的内痔部分脱出水肿、不能回纳等嵌顿情况。

1.3 纳入标准 ①符合上述诊断标准并在一周内未接受过任何治疗的患者；②年龄在18岁以上；③愿意接受并配合采用本方法治疗的患者。

1.4 排除标准 ①妊娠期及月经期妇女；②精神疾病患者；③对本类药物过敏者；④生活不能自理者。

1.5 治疗方法 治疗组采用自拟外洗散（由苦参、蒲公英、虎杖、芒硝、丹皮等药物组成，将上述药物研成细末并装入布袋）外用，使用时加入1500~2000ml开水冲泡，待水温降至适当温度，约40℃左右时进行外洗或者坐浴，女性患者建议以外洗为主，时间不宜过长，每次10min左右，每天2次，严重者可增加至每天3次。对年迈体弱不能下蹲或脱出嵌顿之痔核过大而不适宜自行外洗或坐浴者，则采取侧卧位后用外洗散冲泡液湿热敷，但时间应适当延长，每次在20min左右。外洗坐浴或湿热敷后均外敷疏通膏（由赤石脂、葛根、冰片、凡士林调制而成），将疏通膏涂于嵌顿之痔核上，外盖纱布后胶布固定。

对照组除采用痔疾洗液（由贵州拜特制药有限公司生产）外用，每次1瓶125ml，使用时加入温水1000~1500ml稀释后外洗坐浴或湿热敷外，其他均同治疗组。

对所有病例就诊时尚能适用手法回纳治疗者，都即刻采用手法回纳治疗。方法是采取左侧卧位，先在局部涂上疏通膏轻轻按揉，嘱患者深呼吸并放松肛门，然后缓缓将脱出嵌顿之痔核以肛门为中心由外向内回纳复位至肛内，随后用团状纱布或棉花填压肛门后宽胶布包扎固定。如果痔核脱出嵌顿时间较长较硬或过大而无法回纳，或其他原因如患者不愿配合等，则放弃手法回纳治疗。治疗均以7天为1个疗程，1个疗程后统计疗效。

1.6 观察指标 临床主要观察治疗后脱出嵌顿之痔核的回纳情况、肛门局部水肿的消退现象、疼痛症状的缓解程度。

1.7 统计学方法 计量资料如果服从正态分布则采用"均数+标准差"表示，组间比较采用成组t检验；如不符合上述条件，则进行秩和检验；计数资料采用卡方检验；有序数据采用行均分检验。

2 疗效评定标准与结果

2.1 疗效评定标准 参照《中医病证诊断疗效标准》[1]并结合该病临床的实际情况拟定。显效：嵌顿之痔核缩小1/2以上，疼痛基本消除；有效：嵌顿之痔核缩小不到1/2，疼痛明显减轻或痔核缩小虽达1/2，但疼痛仍比较明显；无效：嵌顿之痔核未见明显缩小，疼痛无明显减轻。

2.2 两组临床疗效比较

临床疗效结果如表2所示，两组临床疗效比较差异有统计学意义（$P = 0.001$）。

表2 两组临床疗效比较 例（%）

组别	例数	显效	有效	无效	总有效率
治疗组	38	23（60.53）	13（34.21）	2（5.26）	36（94.74）
对照组	38	9（23.68）	22（57.90）	7（18.42）	31（81.58）

3 讨论

3.1 病因病理 一般而言，内痔发展至后期绝大多数已经成为混合痔，因为脱出的痔核逐渐增大，即使回纳后又较快脱出，此时已涉及痔内静脉和痔外静脉丛，并且表面为直肠黏膜和皮肤所覆盖，已经超越齿线。可以说，混合痔常是内痔不断加重的结果，这也与临床上以混合痔最为多见是相吻合的。因早期的内痔或少量的间断性便血，由于种种原因多数病人往往不愿来就医，等到症状逐渐加重后来就诊时较多已经成为混合痔了。急性嵌顿痔往往发生在原有比较严重痔病的基础之上，在某种因素的作用下而发生。根据笔者的观察，绝大部分发生在原有Ⅲ期内痔以上的患者，而Ⅱ期内痔者相对少见。本治疗组病例平均年龄（58.53±14.97）岁，对照组病例平均年龄（53.71±14.22）岁，并且绝大多数都有较长时间且比较严重的痔病史。内痔或者说混合痔的内痔部分脱出于肛门外，不能及时回纳，受到括约肌的夹持，静脉回流受阻，但动脉血仍在不断输入，使脱出的内痔充血，体积不断增大，直至输入的动脉血亦被压闭，以致出现血栓形成，脱出的痔发硬，有触痛，不能推回肛门[3]。这种血栓形成、水肿疼痛的情况也可同时延及到外痔部分。因为脱出的内痔部分不能回纳，时间过久，还会出现坏死感染等病理变化。所以，客观地讲嵌顿性内痔较多的往往已经是嵌顿性混合痔了。急性嵌顿痔发生后，临床表现为局部水肿显著、疼痛剧烈、肛门灼热坠胀或伴有便血等症状为主。根据我们对施行手术病例的肉眼观察，其实质是组织中存在广泛大量的血栓。有学者将手术后的嵌顿痔组织在光镜下观察，发现嵌顿痔组织高度疏松水肿，黏膜下肌层分离、断裂、不完整，胶原纤维大量增生，可见部分胶原纤维断裂。大多数还可见局限性溃烂、坏死、呈"溃疡性"改变，黏膜或间质大量出血，小动脉、小静脉均明显扩张，但以小静脉扩张为主，血管腔内充满红细胞，粘集呈淤滞状态，或形成血栓，机化甚或有再通现象。其病因病理是因为在痔核脱出后，多种因素刺激肛门括约肌，引起内括约肌痉挛，形成狭窄性肌环，痔静脉和淋巴回流急性障碍，痔动脉压高于痔静脉，导致大量血栓形成和间质高度水肿而引起炎症细胞渗出，痔核发生嵌顿肿胀，进一步加剧括约肌痉挛，引起痔核进一步绞窄，血循中断，痔黏膜组织缺血而糜烂甚至溃疡坏死或继发感染[4]。另外，嵌顿痔内痔血栓形成率和黏膜坏死率则与发病时间有关，肛门内括约肌痉挛时间越长，内痔的血栓形成和黏膜坏死率越高[5]。中医认为该病每由饮食不节、湿热下注；或久坐久立、劳累过度；或大便秘结、排便努挣导致瘀血浊气阻于大肠肛门所至。临床表现以实证、热证居多，即使有气虚不足的一面，也大多为虚实夹杂之候。明·陈实功云："夫痔者，乃素积湿热，过食炙煿，或因久坐而血脉不行，又因七情而过伤生冷，以及担轻负重，竭力远行，气血纵横，经络交错；又或酒色过度，肠胃受伤，以致浊气瘀血流注肛门，俱能发痔。"[6]

3.2 治疗方法 急性嵌顿痔为一种急性病证，临床表现为肿痛剧烈、难以忍受，如不及时治疗，疾病加重则可造成局部的糜烂、坏死及感染。在治疗方法上有保守治疗和手术治疗。目前有较多学者倾向于早期手术治疗的观点，但即使手术治疗仍存在两种不同看法：一种是先进行保守治疗，在水肿消退后再行手术治疗；另一种是即刻进行手术治疗[7]。笔者认为，每种治疗方法都有其优点和不足之处，患者的病情和个人情况并非千篇一律，对于脱出嵌顿的痔核不是很大、疼痛剧烈同时又具备手术治疗条件者，可即刻施行手术治疗。但对于脱出嵌顿的痔核较大、甚至巨大，或患者不愿接受手术治疗，或有手术禁忌症，或因多种原因而无法手术者，只能采取保守的药物治疗。虽然有更多的学者主张即刻施行手术治疗，并且取得了很好的疗效，但是患者的情况各有不同，不是每个病人都适宜即刻手术的，所以保守的药物治疗也是我们永远不能放弃的一个重要方面。

3.3 疗效分析 急性嵌顿痔的中医辨证多为湿热下注、气血瘀滞为主，因而治疗侧重清热消肿、活血止痛。在外洗散的组方中，苦参、虎杖清热燥湿、活血通络；蒲公英、芒硝清热消肿、解毒散结；丹皮清热凉血、活血散瘀，使血流畅而不留瘀，血热清而不妄行。诸药合用，共奏清热消肿、活血止痛之功。局部外敷疏通膏，具有清热止血、消肿止痛等功用。两者合用可以起到一定的协同作用而提高疗效。笔者认为该病治疗的关键是退肿，只要水肿逐步消退，疼痛、脱出嵌顿的内痔部分回纳情况均会得到改善。在中药外洗散组方中抓住"热"、"瘀"两字。"热"为病因，"瘀"为病机。对急性嵌顿痔而言，夹热者居多，这个"热"包括肛门局部的灼热疼痛和全身情况的舌红、苔黄、脉数等热象，即使有气虚不足现象也多为虚实夹杂之候。在病机方面，虽然成因有异，但都会造成局部气血的瘀滞不通，故而水液停留，不通则痛。所以在治疗上确定了以清热消肿、活血止痛为主要原则。在外治法中，中药外洗是一个比较理想的方法。首先是药液能够与疾病部位广泛接触，有利于治疗作用的充分发挥；其次是将近40℃左右的温度使局部的血管扩张，有利于药液中有效成分的渗透吸收而增强疗效。外洗坐浴后继涂疏通膏，延续了清热消肿、活血止痛的作用。两组疗效比较分析，在治疗7天后的显效率方面，治疗组38例中有23例，占60.53%；而对照组38例中仅有9例，占23.68%。在总有效率方面，治疗组有94.74%；而对照组为81.58%。组间比较差异有统计学意义（$P = 0.001$），可见两种不同的治疗方法还是存在一定的差异。

3.4 疗效标准 由于急性嵌顿痔疗效没有权威的确切的评判标准，尤其对药物治疗而言，只能参照《中医病证诊断疗效标准》[1]并结合该病临床的实际情况拟定。由于该病药物治疗难以达到症状消失、痔核消失或全部萎缩的治愈标准，只能达到缓解或好转的程度，故而只设显效、有效、无效项而未设治愈项。

本研究结果显示，治疗组的显效率和总有效率分别为60.53%、94.74%，均高于对照组，差异有统计学意义（$P = 0.001$），除极少数人（1例）局部发生过敏反应外其他均无明显的不良反应。提示该方法不失为急性嵌顿痔保守治疗中的一种简单、安全、有效的方法，能加速缓解该病肿胀疼痛的临床症状。

（致谢：感谢张天嵩博士对本文统计学方法的指导）

参考文献：

[1] 国家中医药管理局. ZY/T001.1~001.9~94 中医病证诊断疗效标准 [S]. 南京：南京大学出版社，1994：132.
[2] 中华医学会外科学分会结直肠肛门外科学组，中华中医药学会肛肠病专业委员会，中国中西医结合学会结直肠肛门病专业委员会. 痔临床诊治指南（2006版）[J]. 中华胃肠外科杂志，2006，9（5）：461~463.
[3] 李雨农. 中华肛肠病学 [M]. 重庆：科学技术文献出版社重庆分社，1990：303.
[4] 孙平良，肖振球，尹雪曼. 嵌顿痔的临床病理研究 [J]. 广西中医学院学报，2003，6（1）：8~11.
[5] 肖长虹，方晓东. 嵌顿痔108例临床病理及治疗分析 [J]. 中国肛肠病杂志，2011，31（9）：67.
[6] 明·陈实功. 外科正宗 [M]. 北京：人民卫生出版社，1973：169.
[7] 王立柱，白克运，秦广珍. 嵌顿痔的诊治概况 [J]. 中国肛肠病杂志，2003，23（3）：31~32.

克痔针治疗产后混合痔伴嵌顿120例

柯玮 刘锡昭 张湘杰 倪吉凯

2000年以来，运用克痔针治疗产妇混合痔伴嵌顿120例，治疗效果佳。总结如下：

1 病例资料

根据2000年中华医学会外科学组《痔诊治暂行标准》，笔者选择产后Ⅳ期内痔（内痔脱出不能还纳，水肿、触痛明显，内痔伴绞窄、嵌顿）患者120例，中医辨证为湿热下注，蕴结肛门证，症见肛门坠胀、肿痛，痔核脱出，难以还纳，便血色红而稠，大便燥结，舌红，苔黄腻，脉弦数。

本组120例，均为产妇，年龄25~40岁，平均32.5岁；病程1~15天，平均7.5天，痔核直径大小约1cm~3cm。

2 治疗方法

患者先取右侧卧位，常规消毒，抽取2%利多卡因注射液2ml+复方当归针4ml，换皮试针头，仔细观察混合痔的形态，在其基底部迅速进针约2cm，回抽无血后，缓慢推注，缓慢退针，可适当变换方向，注意动作轻柔，以免加重患者痛苦，注射过程中注意观察患者有无不适，如出现恶心，头晕等不良反应即刻停止。患者换左侧卧位，注射方法同上。根据患者脱出肿物大小，亦可多点注射，注射完毕后，轻轻按揉1~3分钟，以利药物在皮下均匀散开，连续注射5天为1个疗程。平素正常饮食，嘱患者多饮水，多食富含膳食纤维素食物，保持大便通畅。

3 疗效观察

1.1 疗效标准 依据拟定评定标准，肿痛、水肿症状消失，脱出痔核能自行还纳肛内，为治愈。肿痛、水肿症状消失，部分痔核仍脱出于肛外，为好转。肿痛、水肿症状稍缓解，痔核大小无变化，为未愈。

1.2 结果 120例患者中治愈114例，其中1个疗程内治愈66例，2个疗程治愈34例，好转14例，未愈者6例，总有效率为95%。

4 体会

中医学认为，肛肠疾病的病因[2]，主要是外感六淫、内伤七情、饮食不节、劳逸失当、体质虚弱、淤血阻滞，导致人体脏腑受损，阴阳失调，气血不畅，从而产生肛肠疾病。痔大多数由于风伤肠络或湿热下注，或脾胃虚弱，阴虚肠燥，以致气滞血瘀，筋脉扩张而形成。治以清热凉血，疏风止血；清热利湿，消肿止痛；行气活血，逐淤通络等。

很多孕妇对产后患痔疮很疑惑，孕妇痔疮发生率高达76%，导致产后导致痔疮的原因约有以下原因：①孕妇妊娠期间，由于孕激素影响，胃肠蠕动减少，非编在结肠停留时间过长，孕妇常有便秘出现。同时由于腹压升高，影响下腔静脉及盆腔静脉回流，致使很多孕妇出现痔疮。②分娩时可造成肛门局部的痔静脉回流障碍，引起痔疮，甚至引起痔静脉破损，导致血栓性外痔以及炎性外痔。③顺产时由于用力太大，过久，会出现疼痛脱肛的现象，以致引起痔疮的发生。④分娩后由于腹腔空虚，大便意识不强，常常数日无大便，加上卧床较久，排便无力，粪便在肠道中停留过久，易发生便秘，排便时使肛门受损，导致痔疮。⑤生产期间容易在直肠肛门处发生静脉曲张，会压迫血管，造成血液回流不畅，从而形成痔疮。

当归为"血家圣药"，具有补血活血，调经止痛，润燥滑肠功效，克痔针局部注射后，可通过其活血化瘀止痛之功，使气血待以通调，气畅血行，则瘀结得去，集聚得消，团块得化达到治疗目的，经查阅文献，众多治疗痔疮方，如槐花散、秦艽白术丸、榆槐脏连丸、桃红四物汤、归脾汤等均含有当归。

现代药理学研究发现，当归具有[3]：(1)镇痛作用。当归多糖及其分离出的其他成分通过其阻滞钙离子通道，均有不同程度的镇痛作用，当归多糖可显著抑制乙烯雌酚、缩宫素和醋酸诱发的小鼠扭体反应，提高热板法所致小鼠痛觉反应的痛阈，作用程度与剂量有关。因此，当归注射液能有效地缓解患者因气滞血瘀引起的疼痛。(2)对血液的影响。抗凝血作用。当归有较前的抗凝血和抗血栓作用。当归多糖及其硫酸酯可显著延长凝血时间，缩短出血时间，其抗凝作用主要是影响内源性凝血系统。因而，当归注射液能缓解及预防血栓形成，减轻局部淤血症状。(3)对缺血损伤的保护作用。当归可缓解脑缺血后细胞的凋亡，促进大脑中动脉栓塞模型大鼠脑缺血损伤后神经生长，修复相关蛋白细胞周期素D1和生长相关蛋白的表达，减少细胞凋亡的发生。当归能缓解因嵌顿而引发的局部缺血造成的皮肤黏膜损伤。(4)抗炎和增强免疫作用。①抗炎作用 当归制剂在体内外模型中给药均可明显抑制由虫卵诱发的肉芽肿性炎症反应。②增强机体免疫 当归可促进巨噬细胞分泌细胞因子；当归多糖能增强白介素－2、4、6和INF－r的表达，能缓解因长期水肿，暴露于肛门外引起的炎性反应。

利多卡因示中效酰胺类局麻药，对外周神经的作用机制与其他局麻药一样，通过抑制神经细胞膜的钠离子通道起到阻断神经兴奋与传导作用。因其脂溶性、蛋白结合率比普鲁卡因高，穿透细胞的能力强，所以它起效快，作用时间长。除此，还具有抗菌活性作用，利多卡因对致病菌和孤立的真菌有不同程度的抑制作用，且抑制率随局部浓度的增高而增高。

因此，克痔针选取利多卡因而非其他局部麻醉药与当归配伍，通过扩张周围血管，改善局部循环，增加血流量，消除组织间隙水肿，增加组织代谢，提高患者痛阈，保护局部嵌顿缺血的黏膜，共奏抗炎消肿止痛之功。从而治愈或缓解因混合痔伴嵌顿而引起的不适。

参考文献：略。

混合痔术后并发症病因及预防分析

陈伟

（宛城区卫协会痔瘘病专科门诊，河南南阳 473000）

环状混合痔是肛门直肠疾病中一种常见病，由于痔核较多而大，外痔呈环行一圈，手术较为复杂，会对人体造成一定创伤，也不可避免地会出现一系列术后并发症。因此，为了避免术后并发症的发生，减轻病人痛苦，提高患者术后生活质量，对术后并发症产生原因的研究就显得尤为关键。我们经过长期临床观察发现，环行混合痔术后常见并发症有肛门疼痛、肛门狭窄、术后水肿、术后出血及排尿困难、肛门渗液、肛门失禁、延迟愈合等，其中术后水肿、术后疼痛、肛门狭窄、术后出血尤为常见。在这些并发症的发生过程中有共同的原因，也有个体的原因。

一、肛门疼痛

疼痛机理：疼痛已成为继体温、脉搏、呼吸和血压四大生命体征之后的第五生命体征。在临床工作中受到高度重视。肛门部具有特殊解剖生理功能；肛门周围血管、神经比较丰富，齿状线下受体神经支配，是由骶2、3、4脊神经前根组成的阴部神经支配，对痛觉极为敏感。现代医学研究认为：术后疼痛是人体对组织损伤和修复过程的一种复杂的生理心理反应，几乎见于所有的术后病人。肛门疾病（痔、肛瘘、肛裂）手术创伤和刺激直接或间接作用于神经末梢，导致大量的局部致痛物质（前列腺素、血清素、组织胺、缓激肽、P物质等）释放，引起血管舒张和通透性增高等炎症反应，同时也刺激肛门括约肌，使之不断收缩、痉挛，产生疼痛。中医认为，痔肿痛多由湿热下注，壅阻脉络，阻塞气机，气血瘀滞肛门而致。再者，术后肛门创缘水肿、炎症、淤血、精神紧张均可导致局部疼痛。

疼痛常见原因临床有以下几方面：

（1）术前患者思想准备不充分，情绪紧张，有研究表明，焦虑情绪与痛觉之间关系密切，焦虑越重，机体痛阈越低。患者多对手术疼痛有一定的思想负担，甚至是恐惧心理，导致精神过度紧张、过重的忧虑可使术后患者对疼痛十分敏感而加重疼痛。

（2）术中操作不当：①局部消毒不严格，术中不遵守无菌操作原则，致术后感染，炎症刺激产生疼痛。②肛门局部麻醉操作不当，肛周皮下组织注入过量麻药，使组织水肿，导致术后疼痛。③肛门括约肌松弛欠佳，致手术视野暴露不清，或动作过于粗暴，过分牵拉、夹持组织，增加组织损伤。

④麻醉剂中加入了过量肾上腺素，致局部血栓或血肿形成。⑤行痔结扎手术时，痔核结扎位置过低，结扎了部分肛管皮肤及外痔组织，结扎过深则损及黏膜下肌层。⑥静脉曲张性外痔剥离不彻底，或切口引流不畅致术后水肿疼痛；缝合创面张力过高，缝合线牵拉创面。

（3）手术伤口疼痛。患者术后最初的2h，由于麻醉药物的作用，伤口多不感疼痛。术后3~4h开始疼痛者占70.9%；术后6h疼痛者占15.7%；术后10h疼痛者占13.4%。

（4）术后处理不当：①敷料填塞过紧、过多常可引起术后疼痛。术后为防止切口出血，常填塞敷料以压迫局部，然后丁字带外固定。如填塞过紧，对切口局部神经末梢产生强烈刺激压迫而产生疼痛与不适；术后肛内填塞物过多，患者肛内异物感强烈或肛门括约肌痉挛，引起较强烈的疼痛。②术后换药粗糙，动作粗暴，清洁消毒创面欠轻柔刺激伤口加重疼痛。

其他因素：①患者术后便秘、异物刺激。术后病人惧怕肛门疼痛，而不敢下床活动，尽量少吃食物，不解大便从而导致便秘，大便时较干硬的粪便可刺激伤口，引起肛门括约肌强烈收缩而引起疼痛。②文化素质。经临床观察，文化素质越高、经济条件越好的患者，对疼痛的敏感性越强，疼痛程度越高，而耐受性却往往很低；③周围环境的影响。患者对医院的陌生、恐惧感可降低痛阈。

二、肛门水肿

传统理论认为，其原因为：（1）创缘循环障碍。手术使创缘局部原有的静脉、淋巴循环通路被破坏，或者创面压迫过紧，局部循环受阻，组织液滞留，这是肛肠病术后肛门肿胀发生的首要原因；另外术后过早的大便，或大便干燥也会加剧其肿胀的发生。（2）局部炎症。手术消毒不严，术后引流不畅，创口感染局部炎变，均易发生肛缘水肿。近年，有学者认为肛门部术后局部水肿是由于手术刺激体内多种血管活性物质释放，作用于血管壁，造成血管壁通透性增高，组织间积液量增多，同时括约肌收缩使静脉和淋巴回流障碍所致；由于该区域神经末梢丰富，尤其齿状线下暴露于切口的躯体神经末梢易受排便、分泌物等刺激，同时术后内括约肌收缩、痉挛及局部炎症介质释放均可导致局部水肿。还有部分学者认为手术引起肛缘水肿的主要原因有：（1）手术不彻底。痔组织细胞特别是曲张静脉组织及血栓剥离不彻底。（2）切口过于短小。手术中未考虑到麻醉时肛管松弛向外下移位等因素而导致，以致术后切口全缩在肛皮线上方，因肛管呈收缩状态而致创面引流不畅。（3）肛管皮肤或皮桥嵌顿于肛门口；敷料压迫过紧，麻醉消失后肛门皮肤与皮桥不能恢复到正常位置而导致，还有静脉与淋巴回流障碍。（4）缝合切口张力较大。皮肤切除过多，保留皮桥宽度小，导致肛门部皮肤与皮下组织受牵拉压迫，影响淋巴与静脉回流。一些病人因术中切口缝合过密、过紧，影响减压而出现水肿。（5）注射失误。局麻时局部注射药液过多或内痔硬化注射药物误注射到齿线以下；另外局麻时不慎损伤肛门部血管导致皮下出血，术后也易形成水肿。（6）术前内括约肌痉挛或肛管压力较大。术中如对上述情况不作处理，术后内括约肌痉挛或肛管压力较大继续存在，导致直肠下静脉与肛门静脉回流障碍。（7）皮桥悬空。术中潜行切除皮桥下痔组织，导致皮桥呈悬空状态，这种皮桥在排便时易受到挤压、扭曲、擦伤并进而引起水肿。（8）肛周压力失衡。范围较大的肛周脓肿和肛瘘手术常可导致肛管缺损相对较大，缺损处压力失衡，容易为周围组织尤其是痔组织挤向该缺损中引起水肿。（9）肛周损伤程度较重。手术时间过长与局部组织受钳夹、牵拉过多，局部受损伤程度也相对加重，受感染的机会也相对增大，故术后易发生水肿。

三、肛门狭窄

痔切除术后引起严重肛门狭窄，而需要手术行肛门重建的情况是相当少见的。有研究报道轻度肛门狭窄的发生率在开放性痔切除术是5%。肛门狭窄的发生原因：①术后肛门狭窄往往与肛门手术和治疗有着一定的关心。因环状混合痔的病情严重，需处理的外痔和结扎的内扎位较多，行痔结扎切除术时，没能正确的保留好皮肤和黏膜桥，切除、结扎过多的皮肤黏膜组织，易导致肛管失去弹性，造成狭窄。②混合痔结扎切除时切口在同一平面，导致肛管口径变小而狭窄。③术后伤口感染④患者术后没有遵医嘱食用膳食纤维。⑤合并其他肠道疾病的患者，经常腹泻，大便稀薄。从临床上看，术后大便成性可以起到扩肛的作用，有利于防止术后肛门狭窄。⑥内括约肌痉挛导致肛门功能性狭窄。术后由于炎症，大便刺激伤口，肛门疼痛，易导致内括约肌痉挛，持续收缩。⑦切口创面过大时，未行对应处理（缝合或植皮等）。⑧全身性疾病。如瘢痕体质患者因手术切口导致

四、术后大出血

痔术后大出血是痔手术后的严重并发症，甚者引起死亡。正确分析痔术后出血的原因，及时作出诊断、治疗对肛肠病临床治疗具有重要的意义。

术后出血的原因分析有以下几个方面：1. 手术操作不当 ①肛门麻醉不全、肛门括约肌松弛欠佳，致手术视野暴露不清，使出血点未做妥善处理。或麻醉剂中加入了肾上腺素，术中血管收缩，术后血管重又开放，造成术后出血。②行痔结扎手术时，痔核未扎紧，术后结扎线松脱；或结扎后痔核残端留得过少，活动后结扎线滑脱。③手术切口过深，越过齿线过高，由于黏膜及黏膜下层血管非常丰富，切断时黏膜下小血管回缩，又因黏膜遮掩而致出血隐蔽，呈渗血状，术中未做结扎止血处理，术后发生出血。④手术时钳夹组织太宽太深，结扎组织过多，甚至夹有较多肌层，术后坏死脱落不全，或脱落时创面既大又深，损伤血管。⑤行枯痔注射疗法或硬化注射疗法时，注射液浓度过高，注射部位过深；或物理疗法应用不当等，痔核坏死脱落时损伤肌层较大血管，血管未闭出血。⑥行痔结扎切除手术时，结扎后痔核残留组织太多，术后坏死，容易引起局部感染，增加了术后出血的危险性。2. 局部感染 正常人直肠内存在着很多细菌，而痔手术又大多为开放的有菌手术，当术后患者抵抗力下降时，细菌繁殖生长加速，而致局部感染、组织脆弱，易于破裂出血。有时肛门部感染未能完全控制，即忙于进行手术，亦易于发生感染或使感染加重、扩散，形成术后继发出血的有利条件。3. 全身性因素 全身性因素如血小板减少，纤维蛋白原缺乏以及严重肝脏病或因各种因素而致的肝脾机能异常等，致使凝血机制障碍；高血压、动脉硬化患者，小动脉壁自动收缩闭合能力较差；长期服用阿司匹林、消炎痛等药物，抑制血小板凝聚作用。4. 术后护理不当 大便干硬用力努挣，肛门强力扩张，造成创面组织撕裂；或因干硬大便擦破伤口而造成出血。留于肛门外的结扎线，患者不慎或换药不当，强力牵拉脱落，造成创面撕裂出血。痔核结扎残端脱落期，患者剧烈运动，或医者粗暴指诊、直肠镜检查等，造成创面损伤出血。

五、小结

从以上分析来看，环状混合痔术后并发症的产生的原因虽然多种多样，但是有以下几点我们可以得出：
1. 术后并发症的产生原因大都与手术有关，手术操作得当与否是一个直接原因。
2. 内括约肌痉挛与术后并发症有密切关系。
3. 术后创面感染，伤口炎症刺激同样是增加术后并发症的直接因素。
4. 术后各并发症之间也可互为因素，形成一个恶性循环。
5. 全身性的及患者精神因素在临床上也不可忽视。

痔治疗从气血论

吴奇田

（四川省德阳市旌阳区中医院肛肠科 四川德阳 618000）

痔是严重危害人们身体健康的常见病和多发病，严重影响人们健康水平和生活质量。腑气不畅，大便运行受阻，大便失常，排便时间延长和次数减少，排便费力，艰难努挣，损伤气血，以致气血失

和，气滞血瘀，筋脉受损，血脉瘀阻，积久成结是痔病发生的基础。调理肠胃，通调腑气，理气调血，从气血入手贯通于痔病治疗的所有过程中，无论是手术治疗的辅助治疗还是非手术治疗都离不开对人体气血功能的调理。通调腑气，调理气血，保持大便通畅是痔病的预防和治疗过程中的基本手段和措施。

1 气滞血瘀是痔病发生的病理基础

痔病的发生是由于人体脏腑本虚，兼因饮食不节，燥热内生，结于大肠，下迫肛门，以及久座、负重、远行，产育等诸因素导致气血不畅，瘀滞于大肠，结于肛门，或湿热凝结，热与血博，宿滞不散，经络交错，血脉瘀阻，冲突而成。其致病因素虽多，而其病理基础则是气滞血瘀，结滞不散，日久成痔。《素问．生气通天论》曰："因而饱食、筋脉横解，肠澼为痔。"《丹溪心法》谓："痔者，皆因脏腑本虚，外伤风湿，内蕴热毒，……以致气血下坠，结聚肛门，宿滞不散，而冲突为痔也。"

现代医学对痔病的病因学说较多，具有代表性的有"静脉曲张学说""血管增加学说""肛门衬垫滑动学说""感染学说"等。这些学说都从不同侧面论述了痔的发病机理，充实和发展了痔的病因学说。有学者通过对痔组织切片观察证实，痔组织主要包括三种成分，由表及里是：黏膜或肛门上皮，大量的血管及平滑肌纤维，丰富的结缔组织。通过对肛门局部微血管构造造影发现局部微血管动脉与静脉之间存在着一种直肠海绵小体，这种海绵小体称为洞状静脉。从肛门括约肌的中间直到皮下结缔组织内都有洞状静脉。由于动脉与洞状静脉相通，可有大量血液直接注入。由于静脉壁较溥，容易反复生血液瘀滞，产生痔核。由此说明在形成痔核的局部有血液循环不畅和血液瘀滞状态存在。因此，痔病的气滞血瘀病理理论与现代医学的研究结论是一致的。

2 痔为腑病，调理肠胃、通调腑气、理气除滞为治痔之始，调理气血，活血化瘀为治痔之本。

大肠包括回肠和广肠，回肠上接阑门与小肠相通，下接广肠，广肠下端为肛门，《医宗必读》云"回肠当脐右回十六曲……广肠传脊以受回肠，即回肠之更大者，直肠又广肠之末节也，下连肛门……，总皆大肠也"，直肠为大肠之末端，下接肛门，痔生于肛门内外。因此，痔为腑病，痔病属大肠疾病之一。

大肠的主要生理功能为传导和运化糟粕，为津液化生的重要场所，津血同源，津液不足，血液亦亏，大肠为病，易伤津血。《李问．灵兰秘典论》云"大肠者，传道之官，变化出焉。"《灵枢．经脉篇》谓"大肠……主津液所述之病。"痔的产生和发展以及治病和防预等各个环节，无不与大肠功能正常以否密切相关。痔病治疗从气血论，其中所谓之气实乃大肠之气。调理气机则主要是通过通调腑气，使腑气通畅，大肠的传导、运输、变化和化生功能正常，气血通调，从而达到预防和治疗的目的。

胃肠同为腑脏，上下相通。胃肠气机通畅是胃肠功能正常运行的前提和保障，也是人体气血正常运行的基础。

气之于血，相辅相成，气以行血，血于载气，气行则血行，血瘀则气滞。痔病是一种慢性进行性疾病。痔病的形成行总是先有气机郁滞，继则血行不畅，蕴阻肛门，博结日久而成。理气除滞是痔治疗的着眼点，通过对气血的调理，以解除血液瘀滞。气血不和，血液瘀滞是痔病的病理基础，调理气血，活血化瘀当贯穿于治疗的始终，是治疗痔病的基本法则。机体的气机通畅，气血运行自如，即能收到良好的治疗效果。现代医学研究也证实了活血化瘀药可以改善局部血液循环，消除局部血液循环障碍之功效。

3 大肠为病，实证居多

大肠为食物糟粕传导和变化的通道。若因邪气所伤，或其自身功能失调，则必影响其传导和变化功能，以致糟粕充实，粪便停滞、邪气壅阻而为病。大便排泄通畅与否是大肠腑气正常与否的重要标志，通调腑气在一定意义上主要是通过通调大便来实现的。因此，在痔病的预防和治疗中，保持和养成良好的排便习惯，使腑气通畅肃降是治疗和预防的关键所在，离开这个前提，其它任何有效的治

4 大肠为病，湿热居多

经曰：阳的如市，多气多血，外邪致此每易热化。湿热重着，先伤于下，故肛门病中因湿因热致病者居多。湿热交着，缠绵难愈。因此在痔病的治疗中应时刻注意注重湿热垫之邪的清化，使邪气尽去，则腑气通调。

5 大肠为病，易伤津血

大肠为津血化生的重要场所。津血受损，则糟粕不运，大便不行，腑气不畅。故大肠病变，治多调补津血为主，在痔病的治疗过程中，应始终勿忘对津血的调治。津血充润，大便运行自如，如是则腑气自畅。

临床验方举例：固腑通调汤（经验方）简介

基于上述理论和认识，笔者根据从事肛肠疾病治疗三十余的探索、总结和调整，整理和完善了痔病治疗的基本处方：固腑通调汤（经验方）。之所以取名为"固腑通调汤"是取其该方主旨是以调理肠胃、通调腑气、理气除滞，通过调理气血，确保腑气通畅，大便如常，从而实现最终治疗痔病的目的。经临床多年运用验证，用于痔病的非手术治疗或手术治疗的辅助治疗都能取得显著的疗效。

固腑通调汤（经验方）基本方：

木香、枳壳、厚朴、陈皮、生地、赤芍、当归、川芎、秦艽、地榆、苍术、生白术、黄柏、玄参、麦冬、莱菔子、苡薏仁、火麻仁、芒硝、荆芥炭。

方中木香、枳壳、厚朴、陈皮调理肠胃，通调腑气，理气除滞。生地、赤芍、当归、地榆、川芎养血活血，活血化瘀，凉血止血。玄参、麦冬、生地养阴增液，以增水行舟，通调腑气，助推大便运行。秦艽、苍术、黄柏清热除湿，消肿止痛。苍术、生白术、莱菔子、苡薏仁调理脾胃，筑牢后天之本以助腑气通调，消解内外湿困，建脾化湿，宽中除满，肃降腑气。地榆、荆芥炭凉血止血。芒硝咸寒软坚以荡涤燥粪宿便，驱除有形之邪，合火麻仁润肠通便以使大便顺畅，腑气通调。根据病情不同随证加减，湿热重者加栀子、黄连、龙胆草，便血多者加仙鹤草、血余炭，便秘甚者，重用芒硝，中病即止，气不足者重用生白术加党参、黄芪，血不足者重用当归加熟地、何首乌等，如此不一而足，随证论之。

柏硝祛毒洗剂熏洗治疗60例混合痔术后的临床研究

陆庆革[1]*　张海磊[2]

(1*唐山市中医院 063000　2 河北联合大学)

肛缘水肿是肛肠病术后常见并发症之一，以混合痔外剥内扎术后多见[1]。肛缘水肿给患者带来了巨大的痛苦，加重患者的经济负担，延长了患者术后恢复时间，也大大增加了创面感染的几率。因此尽量减轻或消除混合痔术后肛缘水肿越来越具有重要的临床意义。2013年5月~2014年5月我院应用柏硝祛毒洗剂使用XN-X肛周多功能熏洗仪熏洗治疗混合痔行外剥内扎术且术后出现肛缘水肿的患者，取得了良好的疗效，现报道如下。

1. 资料与方法

1.1 病例分组　将全部纳入的120例行混合痔外剥内扎术且术后出现肛缘水肿患者按照随机数字表法，按入院就诊先后顺序进行编号，从随机数字表任意一处查出120个随机数，相同的随机数字去掉，每个患者将被分配一个随机数，由小到大对随机数字进行编秩（秩次为R），令R为1-60者分入治疗组（柏硝祛毒洗剂组），R为61-120者分入对照组（1:5000高锰酸钾溶液组）。

1.2 临床资料 纳入的120例患者皆符合《中医病证诊断疗效标准》及2000年中华医学外科学分会肛肠外科学组制定的《痔诊治暂行标准》[2]。所纳入的病例均无基础类疾病，病种均为混合痔，手术方式为外剥内扎术。应用SPSS18.0软件进行统计学分析，两组患者在性别、年龄、病情方面均无显著性差异（$P>0.05$），具有可比性，详见表1。

表1 两组患者一般情况比较

组别	例数	性别/例		P值	年龄/岁	P值	病情			P值
		男	女				轻	中	重	
治疗组	60	22	28	0.582	39.79±1.56	0.159	26	18	16	0.237
对照组	60	24	26		39.99±1.53		25	20	15	

1.3 药物制备 治疗组所用的柏硝祛毒洗剂由唐山中医医院药剂科科制备，洗剂药物组成：芒硝30g，川椒24g，明矾、马齿苋、五倍子、当归各15g，黄柏、苍术、侧柏叶、苦参、防风各10g。对照组应用的1:5000高锰酸钾溶液其疗效确切、肯定、安全，常被用于内痔、外痔、混合痔等出现的便血、疼痛、肿胀等。

1.4 治疗方法 所有患者均在术后从术后第一天开始进行治疗，治疗组和对照组分别予以柏硝祛毒洗剂和1:5000高锰酸钾溶先熏洗后坐浴，每次15min，每日1次，两组患者药物使用XN-X肛周多功能熏洗仪熏洗时治疗时，采用相同的坐浴方式，药液温度保持一致，坐浴时间相同，7天为一疗程。常规消毒创面周围、创面及肠腔，组间的其他干预措施保持一致。

1.5 疗效性观察指标

1.5.1 肛缘水肿体积：管床大夫密切观察混合痔术后肛缘水肿，详细记录水肿相关数据。肛缘水肿其形状为类球体，因此采用球体和椭球体的体积计算公式可以计算得出水肿的大概体积｛球体的体积公式（$4\pi r^2/3$（r为半径）；椭球体体积公式$V=4\pi abc/3$（圆周率）（其中a，b，c分别是椭球体的长半轴，短半轴，纵半轴的长）｝。

0分：为无水肿；

1分：水肿体积小于$1cm^2$；

2分：水肿体积在$1\sim2 cm^2$之间；

3分：水肿体积大于$2 cm^2$。

1.5.2 水肿引起的疼痛：采用视觉模拟评分法（Visual analogue scale, VAS法）：即采用1条10cm标尺，上有刻度及相应分数，0分端表示完全无痛感，10分端则表示最剧烈的疼痛，临床大夫详细告知患者此评分方法，患者对疼痛程度的主观感受自行判定，于对应的位置在标尺上进行标记，然后量出疼痛强度的数值或评分（结合WHO的疼痛分级标准）。

1.5.3 两组患者住院时间及创面愈合时间

1.6 安全性观察指标

1.6.1 一般体格检查；

1.6.2 血、尿、便常规检查；

1.6.3 肝、肾功能检查；

1.6.4 观察皮肤局部有无过敏反映。

1.7 疗效判定标准 参照《中华人民共和国中医药行业标准.中医肛肠科病证诊断疗效标准》自行拟定。以治疗前后的症状积分为依据，按照疗效指数将疗效分为4个标准：痊愈、显效、有效、无效。

疗效指数（n）=［（治疗前积分—治疗后积分）÷治疗前积分］×100%

痊愈：症状、体征全部消失，n=1；

显效：症状显著改善，水肿体积显著缩小，75%≤n<100%；

有效：症状好转，水肿范围缩小，25%≤n<75%；

无效：症状、体征均变化不明显或无变化0<n<25%。

1.8 统计学方法 采用SPSS18.0软件进行数据分析，计量资料以$\bar{x}\pm s$表示，每组治疗前后的症状积分比较采用配对样本t检验，组间疗效比较采用两组独立样本t检验；计数资料用χ^2检验。

2. 结果

2.1 总体疗效比较

治疗组总有效率95.00%，对照组总有效率83.33%，经统计学分析，两组总体疗效具有显著性差异（$P<0.05$），详见表2。

表2 两组患者总体疗效比较

组别	例数	痊愈	显效	有效	无效	总有效率
治疗组	60	21	27	9	3	95.00%
对照组	60	14	21	15	10	83.33%

注：两组经χ^2检验，$\chi^2=2.672$，$P=0.039$，两组总体疗效差异具有统计学意义。

2.2 肛缘水肿积分比较

两组肛缘水肿积分比较，详见表3。

表3 两组患者肛缘水肿积分比较

组别	例数	治疗前	第三天	第五天	第七天
治疗组	60	1.71±0.46	0.95±0.58	0.49±0.44	0.25±0.17
对照组	60	1.70±0.52	1.21±0.64	0.98±0.73	0.69±0.63

注：两组治疗前$P>0.05$，无显著性差异，两组治疗后第三天、五天、七天水肿积分，分别进行统计学分析，P值均<0.05，差异显著，具有统计学意义，说明柏硝祛毒洗剂对促进混合痔外剥内扎术后肛缘水肿消散吸收方面优于1:5000高锰酸钾溶液。

2.3 肛缘水肿引起疼痛积分比较 两组患者肛缘水肿引起疼痛积分比较，详见表4。

表4 两组患者肛缘水肿引起疼痛积分比较

组别	例数	治疗前	第三天	第五天	第七天
治疗组	60	7.15±1.32	3.76±0.75	2.24±0.69	0.91±1.24
对照组	60	7.11±1.44	4.82±1.27	3.53±1.51	0.69±1.57

2.4 两组患者住院时间及创面愈合时间比较

两组患者住院时间及创面愈合时间比较，详见表5。

表5 两组患者住院时间及创面愈合时间比较

组别	例数	住院时间	P值	创面愈合时间	P值
治疗组	60	8.28±1.32	0.016	13.57±3.22	0.023
对照组	60	10.45±1.47		15.26±3.83	

2.5 不良反应情况 治疗过程中两组患者均为发现皮肤红肿、瘙痒等不适等症状，治疗前后两组患者进行血、尿、便常规进行对比，未发生明显变化，证明柏硝祛毒洗剂和1:5000高锰酸钾溶液熏洗治疗混合痔术后肛缘水肿安全、可靠。

3. 讨论

肛缘水肿这一并发症，有学者[3]认为其根本原因是：由阴部神经支配的肛门皮肤，其血管丰富，混合痔外剥内扎术可损伤血管，神经纤维暴露于外，淋巴回流受阻，加之括约肌的压迫，肛门局部可出现炎性渗出、充血等症状。混合痔手术为开放性创口，患者术后不可避免的产生疼痛，疼痛可引起括约肌痉挛，痉挛的括约肌可使淋巴及血液回流受阻，形成"疼痛—括约肌痉挛—血液及淋巴回流障碍—渗出液淤积"的恶性循环。手术前准备不充分，炎症未能得到有效控制，便秘患者未能服用缓泻药物进行通便；手术中操作不当，手术不彻底，手术中切口过于短小，局麻手术时注射失误，手术中肛周损伤过大；手术后处理及术后护理不当，患者未遵医嘱，过早或长时间蹲厕，术后换药未严格遵守无菌操作原则，导致术后切口感染，以上这些因素，均可以导致混合痔术后肛缘水肿。祖国医学认为肛缘水肿属于痔的范畴，痔病的发生是各种因素共同作用的结果，与全身脏腑经络的病理变化密切相关。由痔的病因病机可以窥探混合痔术后肛缘水肿病因病机。湿热下注、气滞血瘀、气血亏虚是肛缘水肿的主要病机。中医药治疗痔病历史悠久，方法众多，中药熏洗这一外治法，具有易操作、疗程短、疗效显著等优点[4]，是传统中医药文化的瑰宝。混合痔术后肛缘水肿用柏硝祛毒洗剂进行熏洗治疗，可缩短患者住院时间，减轻患者经济负担，且安全、可靠。该洗剂中芒硝清热解毒、消肿止痛；黄柏、苦参、蛇床子均具有清热解毒，祛风除湿止痒之功效；防风可祛风胜湿止痛；苍术可祛风，燥湿健脾；马齿苋凉血止血，诸药合用，共奏清热燥湿、凉血止血、祛风止痒之功效。

参考文献：
[1] 曹国全，赵昂之. TDP 神灯照射治疗混合痔术后水肿临床观察. 结直肠肛门外科，2009, 15（1）：43~44.
[2] 喻德洪，杨新庆，黄筱婷. 重新认识提高痔的诊断水平[J]. 中华外科杂志，2000, 38（12）：890..
[3] 田立新，王敏. 肛肠疾病术后肛缘水肿的预防和护理[J]. 中国民族民间医药，2012：132.
[4] 陈丽纯，思丽眷，王玉琴. 中药熏洗在痔疮临床治疗中的应用[J]. 内蒙古中医医药，2011, 30（15）：96.
*作者简介：陆庆革，男，1967年10月生，医学硕士，主任中医师，唐山市中医医院副院长，河北联合大学硕士生导师.

渴龙奔江丹治疗肛瘘术后伤口不愈 4 例

石珂佳　陈达楼　徐晓秀

（四川省西昌市中医院肛肠科　四川西昌　615000）

肛瘘，又称为肛管直肠瘘，系肛管或直肠疾病，其两者因病理变化造成与肛门周围皮肤相通的一种异常管道，肛瘘通常包含外口、瘘管和内口这三部分，属于临床较常见的病症，是肛门五大常见病之一。作为这种疾病的治疗方法，其根治性治疗多以手术治疗为首推方法，但在肛瘘术后，患者并发症较易出现，术后伤口不愈的现象也偶有存在，而笔者自 2013 年 4 月至 2013 年 8 月，先后碰到肛瘘术后创口不愈病例 4 例。运用中医传统丹药"渴龙奔江丹"治疗后，取得满意疗效，现报道如下：

1. 一般资料和方法

1.1 临床资料

4 例病人均为男性，年龄在 37—63 岁之间，病程在 3 个月—1 年，4 例均为肛瘘切除术后。一般肛瘘切除术后 10 天左右伤口创面正值恢复期，伤口创面色嫩红，血管丰富，微循环良好，用庆大霉素及康复新液纱条常规换药，2—3 周左右伤口愈合。4 例患者均在手术后 10 余天后出现伤口创面苍白，可见一层假性白膜覆盖，伤口周围无明显炎症体征，疼痛不明显，有少许分泌物，全身情况可。用常规换药、抗炎、生肌等治疗，均无疗效，术后几天甚至 1 周创面都无明显变化。考虑为术后创伤造成局部创面组织受损，局部供血不足而致营养不良，创口愈合缓慢，甚至不愈合。

1.2 治疗方法

换药时用消毒棉签刮取渴龙奔江丹（主要成分：升汞、甘汞、三氧化二砷等）少许，均匀涂于创面，继以纱布护创。用药时应注意不可过量，中病即止。

1.3 疗效标准

疗效标准包含三个标准，分别为治愈、好转和无效，标准参照《中医病证诊断疗效标准》制定，治愈的标准为患者的症状和相关体征都已消失，患者的创口愈合良好。好转的标准为患者的症状和相关体征都有所改善，而创口呈缓慢愈合，并未痊愈。无效的标准为患者的症状和相关体征都无明显变化。

1.4 随访调查

随访调查采用电话随访的方式，调查时间为1~3个月，调查内容主要是询问患者有无病情复发，有无相关并发症出现，是否有不良反应存在。

2. 结果

应用上述方法治疗7—14天后，4例患者伤口均愈合良好，所有患者全部治愈，且在治疗之后，患者的满意度都很高。且根据随访调查结果显示，患者均无病情复发，也无相关并发症出现。

3. 讨论

肛瘘是肛门疾病中常见的疾病之一，如果肛瘘为高位复杂性肛瘘，那么其治疗的效果将受到很大影响，且被目前公认为外科领域难治性疾病之一。就肛瘘这种疾病而言，在我国的发病率占直肠疾病2.5%左右，普遍发病率低于很多国外发达国家。从发病的年龄来看，肛瘘这种疾病多发于20~40岁，多发于男性，男性的发病率是女性的4倍左右。因此，对于这种疾病治疗，全球学者根据免疫学、细菌学、胚胎学和解剖学各类学科来做研究，对其治疗收获到了很大进展，对于肛瘘发病的原因也有很大收获，其目前公认的学说中，认为肛瘘发病的原因主要是肛腺所致，且在临床观察中，有95%的患者均是有肛腺感染造成肛瘘发生，故手术治疗是根本方法。但是，运用手术治疗之后，患者常会有一些并发症出现，伤口不愈合的情况也时有出现，因此本文治疗肛瘘术后不愈采用了渴龙奔江丹来治疗。

渴龙奔江丹这种药物是一种传统的中医药物，此药物一般采用传统炼丹术生产制造，属于我国重要的医药学遗产。渴龙奔江丹主要由丹母、丹底和稀释剂银珠组成，由于丹母中含有氧化汞、氧化亚汞和三氧化二砷等化合物，故具有少许的毒性，所以本文在治疗之后，做出了对随访调查工作，经随访调查结果显示，患者并无不良反应出现，由此可见治疗控制较为合理。

肛瘘切除术后，创面较深，局部血管被破坏，造成微循环障碍，结缔组织增生，创面供血不足而出现局部营养不良，以致创面长时间不能生肌收口。渴龙奔江丹为中医外科之适应性很强的药剂，具有红升白降之功，凡痈疽肿毒破溃及久不收口者均可使用，其成分中，升汞、甘汞主要含金属元素汞（Hg），中医学认为具有攻毒杀虫、解毒敛疮之功效，以治恶疮肿毒；砒霜主要含三氧化二砷（As_2O_3），中医学认为具有蚀疮祛腐、杀虫枯痔之功效，以治痈疽恶疮及痔漏等疾。故用渴龙奔江丹换药，可腐蚀增生的结缔组织，使创面形成新鲜的肉芽，改善微循环，加快局部代谢，促进创面生肌收口。从而达到中医"提脓拔毒、化腐生肌"的作用。至于4例发病患者均为中老年男性，为何出现伤口不愈，目前原因尚不清楚，还需进一步研究。

参考文献：

[1] 唐学贵. 复发性肛瘘的诊治（附45例报告）[J]. 大肠肛门病外科杂志，2004，10.（04）.279~281.

[2] 阮成伟. 活血化瘀法外用在肛肠病术后并发症治疗中的应用 [D]. 南京：南京中医药大学： 中医临床基础（硕士），2008

[3] 艾儒棣. 成都中医药大学特色教材·中医外科特色制剂 [M]. 北京：中国中医药出版社，2008.10

复方苦参汤防治痔术后并发症的研究

张敏

当前，综合防治环状混合痔术后并发症的方剂并不多见。本研究通过随机对照研究，探讨了复方苦参汤防治痔术后并发症包括肛门疼痛、肛门坠胀、肛门水肿及促进伤口愈合时间的临床疗效。本研究通过科学的课题设计，严谨的数据收集和系统分析，证明了复方苦参汤在防治痔术后并发症方面是安全，有效地；并且可以明显的减轻患者痛苦，值得临床推广。

临床研究

1 临床资料

1.1 研究对象

所有病例均来自于2013年01月～2013年5月在我院肛肠科病区住院病人，所选病例均符合混合痔的诊断标准。

1.2 诊断标准

依据2006年中华中医药学会肛肠病专业委员会、中国中西医结合学会结直肠肛门病专业委员会、中华医学会外科学分会结直肠肛门外科学组联合制定的《痔临床诊治指南》：

1.3 病例纳入标准

①符和混合痔的诊断标准；

②年龄≥18岁且≤60岁；

③同意接受外剥内扎术并签订手术及麻醉同意书的患者；

④完善三大常规、凝血功能、肝肾功能等检验项目；心电图、胸部正侧位片及腹部彩超等检查项目，并且结果均在正常范围内；

⑤全部手术均采用骶管麻醉（腰俞穴麻醉）；

⑥近5天内患者未接受过相关熏洗治疗。

1.4 病例排除标准

①凡不符合纳入病例标准者；

②年龄小于18岁或大于60岁者；

③孕妇及月经期的女性；

④既往有肛门部或腹部手术史者；

⑤过度虚弱、衰竭的病人及精神病患者；

⑥骶骨畸形或有外伤；

⑦吸毒或滥用镇痛药物者；

1.5 病例的剔除

①患者依从性差，不配合或不能坚持治疗；

②发生严重不良反应事件、发生严重并发症等不适合继续治疗者或自行退出者；

③凡在用药期间使用其他熏洗药物者；

2 一般资料

2.1 病例分组

将符合混合痔的诊断及纳入标准的70例患者随机分为治疗组和对照组。其中治疗组35例，对照组35例。

2.2 两组患者一般资料可比性分析

2.2.1 两组患者性别比较（见表1）

治疗组患者35例，其中男性16例，女19例；对照组35例，其中男性18例，女17例，两组之间比较经 X^2 检验，$X^2 = 0.229$，$p = 0.632$（$P > 0.05$），差异无统计学意义，两组患者性别具有可比性。

表1 两组患者性别比较（例）

组别	N	男	女	X^2	P
治疗组	35	16	19	0.229	0.632
对照组	35	18	17		

2.2.2 两组患者年龄分布（见表2）

本研究中，治疗组患者中年龄最小为19岁，最大为60岁；对照组患者中年龄最小为19岁，最大为59岁。经秩和检验，$Z = -0.832$，$P = 0.405$（$P > 0.05$），两组之间年龄比较差异无统计学意义，具有可比性。

表2 两组患者年龄情况比较

组别	n	18≤年龄<30	30≤年龄<40	40≤年龄<50	50≤年龄≤60
治疗组	35	5	7	15	8
对照组	35	9	7	11	8

2.2.3 两组患者病程比较（见表3）

本研究中，治疗组病程最长为25年，最短为4年，平均病程9.02±4.82天，对照组患者病程最长为27年，最短为3年，平均病程9.66±5.24天，经成组均数t检验，$P = 0.603$（$P > 0.05$），两者之间比较差异无统计学意义，具有可比性。

表3 两组病程比较（$\bar{x} \pm s$）

组别	N	病程（$\bar{x} \pm s$）	p
治疗组	35	9.02±4.82	0.603
对照组	35	9.66±5.24	

2.2.4 两组患者病情比较（见表4）

本研究中，治疗组患者中Ⅲ度内痔22例，Ⅳ度内痔13例，对照组Ⅲ度内痔18例，Ⅳ度内痔17例，经秩和检验，$Z = -0.959$，$P = 0.337$（$P > 0.05$），差异无统计学意义，具有可比性；外痔分布情况，经秩和检验，$Z = -0.811$，$P = 0.418$（$P > 0.05$）两组之间差异无统计学意义，有可比性。

表4 两组患者病情比较

组别	内痔分布（个数）		外痔分布（个数）		
	Ⅲ度	Ⅳ度	≤3	4~5	>5
观察组	22	13	6	21	8
对照组	18	17	6	25	4

2.2.5 两组患者手术创面数目比较（见表5）

两组患者术后手术创面个数比较经秩和检验后，$Z = -0.036$，$P = 0.971$（$P > 0.05$），差异无统计学意义，具有可比性。

表5 两组病人术后创面数比较

组别	例数	创面个数（个）				
		1	2	3	4	5
治疗组	35	5	6	15	4	5
对照组	35	6	4	17	5	3

2.2.6 治疗前症状积分比较（见表6）

两组病人于术后第一天各项症状积分比较，疼痛症状积分，经秩和检验，$Z = -1.725$，$P = 0.27$，二者无明显差异（$P > 0.05$）；水肿症状积分比较，$Z = -0.93$，$P = 0.35$，二者无明显差异（$P > 0.05$）；肛门坠胀症状积分比较，$Z = -1.39$，$P = 0.17$，二者无明显差异（$P > 0.05$）。说明治疗前两组患者在疼痛、水肿和肛门坠胀的症状积分方面比较无明显差异，均具有可比性。

表6 术后第一天两组病人治疗前症状积分比较

症状	例数	治疗组				例数	对照组			
		0分	1分	2分	3分		0分	1分	2分	3分
疼痛	35	0	10	22	3	35	0	8	20	7
坠胀	35	7	15	9	4	35	4	13	11	7
水肿	35	22	8	2	3	35	21	7	3	4

3 研究方法

3.1 术前准备 肛周备皮，清洁灌肠。

3.2 手术方式及经过

（1）患者取侧卧位，消毒骶尾部。确定骶裂孔位置，穿刺回抽无血后缓慢推注1.5%利多卡因20ml。

（2）转截石位，术区常规消毒铺巾。

（3）扩肛、指诊及肛门镜检查，查清痔核数目、大小及肛管内外关系，根据痔核的形态、部位，设计痔核分段以及保留肛管皮桥、黏膜桥的部位及数量行手术。

（4）小弯钳挟3点位，向肛门方向做一V型切口，剥离皮肤及皮下静脉丛至齿线，用中弯血管钳钳夹已剥离组织及对应内痔基底部，2-0丝线于钳下做"8"字缝合，双重结扎，剪去多余残端，同法处理7、11点位痔组织。

（5）观察无活动性出血后肛内填塞油纱、明胶海绵。外以塔纱压迫，宽胶布固定。

3.3 术后基础治疗

（1）依据抗生素使用规范，预防应用抗生素5天。

（2）予以止血药预防出血（氨甲环酸注射用或者尖吻腹蛇血凝酶）及运用润肠通便作用的中药帮助排便。

（3）研究期间嘱患者注意起居饮食，不过劳，不酗酒，不食辛辣刺激及肥甘厚味食物。

3.4 熏洗换药

（1）治疗组：于术后第二天清晨排便后，熏洗肛门患部一次，洗后再用熊珍栓（成都中医药大学附属医院内部制剂）一枚纳肛，纱布包扎，若当日解大便可行重复换药。

①复方苦参汤药物组成：苦参30g 黄柏25g 黄连20g 蒲公英15g 蛇床子15g 银花藤15g 冰片15g 芒硝15g 滑石10g 赤芍10g 牡丹皮15g

②配制方法：由中药房工作人员按照上述的比例打成粉末后装入纱袋中，每次给患者分发一包。

③熏洗方法：自患者术后第二天清晨排便后开始用药，取一包熏洗剂置入一盆内后倒入沸水约

1500ml，将药盆置于坐浴架上，嘱患者坐于坐浴架上，趁热气熏蒸肛门约10分钟，待药液温度合适时再坐浴约15分钟（温度以手指触摸温度为标准）。

（2）对照组：自术后第二天清晨排便后，嘱患者以0.5%聚维酮碘液2000ml坐浴15min后，再用熊珍栓（成都中医药大学附属医院内部制剂）一枚纳肛，纱布包扎，若当日解大便可重复换药。

熏洗注意事项：熏洗时应充分暴露创面，以便充分发挥药物的作用；应排便后再行熏洗治疗，以免影响药效发挥；坐浴时间应控制30分钟以内，避免久蹲后加重创面水肿，影响伤口愈合。

4 观察指标

4.1 安全性指标

（1）一般体检项目（2）血、尿、粪便常规，治疗前后各查一次（3）心肝肾功能检查（4）可能出现的不良反应。

4.2 疗效性指标

（1）分别观察并记录患者在术后第2、3、5、7天疼痛情况。

（2）分别观察并记录患者在术后第2、3、5、7天肛缘水肿情况。

（3）分别观察并记录患者在术后第2、3、5、7天肛门坠胀的情况。

（4）分别观察并记录所有患者疼痛、水肿及伤口坠胀消退时间及伤口愈合的时间。

5 疗效评定标准

5.1 疼痛评分标准

视觉模拟疼痛评分（visual analogue scale，VAS）：疼痛疗效判定采用病人的主观判断来评估，采用1条10cm长等分为10份的的标尺，两端标明分数，0分代表无痛，即记录"0"分，10分代表患者能想象到的最剧烈疼痛，即记录"10"分，由病人在尺上标出自己疼痛体验的相应位置，标记处即为疼痛的评分值。

0分 无疼痛：0

1分 轻度疼痛：1~3

2分 中度疼痛：4~6

3分 重度疼痛：7~10

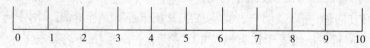

5.2 水肿症状评分

参照1994年国家中医药管理局制定的《中华人民共和国中医药行业标准·中医肛肠科病证诊断疗效标准》，拟定以下标准[1]：

0分面边缘皮肤柔软无异常突起；

1分创面边缘皮肤突起，占肛周≤1/4圈；

2分面边缘皮肤突起，占肛周>1/4圈，而≤1/2圈；

3分创面边缘皮肤突起，占肛周>1/2圈；

5.3 肛门坠胀评分

参照1975年全国肛肠病协作会议制定的标准—术后主要并发症诊断标准，结合临床实际，将主要症状和体征根据轻重程度进行分级评分，以便于对各组治疗后的症状进行统计比较[2]。

0分 无坠胀；

1分 轻度坠胀不必处理；

2分 坠胀明显，服一般止痛药即可缓解；

3分 坠胀严重，需注射杜冷丁药物方能缓解。

5.4 伤口愈合时间

计算从术后第一天起至伤口创面完全愈合的天数（痊愈以创面完全上皮化为标准）。

5.5 疗效评定标准

参照2002年修订的《中药新药临床研究指导原则》（试行）并结合临床实际，拟定标准如下：

痊愈：症状、体征消失或基本消失，积分值减少≥95%以上，相关理化指标应正常或基本正常；

显效：症状、体征明显改善，积分值减少>70%；

有效：症状、体征有好转，30%≤积分值减少≤70；

无效：症状、体征未见好转，积分值减少<30%。

注：计算公式为：（（治疗前积分－治疗后积分）/治疗前积分）×100%。

6 统计方法

本研究用统计学软件SPSS17.0进行数据分析，成组计量资料比较用t检验，计数资料的比较用X^2检验，等级资料的检验用秩和检验或者Ridit分析，计算出P值。以$P<0.05$表示差异有统计学意义。

7 统计结果

7.1 两组患者术后疼痛情况比较

7.1.1 两者患者疼痛积分比较（见表7、表8）

两组患者术后第2、3、5、7天的疼痛症状积分相比较，经秩和检验。两组术后第2天$P=0.10$，差异无统计学意义；术后第3天$p=0.04$、第5天$p=0.01$、第7天$p=0.01$，治疗组均低于对照组，$P<0.05$，差异具有统计学意义。说明在治疗前期复方苦参汤对缓解肛门疼痛的效果不明显。治疗中、后期能有效缓解混合痔术后肛门疼痛，疗效显著。

表7 两组病人治疗期间疼痛积分比较

分组	例数	术后第2天				术后第3天			
		0	1	2	3	0	1	2	3
治疗组	35	0	14	19	2	7	19	9	0
对照组	35	0	9	20	6	1	15	18	1

表8 两组病人治疗期间疼痛积分比较

分组	例数	术后第5天				术后第7天			
		0	1	2	3	0	1	2	3
治疗组	35	13	15	7	0	28	5	2	0
对照组	35	4	17	14	0	17	15	3	0

7.2.2 两组患者疼痛消退时间比较（见表9）

表9 两组患者术后疼痛消退时间比较（$\bar{x}\pm s$）

组别	病例数	最短时间	最长时间	平均时间（$\bar{x}\pm s$）	p值
治疗组	35	3	9	5.86 ± 1.88	$P<0.01$
对照组	35	4	13	8.20 ± 2.64	

两组患者创面疼痛的消退时间比较，经成组均数t检验$p<0.01$，有统计学差异，治疗组患者伤口疼痛的消失时间较对照组显著缩短。

7.2 两组术后坠胀情况比较

7.2.1 两者患者坠胀积分比较（见表10、表11）

两组患者术后第2、3、5、7天的肛门坠胀症状评分相比较，经秩和检验。两组比较，术后第2

天、3天、5天、7天,Z值、P值分别为(-2.279、-2.349、-2.408、-2.112;0.023、0.018、0.016、0.036),P<0.05,差异明显,具有统计学意义。可见,复方苦参汤能有效缓解混合痔术后肛门坠胀情况。

表10 两组病人治疗期间坠胀积分比较

分组	例数	术后第2天				术后第3天			
		0	1	2	3	0	1	2	3
治疗组	35	9	18	7	1	12	19	4	0
对照组	35	5	13	12	5	7	15	11	2

表11 两组病人治疗期间坠胀积分比较

分组	例数	术后第5天				术后第7天			
		0	1	2	3	0	1	2	3
治疗组	35	17	16	2	0	25	9	1	0
对照组	35	9	18	7	0	15	13	7	0

7.2.2 两组患者坠胀感消退时间比较见(表12)

表12 两组患者术后坠胀消退时间比较($\bar{x}\pm s$)

组别	病例数	最短时间	最长时间	平均时间($\bar{x}\pm s$)	P值
治疗组	35	6	12	8.97±2.36	P=0.006
对照组	35	7	14	10.51±2.39	

两组患者肛门坠胀的消退时间比较,经秩和检验($p<0.05$),有统计学差异。治疗组肛门坠胀消失时间明显短于对照组。

7.3 两组患者肛门水肿情况比较

7.3.1 两组患者术后肛门水肿症状积分比较(见表13、表14)

两组数据经秩和检验比较,二者在术后第2天无差异($Z=-0.938$,$P=0.348>0.05$);术后第3、5、7天均有差异(Z值分别为-2.061、-2.038、-2.696;P值分别为0.039、0.042、0.007<0.05)。可见,治疗中、后期复方苦参汤能有效缓解痔术后肛缘水肿,而对照组效果欠佳。

表13 两组病人治疗肛门水肿积分比较

分组	例数	术后第2天				术后第3天			
		0	1	2	3	0	1	2	3
治疗组	35	24	5	3	3	24	6	4	1
对照组	35	23	6	3	3	20	4	5	6

表14 两组病人治疗期间肛门水肿积分比较

分组	例数	术后第5天				术后第7天			
		0	1	2	3	0	1	2	3
治疗组	35	27	16	5	0	30	3	2	0
对照组	35	22	8	4	1	25	5	4	1

7.3.2 两组患者肛门坠胀消退时间比较(见表15)

表 15 两组患者术后肛门水肿消退时间比较（$\bar{x} \pm s$）

组别	病例数	最短时间	最长时间	平均间（$\bar{x} \pm s$）	P值
治疗组	35	6	13	10.30 ±2.16	P = 0.003
对照组	35	8	15	10.93 ±2.49	

两组患者肛门水肿的消退时间比较，经秩和检验（P < 0.05），差异具有统计学差异。复方苦参汤能有效缩短术后肛门水肿消退时间。

7.4 伤口愈合时间比较（见表16）

表 16 两组患者术后肛门伤口愈合时间比较（$\bar{x} \pm s$）

组别	病例数	最短时间	最长时间	平均时间（$\bar{x} \pm s$）	Z值	P值
治疗组	35	14	21	17.14 ±2.22	-3.14	0.02
对照组	35	15	23	19.26 ±2.76		

两组患者肛门伤口愈合时间比较，经秩和检验，P < 0.05，差异有统计学意义。说明复方苦参汤能有效缩短肛门伤口愈合时间，详见表16。

7.5 两组总疗效比较

7.5.1 治疗前后两组患者症状积分比较（详见表17）

分组	N	治疗前	治疗后
治疗组	35	1.26 ± 1.76[1]	0.46 ± 0.65[1,2]
对照组	35	1.25 ± 1.46[1]	1.06 ± 1.76[1,2]

两组病人治疗7天后，对其症状综合积分及疗效进行比较。组间比较，二者症状综合积分经正态性检验，治疗组 P 值 0.00，对照组 P 值 0.00，均 P < 0.05，不符合正态分布，采用秩和检验，Z = -2.32，P = 0.02 < 0.05，二者有差异，说明复方苦参汤防治痔术后并发症的疗效优于对照组；组内比较，治疗组治疗前后比较，Z = -1.02，P = 0.03 < 0.05，对照组治疗前后比较，Z = -1.32，P = 0.04 < 0.05。说明复方苦参汤及聚维酮碘液均对痔术后并发症有效。

7.5.2 治疗后两组总体疗效比较

治疗7天后治疗组患者总有效率为94.3%，对照组患者总有效率83.9%，经秩和检验，Z = -2.867，P = 0.004（P < 0.05），差异有统计学意义。说明复方苦参汤在防治痔术后并发症总体疗效显著，详见表18。

表 18 治疗后两组总有效率比较

组别	n	痊愈	显效	有效	无效	有效率
治疗组	35	25	5	3	2	94.3%
对照组	35	13	9	7	6	83.9%

讨 论

1 熏洗疗法的作用机理

熏洗疗法为传统治疗肛肠疾病的重要外治方法之一，是祖国医学的瑰宝之一，在我国应用已有近两千年的历史及丰富的用药经验。早在《五十二病方》中已有熏洗疗法治疗痔疮、蛇伤、烧伤等病症的记载，为后世的熏洗疗法奠定了基础。《外科正宗》有"治痔疮肿痛，肛门下坠，……，洗之肿自消"的记载。熏洗法是和内治法一样也是在中医的辨证论治的基础上用药,加水煎汤煮沸,趁热在皮肤或患部进行熏蒸及温度适宜时洗涤的一种方法。通过药物温度和药物本身的作用,直达病所,发挥其清热解毒、疏通经络、化湿祛浊等功效。通过熏洗,药物经皮肤、黏膜吸收,可起到改善局部血液、淋巴循环,并刺激局部神经末梢,消除病灶,调整机体脏腑的阴阳平衡,促进机体功能的恢复,达到治疗疾病的目的。

通过对相关文献的初步研究和探讨,学者认为现对熏洗疗法作用机理的认识有如下几个方面[25][26]。

1.1 清热解毒,消肿止痛

对于急性炎症性疾病,局部表现红肿热痛等,炎症浸润很明显的患者,应该应用具有清热解毒消肿止痛的药物熏洗,能起到宣通行表,消肿止痛,解毒散瘀的功效;并能使局部充血,血液循环加速,新陈代谢旺盛,增加单核巨噬细胞和白细胞的吞噬功能,促进炎症早日吸收而散瘀消肿。

1.2 活血通络,行气止痛

当组织损伤或急性炎症时,局部组织气血运行不畅,会导致肿胀、疼痛和功能障碍等临床表现。此时运用行气止痛、活血通络的药物熏洗患部,可以改善局部淋巴和血液循环,行气活血,消淤散结,使局部肿胀消除,疼痛缓解,功能早起恢复。

1.3 祛风燥湿,杀虫止痒

潮湿、瘙痒是皮肤病常见的症状,由于风湿浸淫皮肤所致。如皮肤瘙痒、各种皮炎、湿疹等疾患,应用祛风除湿止痒的中药外用熏洗,能起良效,熏洗后,病人皮损逐渐修复,瘙痒消失。

1.4. 药物对全身的调节作用

药物对全身的调节作用的机制主要通过神经体液装置刺激效应、药物经经络传导及穴位的放大等途径发挥作用。基于以上理论研究,当不同性味、不同功效的药物,通过不同方法如熏、洗、浴等即给肛门及会阴全息穴、长强以刺激作用,必然会引起经穴放大效应或者生物泛控效应,然后通过神经传输将对应病灶的有异常反应的部位需要调节和调配的信息传至中枢神经,再通过神经中枢的传出神经传至需要修复的部位,激发出能够修复病变部位的损伤的生物和化学物质,使与被刺激部位所在的同类集中的其它靶位也得到调整或修复,疾病部位就包括在被修复和调整部位之列,从而疾病得以治疗。

2 复方苦参汤方药组方及药理分析

混合痔术后创面疼痛、水肿、坠胀、愈合迟缓是常见的并发症,中医认为上述症状皆因湿热下注、瘀血阻络所致。根据湿热、淤血的病源特点,为此方的立意。复方苦参汤在我院肛肠科广泛应用于痔术后伤口的熏洗,其药物组成为苦参、黄柏、黄连、蒲公英、金银花、蛇床子、冰片、赤芍、牡丹皮、芒硝、滑石。全方具有清利湿热、活血化瘀、消肿止痛之功效。以下就对复方苦参汤的药物组成做简单的阐述:

针对痔术后病机的特点以苦参、黄柏为君。苦参性寒,味苦,主归肝、胆、大肠、胃、膀胱经。具有清热燥湿、泻火解毒、利尿及杀虫之功效。中医学认为其为足少阴肾经药物,故可用于治疗肛门周围的病症。《滇南本草》:"凉血,解热毒,疥癞,脓窠疮毒最良。疗皮肤瘙痒,血风癣疮,顽皮白屑,肠风下血,便血。消风,消肿毒,消痰毒。"黄柏性寒,味苦,归肝胆、肾、大肠、膀胱经。具有清热燥湿、清热解毒、清热泻火及退虚热之功效。《医学入门》:"泻下焦隐伏之龙火。"二药合用,具有清热燥湿,消肿止痛之功效,故为君药。

蒲公英、黄连、蛇床子及金银花清热解毒、消肿止痛共为臣药。蒲公英性寒,味甘、苦。归胃、肝经。具有清热解毒、消痈散结及清热利湿之功效。《本草正义》:"蒲公英,其性清凉,治一切疔疮、痈疡、红肿热毒诸证,可服可敷,颇由应验……。"黄连味苦,性寒,归心、胃、大肠及肝经。具有清热解毒、清热燥湿及清热泻火之功效。《神农本草经》曰"主热气目痛,眦伤泣出,肠澼腹痛下痢，妇人阴中肿痛。"《名医别录》亦有"除水利骨，调胃厚肠，益胆，治口疮"的记载。蛇床子有小毒，性温，味辛、苦，归肾经，外用可燥湿杀虫止痒，内服温肾壮阳，祛寒燥湿。主治湿疹，疥癣等皮肤疾患。银花藤性味甘寒，归肺、胃经。具有清热解毒，疏散风热之功效。上述诸药配苦参合黄柏，共凑清热燥湿，消肿止痛之功效，故为臣药。

冰片、赤芍、牡丹皮为佐药消肿止痛、活血化瘀共为佐药。冰片性微寒，味苦，归心、肝经，有开窍醒神，清热止痛之功效。《医林纂要》记载其有"生肌止痛"之功效。赤芍性微寒，味苦，归肝经。具有清热凉血，散瘀止痛之功效。牡丹皮性微寒，味辛、苦，主归心、肝、肾经。具有清热凉血、活血散瘀及清虚热之功效。《滇南本草》："破血，行（血）消症瘕之疾，除血分之热。"三药合用，一方面加强本方清热解毒之效，另一方面增加了本方的散瘀止痛之功效。故为佐药。

芒硝、滑石为佐使药，滑石性寒，味甘淡，具有利尿通淋，清热解暑，外用收湿敛疮之功效。《本草纲目》："滑石上能发表，下利水道，为荡热燥湿之剂"。《药性论》："能疗五淋，主难产，除烦热心燥，偏主石淋"。用于尿淋，石淋，尿热涩痛，湿热水泻；外治湿疹，湿疮，痱子。芒硝性寒，味咸苦，归胃，大肠经，具有软坚泻下，清热消肿之功效，《汤液本草》："消肿毒，疗天行热痛。"《冯氏精囊秘录》："洗肝明目，五脏肠胃中结热，黄胆肠痔泄痢。"两药合用，增加了本方清热消肿，收湿敛疮之效。

诸药合用，共凑清利湿热、活血化瘀、消肿止痛之功效。

3 复方苦参汤研究结果分析

3.1 临床疗效分析

3.1.1 疼痛情况

治疗组和对照组在术后第2天在缓解肛门疼痛方面并无显著差异，考虑为手术刺激为主，另外患者存在惧便心理也会会加重术后疼痛；另外齿线以下的组织受脊神经支配，末梢神经分布广泛，对痛觉非常敏感，手术切割产生的损伤可产生持久的剧痛和钝痛，此时以中、重度疼痛为主，提示复方苦参汤对中、重度疼痛效果不显著。第3、5、7天治疗组效果明显优于对照组，疼痛消退时间也较对照组显著缩短，可见，复方苦参汤治疗术后疼痛，并非以镇痛为主，而是通过改善手术创面的环境而达效。

3.1.2 治疗术后肛缘水肿疗效分析

术后第2天，治疗组与对照组疗效无差异，术后第3、5、7天二者疗效有差异。术后第3天，对照组病人肛缘水肿人数增加3人，部分病人的病情亦有所加重，治疗组则有一定程度上的改善。治疗组并未出现此情况，提示复方苦参汤不仅能一定程度上缓解术后肛缘水肿，而且还能有效的预防肛缘水肿的发生。

3.1.3 治疗术后肛门坠胀疗效分析

术后2、3、5、7天两组肛门坠胀情况比较，P值均为$P<0.05$，并且治疗组肛门坠胀消失的平均时间较对照组短。说明复方苦参汤不仅能有效缓解肛门坠胀情况，而且还能缩短坠胀消失的时间。

3.1.4 创面愈合时间的疗效分析

两组患者创面完全愈合的平均时间比较（$P<0.05$），表明两组创面完全愈合天数有显著性差异，说明复方苦参汤能促进创面愈合。

3.1.5 治疗后两组总体疗效比较

治疗后治疗组总有效率为94.3%，对照组总有效率为83.9%，两组之间比较$P=0.04$，差异显著。提示复方苦参汤治疗痔术后并发症总体疗效优于对照组。

4 病例脱落分析

住院期间治疗组和对照组的病例均无脱落情况出现。

5 本研究存在的问题与不足

由于本人知识水平的不足、客观条件及时间的限制，本研究存在以下不足：1. 病例收集偏少。2. 研究时间不足，对药物作用机理探讨不够深入。3. 患者症状缺乏客观系统的观察评价标准，多以主观指标，评价欠客观。4. 本文对复方苦参汤的应用只是做了初步的观察和分析，对其药理毒理实验研究和作用机理还有待进一步的研究和探索。5. 由于本实验的临床可行性较高，未设计空白对照组，因此，没有采集未接受熏洗疗法的相关数据，成为本次试验的遗憾。因此，有些问题需进一步探讨研究：1. 采取更科学客观的观察评价标准。2. 从分子理论水平认识药物作用机理。

结 论

本研究运用复方苦参汤防治痔术后主要并发症通过观察其临床症状，体征的改善情况，得出以下结论：

1. 复方苦参汤具有抗菌、抗炎、止血、止痛及改善末梢微循环的作用。

2. 复方苦参汤的配伍合理，切中病机，具清热燥湿、消肿止痛之功，能促进痔术后创面的愈合，并能有效缓解痔术后疼痛、肛门坠胀及肛缘水肿等并发症。

3. 复方苦参汤安全、有效，可在临床中推广应用。

参考文献：略。

经肛吻合器痔术后吻合口出血的临床体会

余腾江[1]　李五生[1]　徐玲[1]　杨向东[2]

(1 泸州医学院附属中医医院 四川 泸州 646699；
2 成都肛肠专科医院/中国PPH技术培训中心 四川 成都 610015)

外科学在麻醉、新器械的运用中飞速发展，在肛肠科中，从古代的结扎疗法、枯痔疗法，近代随着新器械的出现，痔病的治疗出现了新的契机。1998年意大利学者Longo[1]等根据肛垫下移理论首创"痔上黏膜环切吻合术"（Procedure for prolapse and hemorrhoids, PPH），2000年6月，姚礼庆完成国内首例PPH手术，随后国内逐渐推广，然而PPH运用后存在一定的并发症，Ravo等[2]报道了意大利12个直肠病治疗中心PPH术后常见并发症约为15%（164/1107），剧痛5%、出血4、2%、血栓形成213%、尿潴留1、5%、吻合口裂开0、5%、肛裂0、2%。苏州天臣公司推出"开环式微创痔吻合器"TST（Tissue-Selecting Therapy Stapler），王业皇等人在国内率先使用。成都肛肠专科医院先后成为中国PPH培训中心和中国TST培训中心，每年有数千名接受吻合器治疗的患者，目前我院新开展TST33-S180 33 mm，DST（Double stapling technique）EEA美外吻合器治疗重度直肠黏膜脱垂等疾病，尽管吻合器不断在改进创新，术后吻合口出血仍较为常见，处理不及时有危及生命的风险。我科自2013年5月至2014年5月共收治使用经肛吻合器治疗痔病患者共400例，术后吻合口出血患者30例，30例患者中平均住院天数7.5±4.5天，出现吻合口狭窄5例，肛门坠胀者4例，止血后再出血者5例，再手术缝扎止血者21例，保守治疗9例。均痊愈出院，先将我们的临床诊治体会报道如下：

1 临床资料

30例出血患者中男13例、女17例，年龄18~80岁，平均年龄49岁，PPH手术为18例，TST手术10例，DST手术2例，其中原发性出血9例，继发性出血21例。出血量约200~1000ml不等，9

例患者伴有头晕、出冷汗、面色苍白等休克表现。吻合口出血患者均痊愈出院。

2 出血原因及分类

2.1 原发性出血

多发生于术后48h内，常见术后便血，出血量不多，原因多为术后病人首次排便，引起吻合口擦伤所致出血，出血多为创面渗血。多系术中吻合器操作不当，术中小的渗血点未处理，术后血压增高时出血量增大有关。

2.2 继发性出血

多发生于术后7~10天，出血量多，常为排便时喷射状出血，并夹杂有凝血块，出血量可达200~1000ml。原因多为术后吻合钉脱落过早而吻合口尚未完全愈合，排便时粪块摩擦吻合口以及直肠肛管内压力较高，致吻合口撕裂出血。

出血后，因肛门括约肌收缩，血液不能排除肛外，积聚于直肠腔内或直乙交界处形成凝血块，待积存一定量后引起患者便意，患者被迫排便，排出鲜血及凝血块；也有少数情况，因患者凝血机制异常，所致术后继发性大出血。

3 治疗措施

3.1 保守治疗

患者少量出血时，可见敷料少量渗血或者一段时间内敷料被血液浸湿，或者便时少量淡红色血液，患者生命体征平稳，无头晕、发热等不适。上述情况可以给予观察，换药时可以用一次性换药包内的镊子将栓剂（我们常使用复方角菜酸酯，有保护肠黏膜等作用）纳入肛内，如果大量血迹堆积直肠下段，则会顺着镊子间歇溢出。少量出血时最好不用肛门镜检查，以免加重病情。另外可用止血药物保留灌肠，同时止血药物静脉给药。严密观察，病情加重则行进一步检查，再手术止血。

3.2 外科治疗

患者术后大量渗血敷料被很快浸湿；或者术后7~10天时患者突然大量便血，生命体征出现异常。此时应尽快建立静脉通道，扶入换药室行肛门镜检查，发现吻合口有明显渗血点时，肛内先填塞纱布压迫止血，立即送入手术室，有休克者一边纠正休克治疗，一边手术止血。插入肛门镜时常因为肛门括约肌收缩作用导致直肠下段堆积大量瘀血，检查时常不能明确找到出血点，此时可以使用吸引器帮忙或者在一张纱布的一角缝合一针并打结（以便术后纱布能顺利取出），填入吻合口上端，避免直肠内的瘀血不时的向肛门溢出遮挡术野，发现渗血点时行"8"字缝扎，冲洗术野，无明显出血后填入止血材料。

4 讨论

经肛吻合器在肛肠科的运用逐渐推广，但存在一定的并发症，其中吻合口出血发生率较高。但是临床中注重一些细节操作可以减少其发生率，出现出血后及时得当的处理又可以减少并发症造成的损失。（1）术前完善凝血功能、血小板等常规检查排除凝血障碍者，长期服用阿司匹林等抑制血小板聚集的药物需停药2周，含有糖尿病等基础疾病者需加强基础疾病的治疗，术前宣教，充分的肠道准备减少术后吻合口感染。（2）术中轻柔的操作，避免暴力，术中充分止血并可使用一些止血材料，吻合口不满意者可留置肛管。（3）术后加强换药、中药坐浴，加强患者的监测，预防大便干结。（4）术后发现吻合口出血后需从容、及时、正确得当的处理。在缝合时需找到一个平衡点，适可而止，无明显出血时不要再去加固缝合，多缝合就意味着多一分出血的风险，缝合过多易造成肛管直肠狭窄，术后疼痛较重。吻合口出血并不可怕，是可控、可防的，只是我们需加强围手术期的管理，注重细节操作。

参考文献：

[1] Longo A. Treatment of hemorrhoids disease by reduction of mucosa and hemorrhoid al prolapse with a circular suturing device；a new procedure，In：Proceedings of the 6th world congresa of endoscopic surgery（EAES）[J]，Rome，Italy，June 3 6，1998，777 84.

[2] B. Ravo, A. Amato, V. Bianco, et al. Complication after stapler hemorrhoidectomy：can they be prevented [J]. Tech Coloproctol，2002，6：83288.

蜜调通关散注肛在混合痔术后便秘的应用观察

刘淑果　梁劲军

（广州市中医医院肛肠科　广东广州 510003）

混合痔术后，有部分病人会有便秘的情况发生：有便意，但排不出大便，或者术后数天仍无便意。这给患者造成了一定的痛苦，并与术后创缘水肿、血栓形成、肛门疼痛、术后出血等并发症的发生有相关性。混合痔术后便秘的防治，是混合痔术后治疗的重要环节之一。

我科致力于研究便秘的中西药内服、外用、针灸等治疗，总结出了一套行之有效的方法。其中蜜调通关散注肛治疗便秘亦有良效，我科十余年来对其进行了一系列相关的研究，包括临床对比观察[1]、拆方研究及动物实验研究[2]，均证实了蜜调通关散的确切通便功效及药物安全性。

本临床研究在既往研究的基础上，观察蜜调通关散注肛运用于混合痔术后便秘的临床效果，选取我科混合痔术后第 3 天排便困难及仍无便意未排便的病人，以蜜调通关散注肛通便，取得了满意的效果。

1. 资料与方法

1.1　病例选择　选取广州市中医医院肛肠科 2014 年 3 月至 2014 年 6 月混合痔术后第 3 天排便困难及仍无便意未排便的病人。年龄范围：20 岁至 80 岁。

排除妊娠及哺乳期妇女、不符合病例选择标准、不能配合治疗及拒绝参与临床观察者。

1.2　一般资料　30 例患者，其中男性 14 例，女性 16 例，年龄 20 至 80 岁，平均 51 岁。其中术前有便秘史者 6 人，术后未予口服药物通便。诊断：混合痔。手术方式：内痔消痔灵四步注射、混合痔外剥内扎术、内痔套扎术。饮食：手术当日半流饮食，手术第 1 日起普食。

1.3　治疗方法　通关散组成：皂角、细辛等分，研细末，过 120 目筛。取通关散 4 克，加蜂蜜 10 毫升，生理盐水 20 毫升，调匀。以 50 毫升一次性喂灌器抽吸 30 毫升，连接一次性导尿管。嘱患者取左侧卧位，用石蜡油润滑导管前端及肛门，将导尿管插入肛门约 7 厘米，将蜜调通关散注入肛内，取出导尿管。患者感到便意明显后排便。

1.4　观察指标

1.4.1　疗效判定：

无效：灌肠后无排便，及灌肠 1 小时后直肠腔内仍可触及粪块为无效。

有效：灌肠 1 小时后直肠腔内未触及粪块，有 1 次或多次排便，且每次排便过程时间 2 至 15 分钟，术后第 4 至 5 天仍有出现排便困难为有效。

显效：灌肠后有 1 次或多次排便，且每次排便过程时间小于 2 分钟，灌肠 1 小时后直肠腔内未触及粪块，术后第 4 至 5 天仍有出现排便困难为显效。

治愈：灌肠后有 1 次或多次排便，灌肠后 1 小时内直肠腔内空虚，且未再出现排便困难者，为治愈。

2. 结果

纳入病例共 30 例，治愈 23 例，显效 6 例，有效 1 例，无效 1 例。

治愈 23 例，23 例病例均于灌肠治疗后 10 分钟内排便 1 次，排便通畅，量多，直肠内空虚。10 例病例于灌肠治疗后 20～100 分钟内仍有排便。

显效及有效病人 7 例，灌肠治疗后 20 分钟内即有排便 1 次，排便通畅，直肠排空。术后第 4 至 5 天，仍有排便困难 1 次，再次运用蜜调通关散注肛，仍有明确效果。

无效病例1例，术后第3天仍无便意，无肛门坠胀等不适，直肠腔内可触及粪块，以蜜调通关散注肛排出少量大便，治疗1小时后直肠腔内仍可触及粪块，术后第4天再次以蜜调通关散注肛，治疗后1小时内多次排便，排便通畅，直肠腔内空虚。

蜜调通关散注肛在混合痔术后便秘的应用有明确的效果。

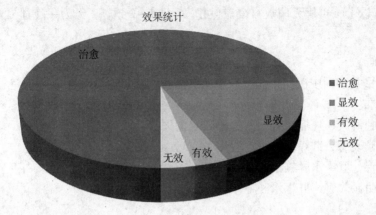

3. 讨论

混合痔术后部分病人可出现便秘，口服泻剂、中药润肠通便、开塞露通便、针灸治疗及生理盐水灌肠为临床常用的方法，临床效果不一。本临床研究采用蜜调通关散注肛，直达病所，有效率达96.7%，未见过敏等不良反应，且简易方便。

在我科《蜜调通关散及其拆方对家兔肠道作用机制》[2]的研究中，我们观察了药物对肠腔液体量、肠平滑肌反应、肠壁充血程度的影响，结果显示：蜜调通关散能明显增加肠腔内液体量引起肠腔膨胀，能明显增强肠平滑肌舒缩反应，对肠壁有明显刺激性作用。

本临床观察也验证了以往动物试验的结论，部分病人于蜜调通关散注肛治疗后直肠空虚，无肛门下坠不适，无腹泻，移时仍能有排便，佐证了蜜调通关散的作用机理不但基于增加直肠腔内液体量、容积及直接刺激肛管直肠的排便反射感觉器，尚可增强肠蠕动，引起排便反射。

参考文献：略。

如意黄金膏外敷治疗痔术后肛缘水肿78例

杨正祥

(四川省剑阁县中医院　四川剑阁　628300)

肛缘水肿（edema of crissum）是痔术后常见的并发症之一，笔者自2012年至今应用自制如意黄金膏外敷治疗痔术后肛缘水肿78例，取得较好疗效，现报告如下。

1. 临床资料

78例患者均为住院病人，年龄18~75岁，符合中华医学会肛肠分会《痔临床诊治指南2006版》诊断标准：（1）、痔疮术后切口周围水肿，皮色正常或发红；（2）、以肛门肿痛为主症；（3）、专科检查排除血栓及切口感染。

2. 治疗方法

在换药时给予如意金黄膏外敷肛缘水肿区域。

如意金黄膏：天花粉 30g，大黄 20g，黄柏 20g，片姜黄 15g，白芷 20g，厚朴 15g，陈皮 10g，苍术 10g，天南星 10g，川五倍子（焙研）20g，露峰房 20g，芒硝 10g，冰片 5g。将上药各研细和匀，用麻油适当调为膏糊状，入瓷缸中密闭收贮。

换药时，消毒肛周，肛内按常规换药。将如意金黄膏适量敷布在水肿肛缘表面上，面积略大于水肿边缘，厚度 2mm 以上，再用无菌敷料覆盖包扎。1 日 1~2 次，7 天为一疗程。

3. 疗效分析

3.1 疗效标准

根据《中华人民共和国中医药行业标准中医肛肠科病症诊断疗效标准》拟定，分为痊愈、显效、有效、无效四个标准。

痊愈：肛缘水肿消失，疼痛及肛门不适感完全消失。
显效：症状明显改善，肛缘水肿缩小程度≥2/3。
有效：症状改善，肛缘水肿缩小达 1/3~2/3。
无效：症状无明显改善，肛缘水肿缩小≤1/3。

3.2 治疗结果

痊愈 41 例，占 52.6%；显效 23 例，占 29.5%；有效 9 例，占 11.5%，无效 5 例，占 6.4% 例，总有效率 93.6%。

4. 典型病例

刘某某，女，2013 年 8 月 23 日因"反复便时肛门肿物突出 10 年，加重伴便血 1 月"入院，入院诊断为：1. 混合痔，2. 直肠黏膜脱垂。完善相关辅助检查后择期于 8 月 25 日在全麻下行 TST 术加外剥内扎术，术后症状体征消失，但出现截石位肛缘 3、5、9 点位水肿，单个体积均大于 $1.5cm^3$，便后换药时，消毒肛周，肛内按常规换药后，将如意黄金膏适量敷布在水肿肛缘表面上，面积略大于水肿边缘，厚度 2mm 以上，再用无菌敷料覆盖包扎。1~2 次/日，4 天后，肛缘水肿明显减轻，7 天后，肛缘水肿消失，疼痛及肛门不适感完全消失，痊愈出院。

5. 讨论

肛缘水肿是肛管及肛缘皮肤出现水肿、充血、隆起及坠胀疼痛等症状。其水肿组织肿胀明显，时间稍久可见瘀血，常见于肛门一侧，甚至一周。一旦发生术后肛缘水肿给患者带来很大痛苦，延长疗程，影响创口愈合。现代医学认为是手术使局部组织受到损伤、所有的静脉淋巴循环通路被破坏、局部循环受阻组织液滞留或血管损伤后的一系列病理变化，中医学认为肛肠病术后局部血肿是经络阻滞、气血凝滞、湿热下注而致。如意黄金膏取方于清代医家王锡琳所著《跌扑损伤》中的如意黄金散，为原方去甘草加川五倍子、露峰房、芒硝、冰片所成。组方中天花粉、白芷、黄柏、芒硝清热解毒，大黄、片姜黄、露蜂房活血化瘀，厚朴、陈皮、冰片行气通络，苍术、天南星祛湿消肿，五倍子收涩敛疮，诸药合用，外用于肛缘水肿表面，直达病所，使湿热祛除，经络通畅，气血运行，瘀滞消散。经临床验证，取得了较好的疗效。

作者简介：杨正祥（1977-08-25），男，2000 年毕业于成都中医药大学中西医结合专业，大学学历，中西医结合外科主治医师。现在四川省剑阁县中医院外科工作，研究方向；中西结合外科治法研究。

十灰散加味方治疗痔术后出血 75 例临床观察

张海磊[1]　陆庆革[2]

(1. 河北联合大学中医学院　河北唐山 063000；
2. 唐山中医医院　河北唐山 063000)

痔病的治疗主要以手术为主，出血是混合痔术后的常见并发症，唐山市中医医院 2014 年 1 月～2014 年 7 月采用十灰散加味方口服治疗混合痔术后出血疗效满意，现报道如下。

1. 资料与方法

1.1　一般资料

所选取的 150 例 III、IV 期混合痔患者皆符合 2006 制定的《痔临床诊治指南》[1]痔病诊疗标准，所纳入的患者均采取外剥内扎传统手术方式。经统计学检验，两组患者在年龄、性别、病程、混合痔分期方面均具有可比性，P＞0.05。

1.2　药物选择与制备

治疗组选取的十灰散加味方由唐山市中医医院药剂科煎制，每剂中药均采用文火双煎保留药液 400ml，分成 2 袋，每袋 200ml。十灰散加味方药物组成：侧柏叶 15g、白茅根 15g、茜草 15g、荷叶 15g、丹皮 15g、棕榈皮 15g、大蓟 15g、小蓟 15g、栀子 15g、大黄 15g、地榆 15g、槐花 15g、荆芥穗 10g、茯苓 10g、三七 10g。

对照组予以止血效果疗效确切的止血敏口服。

1.3　治疗方法

所有患者均在术后当晚开始服药，治疗组予以十灰散加味方口服，服药 200ml，次日起早晚各服药 200ml，于餐后 30 分钟温服。对照组用止血敏口服，手术当晚首次服药 1g，次日起每日早晚各服药 1 次，每次 1g，于餐后 30 分钟

温服，7 天为一疗程，组间的其他干预措施保持一致。

1.4　观察指标及评价方法

(1) 观察期内出血症状积分：

观察期内出血分度及评分标准参照 1978 年第一次全国肛肠学术经验交流会对痔术后出血的分度[2]，拟定观察期内出血分度及评分标准：

I 度（0 分）：创面无渗血，无便纸带血亦无敷料染血。

II 度（2 分）：创面未见明显渗血，偶有便纸带血或粪便表面附着少量血液。

III 度（4 分）：创面偶见少许渗血，出现便时滴血或排出血液、血凝块，但无需特殊处理自行消失。

IV 度（6 分）：创面渗血较多，有明显的大量出血，甚至出现休克需特殊处理。

(2) 两组出血停止时间：

记录两组患者最后停止便血且纱布无染血的末次时间，进行记录统计。

(3) 疗效判定标准：

疗效标准根据《中华人民共和国中医药行业标准·中医肛肠科病症诊断疗效标准》[3]主要根据观察期内各分度出血的构成比来判定。

(4) 两组患者住院时间：

记录两组患者住院时间，进行统计学分析。

(5) 安全性观察指标：

术后对患者进行一般体格检查；复查术后血、尿、便常规及肝、肾功能；观察皮肤瘙痒不适等皮肤过敏及其他不良反应。

1.5 统计学方法

采用SPSS19.0软件进行数据分析，计量资料以 $\bar{x}\pm s$ 表示，每组治疗前后的症状积分比较采用配对样本 t 检验，组间疗效比较采用两组独立样本 t 检验；计数资料用 χ^2 检验。

2. 结果

2.1
两组患者在观察期内出血症状积分、出血停止时间、住院时间、总体疗效方面进行统计学处理，差异显著（$P<0.05$），具有有统计学意义。详见表1-4。

表1 两组患者观察期内出血症状积分比较

组别	观察期各时段出血状况积分			观察期出血症状总积分
	0~2d	3~5d	6~7d	
治疗组（n=75）	17.31±2.44	11.36±2.23	4.53±1.34	38.52±6.15
对照组（n=75）	19.72±2.71	13.39±2.37	5.34±1.53	42.57±6.44
样本（n=150）	18.53±2.56	12.59±2.35	4.82±2.15	41.29±6.28
P	<0.05	<0.05	<0.05	<0.05

结果表明：在观察期三个时间段内，P值均满足 $P<0.05$，差异具有显著统计学意义，可认为治疗组和对照组在这三个时间段内出血症状具有显著差异。据此可认为：十灰散加味方可以明显减轻痔术后出血的症状严重程度。

表2 两组患者出血停止时间比较

组别	例数	出血停止时间（天）				平均停止时间
		0~2	3~5	6~7	>7天	
治疗组	75例	5	24	39	7	6.15±1.31
对照组	75例	4	22	35	14	6.73±1.26

$P=0.015$

两组患者出血停止时间经 t 检验，$P=0.015$（$P<0.05$），差异具有统计学意义，治疗组出血时间小于对照组，证明十灰散加味方对痔术后出血时间具有明显的缩短作用。

表3 两组患者住院时间比较

组别	n	住院时间（d）
治疗组	75	11.24±2.15
对照组	75	14.73±2.77

由表3可见治疗组与对照组比较，住院时间明显缩短，比较差异有统计学意义（$P<0.05$）。

表4 两组患者总体疗效比较

	病例数	显示	有效	无效	总有效率
治疗组	75	21（28.00%）	45（60.00%）	9（12.00%）	88.00
对照组	75	18（24.00%）	40（53.33%）	17（22.67%）	77.33

结果表明：对照组总有效率87.14%比对照组高10.67%，分别对显效率、有效率、总有效率进行 χ^2 检验，均满足，两组差异在三个指标上均有有统计学意义（$P<0.05$）；可以认为治疗组疗效优于对照组。据此可以认为，十灰散加味方口服干预痔术后出血有效。

2.2 不良反应情况

治疗过程中两组患者均为发现皮肤红肿、瘙痒等不适等症状,治疗前后两组患者进行血、尿、便常规及肝肾功能进行对比,未发生明显变化,证明十灰散加味方和止血敏口服治疗混合痔术后出血安全、可靠。

3. 讨论

出血是混合痔术后常见的并发症,痔术后出血可分为原发性出血和继发性出血。出血原因很多,术前准备不充分,患者基础疾病多、长期服用阿司匹林等药物未予处理等;术中处理不当,出血点未结扎或结扎不彻底,创面过大或过深,无法彻底止血等;术后未及时应该抗生素及止血药物、术后护理不当、患者未遵医嘱,过食辛辣刺激性食物使大便干硬,蹲厕时间过长,剧烈运动这些因素都可以导致术后出血。痔术后出血的处理,应遵循快速、准确、有效的原则。常用止血方法有局部压迫止血、缝扎止血、电凝止血、灌肠等。口服药物简单方便,患者痛苦较小。中医学认为痔术后出血病机为:湿热阻滞,结聚魄门;经络受损,气滞血瘀;情志失畅,气机失调;风热交迫,下迫大肠。十灰散加味方以中医理论为指导,经临床验证对防治痔术后出血疗效肯定。方中大蓟、小蓟、侧柏叶、白茅根、茜草、荷叶、丹皮、棕榈皮、栀子、地榆,凉血止血;大黄凉血化瘀清热止血;槐花、荆芥穗,疏风止血;茯苓可善泄水湿;三七化瘀止血,止血不留淤,化瘀不伤正。诸药合用,共奏凉血止血、疏风清热化湿、活血化瘀之效。

参考文献:略。

补中益气汤治疗 II 度内痔 69 例临床疗效观察

石开翠[1]　曹波[2]　张仁鹏[1]　黄松[1]

(1 贵阳中医学院　贵州贵阳 550001
2 贵阳中医学院第一附属医院肛肠医院　贵州贵阳 550001)

内痔系发生于齿线以上的静脉曲张团块,又称"里痔'。中医认为,内痔的形成及其痔核脱出乃多因气虚,中气不足,升提无力导致导致血液积于肛门部属脾虚气陷证,补中益气汤为治疗脾虚气陷证的代表方剂。

1 临床资料

1.1 一般资料　2013 年 12 月至 2014 年 5 月我院门诊共收治 138 例的中医辨证为脾虚气陷型 II 度内痔患者,随机分为治疗组和对照组。治疗组 69 例,男 38 例,女 31 例;年龄 18～74 岁,平均年龄 (39±15.35) 岁;病程 2～30 年,平均病程 (15.4±5.3) 年。对照组 69 例,男 36 例,女 33 例;年龄 18～76 岁,平均年龄 (42±17.46) 岁;病程 1～26 年,平均病程 (14.5±6.1) 年。2 组一般资料比较,无显著性差异 ($P>0.05$),具有可比性。

1.2 II 度内痔诊断标准:参照《中医病证诊断疗效标准》[1]:

1.2.1 诊断依据

1.2.1.1　II 度内痔:便血,色鲜红,伴有肿物脱出肛外,便后可自行复位。肛门镜检查:齿线上方黏膜隆起,表面色暗红。

1.2.1.2　中医辨证:脾虚气陷:肛门坠胀,肛内肿物外脱,需手法复位。便血色鲜或淡,可出现贫血,面色少华,头昏神疲,少气懒言,纳少便溏。舌淡胖,边有齿痕,舌苔薄白,脉弱。

1.3 纳入标准　年龄 16 岁以上的符合 II 度内痔的诊断标准,同意内服中药治疗。

1.4 排除标准 合并严重心肝肾等疾病者；合并有肛裂、肛瘘、急性肠炎、尖锐湿疣、肛管、直肠下段肿瘤者等其他肛肠科疾病者；合并有高血压病者；孕妇及过敏体质者。

2 方法

2.1 治疗方法：

（1）对照组：用科室自备中药液熏洗治疗。药物组成：苦参20g，黄柏15g，黄芩15g，五倍子20g，制乳香20g，制没药20g，公英20g，银花20g，连翘15g，枳壳15g，当归15g，川芎15g，地丁10g。水煎取汁1000ml，先熏后洗，每日2次。

（2）治疗组：在对照组治疗基础上服用补中益气汤，药物组成：生黄芪30g，党参10g，白术10g，当归6g，升麻6g，柴胡6g，陈皮10g，甘草6g。每日一剂，每次100ml，每日3次。

2组均治疗7d为1个疗程，连续治疗2个疗程后比较临床疗效。2组患者治疗期间均嘱多食蔬菜水果，保持大便通畅，忌辛辣刺激性食物。

2.2 疗效观察

（1）出血评分[2]：（1）便血：无便血者为0分、带血者为1分、滴血者为2分、射血者为3分。

（2）痔核大小评分[3]：痔核大小变化。0分：痔体基本消失或恢复至发作前大小；2分：痔核直径缩小三分之二以上；4分：痔核直径缩小二分之一以上；6分：痔核直径未见缩小。

观察并记录术后7d、14d时患者的出血症状及痔核大小。

2.3 统计学方法
统计学软件采用SPSS19.0，各组年龄、性别情况、计数资料用χ^2检验，计量资料符合正态分布的使用单因素方差分析，不符合正态分布的以及等级资料使用秩和检验。以$P<0.05$为差异有统计学意义。

3 结果：治疗组患者服药后第7、14天的出血症状、痔核大小情况明显轻于对照组。见表1

表1 治疗组与对照组治疗后第7、14天出血症状、痔核大小评分（$\bar{x} \pm s$）

	出血症状		痔核大小	
	服药后第7天	服药后第14天	服药后第7天	服药后第14天
治疗组	3.57±0.78	0.92±0.53	1.52±0.51	0.76±0.60
对照组	4.14±1.07*	2.71±0.69*	1.74±0.70	1.22±0.50*

注：与治疗组比较，*$p<0.05$。

两组患者治疗过程中均未发现与药物有关的副作用。

4 讨论

中气即中焦之气[4]，素有两指：一指脾气，二指脾胃之气。因脾气之升与胃气之降协调共济，升降相因，则中气冲和条达，不仅清浊各行其道，而且还是维持脏腑组织器官生理位置相对恒定的重要因素。一旦脾胃之气升降失调，不能运化水谷精微以供养肌肉筋脉，以致筋脉松弛，则可见全身各脏腑组织器官离开原来的生理位置而出现中气下陷之证。

补中益气汤[5]为金元时期著名医家李杲所制，为治疗中气下陷的代表方剂，临床主要用于治疗中气下陷引起的发热及胃肠道疾病，由于疗效确切，备受临床各家的推崇。补中益气汤含有黄芪、白术、党参、当归、陈皮、升麻、柴胡、甘草等。具有补益脾气，促进脾胃运化功能以化生气血，以达到补益中气作用。方中尤其是黄芪配柴胡，使其提气作用更佳。本研究表明，Ⅱ度内痔的患者予补中益气汤加减治疗，可促进痔核缩小、减轻出血症状，值得临床推广。

参考文献：

[1] 国家中医药管理局. 中医肛肠科病证诊断疗效标准 [M]. 南京：南京大学出版社，1996：33。

[2] 苗大兴，符中柱. 自拟双花饮治疗Ⅰ，Ⅱ期内痔出血86例临床观察 [J]，贵阳中医学院学报，2010，32(5)：34。

[3] 袁敏, 季利江, 翁立平, 地奥司明联合洗必灵洗剂治疗血栓性外痔100例临床研究 [J], 江苏中医药, 2012, 44 (12): 35。
[4] 黄学宽, 中气下陷病机新识 [J], 中国中医基础医学杂志, 2011, 17 (4): 368。
[5] 金·李东垣. 脾胃论 [M]. 北京: 人民卫生出版社, 2005: 32~36。

肛瘘的诊治进展

贺向东　张磊

（西安市肛肠病医院　陕西西安 710001）

肛瘘是常见多发的疾病。是肛周皮肤与直肠肛管之间的慢性、病理性管道，常于肛周脓肿破溃或切开引流后形成，主要与肛腺感染有关。占我国肛门直肠疾病总发病率的 1.67%~3.60%。

一、病理

肛瘘形成的病理过程是由肛腺感染化脓扩展成为肛周脓肿，脓肿切开或自溃排脓，脓腔壁纤维化、瘢痕化收缩形成管道样改变。肛隐窝呈漏斗状，正常情况下，肛腺不断分泌黏液，经肛腺导管和肛隐窝排出到直肠中，不会发生染。当致病菌进入肛隐窝经肛腺导管侵入到肛腺，如果不能自行排出就会发生感染。首先表现为肛隐窝的炎症，有肛门刺痛，便意感；局部检查为肛隐窝的充血，乳头红肿。炎症进一步发展，或使肛腺形成化脓性炎症。脓肿破溃或切开后形成肛瘘，如不及时治疗，反复发作，或形成很多管道，使病变复杂，形成复杂性肛瘘。

二、临床症状

1. **流脓**　是主要症状，分泌物刺激皮肤而瘙痒不适，当外口阻塞或假性愈合，瘘管内脓液积存，局部肿胀疼痛，甚至发热。

2. **疼痛**　瘘管通畅，无炎症时常不感疼痛，只感觉局部发胀和不适，行走时加重。当瘘管感染或脓液排出不畅而肿胀时，可引起疼痛。

3. **瘙痒**　由于脓液不断刺激肛周皮肤，常感觉瘙痒，肛周潮湿不适，皮肤变色、表皮脱落，纤维组织增生和增厚，有时形成湿疹。

4. **排便不畅**　复杂性肛瘘经久不愈，可引起肛门直肠周围形成纤维化瘢痕或环状的条索，影响肛门的舒张和闭合，大便时感到困难，有便意不尽的感觉。

5. **全身症状**　在急性炎症期和复杂性肛瘘反复发作时，可出现不同程度的发热、或伴有消瘦、贫血、体虚等长期慢性消耗症状。

三、体征

1. **肛门视诊**　可见肛瘘外口形态、位置和分泌物。
2. **肛管直肠指诊**　是重要的检查方法。浅部肛瘘肛门周围可触及条索状硬结及其行径。直肠指诊可触及内口、凹陷及结节。

四、分类

1. 国内分类 分为低位肛瘘和高位肛瘘。

低位单纯性肛瘘：内口在肛窦，仅有一个瘘道，通过外括约肌皮下部或浅部，与皮肤相通。

低位复杂性肛瘘：有两个以上内口或外口，肛瘘瘘道在外括约肌皮下部和浅部。

高位单纯性肛瘘：内口在肛窦，仅有一个瘘道，走行在外括约肌深层以上。

高位复杂性肛瘘：有两个以上外口，通过瘘管与内口相连或并有支管空腔，其主管通过外括约肌深层以上。

2. Parks 分类

肛瘘的分类取决于瘘管与肛门括约肌的关系，分为：括约肌间型、经括约肌型、括约肌上方型、括约肌外型。当瘘管穿越外括约肌的 30%～50% 以上（高位括约肌间、括约肌上方、括约肌外方），女性前侧瘘管，多个瘘管，复发性瘘管，或伴有肛门失禁，治疗后可能引起肛门失禁的肛瘘均认为复杂性肛瘘。

五、辅助检查

1. **探针检查**：初步探查瘘道的形态和走向。
2. **XNG-ZZ 肛门直肠镜检查**：与美兰配合使用，可初步确定内口位置。
3. **瘘道造影**：可采用造影剂造影，对于复杂性肛瘘的诊断有参考价值。
4. **直肠腔内超声**：观察肛瘘瘘道的走向、内口、以及判断瘘管与括约肌的关系。
5. **CT 或 MRI**：用于复杂性肛瘘的诊断，能较好地显示瘘道与括约肌的关系。

六、鉴别诊断

肛瘘需与化脓性汗腺炎、肛周皮下囊肿感染、骶尾部瘘、会阴部尿道瘘、骶尾部囊肿或畸胎瘤合并感染、藏毛窦感染、结核性肛瘘、炎症性肠病肛瘘、巴氏腺囊肿感染等鉴别。另外，不常见的结核或放线菌等感染亦可表现为特异性肛瘘，临床详细的病史和相关检查有助于正确诊断。

1. **化脓性汗腺炎**　形成皮下多发的复杂性窦道。病变在肛门皮肤和皮下层，可见汗腺、毛囊有化脓性炎症，皮肤呈褐色大面积慢性炎症样，切开排脓可加速治愈。
2. **骶尾部瘘**　此病常因臀部损伤、毛囊感染，在骶尾部生成脓肿，以后形成瘘管。瘘口常在臀部上端骶尾关节附近。管道在骶尾筋膜深部和皮下组织蔓延扩散，无内口。
3. **骶尾部畸胎瘤**　此病是胚胎发育异常的先天性疾病，多为青壮年期发病。肛门后骶尾骨前有外口，管道向直肠后骶前走行，常无内口，肛门指诊可触到骶尾部有肿物或饱满样感觉。钡灌肠侧面可见直肠骶骨间隙增宽，直肠有半圆形充盈缺损或压迹。手术可见腔内有毛发、牙齿、骨质。如为皮样囊肿，分单房性、双房性。有时可见内有黏液。
4. **骶髂骨结核**　此病可形成寒性脓疡。常在肛门后破溃，流出稀薄的脓液。管道较深，通向直肠后间隙。常见腰痛、血沉加快、长期低热、盗汗、消瘦。平片可见骨质破坏。有时骶骨结核病变较小，容易误诊为复杂性肛瘘。

七、中医辨证分型

1. **湿热下注证**　肛周有溃口，经常溢脓，脓质稠厚，色白或黄，局部红、肿、热、痛明显，按之有索状物通向肛内。可伴有纳呆，大便不爽，小便短赤，形体困重。舌红、苔黄腻，脉滑数。
2. **正虚邪恋证**　肛周瘘口流脓，脓质稀薄，肛门隐隐作痛，外口皮色暗淡，时溃时愈，按之较硬，多有索状物通向肛内。可伴有神疲乏力，面色无华，气短懒言。舌淡、苔薄，脉濡。
3. **阴液亏虚证**　肛周瘘口凹陷，周围皮肤颜色晦暗，脓水清稀，按之有索状物通向肛内。可伴有潮热盗汗，心烦不寐，口渴，食欲不振。舌红少津、少苔或无苔，脉细数无力。

八、诊断要点：

1. 典型的肛瘘包括内口、瘘管、外口三部分。内口多位于齿线上肛窦处。由于肠液不断经内口进入瘘管，所含的细菌在该处繁殖，形成脓肿。而后脓液等可经常地从外口流出，从而出现外口反复流脓、血、粪液的现象。

2. 有时外口可暂时闭合，局部脓液积聚，引起局部红肿、胀痛、触痛，封闭的外口可再次破溃，或在附近穿破形成新的外口。上述症状的反复发作是肛瘘的临床特点。

3. 直肠指诊时可在内口附近有压痛，在部分病人可扪及内口的痛性硬结。经肛门部的视诊、指诊及肛镜检查，多可明确肛瘘的诊断。

九、高位复杂性肛瘘的定位诊断

肛门指诊、探针检查、美兰染色试验等传统诊断手段，由于瘘管位置较高，且多支管道弯曲通连，这些检查不能准确的做到定位诊断。

我院采用数字减影技术在肛瘘定位诊断中发挥了重要的作用，其特点是图像清晰，分辨率高，对观察瘘道走向行径及定位测量及后续的介入治疗提供了真实的立体图像，较好的显示了肛瘘内口、瘘道与括约肌的关系。

高分辨率 MRI 应用于肛瘘的诊断，能准确描绘肛门内外括约肌、肛提肌和耻骨直肠肌的解剖结构，并显示肛瘘与肛门周围肌肉的关系，可对术后疗效作出正确评估。同时，因为瘘管与瘢痕存在不同的影像学信号，它能够准确分辨。这就弥补了肛周 B 超的一个不足，就是通过磁共振能判断这个位置到底是手术后的瘢痕形成还是一个浅层瘘管的存在，这对临床是非常有意义的。

螺旋 CT 三维重建，取得的立体图像能清晰显示瘘道行径，并通过图像后处理工作站软件提供的旋转技术，可以提供外科医师直观资料。该项技术操作简单，无甚痛苦，具有较大的推广价值。

十、治疗

1. 一般治疗 注意休息、加强营养，饮食宜清淡，忌食辛辣刺激食物。保持大便通畅，防止腹泻或便秘，以减少粪便对肛瘘内口的刺激。保持肛门清洁。可使用清热解毒的内服、外用制剂。目的是减轻症状和减少发作。

2. 手术治疗 手术是治疗肛瘘的主要手段。

基本原则：（1）消除瘘管；（2）引流通畅；（3）在此基础上尽可能减少括约肌损伤，保护肛门功能，同时保持肛门的形态是一个根本的治疗原则。

手术目的：是为了清除感染的肛腺，将瘘管内感染的异物彻底清除。其他非手术疗法主要通过药物控制感染，减轻症状，但不能彻底治愈。

手术成功的关键：肛瘘治疗的一个关键是正确处理好内口、主管以及存在的支管和死腔。恰当评估瘘管的行径及病变与肛门括约肌之间的关系是维护肛管直肠正常控便功能的基础。

3. 中医辨证论治

（1）湿热下注证

治法：清热利湿。

代表方剂：萆薢渗湿汤加减。

（2）正虚邪恋证

治法：扶正祛邪。

代表方剂：托里消毒饮加减。

（3）阴液亏虚证

治法：养阴托毒。

代表方剂：青蒿鳖甲汤加减。

4. 外治法

（1）XN－X 中药熏洗法：适用于手术前后缓解症状，用沸水冲泡药品，先熏后洗，具有活血消肿止痛的作用。

推荐方药及参考剂量：野菊花20g，蒲公英20g，艾叶20g，苦参15g，黄柏15g，花椒10g，大黄10g，冰片1g。

用法与用量：将药袋置于盆中，用沸水1500ml冲泡袋中药品，先熏后洗（坐浴），便后或睡前使用，每日1~2次。

（2）中药外敷法：肛瘘急性期局部肿痛者，可选用拔毒膏、金黄膏等，具有消肿止痛的作用。

（3）中成药：消炎止痛、养阴生肌，如马应龙痔疮栓、马应龙麝香痔疮膏、普济痔疮栓、康复新液等。

5. 粘堵法

对单纯非急性炎症期肛瘘可行纤维蛋白胶粘堵法治疗，其优点是无括约肌损伤，不影响肛门功能，且操作简便。

6. 手术方式

（1）切开挂线术：是中医传统的经典疗法，其优点是创面开放引流通畅，其缺点是创面较大，愈合时间较长，易产生肛管缺损，日后泄漏分泌物。挂线应用对于高位复杂性肛瘘的治疗，独特优点在于较好解决高位肛瘘完全切开所致肛门失禁的问题。但挂线时间相对较长，且有较大的痛苦。

此方法也不断改进：将挂线范围仅选择在瘘道经肛管直肠环范围，或非全程挂线。微创处理切开的范围，减少创伤。

（2）肛瘘切除部分缝合术：自肛瘘外口，作为切口起点，呈放射状，向肛缘处延伸，依次切开皮肤皮下，锐钝性分离外括约肌浅层、深层及内括约肌、肛提肌、耻尾肌。瘘管管壁完整，呈条索状，继续延伸扩大创口，可及脓腔顶部，清理搔刮腔内坏死组织，注意保护直肠后壁，防止骶前静脉丛损伤出血。将位于齿线处的内口瘢痕（内口已闭合瘢痕化）一并切除，查无支管存在，肛指触及直肠环变软。

（3）肛瘘隧道术：适用于单纯性高、低位肛瘘，病程长，瘘管与周围组织界限明显者。

麻醉方式局麻或鞍麻。先以探针自肛瘘外口经瘘管由内口探出，并将探针留置瘘管内。再以外口为中心做一长约2~3cm的放射状梭形切口，仔细锐、钝性分离与管壁粘连的括约肌组织，完整剔除瘘管。如为两条以上的瘘管则分别处理。如遇内口位于直肠环上缘，则将瘘管分离至距内口开口0.5cm处结扎切除。注意切至内口创面不宜太大，充分结扎止血。肛内所有结扎丝线均留长线尾至肛外，以便观察结扎线脱落，如延迟脱落者给予拆除。术毕以油纱条填塞肛管内压迫止血。术后给予抗炎、润肠通便药物，每日便后坐浴、换药。

在高位复杂性肛瘘的治疗中常常将切开、旷置、挂线、缝合等方法有机结合，减小创伤。这样对原发病灶重在引流，避免了病灶部分不易完全清除，而造成复发。在缝合时要注意缝合切开交界处必须上下均缝死，防止引流处污染渗液进入缝合处伤口而致感染。对缝合处伤口张力较大可在其外侧作减张切口。对部分瘘道较深且穿过肛门括约肌部分，切开损伤较大，可将瘘道剔除旷置，不作完全切开，或作部分切开，便于对较大腔隙进行扩创后置入导管再作缝合，持续冲洗引流，从而这样将原来可能开放的引流变为闭合式引流。

7. 术后处理

（1）术后根据创面情况控制排便48h，在每次排便后，熏洗坐浴，可使用马应龙金玄痔科熏洗散。

（2）创面每日换药1~2次，酌情选用拔毒膏、九华膏、生肌玉红膏、马应龙麝香痔疮膏等。

（3）术后注意膳食，宜多食新鲜的蔬菜水果，如菜花、芹菜、白菜、青菜、香蕉、梨、猕猴桃等，加强营养。忌辣椒、生葱、生蒜、韭菜、胡椒等辛辣刺激之品及羊肉、狗肉、荔枝、桂圆等大热之品。

（4）术后并发症的防治对策：

——尿潴留 术前排空膀胱，控制输液量和输液速度，选择合适的麻醉方式可预防尿潴留的发生。如发生尿潴留可采用针刺关元、三阴交、至阴穴，还可用耳压、中药内服的方法治疗，必要时导尿。

——疼痛 采用局部黏膜保护剂和使用镇痛药可减轻肛瘘手术后疼痛。中药熏洗可活血消肿止痛，还可采用针刺龈交、二白、白环俞或肛周电刺激治疗。

术后并发症的防治对策：

——肛门失禁 肛管括约肌损伤、内括约肌切开等治疗易发生肛门失禁。患者原有肛管功能不良、肠易激惹综合征、产科创伤、神经疾患等疾病可增加肛门失禁发生的危险。

——尤其是高位复杂性肛瘘术后可能发生肛门移位、黏膜外翻、肛管缺损、肛门失禁等并发症。手术时应尽量减小创面，保护肛门括约功能。

复杂性肛瘘治疗方法的探讨

韩生先　刘俊强　指导：韩青科

（洛阳市肛肠病研究所，洛阳市天津路社区服务中心肛肠科　河南洛阳471300）

我院自1990年~2013年，对158例复杂性肛瘘分别采用低切高挂法，半关闭、半开放法，双挂线法，旷置加切开法及分段留桥切开上药法治疗。现对该治疗方法疗效探讨总结如下。

1. 临床资料

本组男125例，女33例；年龄11~50岁；病程1~20年。

2. 手术方法

其中低切高挂法43例，半关闭、半开放法34例，双挂线法7例，旷置加切开法8例，分段留桥切开上药法66例。

2.1 低切高挂法　本术式适用于通往肛直环上的高位复杂性肛瘘，手术将齿线以下主管切开，部分短线支管不切开，清除感染病灶，剪除管壁及外口增生结缔组织，部分缝合至肛缘。对通至肛直环上的瘘管挂橡皮线，使之缓慢剖开。

2.2 半关闭半开放法　此法适用于低位复杂性肛瘘。手术将瘘管外口和原发内口全部切开，剪除管腔部分坚硬结缔组织，搔扒冲洗干净，进行全层缝合至肛缘（不留死腔），对肛缘以上瘘管采用切开引流。

2.3 双挂线法　此术式适用于通至肛直环上的双管道。其齿线以下瘘管处理同低切缝合法。对通往肛直环上的双管道采用双管道同时挂橡皮线法。此法比两管分次挂线可缩短一半疗程。

2.4 旷置加切开法　此法适用于距肛门较远（一般大于6cm）之粗长瘘管。对通往肛内的瘘管，可先在肛缘外造口，肛缘外的主管不切开旷置；对管腔进行搔扒清除感染病灶，剪除外口增生组织；再根据术前对瘘管分泌物的细菌培养和药敏试验，选用敏感药液进行冲洗；然后用纱布加压固定，促使粘连愈合；对肛缘以上的瘘管应切开引流。

2.5 分段留桥切开上药法　此法适用于蹄铁型或环型肛瘘。对肛门周围瘘管采用切开与不切开的间隔留皮桥术式；对瘘管切开部分用二宝丹去腐，生肌散生肌长肉，珍珠散收口敛皮；对未切开部分采用管腔搔扒，敏感药物冲洗，促其粘连愈合。肛尾韧带处如有瘘管，可按留皮桥法处理。此术式可减少肛门皮肤及括约肌的部分损伤，防止述后肛门畸形和狭窄，防止肛尾韧带切断后肛门向前移位的后遗症。

3. 疗效

本文 158 例复杂性肛瘘，用上述手术方法治疗后，除 1 例术后活检为癌变，伤口长期恶化外，其余 157 例均治愈。疗程 15~183 天，平均 24 天，均无大出血、肛门狭窄和大便失禁等严重后遗症。术后对 106 例随访 1~10 年，除 2 例肛门部经常潮湿外，其余均无异常改变。

4. 讨论

治疗复杂性肛瘘成败与否，关键是找到内口和正确处理内口。另外对 2~3 层重叠管道必须切开，勿遗漏。术中彻底切除肛瘘感染的原发病灶（即感染的肛隐窝、肛腺导管和腺体），是治愈肛瘘的关键，否则易复发。肛瘘术中若多处损伤外括约肌深部，可引起不完全性大便失禁。切断肛直环可致完全失禁；切断肛尾韧带可造成肛门向前移位、变形，肛门直肠弯曲度消失而引起黏膜脱出，大面积瘢痕引起直肠肛管狭窄和创伤肉芽久不愈合等。本文五种术式均无任何并发症及后遗症。据报道肛直环上高位瘘管一次只能挂开 1 条。本文 7 例有两个主管通至肛直环上，均行两主管同时挂线基本上同时脱线，无任何并发症及后遗症。此法可缩短疗程 15 天左右，且不影响肛门正常功能。我们认为，两管道主道同时挂线不影响肛直环括约肌功能的原理是线的异物刺激作用，引起肛直环周围产生炎性反应，使挂线之局部纤维化，将挂线肌肉断端粘连固定。同时由于线的机械勒割缓慢分离作用，可使局部组织边分离边生长修复，当两线二端肌肉断肠分离后，由于获得了与周围组织附着固定的支持点，因此断端的距离小，伤面瘢痕不大，只有轻度暂时黏液渗出，不会引起排便失禁等后遗症，为了解肛瘘分泌物的细菌培养及药敏情况，我们对 128 例患者作了肛瘘分泌物细菌培养和药敏试验，结果有致病菌者 84 例（占 65.6%），无致病菌者 44 例（占 34.4%）。由于手术前后，无论内服和外用药，均根据药敏反应选择用药，因此炎症消退迅速，为患者早期手术、伤口早愈创造了有利条件。另外，我们还对 128 例患者坚硬管壁的粗糙组织进行病理检查，结果发现 1 例有癌变。由此说明，对复杂性肛瘘施行病检是十分必要的。

半开放挂线改道引流术治疗复杂性肛瘘临床小结

李平　王仙锐

（吉林市中西医结合肛肠医院　吉林 吉林 132001）

本文回顾性总结评价"半开放挂线改道引流术"治疗复杂性肛瘘临床疗效及其安全性，探讨此疗法能否作为临床治疗复杂性肛瘘的一种常用诊疗手段。

肛瘘是肛肠科一种常见病，约占肛肠疾病的 1/4，且多见于 30 岁至 50 岁的中青年人。肛瘘自然愈合的机会很少，尤其是复杂性肛瘘，非手术治疗是根本无法痊愈。本人经过多年的临床实践，采用"半开放挂线改道引流术"治疗复杂性肛瘘收到了较为满意的疗效，现总结如下，供同道参考：

1. 适应症与禁忌症

1.1 适应症：内口在肛管直肠环以下的低位复杂性肛瘘或内口在肛管直肠环以上的高位单纯性肛瘘和高位复杂性肛瘘，只要患者无严重心肺疾病及手术禁忌症，不分年龄、性别均可列入采用本术式范围。

1.2 禁忌症：肛门周围有急性炎症者、痢疾、腹泻、直肠肿痛、溃疡性结肠炎、糖尿病以及心肝肾有严重疾患，凝血功能障碍，或其他严重疾患则应列入禁忌范围。

2. 手术前准备

2.1 手术前晚开始半流质少渣饮食。

2.2 术前一天开始给予肠道消毒抑菌药，可给甲硝唑一日 3 次口服。

2.3 术前当日给予清洁灌肠可用 XN-SL 结肠灌洗，并做好肛门部清洁卫生工作。

2.4 少数特别复杂的病例，术前可行肛门彩超或碘油造影以利查清肛瘘的分支走向及内口位置。

3. 操作方法

患者取侧卧位或膀胱截石位，充分暴露肛门术野，局部常规消毒后铺无菌洞巾，肛周及肛瘘周围行局部浸润麻醉（若系高位复杂性肛瘘，可行骶管麻醉后再消毒铺巾），麻醉满意后，术者先将左手手指伸入肛门内导引，继续探针顺势缓缓抽入瘘道，确定内口位置和瘘道走向后，顺探针切开外口及瘘道直至肛缘，保留一段与内口呈对称方向的主管暂缓切开，并顺这条主管道由内口穿出一条粗丝线作为标志，然后再将瘘道的分支一一予以切开，彻底挠制管腔以清除腐烂组织，适当修剪管壁，但不必全部切除管壁，以免造成局部组织缺损过多影响肛门收缩功能。管壁过于增厚坚硬者，可分化缓解，以利创面对口粘连，术中必须注意彻底止血，清创完毕后，先将切开的创道对口固定数针，继而顺原先留下的丝线标志，将探针顺主管道穿出内口由肛门抽出，转移探针方向使之与括约肌纤维方向或直角后垂直切开，再将内口周围组织彻底清除，清除后内口附近黏膜残端，可用留齿钳夹持后予以贯穿缝扎，可以防止内口出血。如内口位置在肛管直肠环上方，则顺探针便与括约肌纤维方向垂直切断外括约肌皮下及浅部后，以留作标志的丝线末端栓上一条橡皮筋使之贯穿主管道后，勒紧两端，再以止血钳夹住，再用丝线在钳的下方扎紧橡皮筋，剪去多条部分，继而修剪边缘，使之呈一开放性"V"型创面，然后再换手套拆除临时固定对位创道的缝线，用碘伏消毒创面后，除内口肛管处开放性"V"型创面留作改道引流术，其余切口全部用丝线全层缝合，引流口放置凡士林纱布。术毕以"丁"字型绷带加压固定。

4. 术后护理

4.1 术后两天内进半流质少渣饮食，并嘱患者绝对卧床休息及禁止排便48小时以上。

4.2 术后当天开始连续给予甲硝唑注射液200毫升静点5日。

4.3 第一次换药前用甘油灌肠以防大便干燥，排便困难，以后每次换药时缝合之创口用碘伏涂抹后，覆盖酒精纱条，并盖无菌敷料。5—7天拆线，如有感染现象应及时拆线，敞开引流。开放的切口要保持引流通畅，换药时可用碘伏棉球消毒后，放置玉红纱条，直至创面完全修复为止。

4.4 在整个治疗过程中应保持大便通畅，直至痊愈为止。

5. 讨论

5.1 "半开放挂线改道引流术"是在继承与研究祖国医学挂线疗法治疗复杂性肛瘘的基础上，通过反复的临床实践而总结出来的一种中西医结合治疗复杂性肛瘘的较好方法，长期以来国内外文献一直强调治疗高位复杂性肛瘘，必须重视肛管直肠环的处理。可实际上还存在许多问题，如①切断未纤维化的耻骨直肠肌而又避免肛门失禁后遗症的产生，没有彻底解决；②对侵犯到提肛肌以上病变广泛的肛瘘，有人主张在腹部做人工肛门，然后再进行肛瘘治疗，这不但手术繁琐，且不易被人接受；③对病变侵犯到高位括约肌时，是切开肌肉好，还是保留肌肉好，从治疗效果上一直存在着争论；④祖国医学挂线疗法和应用的挂线切开疗法均利用橡皮筋的勒割作用，使组织"刮开"与修复同时进行，橡皮筋在创道中还起着引流作用。坏死的组织及周围的分泌物，可顺着橡皮筋从引流口中排出，但是挂线疗法痛苦较大，瘢痕也大，疗程较长；⑤切开挂线疗法克服了痛苦大的缺点。

5.2 "半开放挂线改道引流术"保护了祖国医学挂线疗法的长处，而避其短处，化繁为简，使复杂的弯曲的管道变为简单的短直的管道，减少了开放创面的面积，缩短了疗程，减少了瘢痕，减轻了患者的痛苦。

5.3 肛瘘治疗的成败关键在于内口及其周围感染的肛隐高及肛腺组织的处理，因此找到真正内口应在切开内口时将内口再向上延长0.5厘米，同时黏膜残端的结扎即可防止术后继发出血，又达到了清除残留的感染的肛隐高及肛腺组织而进一步提高疗效。

5.4 术后继发热者，除细菌感染外，亦可能由于组织创伤及坏死后释放大量组织组织胺而引起的吸收热，因此在术后3、4天内除常规给予抗菌药物外，还应有意识的给予抗组织胺药。

体外培育牛黄外用治疗婴幼儿肛瘘 30 例

尚锦秀[1]　涂林毅[2]　龚元祥[3]

（1 湖北省中医院肛肠科　2、3 湖北中医药大学 2012 级硕士 湖北武汉 430061）

婴幼儿肛瘘是外科常见病，中医肛肠疑难症。西医治疗以手术为主，但手术痛苦大，对肛周组织损伤大，一旦手术失败则造成肛门狭窄及大便失禁等后遗症。为了减轻患儿痛苦，笔者采用体外培育牛黄局部外用为主治疗婴幼儿肛瘘 30 例，疗效满意，现报道如下

1 资料及方法

1.1 临床资料

本组病例来自湖北广水市中医院和湖北省中医院肛肠科门诊病人，共 30 例，其中男 25 例，女 5 例；年龄 40 天～36 个月，其中 3 月内 7 例，3～6 月内 13 例，6～12 月内 3 例，1 岁～3 岁 7 例。全部病例均为低位性、单纯性肛瘘或脓肿性肛瘘。

1.2 临床表现

①患儿常有便秘和腹泻，排便时哭闹。②肛门旁有一红肿或硬结，触痛明显，间断性自肛门里或溃破口溢出流出少许脓液。③检查：肛周皮肤潮湿、红肿、或触及包块、或硬结；或见溃口少许流脓。部分患儿见肛门失去椭圆形常态。

1.3 治疗方法

体外培育牛黄（武汉健民大鹏药业有限公司，批准文号：国药准字 Z20030011）压碎成粉末状备用；使用时将少量体外培育牛黄粉末（1 粒 0.15 克体外培育牛黄可用 5～10 次）掺入红霉素眼膏（红霉素过敏者换用尿素霜）（1 支眼膏可用 3 次～5 次）混合，再将其附着医用药棉球上做成捻子。上药时先用生理盐水清洗肛周患处，把蘸有体外培育牛黄和红霉素眼膏的的药棉捻子插入肛内，每天 1 次，晚上睡前用；症状重时每日 2 次。早上大便后、晚上睡前各 1 次（如有大便次数多时，把早上大便后改成中午休息时 1 次），连续使用 1 月。第 2 月每周用药 2～3 次，便秘或腹泻时每天 1 次，2 月 1 疗程。2 月后统计疗效，并随访 1 年。

2 结果

本组观察病 30 例病人，28 治愈，其中 18 例患儿用药不到 1 月症状逐渐消除，随访 1 年未见复发，治愈率 93.3%；2 例患儿未愈，但红肿、流脓次数硬结等症状明显减轻，有效率 100%。

3 讨论

婴幼儿肛瘘是指 0～3 岁患者，婴幼儿肛瘘（或脓肿性肛瘘）的发生，有其自身的明显特点。出生后 3 个月以内发病率最高；发病前多有腹泻病史或便秘史；大多为单管、直管。发病原因复杂，主要由以下几个方面原因：①小儿骶骨曲尚未形成，两侧坐骨结节距离较近，加之肛门内括约肌紧张度较弱，因此粪便易直接压迫肛管处齿线，肛窦黏膜擦破，易使细菌侵入致病；女孩因直肠前面有子宫，压迫直肠，与成人直肠屈曲相似。故发病低于男孩；②小儿常因尿布皮炎，刺激肛门周围皮肤，致使毛囊、汗腺、皮脂腺感染，形成肛门周围皮下脓肿与肛窦相通而成肛瘘。③新生儿，尤其是男孩受母体激素失调的影响，使皮脂腺分泌亢进，引起肛门皮脂腺炎，感染形成肛周皮下脓肿与肛窦相通而致肛瘘。近年来，部分学者[1]认为新生儿生理性缺乏免疫球蛋白 G（IgG）、免疫球蛋白 A（IgA）等，免疫机能不全易发生肛门感染形成肛瘘。　婴幼儿肛瘘的解剖学特点婴幼儿肛瘘的内口以直肠两侧和后部为多，均在齿状线上肛隐窝内；外口在肛周皮肤浅层，多为单纯瘘。因婴幼儿肛柱短、肛隐窝深并与肛门腺相通，其瘘管短、走向直、无迂曲，内外口距肛门腺近。部分患儿随年龄增长而自愈，一般主张不行手术治疗。因此，发挥中医药特长，保守治疗减轻痛苦，可促进痊愈。

祖国医学认为大肠湿热．感受外邪，气血壅滞肛肠，湿热相争，热盛肉腐．久溃不敛而成瘘。体外培育牛黄，性味甘凉，主归心、肝经。具有清心、豁痰、开窍、凉肝息风、解毒之功用。可用于热病神昏、中风痰迷、惊痫抽搐、癫痫发狂、咽喉肿痛、口舌生疮、痈肿疔疮的治疗[2]；"牛黄是牛胆结石，是稀少名贵中药材，多入丸散用，或外用"。单用少有记载，在传统方中有牛黄研末，以淡竹沥化灌之，治7天口噤《外台秘要》；以牛黄一粒豆大，乳汁化开，或蜜调，滴入小儿口中，治初生胎热《钱氏小儿方》；牛黄一豆许，乳汁化开，治疗小儿腹痛夜啼方《圣惠方》等。单味牛黄多用于小儿，治疗胎毒、惊痫、夜啼口。实验证明体外培育牛黄具有镇静、抗惊厥、解热、降压、祛痰，耐缺氧、清除自由基，保护脑细胞的作用[3~5]和抗菌消炎作用[6]。急性炎症渗出和慢性炎症增生均有明显抑制作用，其作用机理是抑制炎症组织中致炎物质PGE2的生成[7]。中医强调调动机体内环境，调节全身免疫功，牛黄具有抗感染和抗炎作用外，还具有双向免疫调整作用，且即可内服，亦可外用[8]。婴幼儿皮肤薄嫩，吸收快，局部外用，少剂量，药物直达病所，而且操作简单、经济、适用。一般不存在过敏反应和耐药性问题，无明显毒副反应。

本组临床观察患儿均为低位性、单纯性肛瘘，其具有外口在肛周皮肤浅层或红肿范围小、瘘管短、走向直、无迂曲，内外口距肛门腺近，用药容易到位，方法简便，红霉素眼膏做体外培育牛黄赋形剂，加强消炎杀菌、红霉素过敏者换用尿素霜又可润滑保护皮肤，疗效好、为了提高疗效，治疗同时，必须加强护理如：①患儿排便后应清洗肛周刺减少激。②尽量保持干燥，肛门潮湿易形成肛门湿疹或易引起擦伤或感染；③少用尿布湿；④提高母乳的喂养质量是婴幼儿肠道免疫机能最薄弱时期，使得直肠黏膜分泌SIgA减少。SIgA是新生儿肠道局部免疫的主要成分，母乳中含SIgA较多，特别是分娩后5日的初乳更多，因此母乳是预防婴幼儿肛瘘的天然食物，对提高婴幼儿抗病力起到很好的作用。⑤注意擦便及更换尿布的方法，避免人为损伤加强会阴护理，保持肛周清洁。⑥预防腹泻及便秘，尽早治疗隐窝炎、肛腺炎。

婴幼儿肛瘘多为单纯性肛瘘，复杂性肛瘘较少，所以用中医外科非手术方法治疗婴幼儿肛瘘比手术治疗安全、痛苦小、疗程短、治愈率高，费用低，不会损伤肛周组织，可避免后遗症的发生。是当前治疗婴幼儿肛瘘的一大捷径。但女孩肛周感染形成的前庭瘘，因直肠前壁肛柱少，柱间距离宽，而且发育薄弱，直肠前壁黏膜又向外凸，与阴道后壁黏膜粘连形成唇状瘘，多不能愈合。对于复杂而瘘深、症状重、发作频的小儿肛瘘，经本法治疗1月~2月疗效不满意的，先尽量控制症状，减轻痛苦，要择期至能承受手术时，再进行手术治疗，手术年龄以5~10岁为宜。另外，部分患儿因为全身性疾病诱发肛周脓肿，如白细胞、X-连锁慢性肉芽肿等，应引起注意。

参考文献：
[1] 贝绍生．中西医结合治疗婴幼儿肛瘘76例[J]．现代中西医结合杂志，2008，15（3）：233~234.
[2] 李仪硅主编．中药药理学[M]北京：中国中医药出版社，1992：74
[3] 蔡红娇，汪世元，刘烈刚，等．体外培育牛黄耐缺氧和消除自由基作用研究．中药药理与临床，2003，19（6）：20~22
[4] 蔡红娇，汪世元，张渝候，等．体外培育牛黄治疗流行性乙型脑炎的临床研究．华中科技大学学报（医学版），2003，32（6）：604~606
[5] 蔡红娇，张晓琴．体外培育牛黄治疗中风的临床研究．中药药理与I临床．2004，15（4）：287~289
[6] 杜佐华，蔡红娇，曾繁典，等．体外培育牛黄抗炎作用实验，中药新药与临床药理，1996，7（1）：2729
[7] 吴铁．牛黄对小鼠腹腔巨噬细胞吞噬细胞功能的影响，中国中药杂志，1993；18（5）：302
[8] 黄正良．牛黄及其某些成分的药理研究和临床应用【J】．中成药研究，1995，10：26

通讯作者：尚锦秀湖北省中医院肛肠科，湖北武汉 430061
电话：15971478228

利用现代医疗设备及着色显影定影剂对肛瘘定位诊断的探讨

高凤岐　刘建利　闫英杰　周国民　蔡生　齐学军　姜国栋

（赤峰市宝山医院，内蒙古赤峰 024076）

1 诊断标准

1.1 低位肛瘘

1.1.1 低位单纯性肛瘘：内口在肛门隐窝仅有一个管道，并通过外括约肌深层以下者。

1.1.2 低位复杂性肛瘘：有两个以上外口，有两个或两个以上的管道与内口相连，肛瘘管道在外括约肌深层以下者。

1.2 高位肛瘘

1.2.1 高位单纯性肛瘘：内口在肛门隐窝仅有一个管道，走行在外括约肌深层以上，侵犯耻骨直肠肌/肛提肌以上者。

1.2.2 高位复杂性肛瘘：有两个以上外口，有两个以上管道与内向相连或并有支管空腔，其主管通过外括约肌深层以上，侵犯耻骨直肠肌/肛提肌以上者。

2 肛瘘的分类

肛瘘的分类较为复杂，分类的目的是指导手术治疗的选择。

按内外口分类：

（1）单口内瘘：只有内口与瘘管相通、无外口。

（2）内外瘘：瘘管有内外口、外口在体表、内口在肛窦组织中有瘘管相通连。

（3）单口外瘘：只有外口下连瘘管。无内口。

（4）全外瘘：瘘管有两个以上的外口、相互有管道通连、而无内口。

按瘘管的形态分布分类：

（1）直瘘：管道较直、内外口相对、形成一条直线。

（2）弯曲瘘：管道行径弯曲、内外口相对。

（3）后位马蹄形肛瘘：瘘管行径弯曲、呈蹄铁形、在肛门后位、内口在后方正中处。

（4）前位马蹄形肛瘘：瘘管行径弯曲、呈蹄铁形、在肛门前方。

（5）环形瘘：瘘管环绕肛管或直肠。

按肛瘘与括约肌的关系分类：

（1）皮下瘘：在肛门皮下、较浅、位置较低。

（2）黏膜下瘘：在直肠黏膜下、不居体表。

（3）外括约肌浅部与皮下部间瘘。

（4）外括约肌深部与浅部间瘘。

（5）肛提肌与外括约肌深部间瘘。

（6）肛提肌上瘘。

按内外口瘘管的数量分类：

（1）单纯性肛瘘：有一个内口、一个外口、两者间有一条瘘管连通。

（2）复杂性肛瘘：有两各或两个以上内口或外口，有两个以上瘘管或直管、盲管。

按病因病理分类：

（1）非特异性肛瘘：一般多为大肠杆菌、葡萄球菌、链球菌等混合感染，引起肛门直肠脓肿，溃破后形成肛瘘。

（2）特异性肛瘘：包括结核性肛瘘。

按部位高低分类：

（1）高位瘘：瘘道在肛直环以上。

（2）低为瘘：在肛直环以下。

3 目的和方法

3.1 目的：肛瘘的定位诊断主要目的是通过肛瘘口注入膨胀性、扩张性、显影、定影、着色药物，充分显示出瘘管和瘘管壁、内口位置、范围、走行、形态和数量，准确定位复杂性肛瘘内口、瘘管是为手术提供清晰、精确、可靠的定位依据。

3.2 方法：

（1）组合药物：过氧化氢10ml，泛影葡胺20ml，亚甲蓝20mg，2%利多卡因10ml，利凡诺25mg。

（2）操作 肛周采用2%碘伏消毒术野，铺无菌巾，将组合药物吸入100ml注射器内，更换头皮针尾端接牢固后，根据瘘口位置确定体位，再用2%碘伏消毒肛缘和肛内，铅线油纱布一块，塞与肛管直肠腔内3.5～4.5cm，找到准确的肛瘘外口时插入适当长度逐渐加压缓慢适量推注组合药物。

①彩超下可见氧液气压性气泡影像的瘘管、内口膨胀性、扩张性影像学的形态和位置。

②X光下看到清晰肛瘘管的主、支、侧管形态学影像。

③MRI更精确、清晰、可靠的定位瘘管、内口的形态和位置。

④XNG－ZZ肛门镜下清晰可见的紫蓝色瘘管形态和内口着色。

4 依据与结果

利用现代医疗设备科学的药物组合配伍，通过直接、间接的加压推注法对肛瘘管和内口准确的定位，为手术方案提供更为可靠依据。该定位法实用性广、实用性较强。创伤性特别小，比其它的定位方法更具合理性，科学性。采用加压推注组合药物液气压性显影，在人体腔道黏膜缺失、缺损、肉芽组织增生狭窄或堵塞时具有氧液压性膨胀、扩张、广泛的黏膜覆盖、吸附性，所以显影清晰，定影准确，着色4小时之久。采取直接、间接定位瘘管、主、支、侧管、肛瘘内口准确率特别高，科学性强，药液进入人体腔道黏膜，不进入血液，安全性好，无配伍禁忌，无明显毒副作用，并能有效预防应激性黏膜细菌移位。

通过科学的药物组合配方，利用现代医疗设备和手段直接、间接法定位肛瘘瘘管、管壁的着色、内口的定位、确定瘘管的范围、走行的方向、瘘管的形态和数量、为肛瘘精确的定位手术确立更为科学的依据，提供手术预案和手术前并存病，鉴别诊断和预防术中意外及术后并发症的出现。以及肛瘘管、内、外口的位置、数量、走行方向及与括约肌的关系、病变的性质、范围，为复杂性肛瘘精确的定位，准确的手术，确定了科学的定位依据。

5 肛瘘的定位诊断进展

肛瘘通过直、间接定位检查法的目的在于了解肛瘘内、外口的位置和数量、瘘管的走行与括约肌的关系、病变的性质、范围等。常用的检查方法有视诊、触诊、探针检查、管道染色、内窥镜检查、X光造影、MRI造影、彩超下造影等。

5.1 视诊 检查时注意肛门外形、病变范围、外口数目、部位、形态及周围组织的变化等。

5.1.1 肛门外形及病变范围：注意肛门有无移位凹陷或缺损、病变范围大小、占居肛周几个象限。

5.1.2 外口的数目、部位及形态：如只有一个外口、一般多为单纯性肛瘘。如二个外口左右分居肛门后位而两口之间亦有条形隆起时，常为蹄铁形瘘。但有不少患者两口之间条形隆起并不明显，亦有管道贯通二口之间，有时即使隆起显著，却无管道存在。前位外口左右并存常不为蹄铁形肛瘘。但前位肛瘘其外口距肛门较远者，常有向阴囊皮下侵及的可能，结核性肛瘘多有此特征。因此在诊视前位外口的同时，应注意阴囊与根部皮肤的变化，观察有无与外口相关的条形隆起或结节肿块。

如较多外口居于肛门一侧或两侧、则管道复杂。复杂性肛瘘病变广泛者，皮肤表面可凹凸不平、外口数目不一、形貌各异。外口距肛门的远近，对考察管道的深浅亦可提供参考。一般外口近肛门者，管道较浅，远离肛门者，管道较深。但有不少患者，外口距肛门较近。管道却深，外口距肛门虽远，管道却浅，仅于皮下蔓延不向深部穿凿。

外口形态的观察对了解肛瘘的性质及病程可提供参考。新生之肛瘘管，外口处常无增殖结节，患病已久。外口处常形成肉芽组织的突起或纤维化的结节或疤痕性凹陷、结节或凹陷的中央有瘘口存在。有时外口开于结节根部的一侧或闭锁、有时瘘管与结缔组织性外痔并存、无外口、如不细查常被忽略。

一般炎症性肛瘘的外口多有结节形成，结节的大小、外貌以及突起皮肤的高度不尽相同。结核性肛瘘外口不规则，常无突起小结，外口边缘向内凹陷卷曲，其内肉芽组织可呈灰白色。

5.1.3 分泌物：脓液多而稠厚者，多为急性炎症期。脓液混有鲜血或呈淡红色，多为脓肿溃破不久。脓液清晰或呈米泔样，可能为结核杆菌感染。脓液色黄而臭者，多为大肠杆菌感染。脓液带绿色，多为绿脓杆菌感染。脓液有均匀黄色小颗粒，多为放线菌感染。脓液呈透明胶冻样或呈咖啡色血性黏液，并伴有特殊恶臭，应考虑恶变。

5.1.4 肛瘘病变区的皮色变化：复杂性肛瘘尤为结核性者，外口周围常有褐色圆晕。如管道区皮肤呈现弥漫的暗褐色或变化的皮色间有正常皮色，显有明显或暗淡的褐色圆晕时，其皮下常有空腔、空隙可为单个或几个或呈蜂窝样。

5.2 触诊 一般通过此法即可直接辨别肛瘘的不同体征。如瘘管的行径是笔直或弯曲、蹄形或钩形、单管孤存或分支蔓延、内口的位置、数目、直肠环的情况、以及管道与括约肌的关系和括约肌的功能等，均可通过触诊获得，触诊的方法大体可分以下几种。

5.2.1 肛门外触诊：慢性炎症性肛瘘常可触及硬韧的条索状物，由瘘的外口通向肛门。初发、短小的结核性肛瘘、常无硬索触及。如几个外口距肛缘较近时，并应触摸外口间的组织，以区别管道与纤维性变的括约肌束，后者不如管道硬韧。如数个外口居于肛门同侧或异侧管道可有分支，应细细触摸分支状况，但复杂性肛瘘、因病变区常较硬任并凹凸不平、故不易确切触知管道的分支及行径。低位肛瘘硬索与周围界线较为明显，容易触摸，但高位肛瘘其主道多与肛管平行或近平行，因而行肛外触诊时，常不能触及明显硬索，而仅能触及外口区的孤立硬结。

5.2.2 肛内触诊：手指伸入肛道后、应由外而内先后触摸。黏膜下脓肿及瘘管可触及包块和硬索。内口应于齿线区寻找。可触及突起或凹陷小结，但内口闭锁且无明显结节时、不易触情。直肠环区的变化亦应重视，注意环区纤维化的程度和范围、纤维化与管道和内口的关系等。如触摸直肠区上部应使指曲为钩形。高位的肛瘘常有一明显体征，即行探针指诊复合检查时，肛内的手指可于主道顶端对应区之肠壁感触探针之冲撞。另外并应检查括约肌的收缩力如何。

5.2.3 复合触诊；即肛肠内外的手指于病区同施压力、加压移动互相触摸。这样更有助于诊查管道的情况。

5.3 了解内外口关系和管道曲直的关系规则：

5.3.1 索—哥规则：以肛门中央横线为基础，以外口离肛缘的距离为范围，在横线之前者，如其管道短于5cm或外口距肛缘5cm内，则管道多直，内外口多相互对应，在横线之后者，则管道多弯曲，内外口多不对应。如后为管道超过肛门中央横线之前，其外口虽距同位肛缘不超过5cm，但管道亦较弯曲，内外口亦不对应。

5.4 探针检查

5.4.1 探针检查的目的在于弄清瘘管的行径、长短、深浅于肛门括约肌的关系及内口的位置等。此法虽然重要，但因穿插管道易引起疼痛，患者有时不愿接受。因此在检查前应充分说明其重要性取得患者合作。

检查时将戴有指套的食指沾润滑剂伸入肛道，触于内口处，然后另手取粗细适宜的探针，一般使用银质或铝合金球头棒状探针,使用时参照肛门视诊的情况,将探针插入管道,如为弯管可将探针弯成一定弧度,探入时探针端指向肛门中心。动作应尽可能细致轻柔,切忌粗暴,以防造成假道或人工内口,一般以患者不觉剧痛、不出血为准。肛内手指应与探针互应,探查管道行径及有无贯通。如内口闭锁或管道平行、近平行肛管时、探针与手指的呼应检查,亦可测知瘘管与肛管间的距离厚度,并于内口处与管道顶端感触探针之冲撞。若探针进入受阻,可能是方向不正确,可以旋转角度,调整方向后试进,若仍不能探入,可能是管道狭窄或闭塞,不可强行进入。若瘘道弯曲,探针不易从内口穿出,可以将探针按管道弯曲后探查,若瘘道弯曲度太大,探针难探入。对于复杂性肛瘘,可同时插入几根探针,探查各管道是否相通和内口部位是否在同处。如探针于管道某处碰触,则瘘管于此处分支。探针由几处探入肛道时,内诊的手指即可发现通入的不同部位。

5.5　XNG-ZZ肛镜检查

5.5.1　肛门镜：插镜前将肛镜端涂足润滑剂,然后于后位肛沟内上下往返滑动,当发现患者的注意力已不太集中于肛镜的检查时,即在某次的往返中用力下压肛门后位,继之慢慢将镜插入肛道。因下压肛门后位,可使该部后移,故易插入。此法可减轻或消除因突然插入而引起的精神紧张和括约肌的痉挛。

肛镜插入后,抽出镜芯对好灯光即行窥查。然后徐徐外退,随镜视野的外移注意观察肠黏膜的变化。一般肛瘘患者,齿线区可充血肿胀或见红肿发炎之隐窝及突起之结节。由于扩张肛管、挤压瘘管壁、有时可见脓水自内口向肠腔流溢。注入组合显影、定影、膨胀扩张性药物可清晰准确看到内口着色,瘘管的主、支、侧管紫蓝色着色4小时消退,另外可看到肛管及直肠下段有无充血、溃疡、新生物等。

5.6　隐窝沟检查

5.6.1　隐窝钩检查是检查内口的重要方法。以二叶镜扩开肛门,取钩长不同的隐窝钩,予以先后钩探。常用的隐窝钩有两种,钩长各为0.5cm、1.0cm。先取钩小者,首先钩探所窥见的明显病变区,再沿齿线慢慢检查。如遇内口则一钩即入,必要时可取钩长者予以鉴别。如为隐窝仅可钩入一定长度,为内口常可顺利吞没全钩,且钩得的方向与肛外触得的瘘管方向一致,这是因为隐窝钩经内口钩入管道之故。低位瘘管再以探针自外口插入,二者相遇时即有碰触之感。

5.7　组合药物加压推注定位法

5.7.1　操作程序：根据肛瘘外口位置决定体位,1%碘伏消毒肛缘和肛内,铅线油纱布一块塞于肛管直肠腔内3.5~4.5cm处。找到准确的肛瘘口时加压推注混合药液适量。

5.7.2　药液组成：过氧化氢10ml、泛影葡胺20ml、亚甲蓝20mg、2%利多卡因10ml、利凡诺50mg,将所有药液吸入注射器内,更换剪掉头皮针尾端部分待推注。

5.7.3　显影、定影、着色的定位依据：采用混合药物加压推注方法注入肛瘘管使肛瘘管管壁着色,膨胀性扩张管道能够显影,定影,着色。药液在瘘管管壁上充分显影、定影、着色,最终达到清晰、准确的内口位置,确定瘘管的范围、走行、形态和数量,准确定位复杂性肛瘘内口,瘘管的主、支、侧管,是为更准确的手术提供清晰、精确、可靠的定位依据。

5.7.3.1　彩超的定位：见到氧液气压性膨胀扩张性气泡影像向肛瘘管的主、支、侧管扩张,充分显示内口的位置定点以及形态和数量。如有内口闭锁,管道迂曲或扩约肌痉挛时应稍重力加压推注,延长推注的时间,多数内口仍可开放。同时应注意内口与塞入肛管直肠腔内的铅线油纱布的定位点,准确确定内口数目和位置。利用科学的组方配伍药物在肛瘘瘘道腔黏膜、内口的缺失、缺损、肉芽组织增生狭窄或堵塞时通过加压推注具有氧液气压性膨胀扩张性,广泛的黏膜覆盖吸附性,扩充性,使不通畅的瘘道腔和内口重新开放,使显影、定影、着色药液顺利通过。所以显影清晰、定位准确、着色4小时间接定位肛瘘管、主、支、侧管和内口。药液进入人体腔道黏膜,不进入血液,安全性好,定位准确。在探及瘘管时应由外向内仔细追踪,反复探查全部瘘管及其内口位置。由于瘘管组织与正常组织的声抗存在差异,这种差异能在荧光屏上以暗带或强回声形式将瘘管、分枝瘘管以及与瘘管相同的腔隙、内口均能显示清楚。内半瘘者(即外盲瘘、有内口而无外口)采用双叶镜下协助找到内口同样用混合药液加压推注法操作即可。

5.7.3.2　X线的定位：X线对复杂性肛瘘,反复多次手术者,并因不明,瘘管的走行、分支、内口的位置不清者，或疑为囊肿性肛瘘或骶前囊肿，畸胎瘤破溃后成瘘或骨结核、克隆病、溃疡性结肠炎并发的肛瘘或骨盆疾病者，可作骨盆摄片和 X 线造影检查。具有较高的诊断和鉴别诊断价值。

X 线平片：骨盆正、侧位片，可以显示骨盆及骶尾骨骨质。若为骨结核或骨髓炎，则可见骨破坏，由脓腔、死骨等。若为畸胎瘤，可见毛发钙化点，骨骼和牙齿等，常有直肠向前移位。

X 线加压推注法造影：造影前先将铅线油纱布放入肛管直肠腔 3.5～4.5cm 处做标记，在外口处作一金属标记。然后推注组合药液适量，边注药物边观察，待满意时摄片，也可待造影药液注满瘘管或溢出，此时注药头皮针尾端堵塞外口拍摄正、侧位片。可以显示瘘管走行、深浅、有无分枝、内口的位置、数量与直肠的关系与周围脏器的关系等。若为骶前囊肿，可显示囊腔的形态、大小、位置及与周围脏器的关系判断瘘管是否与直肠腔相连通的瘘管之深度、长短等。注意因括约肌收缩有时影响显影效果，操作正确，不受任何不利因素影响，X 线下可清晰定位肛瘘主、支、侧管和内口位置。

5.7.3.3 MRI 的定位：本组 6 例患者行 MRI 检查前均临床诊断为肛瘘，6 例均为男性 31～58 岁，平均年龄 44 岁，其中 2 例患者有 1 次肛瘘手术史，2 例 2 次以上肛瘘手术史。本组患者均在 MRI 检查前进行系统的局部检查，并进行临床评估。

①MRI 平扫后把组合药物稍加压从外口注入后 1.5 磁共振扫描，相控阵列线圈，所有序列层厚度均为 3mm，无间隔患者取仰卧位，足先进磁场中心定位于耻骨联合。患者均进行平扫，轴位计划线与肛管垂直，冠状位和矢状位计划线与肛管直肠轴线平行，均分别行横轴位、冠状位和矢状位扫描其中矢状位和冠状位行 T2 加权像序列和短时反转恢复序列。轴位像行回旋波序列 T1、T2 加权像及 SIR 序列、弥散加权序列扫描，内口位置的描述采用截石位时钟定位计算法。

②6 例患者均在 MRI 扫描顺利获得良好的影像，诊断为肛瘘，标准分型显示：括约肌间肛瘘 1 例，括约肌上瘘 1 例，复杂性肛瘘 4 例。其中 1 例发现具有内口 3 个并且据肛门 4.5cm 截石位 5 点处，主管和支管向同侧、对侧臀大肌等多方向蔓延，手术时证实诊断准确。（图）

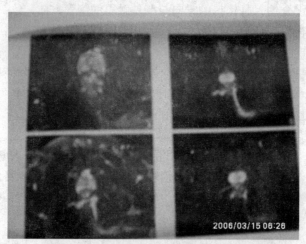

复杂性肛瘘 MRI 成像
A_1 ASIR 序列，截石位 5 点显示一内口；
B：DWI 序列．较 ASHA 扫下层面．截石位 7 点可见和支管相同的内口；
STIR 序列，B 同层面图像；D：较 C 稍下层，显示截石位 6 点可见另外内口

讨论

肛瘘是一种常见的肛肠科疾病，多系肛周脓肿破溃或切开引流后创口不愈合所致。明确肛瘘瘘管走行及其与周围肌肉组织的关系，对手术方法的选择及患者预后有重要意义。因肛管直肠及其周围特殊的解剖和生理特点，使肛瘘复发率高，容易致肛管直肠功能损伤等并发症和后遗症，而被列为常见的肛肠科难治疾病之一，肛瘘手术失败包括肛瘘复发和肛门失禁，所以手术前正确判断瘘管所涉及的

病变范围及其与肛门内、外括约肌复合体之间的关系是肛瘘手术治疗成功的前提。正确处理内口及存在的主、支、侧管和死腔是手术成功的关键。术前正确评估瘘管的走行及病变与肛门括约肌之间的关系，不仅关系到能否正确处理内口。彻底治愈肛瘘，而且关系到能否避免损伤重要肌肉组织，正确选择手术方式，保护肛门控便功能。我们利用现代的医疗设备及着色、显影、定影剂对肛瘘术前进行系统性探讨与研究进行了详细的影像图表、数据等分析、评估，及科学定位对肛瘘术前诊断的目的是通过肛瘘口注入膨胀、扩张性显影、定影、着色药物，充分显示出瘘管和管壁及内口位置、范围、走行，形态和数量，准确定位肛瘘内口、瘘管的主、支、侧管的走向及其与肛管直肠括约肌、肛提肌相互的关系是为手术提供清晰、精确、可靠的定位依据，为手术预案提供确切的保证。

参考文献：略

双向等压引流根治术治疗高位肛瘘的临床研究

王晏美[1]　郑丽华[1]　李辉[1]　李昕[1]　来丽霞[2]

(1 中日友好医院 肛肠科　北京 100029；
2 通州区西集卫生院 外科　北京 101106)

高位肛瘘（high anal fistula）是指瘘管管道或创腔超过肛门外括约肌深层（即肛管直肠环平面）的肛瘘[1]。目前解决高位肛瘘治疗主要以手术为主。虽然国内外临床医生在根除高位肛瘘感染源及保护肛门功能方面进行不断创新，但如何解决高位肛瘘治疗的同时又减少肛直环损伤、保护肛门功能，是目前医学界公认的肛肠外科难题之一。多年来我科室就一直致力于高位肛瘘临床应用相关性研究，于2011年前瞻性采用双向等压引流根治术进行治疗高位肛瘘，与低位切开高位挂线术进行随机平行对照研究，其疗效和安全性取得满意效果，现选取60例病例总结如下：

对象与方法

1. 病例来源　60例患者均为2011年10月至2013年12月中日友好医院肛肠科住院病人。选取患者均参照中华中医药学会肛肠分会、中华医学会外科学分会2006年发布的高位单纯性肛瘘的西医诊断标准，根据临床症状、体症及探针探查等判断肛瘘的走向及所在间隙。将60例符合高位单纯肛瘘诊断的患者随机分为治疗组和对照组。治疗组30例年龄20~61岁，其中男24例，女36例；对照组30例年龄19~62岁，其中男28例，女32例，两组患者性别、年龄、病程经统计学处理均无显著性差异（$P>0.05$），具有可比性，见表1。

表1　一般资料比较

组别	例数	性别		平均年龄	平均病程
		男	女	(岁, $\bar{X}\pm S$)	(年, $\bar{X}\pm S$)
治疗组	30	22	8	38.10±0.27	1.03±0.41
对照组	30	24	6	37.51±1.95	1.15±0.17

2　方法

2.1　治疗组：

均采用双向等压引流根治术。采用双向等压引流根治术。切开内口，向上延伸0.5~1cm，向下延长至肛缘外。用中弯止血钳自此切口向高位瘘管上端探查，一直探查到顶端。用手指伸入肠腔做引导,钳尖穿透肠壁造口。退出手指,用10号丝线4根,一端打结并套在指尖送入肠腔。打开止血钳夹住此线,将丝线从肠腔经瘘管引出,两端收拢,适当用力打结固定。瘘管腔内放置一根带侧孔的乳胶管并固定,尾端露出肛门外,便于术后引流和冲洗。术后7天左右拆除乳胶管。术后10天左右所挂丝线松弛,予以拆除。术后每日常规清洁换药两次,太宁栓纳肛,凡士林纱条引流,纱布外敷固定。

2.2 治疗组:

均采用低位切开高位挂线术。切开内口以下部分瘘管,内口以上部分瘘管挂橡皮筋,并在10天左右予以紧线,直至瘘管全部被切开。术毕肛内放入凡士林纱条引流,局部伤口塔形纱布加压包扎。术后换药过程同治疗组。

评估标准及统计学方法

(1) 评估标准

①疗效评估:根据国家中医药管理局《中医病证诊断疗效标准》[2]。治愈:症状、体征消失,创口完全愈合;显效:症状消失,体征改善,创口未愈;有效:症状、体征有所改善,创口未愈;无效:症状及体征均无变化。

②创面疼痛程度:参照主诉疼痛程度分级法(VRS法),将疼痛四级用分值比较;无疼痛:0分;有疼痛但能够忍受,不影响正常生活及睡眠:1分;疼痛明显,不能忍受,要求服用止痛药,睡眠受干扰:2分;疼痛剧烈,不能忍受,需用止痛剂,睡眠受到严重干扰,可伴有植物神经功能紊乱或被动体位:3分[3]。

③根据尿储留诊断标准[4],采用有"有"或"无"的评定方法。

④肛门功能评价[5]:采用肛门失禁Wexner评分系统:0=正常;20=完全失禁;从不=0(从不);很少=<1/月;有时=<1/周,≥1/月;经常=<1/天,≥1/周;总是≥1/天。

(2) 统计学方法

全部数据采用SPSS软件包16.0进行分析。根据临床资料特点,计量资料比较用t检验,计数资料比较用χ^2检验,等级资料比较采用Ridit分析。

结果

1. 两组疗效比较 60例患者均得到随访,随访时间为6个月。治疗组治愈27例,复发0例,对照组治愈20例,复发1例,两组患者治愈率经比较具有明显差异($P>0.05$),说明治疗组较对照组在治愈高位肛瘘方面具有明显优势。两组患者总有效率比较无差异,而半年随访治疗组复发率低于对照组。见表2。

表2 两组疗效比较(例)

组别	例数	治愈	显效	有效	无效	总有效率(%)	复发(例)
治疗组	30	27	2	1	0	100%	0
对照组	30	20	8	2	0	100%	1

2. 两组创面平均愈合时间比较 两组创面愈合时间经t检验,$P<0.05$,说明治疗组比对照组所需愈合时间更短,见表3。

表3 两组创面愈合时间比较

组别	例数	最短时间(天)	最长时间(天)	平均时间(天,$\bar{X}\pm S$)
治疗组	30	17	36	21.04±2.31
对照组	30	28	52	36.42±1.57

3. 两组术后情况比较 两组术后第1天疼痛、尿潴留及创面完全愈合时肛门功能情况,经t检验,两组间分别比较均有显著性差异（P<0.05）,表明治疗组在减轻术后疼痛、尿潴留及保护肛门功能方面优于对照组,见表4。

表4 两组术后情况比较

组　别	例数	疼痛（分, $\bar{X}\pm S$）	Wexner评分（分, $\bar{X}\pm S$）	尿潴留（例）
治疗组	30	0.94±0.15	1.73±0.41	1
对照组	30	1.94±0.33	3.56±0.86	8

讨论

据最新流行病学统计,肛肠疾病中肛瘘的国外发病率约为8%,国内为1.67%~3.60%[6-9]。其中高位肛瘘因其瘘管复杂、弯曲或伴有支管及深部死腔,加之肛门局部特殊的解剖生理环境,常常导致肛周反复感染、肿痛及瘢痕化、肛门狭窄,甚至癌变[10]。当脓液穿破管壁顺括约肌间隙蔓延而形成多发复杂性肛瘘、直肠阴道瘘、直肠尿道瘘及直肠膀胱瘘等严重并发症,最终影响周围脏器正常生理功能,甚至因感染败血症而严重威胁到患者的生命安全[11]。

目前治疗高位肛瘘最普遍采取的方法是传统的低位切开高位挂线术,该方法特点是:切开整个肛瘘通道,包括内口、瘘管和外口,使感染灶引流通畅,坏死组织脱落,创面肉芽填充愈合。但由于瘘管基本穿越了肛管壁肌肉层,尤其是高位肛瘘瘘管,其病变穿越了整个肛直环肌肉组织,因此,手术在切开瘘管管壁的同时不可避免地切断了肛直环[12]。肛直环是由内外括约肌和肛提肌等肛管最重要肌肉组织构成,具有维持肛门节制和协助排便的重要功能。损伤后会导致肛门漏气、漏便,甚至失禁,以及排便无力,排便不尽[13]。因此切开挂线法无法从根本上解决高位肛瘘手术对肛门功能尤其是精细功能的保护。

另外,除挂线法外,近年国内外也尝试采用新型材料[14-17]填充瘘管来治疗高位肛瘘。虽然不需要切断肛直环,但这种方法不仅需要剔除瘘管壁,人为制造新鲜创面,还要求管内无菌防止感染,存在手术要求高、操作难度大、材料费用高和较高的复发率等一系列问题,因此目前临床上并未广泛应用。甚至美国结直肠外科学会制定肛瘘治疗指南建议,部分患者可"带瘘生存",既提示了对肛门功能保护的重要性又凸显出对该病医治的无奈。

因此,高位肛瘘严重危害性使其在治疗方面仍面临着严峻挑战。从而创新性开发一种高位肛瘘治疗技术是符合目前肛肠界战略发展的需求。我肛肠科总结多年治疗高位肛瘘经验基础上,创新性建立了国内首家高位肛瘘双向等压引流根治先进术式。我们率先提出"双向等压引流"的瘘管愈合新理论。我们认为肛瘘不能自愈正是因为内口与外口压力不均等造成的。肛瘘的内口位于肛管内的齿线处,此处属于肛管高压区,其所承受压力高于外口和齿线以上的瘘管腔。如果不解决压力差问题,"对口引流"和"高位旷置"就会失败。肛瘘瘘管如果两端开放,且处于同一压力环境下,无需全部切开即可愈。"双向等压引流"是解决高位肛瘘治疗瓶颈的核心及关键要素,有助于阐明高位肛瘘手术的最新作用靶点,为治疗高位肛瘘提供科学依据。

高位肛瘘双向等压引流根治术将肛瘘内口向上移出肛管高压区,在瘘管顶端行肠腔内人工造口,使高位瘘管上下两个端口处于直肠腔内同一压力区,形成双向等压引流状态,通过肉芽填充使管腔自然封闭而治愈。从根本上解决了治疗高位肛瘘、肛直环的保护和肛门功能的完整性的难点问题。同时,为进一步探讨复杂性肛瘘、脓肿的根治的作用机理奠定基础。

本研究结果显示,高位肛瘘双向等压引流根治术较低位切开高位挂线比较,具有明显优势:①保留肛直环主要组织结构,保护了肛门功能,突破性解决高位肛瘘手术瓶颈问题;②创口小、痛苦轻、疗程短,符合现代外科微创理念。;③疗效稳定,复发率低;④由于疗程的缩短和复发率的降低,降低了医疗费用；⑤术式简单，可操作性强，便于推广应用。

高位肛瘘双向等压引流根治术虽然在根治高位肛瘘方面具有明显优势，通过临床应用取得满意效果，同时我们对该术式患者进行至少半年随访复发率，显示复发率较传统术式明显降低。但有关远期随访及大样本、多中心研究仍需进一步临床验证。

参考文献：
[1] 龚希峰. 对肛瘘高、低位分类的思考 [A]. 中国中西医结合学会大肠肛门病专业委员会. 第十五届中国中西医结合大肠肛门病学术交流会议论文集萃 [C]. 中国中西医结合学会大肠肛门病专业委员会：，2012：3.
[2] 国家中医药管理局. 中华人民共和国中医药行业标准 [M]. 中医肛肠科病证疗效诊断标准，1995：1.
[3] 来丽霞. 复方黄柏液创面湿敷影响低位肛痛术后愈合的临床研究 [D]. 山东中医药大学，2012.
[4] 戴慎，薛建平，中医病症诊疗标准与方剂选用 [M]. 北京. 人民卫生出版社.2001：217.219.
[5] 罗敏，李峨，李国栋，等. 肛管直肠压力测定在肛门功能评估中的价值及临床应用 [J]. 现代中西医结合杂志，2012，18：1946~1947
[6] Ratto C, CrilloE, Parello A, et al. Endoanal ultrasound - guided surgery for aIIal fistula [J]. Endoscopy, 2005, 37 (8)：722~728.
[7] 徐孟廷，陈富军. 肛瘘的诊断现状 [J]. 现代中西医结合杂志，2009，08：936~938.
[8] 张以文. 低位切开高位实挂与虚挂疗法在治疗高位肛瘘中的疗效比较 [J]. 中国医疗前沿，2013，24：37~38.
[9] 吴可，赵浩翔. 肛瘘的中西医诊治近况 [J]. 现代中西医结合杂志，2010，01：123~126.
[10] 王富强，马富明. 复杂性肛瘘临床治疗研究 [J]. 内蒙古中医药，2013，01：123~125.
[11] 黄乃健. 中国肛肠病学 [M]. 济南：山东科学技术出版社，2000：729~766
[12] 王晏美，安阿玥，范学顺. 不同术式治疗高位肛瘘98例临床观察 [J]. 北京中医药大学学报，2005，03：90~91.
[13] 罗敏，智建文，贾菲，等. 肛瘘手术失败与复发的回顾性研究 [J]. 中医学报，2011，06：657~658.
[14] 韦平，谷云飞. 挂线疗法在高位肛瘘治疗中的临床探讨 [J]. 内蒙古中医药，2013，06：79~80.
[15] 蒙杏广. 肛肠治疗中中医挂线疗法的临床研究进展 [J]. 现代诊断与治疗，2013，09：1990~1992.
[16] 李峨，李国栋，寇玉明，等. 量化传统挂线疗法对高位肛瘘术后肛门功能的影响研究 [A]. 中华中医药学会. 中国肛肠病研究心得集 [C]. 中华中医药学会：，2011：3.
[17] 钱海华，曾莉. 低位切开结合引流挂线治疗高位肛瘘55例 [J]. 南京中医药大学学报，2011，05：428~430.

体外培育牛黄外用治疗婴幼儿肛瘘30例

尚锦秀[1]　涂林毅[2]　龚元祥[3]

(1 湖北省中医院肛肠科　2、3 湖北中医药大学2012级硕士　湖北武汉 430061)

婴幼儿肛瘘是外科常见病，中医肛肠疑难症。西医治疗以手术为主，但手术痛苦大，对肛周组织损伤大，一旦手术失败则造成肛门狭窄及大便失禁等后遗症。为了减轻患儿痛苦，笔者采用体外培育牛黄局部外用为主治疗婴幼儿肛瘘30例，疗效满意，现报道如下

1 资料及方法

1.1 临床资料

本组病例来自湖北广水市中医院和湖北省中医院肛肠科门诊病人，共30例，其中男25例. 女5例；年龄40天~36个月，其中3月内7例，3~6月内13例，6~12月内3例，1岁~3岁7例。全部病例均为低位性、单纯性肛瘘或脓肿性肛瘘。

1.2 临床表现

①患儿常有便秘和腹泻，排便时哭闹。②肛门旁有一红肿或硬结，触痛明显，间断性自肛门里或

溃破口溢出流出少许脓液。③检查：肛周皮肤潮湿、红肿、或触及包块，或硬结；或见溃口少许流脓。部分患儿见肛门失去椭圆形常态。

1.3 治疗方法 体外培育牛黄（武汉健民大鹏药业有限公司，批准文号：国药准字 Z20030011）压碎成粉末状备用；使用时将少量体外培育牛黄粉末（1粒0.15克体外培育牛黄可用5～10次）掺入红霉素眼膏（红霉素过敏者换用尿素霜）（1支眼膏可用3次～5次）混合，再将其附着医用药棉球上做成捻子。上药时先用生理盐水清洗肛周患处，把蘸有体外培育牛黄和红霉素眼膏的的药棉捻子插入肛内，每天1次，晚上睡前用；症状重时每日2次。早上大便后、晚上睡前各1次（如有大便次数多时，把早上大便后改成中午休息时1次），连续使用1月。第2月每周用药2～3次，便秘或腹泻时每天1次，2月1疗程。2月后统计疗效，并随访1年。

2 结果

本组观察病30例病人，28治愈，其中18例患儿用药不到1月症状逐渐消除，随访1年未见复发，治愈率93.3%；2例患儿未愈，但红肿、流脓次数硬结等症状明显减轻，有效率100%。

3 讨论

婴幼儿肛瘘是指0～3岁患者，婴幼儿肛瘘（或脓肿性肛瘘）的发生，有其自身的明显特点。出生后3个月以内发病率最高；发病前多有腹泻病史或便秘史；大多为单管、直管。发病原因复杂，主要由以下几个方面原因：①小儿骶骨曲尚未形成，两侧坐骨结节距离较近，加之肛门内括约肌紧张度较弱，因此粪便易直接压迫肛管处齿线，肛窦黏膜擦破，易使细菌侵入致病；女孩因直肠前面有子宫，压迫直肠，与成人直肠屈曲相似。故发病低于男孩；②小儿常因尿布皮炎，刺激肛门周围皮肤，致使毛囊、汗腺、皮脂腺感染，形成肛门周围皮下脓肿与肛窦相通而成肛瘘。③新生儿，尤其是男孩受母体激素失调的影响，使皮脂腺分泌亢进，引起肛门皮脂腺炎，感染形成肛周皮下脓肿与肛窦相通而致肛瘘。近年来，部分学者[1]认为新生儿生理性缺乏免疫球蛋白G（IgG）、免疫球蛋白A（IgA）等，免疫机能不全易发生肛门感染形成肛瘘。婴幼儿肛瘘的解剖学特点婴幼儿肛瘘的内口以直肠两侧和后部为多，均在齿状线上肛隐窝内；外口在肛周皮肤浅层，多为单纯瘘。因婴幼儿肛柱短、肛隐窝深并与肛门腺相通，其瘘管短、走向直、无迂曲，内外口距肛门腺近。部分患儿随年龄增长而自愈，一般主张不行手术治疗。因此，发挥中医药特长，保守治疗减轻痛苦，可促进痊愈。

祖国医学认为大肠湿热．感受外邪，气血壅滞肛肠，湿热相争，热盛肉腐．久溃不敛而成瘘。体外培育牛黄，性味甘凉，主归心、肝经。具有清心、豁痰、开窍、凉肝息风、解毒之功用。可用于热病神昏、中风痰迷、惊痫抽搐、癫痫发狂、咽喉肿痛、口舌生疮、痈肿疔疮的治疗[2]；"牛黄是牛胆结石，是稀少名贵中药材，多入丸散用，或外用"。单用少有记载，在传统方中有牛黄研末，以淡竹沥化灌之，治7天口噤《外台秘要》；以牛黄一粒豆大，乳汁化开，或蜜调，滴入小儿口中，治初生胎热《钱氏小儿方》；牛黄一豆许，乳汁化开，治疗小儿腹痛夜啼方《圣惠方》等。单味牛黄多用于小儿，治疗胎毒、惊痫、夜啼口。实验证明体外培育牛黄具有镇静、抗惊厥、解热、降压、祛痰、耐缺氧、清除自由基，保护脑细胞的作用[3~5]和抗菌消炎作用[6]。急性炎症渗出和慢性炎症增生均有明显抑制作用，其作用机理是抑制炎症组织中致炎物质PGE2的生成[7]。中医强调调动机体内环境，调节全身免疫功，牛黄具有抗感染和抗炎作用外，还具有双向免疫调整作用，且即可内服，亦可外用[8]。婴幼儿皮肤薄嫩，吸收快，局部外用，少剂量，药物直达病所，而且操作简单、经济、适用。一般不存在过敏反应和耐药性问题，无明显毒副反应。

本组临床观察患儿均为低位性、单纯性肛瘘，其具有外口在肛周皮肤浅层或红肿范围小、瘘管短、走向直、无迂曲，内外口距肛门腺近，用药容易到位，方法简便，红霉素眼膏做体外培育牛黄赋形剂，加强消炎杀菌、红霉素过敏者换用尿素霜又可润滑保护皮肤，疗效好、为了提高疗效，治疗同时，必须加强护理如：1.患儿排便后应清洗肛周刺减少激。2.尽量保持干燥，肛门潮湿易形成肛门湿疹或易引起擦伤或感染；3.少用尿布湿；4.提高母乳的喂养质量是婴幼儿肠道免疫机能最薄弱时期，使得直肠黏膜分泌 SIgA 减少。SIgA 是新生儿肠道局部免疫的主要成分，母乳中含 SIgA 较多，特别是分娩后 5 日的初乳更多，因此母乳是预防婴幼儿肛瘘的天然食物，对提高婴幼儿抗病力起到很好的作用。5. 注意擦便及更换尿布的方法，避免人为损伤加强会阴护理，保持肛周清洁。6. 预防腹泻及便秘，尽早治疗隐窝炎、肛腺炎。

婴幼儿肛瘘多为单纯性肛瘘，复杂性肛瘘较少，所以用中医外科非手术方法治疗婴幼儿肛瘘比手术治疗安全、痛苦小、疗程短、治愈率高，费用低，不会损伤肛周组织，可避免后遗症的发生。是当前治疗婴幼儿肛瘘的一大捷径。但女孩肛周感染形成的前庭瘘，因直肠前壁肛柱少，柱间距离宽，而且发育薄弱，直肠前壁黏膜又向外凸，与阴道后壁黏膜粘连形成唇状瘘，多不能愈合。对于复杂而瘘深、症状重、发作频的小儿肛瘘，经本法治疗 1 月～2 月疗效不满意的，先尽量控制症状，减轻痛苦，要择期至能承受手术时，再进行手术治疗，手术年龄以 5～10 岁为宜。另外，部分患儿因为全身性疾病诱发肛周脓肿，如白细胞、X－连锁慢性肉芽肿等，应引起注意。

参考文献：

[1] 贝绍生. 中西医结合治疗婴幼儿肛瘘 76 例 [J]. 现代中西医结合杂志，2008，15（3）：233～234.
[2] 李仪硅主编. 中药药理学 [M] 北京：中国中医药出版社，1992：74
[3] 蔡红娇，汪世元，刘烈刚，等. 体外培育牛黄耐缺氧和消除自由基作用研究. 中药药理与临床，2003，19（6）：20～22
[4] 蔡红娇，汪世元，张渝候，等. 体外培育牛黄治疗流行性乙型脑炎的临床研究. 华中科技大学学报（医学版），2003，32（6）：604～606
[5] 蔡红娇，张晓琴. 体外培育牛黄治疗中风的临床研究. 中药药理与I临床. 2004，15（4）：287～289
[6] 杜佐华，蔡红娇，曾繁典，等. 体外培育牛黄抗炎作用实验，中药新药与临床药理，1996，7（1）：2729
[7] 吴铁. 牛黄对小鼠腹腔巨噬细胞吞噬细胞功能的影响，中国中药杂志，1993；18（5）：302
[8] 黄正良. 牛黄及其某些成分的药理研究和临床应用【J】. 中成药研究，1995，10：26

通讯作者：尚锦秀湖北省中医院肛肠科，湖北武汉 430061
电话：15971478228

一期根治术治疗各型肛瘘 289 例临床观察

余洪艳　韦俊武

（安徽省阜阳市中西医结合肛肠医院　安徽阜阳 236000）

肛瘘是肛肠科的常见病、多发病，治疗肛瘘仍然以手术为主 [1]，特别是高位复杂性肛瘘复发率高，手术仍较棘手。我院自 2008 年以来，对 289 例各型肛瘘患者采用一期根治术治疗，疗效满意，现总结报道如下。

1 资料与方法

1.1 临床资料　289 例各型肛瘘患者中，男 206 例，女 83 例；年龄 3～79 岁，平均（35±4.8）岁；按肛瘘位置高低分，其中低位单纯性肛瘘 124 例，低位复杂性肛瘘 26 例，高位单纯性肛瘘 72 例，高位复杂性肛瘘 67 例。

1.2 治疗方法

1.2.1 术前准备：术前常规查血及心电图，高位复杂性瘘管查肛周彩超。患者清洁灌肠后，取侧卧位，常规消毒，腰俞穴麻醉或硬膜外麻醉。采用肛门指诊、肛门镜检查、探针探查、亚甲蓝－双氧水混悬液等方法探清内口的位置，查清瘘管的部位、走向、高低等，分清瘘管与括约肌间的关系，以确定手术方式。

1.2.2 治疗方法：根据瘘管的多少及高低选择手术方式。（1）低位单纯性、复杂性肛瘘：低位瘘管切开、对口引流术。若瘘管弯曲、较长，可截道对口引流。手术方法：探针自外口沿瘘道缓慢探及肛门内，若管道较直或短，可一次性切开；若管道弯曲或较长，可于拐弯处作一放射状外口，探针沿新外口进入内口处引出，刀片切开瘘道至内口处，并向上延长0.5cm，彻底清除管道坏死组织，切除感染的肛腺组织，分别钳夹结扎两侧内口处组织，修剪各个外口，使之呈口大底小的梯形切口。（2）高位单纯性、复杂性肛瘘：支管旷置、对口引流、高位瘘管挂线术。对于高位单纯性肛瘘，根据瘘管长短、走向选择分段处理。手术方法：确定内口后，将球头探针自瘘管外口探入，在左手食指引导下，经管道自内口处引出，沿探针方向切开肛管直肠环以下至外口部分瘘道，管道较长或弯曲者可截道造口，肛管直肠环以上管道挂以实线，即在探针一端系一带线橡皮筋，然后探针连同橡皮筋从管道处拉出，使橡皮筋贯穿未切除处管道，提起橡皮筋拉至松紧适度，丝线结扎。若坏死腔隙较大，可先实线虚挂，待腔隙内分泌物减少时紧线。收紧橡皮筋达到慢性勒割的目的，使肌层边切割边生长，保护肛门功能，防止肛门失禁。对于合并支管道者，行支管切开、旷置、对口引流等处理。在旷置两切口间保留皮桥宽度约2~3cm，桥下管道用刮匙刮除炎性坏死组织，扩创修剪各外口，使切口呈口大底小的梯形。见脓液者用甲硝唑、生理盐水分别冲洗创面，旷置引流口挂橡皮筋引流，待管道内肉芽组织生长良好、无明显分泌物时，去除引流橡皮筋，棉垫压迫皮桥处使皮桥与桥下组织粘连、固定，可缩短愈合时间。

1.2.3 术后处理：术后酌情应用抗生素3~7天，每日坐浴、换药，7天后肛门常规指诊。术后7天内换药时内口处放置利凡诺尔纱条，以去腐生肌。挂实线处一般根据橡皮筋的松紧度术后7天左右紧线。保证伤口肉芽组织从基底部开始生长，防止伤口表面过早粘连封口。7天后伤口无明显分泌物，局部使用湿润烧伤膏外敷，改用油纱条换药。直至创口愈合。

2. 结果

本组289例患者一期愈合282例，另7例因换药不当，导致伤口假性愈合，经二次手术后愈合。术后无明显后遗症及并发症。疗程7~45d，平均18d。术后随访0.5~3年，无复发。

3. 讨论

肛瘘是肛肠科的常见病、多发病，特别是高位复杂性肛瘘，因其主管跨越肛管直肠环，且管道多弯曲，临床较为难治。肛瘘形成的病因95%为肛腺感染，手术中彻底清除病变内口，切开内口时应将切口向上延长0.5cm，对于病变内口附近肛腺、肛窦一并结扎，这样既有效止血，又可防止复发。低位单纯性肛瘘一般采取瘘管一次性切开，彻底扩创引流，使创面呈口大底小的梯形。若管道弯曲或较长，开窗旷置引流，减少创面，缩短愈合时间。高位肛瘘挂以实线，一般术后7天左右紧线，若腔隙较大，则适当延长紧线时间，防止过快勒割造成肛门失禁，具体视术中情况而定。管道弯曲者，于内口对应的肛缘外开窗，行对口引流，橡皮筋挂浮线，保留适当宽度皮桥，避免创面过大，缩短伤口愈合时间。引流橡皮筋每日来回抽动引流，待引流口内无明显分泌物，肉芽组织填满腔隙时，去除橡皮筋，棉垫压迫，使其与周围组织粘连、固定。故总结，手术成功的关键是：（1）准确查找内口，通过术前各种检查及术中探查确定内口，彻底切除内口处坏死组织，并继续向上延长切口约0.5cm，结扎内口周围可能感染的肛腺；同时清理管道坏死组织，不残留死腔，以避免术后复发。（2）挂线要适宜。对于高位肛瘘，病变通过肛管直肠环以上，挂以实线，若坏死腔隙较大，可实线虚挂，待腔隙分泌物减少再行紧线处理。一般术后7天紧线，2周左右脱落。如果脱线过早起不到保护肛门功能作用，导致肛门失禁；若橡皮筋过松则影响创面愈合。挂线处肌肉可注射美兰、布比混悬液防止术后疼痛。（3）保留适当宽度皮桥。保留皮桥宽度约2~3cm，皮桥下挂浮线可起到良好的引流作用，确保创面愈合。（4）术后合理换药。合理的换药是保证伤口术后愈合的关键。每日换药两次，术后1~7天创面给予利凡诺尔纱条换药，纱条紧贴创面基底部，保证创面引流通畅，同时局部消炎作用。观察创面肉芽组织生长是否健康，肉芽水肿时给予高渗棉球压迫，2小时后去除，可有效消除创面肉芽水肿，免去修剪创面肉芽之痛苦。7天后创面无明显炎性分泌物，给予改用油剂纱条放置内口引流，保护新鲜肉芽组织的同时，引流肛门内深部分泌物，避免创面感染。对口引流处虚线待管道内无明显分泌物，肉芽组织填满腔隙时可去除，棉垫压迫皮桥，使之与周围组织粘连、固定。肛门定期指诊，检查创面肉芽生长及愈合情况，在保证引流通畅的情况下，促使创面肉芽从基底部向外生长，防止桥形粘连，避免假性愈合。总之，一期根治术治疗各型肛瘘痛苦小，疗程短，并发症及后遗症少，疗效满意，值得临床推广应用。

参考文献：略

中医诊疗方案在单纯性高位肛瘘挂线术的应用

杨士磊　指导　韦俊武

（阜阳中西医结合肛肠医院肛肠科　安徽阜阳 236000）

一、基本情况

肛漏病（单纯性高位肛瘘）（TCD 编码：BWG050），是国家中医药管理局确定的第一批95个优势病种之一。自2012年1月至2012年12月我科按照中医临床路径及诊疗方案收治第一诊断符合肛漏病的22例患者。现就临床应用总结如下

二、疗法应用情况分析

参照中华人民共和国中医药行业标准《中医病症诊断疗效标准》及2006年"肛瘘诊治指南"，此22例患者皆属于单纯性高位肛瘘。应用的主要疗法：切开挂线术、XN－X肛周多功能熏洗仪中药熏洗、肛门塞药、口服中成药以及康复治疗等。

疗法应用情况分析

高位肛瘘切开挂线术临床广泛应用，技术相对比较成熟。可以避免术后肛门失禁，有效保护肛门括约肌的功能，有效解决直接切开后肛门失禁的并发症这一难题，因此得到患者的认可。术后结合辩证施治，肛门塞药预防感染，同时治疗过程医患交流充分，患者依从性好。22例患者均按照中医诊疗方案治疗，采纳的关键中医治疗方法的依从性好。

我科在单纯性高位肛瘘诊治过程中强调中医诊断，遵循中医诊疗方案，辨证论治的使用率达到100%，体现了临床治疗的规范性；同时重视有效治疗方法的应用，中医特色疗法的临床应用比例较高，提高了中医诊疗方案的疗效。

三、疗效评价与分析

（一）总体效果评价

完成临床路径的22例患者，平均住院日16.5天。根据临床观察，使用临床路径可以有效的管理患者，增加患者的依从性；同时提高临床疗效；降低患者的费用。患者的临床症状、体征、理化指标有效的改善。

（二）各时点医疗效果记录

每位患者建立回访档案，根据来院复查及电话回访的方式真实记录

不同时点疗效记录

症状体征	入院当天	术后1月	术后3月	术后6月
反复流脓	22例	0例	0例	0例
反复肿痛	22例	0例	0例	0例
肛门瘙痒	12例	3例	2例	2例
肛周潮湿	14例	0例	2例	3例
肛周溃疡	22例	0例	0例	0例

（三）患者满意度调查

分别从治疗费用、疗程、疗效、诊疗服务等方面针对患者对治疗的满意程度进行评价。

患者满意度调查情况表

治疗费用	合理	90.8%
	一般	4.6%
	不合理	4.6%
治疗疗程	满意	90.8%
	比较满意	4.6%
	不满意	4.6%
治疗效果	满意	100%
	比较满意	0%
	不满意	0%
接受路径情况	接受	100.0%
	不完全接受	0.0%
	不接受	0.0%
诊疗服务	满意	95.4%
	比较满意	4.6%
	不满意	0.0%

四、治疗方案作用分析

肛漏病多为肛痈溃后久不收口湿毒未尽、痨虫内侵、或肛裂损伤日久染毒而成。单纯性高位肛瘘发病时间长，临床主要为肛周反复肿痛流脓、包块、瘙痒、部分患者排便不畅；肛周可见有溃疡点、脓性分泌物；指诊通向肛门皮下条索状硬结走向不明，按压可见脓性分泌物流出。

疗法主要采用挂线、术后肛门熏洗、肛门塞药。挂线主要是通过机械性压力切开、异物局部产生炎症反应、充分引流等作用达到慢性切开组织，断端与周围组织粘连，边切边长；促进创面愈合。药物熏洗通过药力和热力作用，使创面经络疏通，气血流畅，利于药物的吸收。肛门塞药，药物由肠道吸收或直接作用于创面。

五、结语

肛漏病（单纯性高位肛瘘）治疗的重点和难点是防止复发及并发症，术前术中仔细检查确定内口、明确瘘管走向，是防止复发的关键从实施情况看，挂线范围仅限窦道经肛管直肠环的肌肉组织而非全程挂线。适时紧线可缩短治愈时间。诊疗方案具备了规范性、可操作性、临床疗效好、中药和特色疗法使用率高、费用低、住院时间短、患者满意度高。

加减腐尽生肌散促进低位单纯性肛瘘术后创面愈合的临床疗效观察

肛瘘全名为肛管直肠瘘，是指肛周与肛管或直肠相通的慢性瘘管。肛腺感染学说是目前对于肛瘘发病最为公认的学说。由于内口的存在，目前认为肛瘘几乎无自愈的倾向，手术是治疗该病疗效确切的方法，但在临床实践中发现，肛瘘术后创面愈合较为缓慢，愈合时间较长，给患者、医务人员都造成了极大的困扰。2014年1月~2014年6月，我们将60例低位单性肛瘘患者随机分为治疗组、对照组，每组各30例。治疗组用涂有加减腐尽生肌散的生理盐水纱条换药治疗，对照组用生理盐水纱条换药，观察两种方法在低位单性肛瘘术后创面促愈合的临床疗效，现报告如下。

1 临床资料

1.1 一般资料 将60例符合纳入标准的肛瘘患者按其入院先后的顺序进行编号，在经SPSS17.0软件随机分为治疗组、对照组，其中治疗组男性患者25例，女性患者5例；平均年龄39岁；对照组男性患者23例，女性患者7例；平均年龄38岁；经分析比较，两组病例在性别（表1）、年龄（表2）、初始创面长度（表3）及深度（表4）均无统计学意义（$P > 0.05$），具有可比性。

表1 性别比较（例）

组别	例数	性别	
		男	女
治疗组	30	25	5
对照组	30	23	7
P		0.519	

表2 年龄比较（$\bar{x} \pm s$，岁）

组别	例数	平均年龄
治疗组	30	38.03 ± 11.37
对照组	30	37.26 ± 12.40
P		0.787

1.2 治疗方法 所有病例均在腰俞穴麻醉下行低位单纯性肛瘘切开引流术，剔除纤维化瘘管，术后第二天开始行第一次换药治疗。要求患者在换药前以中药苦参汤加减煎水200ml，当水温降至35℃时坐浴5分钟，清洗创面2分钟。治疗组采用涂有加减腐尽生肌散的生理盐水纱条对换药，对照组用生理盐水纱条换药，1~2次/日，直至痊愈。

1.3 评价指标

观察并记录术后第4、7、14天换药前创面的长度及深度。再记录所有患者创面痊愈的时间及整个愈合过程中有无不良反应出现及严重程度。

1.4 统计学处理

所有数据均采用SPSS17.0统计学软件进行数据相关分析，计量资料比较使用配对样本均值t检验，计数资料比较则使用非参数X^2检验及秩和检验。采用双侧检验的假设方式，以$P < 0.05$认为差异显著，有统计学意义。

2 结果

2.1 因本试验操作简单，且术后换药是常规操作，医务人员与患者的目标均为痊愈，加之医生术前、术后都要求患者来院换药，故病员依从性好，无剔除及脱落病例。

2.2 术后创面长度变化

两组患者术后初始创面的平均长度及深度分别为2.86cm、0.69cm，术后初始创面的平均长度及深度分别为2.79cm，0.69cm。在给予不同药物换药治疗后，通过术后第4天、第7天、第14天统计所得的关于术后创面长度的数据进行分析发现，在术后第4天时，两组病例术后创面的长度未发生明显变化，差异无统计学意义（P>0.05）。但从术后第7天开始，两组之间在术后创面长度及深度方面表现出明显差异，治疗组在创面长度方面疗效优于对照组（P<0.05）。两组患者创面痊愈时间也出现明显差异，治疗组较对照组用时短。提示：加减腐尽生肌散有促进肛瘘术后创面愈合的疗效。详见（表）

表3 术后创面长度比较（$\bar{x} \pm s$, cm）

组别	例数	初始长度	术后第4天	术后第7天	术后第14天
治疗组	30	2.86±0.38	2.83±0.50	2.23±0.42	1.16±0.46
对照组	30	2.79±0.44	2.60±0.46	2.44±0.44	1.75±0.45
P		0.151	0.104	0.003	0.000

表4 术后创面深度比较（$\bar{x} \pm s$, cm）

组别	例数	初始深度	术后第4天	术后第7天	术后第14天
治疗组	30	0.69±0.23	0.67±0.19	0.43±0.19	0.25±0.05
对照组	30	0.69±0.24	0.67±0.25	0.56±0.23	0.48±0.16
P		0.928	0.165	0.001	0.000

表5 术后创面深度比较（天）

组别	例数	平均愈合时间
治疗组	30	18.87
对照组	30	22.63
P		0.001

2.3 安全性评价

两组病例在治疗过程中均未发生不良反应。

3 讨论

生理盐水纱条是外科经常使用的最基础的且十分有效引流物，但就目前的文献报道，其除去具有引流的作用外，并无其他促进创面愈合的作用，因而其常常被用作载物在临床使用。

在临床上，肛瘘术后的创面所在部位特殊、器官功能、局部解剖结构等原因致使肛瘘术后创面缓慢。肛肠科医生对肛瘘的治疗有着"手术、换药三、七分"等描述。因此，肛瘘术后创面的处理与疗效密切相关[1]。术后合理的运用药物或正确的换药方法来改善肛瘘术后创面愈合缓慢的状况，对改善肛门的功能，缩短愈合时间意义重大。我院肛肠科将清代吴谦《医宗金鉴》卷六十二中的腐尽生肌散的组成稍作改动，并将免煎制剂运用到该方药中，制成加减腐尽生肌散并涂于生理盐水纱条应用于肛瘘术后的换药治疗，疗效肯定。加减腐尽生肌散主要有儿茶、乳香、没药、冰片、龙血竭、三七粉、龙骨组成。方中儿茶有活血疗伤，止血生肌，收湿敛疮之功效；乳香、没药具有活血行气止痛，消肿生肌的作用；龙骨性收涩，外用有收湿、敛疮、生肌之效，《本草纲目》对其描述为："收湿气，脱肛，生肌敛疮"；龙血竭具有活血定痛，化瘀止血，敛疮生肌的功效，有研究证实单用血竭粉在术后换药疗效可靠[2]；三七粉则具有化瘀止血，活血定痛的功效，本品不仅能化瘀生新，又有止血不留瘀，化瘀不伤正的特点，为治疗瘀血诸证之佳品；冰片则有清热止痛、生肌收口、防腐止痒功效，与乳香、没药、三七粉配合使用，更具辛香走窜之性，药力易达患处，且行血之滞，共奏行气活血、化腐生肌之功。现代药理学研究证实儿茶有效成分鞣质可以收敛、消肿、止痛，所含的槲皮素具有抗病原微生物的作用，对革兰氏阳性球菌、革兰氏阴性杆菌均有较好的抑制作用，还具有抗血小板作用，可降低血栓形成，同时还可增强机体免疫力[3]。乳香可镇痛，改善局部血液循环，促进病灶局部渗出液的吸收，达到消肿止痛的效果抗炎且无明显副作用，另外还具有抗氧化等作用[4]；没药同样也具有镇痛、抗炎、抗菌的作用，同时还具有保护黏膜的作用，可促进黏膜再生，增加核酸和非蛋白疏基浓度，对于肥胖的患者疗效更佳，因其还具有降血脂，抗肥胖的作用[5]；血竭具有活血化瘀和止血双向调节作用，此外该药还具有抗炎、抗菌镇痛作用，对金黄色葡萄球菌，白色葡萄球菌，福氏痢疾杆菌有一定的抑制作用；另外，血竭成分中血竭酚类物可清除部分氧自由基，可抑制自由基对机体的损害，增强机体免疫力等作用[6]；三七粉有利于改善病变局部微循环，促进创面细胞修复，同时还具有消炎杀菌的作用；龙骨含有多种微量元素，参与了机体免疫功能的调节，可促进创口恢复的作用[7]；冰片的主要成分为龙脑香的树脂及挥发油中取得的结晶，其具有抗炎抗菌、镇痛作用，且冰片还可促进药物透过生物膜屏障以达到药物在机体内的最佳吸收、分布[8]。综合来看全方具有抗炎、镇痛、增强免疫力及促进创面恢复的作用。该药制作简便，使用安全，值得临床推广。

参考文献：
[1] 张东铭.大肠肛门局部解剖与手术学[M].合肥：安徽科学技术出版社，2001：151.
[2] 张天武.血竭粉在肛瘘术后换药中的运用体会[J].中国现代医生2009，47（23）：180.
[3] 井玥，赵余庆，倪春雷.儿茶的化学、药理与临床研究[J].中草药，2005，36（5）：790~792.
[4] 李苗，李伟.乳香研究进展[J].齐鲁药事，2012，31（11）：667~669.
[5] 万文珠，娄红祥.没药的化学成分和药理作用[J].国外医药，植物药分册，2005，20（6）：236~241.
[6] 杨晓宇，姚琳.龙血竭的药理作用及临床应用[J].黑龙江医药，2011，24（2）：265~266.
[7] 王岳峰，耿耘，朱利平.峨参根化学成分研究[J].安徽农业科学，2009，37（23）：1100~1101.
[8] 陈艳红，冯玉林.冰片的研究进展[J].中国社区医师，2013，15（6）：10~11.

内括约肌侧切术与后正位切除术治疗陈旧性肛裂236例疗效观察

张波[1]　熊明玲[1]　张丽[1]　张天鹏[2]

（1 新疆乌鲁木齐市中医医院肛肠科　新疆 乌鲁木齐 830000；
2 河北石家庄市中医院　河北 石家庄 050001）

陈旧性肛裂是一种常见的肛管和肛门部疾病[1]。其临床表现为粪便干燥不易排出、排便时裂口出血、肛裂反复性疼痛且迁延不愈，裂口较深时可引发肛管溃疡并伴有哨兵痔、皮下瘘、肛窦炎、肛乳头肥大及栉膜带肥厚等症状。该病的发病机理为内括约肌痉挛引发肛管供血不足，排便时过于用力造成肛管皮肤裂伤，导致缺血性溃疡[2~3]。肛裂轻则只伤及肛管皮肤，重则侵害皮下构造甚至肌肉组织，严重影响患者正常的生活质量。目前，对于陈旧性肛裂的治疗主要以手术为主，治疗的术式种类繁多，均以解除内括约肌痉挛为首要目的。鉴于此，我科应用肛裂侧切术治疗陈旧性肛裂，取得了较为满意的疗效，现报道如下。

1. 资料和方法

1.1 诊断标准　依据2002年中华中医药肛肠学术会议制定的《痔、肛瘘、肛裂的诊断标准》[4]诊断为陈旧性肛裂。

1.2 纳入标准　符合陈旧性肛裂的诊断标准并已待行手术治疗的患者；年龄在20~80岁；在知情

同意的前提下，患者接受本研究的实施过程。

1.3 排除标准 不符合上述纳入标准者；一般情况较差，不能耐受手术治疗者；有手术禁忌证如凝血功能障碍，严重心脑血管疾病者，妊娠或哺乳期妇女，合并严重内科系统疾病等；或不愿配合本次治疗的患者。

1.4 一般资料

病例来自2011年6月至2013年8月我院肛肠科住院的陈旧性肛裂患者236例，采用随机数字表法分为治疗组和对照组。治疗组150例，男61例，女89例；年龄16~56岁，平均（31.9±5.8）岁；病程3月~12年，平均（4.9±1.2）年；后正中位裂口86例，前正中位裂口38例，前后正中位裂口15例，其他部位裂口11例。对照组86例，男39例，女57例；年龄17~56岁，平均（31.7±5.6）岁；病程3月~11年，平均（4.7±1.1）年；后正中位裂口46例，前正中位裂口23例，前后正中位裂口11例，其他部位裂口6例。两组患者在性别、年龄、病程及裂口部位方面差异均无统计学意义（$P>0.05$），具有可比性。

2. 方法

2.1 治疗方法

所有患者均取侧卧位，肛门周围碘伏棉球消毒，用0.25%利多卡因40ml行局部麻醉[5]。

治疗组：行肛裂侧切术。在膀胱截石位9点，距肛缘约1.5cm处，用手术刀作一个长约3cm的放射状切口，以分离皮下组织为宜，将左手指伸入肛内至括约肌间沟，右手持中弯钳沿皮下组织从肌间沟处进入，用钳尖挑起内括约肌，避开血管，垂直切除，行手指扩肛后以容纳3指为宜。对于伴有肛乳头肥厚、哨兵痔及皮下瘘者一并给予切除，对于不易愈合的肛裂溃疡及增生组织给予修整成梭形切口，使创面引流通畅，且术后在侧切部位用纱布填塞，棉垫包扎，行丁字固定。

对照组：行肛裂后正位切除术。在膀胱截石位6点，距肛缘约0.5cm处作一V字型切口，在左手食指伸入内括约肌的引导下，右手持中弯钳从切口进入，视患者具体情况将挑起内括约肌直视切除，之后修剪创缘组织，同时将肛乳头肥厚、哨兵痔及皮下瘘一并给予切除，无需缝合。

术后，所有患者常规行口服抗生素治疗，正常饮食和排便，便后行中药坐浴熏洗可使用XN-X肛周多功能熏洗仪，换药至伤口愈合。

2.2 观察指标[5~6]

2.2.1 疗效评价标准[7]：参考1992年成都全国肛肠会议暂定有关陈旧性肛裂的诊疗标准[6]。痊愈：临床症状消失，创面痊愈；有效：临床症状改善，创面缩小；无效：临床症状及创面无明显变化。

2.2.2 术后并发症的评价

评价术后排便困难、伤口化脓、伤口出血、创缘水肿的发生情况及患者术后肛门疼痛的缓解时间。

2.2.3 伤口愈合时间的评价：记录手术结束至创面愈合的时间。

2.3 统计学方法

采用SPSS13.0统计软件进行数据处理，双侧检验。各组治疗中的计数资料采用构成比进行描述，应用X^2检验；计量资料采用（$\bar{x}±s$）进行描述，应用t检验，$P<0.05$有统计学意义。

3. 结果

3.1 两组临床疗效及有效率的比较

表1示，两组患者临床疗效比较，治疗组痊愈127例，有效22例，无效1例，对照组痊愈67例，有效15例，无效4例，差异无统计学意义（$P>0.05$）。表2示，两组临床有效率比较，治疗组有效率为99.3%，与对照组（95.3%）比较，无显著性差异（$P>0.05$）。

表1 两组临床疗效的比较（例，%）

	总例数	痊愈	有效	无效	P
治疗组	150	127（84.7）	22（14.7）	1（0.7）	0.103
对照组	86	67（77.9）	15（17.4）	4（4.7）	

表2 两组临床有效率的比较（例，%）

	有效	无效	有效率	P
治疗组	149（99.3）	1（0.7）	99.3%	0.06
对照组	82（95.3）	4（4.7）	95.3%	

3.2 两组术后并发症情况比较

表3示，两组术后并发症发生情况的比较，治疗组发生4例排便困难、5例伤口化脓、无伤口出血及2例创缘水肿，与对照组比较（5例排便困难、7例伤口化脓、2伤口出血及5例创缘水肿），差异无统计学意义（$P>0.05$）。

表3 两组术后并发症发生情况的比较（例，%）

	例数	排便困难	伤口化脓	伤口出血	创缘水肿
治疗组	150	4（2.67）	5（3.33）	0（0.00）	2（1.33）
对照组	86	5（5,81）	7（8.14）	2（2.33）	5（5.81）
P值	-	0.292	0.128	0.132	0.103

3.3 两组术后伤口愈合时间与疼痛缓解时间的对比

表4示，治疗组伤口愈合时间为（10.6±2.9）天，疼痛缓解时间为（2.7±0.6）天，均显著少于对照组的（18.5±2.6）天及（4.6±0.8）天，差异均有统计学意义（$P<0.05$）。

表4 两组伤口愈合时间与疼痛缓解时间的对比（d, $\bar{x}\pm s$）

	例数	伤口愈合时间	疼痛缓解时间
治疗组	150	10.6±2.9	2.7±0.6
对照组	86	18.5±2.6	4.6±0.8
P值	-	0.000	0.000

4. 讨论

肛裂是肛管皮肤全层裂伤所导致的一种急慢性感染性溃疡[7]。多由便秘引起，多数患者由于恐惧排便的痛苦而拖延排便时间，从而进一步加剧了便秘的发展，形成了恶性循环，致使肛裂演变为陈旧性肛裂。其临床特征主要有间歇性疼痛、便血及便秘。现阶段认为缺血性溃疡是肛裂的本质，肛门内括约肌痉挛是肛裂的主要病因，而缺血性溃疡及肛门内括约肌痉挛则是肛裂反复发作、迁延不愈的主要原因[8~10]。在肛裂早期只需改善饮食，调整便质便可自愈，但演变成陈旧性肛裂后，肛门溃疡会加重肛管狭窄，需手术治疗将肛门内括约肌切除，已达到缓解肛门内括约肌痉挛，改善供血系统，治愈肛裂的效果。

本文通过对比后正位切除术与侧切术对于236例陈旧性肛裂患者实施的治疗的疗效，结果发现，治疗组的总有效率稍高于对照组，且排便困难、伤口化脓、伤口出血及创缘水肿等并发症的发生概率低于对照组。符合洪燕妮[11]的报道结果，表明以侧切术治疗陈旧性肛裂患者疗效更为显著且不良并发症少。此外，治疗组愈合时间与疼痛缓解时间明显低于对照组。与宋少丰[12]的报道结果一致，表明侧切术对于治疗陈旧性肛裂疼痛轻微、愈合快而且疗程短。笔者认为，这可能解剖学因素有关，由于肛管前后肌肉交叉分布，导致肛管前后正中线受力的薄弱区，当大便通过该区时两侧受力过大，就很容易形成肛裂。侧切术选择的是9点截石位，避开了开放性的肛管内伤口，并通过扩肛使内括约肌松弛；避免了术后锁口型，减少了粪便的污染；术后进行缝合，不但减少了肛管的张力，同时增加了肛管的直径，有利于肛裂的引流及愈合。而后正位切除术选择的是6点截石位与肛管下方的血管性组织的肛垫间距较近，在切除内括约肌时稍有不慎就易造成皮下水肿[13~14]。另外，术后在侧切部位用纱布内塞，使得术面肛管皮肤紧压创底不仅消除了空隙切断肛管皮肤与内括约肌的粘连而且减少了创缘水肿的几率，服用抗生素以预防继发性感染，减少不良并发症的发生率。有关报道表明，制定因病施术、准确识别括约肌间沟、实施个性化的手术方案是治疗陈旧性肛裂的关键[15]。对于后正中位肛裂伴有肛乳头肥厚、皮下瘘等症状及严重便秘者应采取后正位切除术，对于产后肛裂者、老年人、肛管短小及耐性差的患者应采取侧切术手术。在切除内括约肌时，应严格地掌握切除的部位及大小，切除速度快，这样方能减少患者的疼痛水平、降低并发症发生的概率及避免后遗症的产生。

综上所述，侧切术治疗陈旧性肛裂不仅术后疼痛轻，并发症少，疗效可靠而且操作简单，值得临床推广。

参考文献：

[1] 彭军良，姚向阳，张华，等. 后侧切保留齿线术治疗陈旧性肛裂临床观察 [J]. 中国中医急症，2012，21 (7)：1055~1057.

[2] Adam M, Caputo Keith W, Michael Todd M, et al. Clinical outcomes of extreme lateral interbody fusion in the treatment of adult degenerative scoliosis [J]. The Scientific World Journal, 2012, 2012 (1): 643~680.

[3] 吴剑萧，孙逸飞，刘永，等. 重组人酸性成纤维细胞生长因子促进肛裂术后愈合的多中心、开放性临床研究 [J]. 中华临床医师杂志（电子版），2013，1 (24)：321~324.

[4] 廖明，陈杏仪，梁家基，等. 原位裂口切除加松解治疗陈旧性肛裂320例临床分析 [J]. 中国临床医生，2013，41 (1)：38~40.

[5] 朱赟，鲁林源. 改良切开扩创术联合中药治疗陈旧性肛裂临床疗效观察 [J]. 医学综述，2013，19 (24)：4580~4581.

[6] 章卓华. 小钩针治疗陈旧性肛裂的临床观察 [J]. 结直肠肛门外科，2013，19 (3)：183~185.

[7] Joe Y B, Lee Peter G, Whang Joon Y, et al. Lumbar spinal stenosis [J]. Instructional course lectures, 2013, 62 (1): 96~98.

[8] 章卓华. 小钩针治疗陈旧性肛裂的临床观察 [J]. 结直肠肛门外科，2013，19 (3)：183.

[9] 陆新建，杨关根. 肛门后侧位内外括约肌联合切断术治疗陈旧性肛裂60例 [J]. 河南中医，2013，33 (11)：1957~1958.

[10] Sanjay S, Reddy Norman D, Bloom, et al. En bloc resection of extra-peritoneal soft tissue neoplasms incorporating a type III internal hemipelvectomy: a novel approach [J]. World journal of surgical oncology, 2012, 10 (1): 222~224.

[11] 洪燕妮. 改良内括约肌侧切术与后切术治疗陈旧性肛裂疗效比较 [J]. 中国基层医药，2014，1 (5)：684~685.

[12] 宋少丰. 浅析两种手术方法治疗陈旧性肛裂的临床效果 [J]. 医学信息，2013，1 (14)：116~117.

[13] 叶明. 改良纵切横缝术治疗慢性肛裂的临床疗效观察 [J]. 局解手术学杂志，2014，1 (1)：34~35.

[14] 李爱凤. 护理干预对改善肛裂伴有抑郁状态的影响 [J]. 继续医学教育，2014，1 (2)：53~54.

[15] 李燕欣，张淑菊，李红艳，等. 复方角菜酸酯乳膏联合湿润烧伤膏在肛肠疾病术后切口换药中的综合护理体会 [J]. 河北中医，2014，1 (3) 445~446.

三联疗法治疗肛周瘙痒症临床观察（附180例报告）

方煊

（湖北省黄梅县中医医院肛肠科 435500）

肛周瘙痒是肛门周围皮肤顽固性瘙痒为主要症状的局限性疾病，病因及发病机制至今尚未完全明了，发病部位一般局限于肛周，偶尔蔓延至会阴前部，无原发性皮肤损害，在发病过程中由于搔抓可能出现各种继发性皮肤损害，如抓痕、血痂、皮肤肥厚以及苔藓样改变，好发于20~40岁青壮年，其发病率为0.17%，中医称之为"痒风"、"古道痒"、"肛门痒"。我科将2011年至2012年收集的180例顽固性肛周瘙痒患者采用肛周皮下神经离断术加亚甲蓝混合液肛周封闭术，术后给予中药熏洗（XN-X）治疗肛周瘙痒，疗效确切，现报告如下。

1. 临床资料

1.1 一般资料 本组病例男108例，女72例；年龄最大70岁，最小28岁，以35~50岁居多；病程最短2个月，最长5年。原发性瘙痒45例，继发性瘙痒135例，其中肛门皱壁肥厚及苔藓样变者84例，辐射状皲裂38例，继发湿疹样变25例。

1.2 诊断标准 依据李雨农主编的《中华肛肠病学》[1]关于肛周瘙痒症的标准。早期肛门周围皮肤瘙痒较甚，时轻时重，可间歇或持续发生，有刺痛或灼痛，有蚁行感，逐渐发展则剧痒难忍，可见红斑、丘疹、糜烂、结痂等，长期瘙痒，可使肛周皮肤增厚、皱壁肥厚粗糙呈放射状皱纹，苔藓样变，色素沉着或减退，也可有皲裂。

1.3 治疗方法 患者取左侧卧位，拉开肛门，常规术野区备皮消毒，铺无菌巾，消毒肠腔，扩张肛门，检查肛管及肛周瘙痒病变。一般将切口选择在肛门截石位1、3、5、7、9、11点肛缘皮肤处，作放射状菱形切口，长度视病变面积大小而定，多为3~5cm，再用剪刀紧靠皮肤切除菱形皮瓣，电灼止血，如切口从齿线开始，则用"2-0"肠线缝合齿线2针并结扎，然后用纹式血管钳钝性分离各皮桥间的皮下组织，并离断皮下神经。如片状白斑较多，应予切除并止血。用0.2%亚甲蓝注射液2ml加2%利多卡因注射液及注射用水各4ml，均匀混合后点状注射到肛门周围皮肤内，每点注射0.2~0.3ml，将瘙痒区域全部注射完，注射时不可过浅或过深，注射完后针眼处用消毒棉球压迫片刻，防止出血或药液外渗。术毕，查无出血用凡士林纱条扇形填敷，用敷料加压平整包扎。术后处理：①术后每日中药荆黄汤（荆芥、薄荷、大黄、苦参、蛇床子、黄柏、地榆、金银花等）坐浴，并用玉红膏纱条清创换药。②抗感染措施要有力，围手术期应联合用庆大霉素、灭滴灵治疗3~5天为好。

2. 结果

该组病例180例，术后随访1年，176例痊愈，阳性体征完全消失，患者自觉轻松愉快，其中4例症状明显好转。该疗法有效率达98%。

3. 讨论

肛周瘙痒症临床常见的肛肠疾病之一，现代医学认为，瘙痒是一种自觉症状，机理不十分明确，一般认为表皮内及真皮浅层的游离神经末梢是瘙痒觉的感觉器，感觉器受物理、化学刺激后，导致局部组胺、激肽和蛋白分解的化学介质释放，这些化学介质作用于神经末梢引起痒觉。还有某些肛门直肠疾病使肛门部过度潮湿、分泌物刺激是导致肛门瘙痒症的常见原因，也有的是卫生不洁，出汗过多或白带过多所致。在病理方面，组织学表现与化学性皮炎相似，即上皮细胞不规则增生，角化过度，浅部血管和淋巴管扩张，但皮肤神经尚无改变。由于肛周皮下神经离断术不仅破坏肛周感觉神经，而且破坏运动神经，使局部感觉减退，症状逐渐消失，局部损伤自然愈合。（手术及治疗过程中应注意几点：①肛周菱形切口一定要呈 V 字形，保持引流通畅，并且切口之间的皮桥不应小于 1～2 cm，尽量不损伤正常皮肤组织。②手术时发现伴外痔、皮下瘘者，应予以同时处理。③如果肛门瘙痒症确是由于自发病因引起，则不宜手术，应以治本为主。）用 0.2% 亚甲蓝混合液注射到皮下后可神经末梢结合，引起神经可逆性损害，损害感觉神经，使局部失去知觉而达止痒目的。

外用 XN – X 肛周多功能熏洗仪中药荆黄汤熏洗，该方在临床上已被应用多年，疗效显著。方中荆芥、薄荷清热透表，祛风止痒；大黄、苦参解毒消肿，通络散瘀；黄柏、地榆清热泻火，解毒利湿。中药坐浴疗法是中医传统疗法，一方面药物直接作用于肛周局部，药物有效成分透过皮肤或创面组织吸收发挥作用；另一方面，药物借助热力作用，使肛周局部气血经络得到温通，促进血运，增强局部组织的抗病能力，使局部功能改善和恢复，再者可保持局部清洁，减少不良刺激，促进创面修复愈合[2]。

该三联疗法可以显著地提高疗效，减少复发。但治疗中要注意如下几点：①加强身体锻炼、调整好心态，避免过度疲劳和精神紧张，积极治疗消耗性疾病和变态反应性疾病，如糖尿病、肺结核等；②避免用过热的水、肥皂及有刺激性的药水清洗肛门；③避免过度清洁肛门、使用刺激性药物；④避免搔抓患处，提倡穿纯棉内裤；⑤避免食用刺激食物，如酒、烟、芥末等，及时发现引起可加重病情的食物、药物及环境中一切物质，避免接触。

参考文献：

[1] 李雨农. 中华肛肠病学［M］. 重庆：科学技术文献出版社重庆分社，1990：434～436.
[2] 黄乃健主编. 中国肛肠病学［M］. 济南：山东科学技术出版社，1996.51.

青蒿鳖甲汤加减治疗老年患者肛周脓肿术后发热 15 例疗效观察四川省泸州市人民医院肛肠科

穆云　王顺和　姚健　王玉　刘纪锋　牛苏剑（646000）

肛周脓肿是肛管直肠周围间隙发生急性化脓性感染的结果，是肛肠科临床常见多发病之一。而老年患者的肛周脓肿常合并一种或多种慢性疾病，常常迁延难愈。中医辨证常属正虚邪恋型，而正虚又有气虚，血虚，阴虚，阳虚不同，肺、脾、肾多种脏腑亏虚之别。笔者对 2012 年 12 月～2014 年 4 月间住院老年患者诊断为肛周脓肿术后发热，中医辨证属阴虚邪恋型 15 例予以青蒿鳖甲汤加减治疗，效果良好，特报告如下。

1. 临床资料

1.1 一般资料

本组男 9 例，女 6 例，男女比例 3:2。年龄 65～78 岁，平均 71.2 岁。本组合并高血压病 5 例，糖尿病 4 例，低蛋白血症 2 例，慢性支气管炎、肺气肿 2 例，慢性肾功能不全 2 例。病程约 2～15 天不等，平均为 5.5 天。其中肛周皮下脓肿 6 例，低位括约肌间间隙脓肿 4 例，坐骨直肠间隙脓肿 3 例，骨盆直肠间隙脓肿 1 例，肛管直肠后间隙脓肿 1 例。

1.2 治疗方法

1.2.1 手术方法：对肛周皮下脓肿，低位括约肌间间隙脓肿，肛管直肠后间隙脓肿患者行传统的一次性切开排脓手术。

对坐骨直肠间隙脓肿，骨盆直肠间隙脓肿患者行我科研制的肛周脓肿置管引流术。手术方法：根据术前肛周 B 超定位确定置管部位，以特制穿刺器分别于脓肿中心处及边缘处各作一约 0.3cm 左右戳孔，用特制脓腔破隔器自戳孔探入，破坏脓腔内纤维隔并引流出脓液，取 Frl4# 导尿管两根，一根于脓肿中心戳孔置入脓腔内（置管 1），另一根于脓肿低缘戳孔处置入（置管 2），穿过脓腔壁约

0.5~1.0cm即可。以生理盐水自置管1注入脓腔冲洗以验证置管2是否通畅,确认引流通畅后分别于两处置管管周皮下,以4号线行荷包缝合固定尿管,确保管壁与周围组织不留空隙,无漏水漏气。以甲硝唑液及生理盐水反复冲洗脓腔至引流液清亮为止。术后置管1接静脉输液器,以生理盐水20~40gtt/min的滴速（视脓腔大小调整滴速）连续冲洗,每隔8小时换用甲硝唑液100ml点滴冲洗1次；置管2接负压引流器,注意保证足够的负压和引流通畅。拔管时机选择一般在术后2~3天。同时根据临床经验选用2代或3代头孢静滴24~46h。

1.2.2 中医药疗法：根据患者病情辨证用药。本组15例老年术后发热患者根据临床症状、体征均辨证为阴虚邪恋型：证见肛门肿痛,表皮暗红,肿势可蔓延广泛,脓液可色黄白稀少,伴有午后潮热,心烦口干,夜间盗汗,舌红少苔,脉细数。治法：养阴清热。方选青蒿鳖甲汤（《温病条辨》）加减。药选：青蒿10g 鳖甲30g 细生地15g 知母10g 丹皮10g 赤芍15g 金银花30g 白芷15g 白芍15g 甘草5g。阴虚重者,加龟板30g、玄参20g；热甚者,加生石膏30g；兼气虚者,加太子参30g、生黄芪30g；夹湿者,加佩兰10g、砂仁6g、苡仁20g。

2. 疗效观察

2.1 疗效标准

参照《中医临床诊疗术语症候部分》[1]中阴虚邪恋型制定,主要症候为肛门肿痛,术后伴午后发热加重,五心烦热,午后颧红,口干口苦,眩晕易怒,小便短赤,大便干结,舌红苔少而干,脉弦细数。

(1) 治愈：1天4次测体温均恢复正常,连续3天,上述临床症状消失；(2) 无效：1天4次测体温超过正常体温,上述临床症状无缓解。

2.2 结果

采用上述中西医结合疗法治疗上述15例老年患者,疗程为2~7天（平均3.2天）,所有患者均临床均治愈,治愈率100%。随访3月均无复发。

3. 讨论

根据2000年的"五普"资料[2],60岁及以上老年人口为1.3亿人,占全国总人口的10.46%,65岁及以上老年人口为8827万人,占全国总人口的7.1%,这表明中国已步入了老龄化社会。临床上愈来愈多的老年性疾病不能不引起医者的重视。如何充分发挥中西结合优势,及时针对性治疗老年患者可能的较多的术后并发症,也是我们本次研究的动因。

中医学认为,肛周脓肿其发生主因外感风热燥火湿邪,或饮食醇酒厚味而致热毒壅滞于肛门部,或因老年患者肺、脾、肾亏损,湿热乘虚下注而成。《灵枢·痈疽》篇云："寒邪客于经络之中则血涩,血涩则不通,不通则卫气归之,不得复反故痈肿,热胜则腐肉,肉腐则为脓。"提出气血凝滞可导致痈疽的发生,《内经》云："营气不从,逆于肉理,乃生痈肿。"指出气机郁滞,血液运行不畅,则生痈疽。气血充实,输布畅通则病可治愈；气血衰弱则病情险恶危笃。薛立斋云："气血不充,不能化毒成脓也。脓色浓厚者,气血旺也。脓色清淡者,气血衰也。"提出大抵疮之起敛,皆血气使然。若气血旺盛,则脓汁得以外泄,若老年气血不足,不但不能托毒排脓,即使脓成也不能破溃外泄,破溃后也易致阴虚邪恋。《外科正宗》云："夫悬痈者,乃三阴亏损,湿热结聚而成。"《医宗金鉴·外科心法》云："痈疽原是火毒生,经络阻隔气血凝",均表达湿毒热邪为"痈"之突出因素。在老年患者可能平素即气血衰弱,在肛周脓肿引流手术后又耗伤阴液,术后里虚兼湿热,邪伏阴分,不能透达于外,以致发热。

西医学认为,老年患者术后发热的形成机制主要包括：(1) 老年患者的一般免疫力低下是手术后发热的重要机制之一；(2) 手术本身的创伤反应[3]。手术本身可能可造成一定程度的组织损伤,使部分组织失活,创伤及疼痛还可以刺激大脑和内分泌器官,影响全身及局部的血液循环,因此外科手术后常出现短期的发热称之为"吸收热"；(3) 局部细菌感染是外科手术后发热的常见原因,可以由一种或多种细菌引起。由于细菌学的发展,现已明确肛周脓肿是多种需氧菌和厌氧菌协同作用所致,以大肠杆菌、溶血性链球菌、产气杆菌、变形杆菌、类杆菌属和消化链球菌等为常见,其细菌主要可能来源于泌尿生殖道,直肠和皮肤。此外,在多种细菌感染过程中,机体产生大量的炎性介质,可引起过度的全身性炎症反应如发热等症状。且这种反应一经触发,即刻通过其靶细胞产生次级产物使原始反应放大,甚至产生"瀑布效应",易导致老年患者的多器官功能衰竭。

青蒿鳖甲汤出自清代温病学家吴鞠通的《温病条辨》,《温病条辨》是温病学的代表著作之一,其创立了三焦辨证纲领,对温病学说的形成和发展有着重要的影响。其创制的青蒿鳖甲汤,制方精巧,辨证精妙。主治温病后期,阴液损伤,邪热内伏之证,临床上运用广泛,可用于温病和其它杂病等。该书有两处见青蒿鳖甲汤,其药物组成和主治稍有差异,现代常用的青蒿鳖甲汤记载于《温病条辨·下焦篇》:"夜热早凉,热退无汗,热自阴来者,青蒿鳖甲汤主之",药物组成"青蒿二钱、鳖甲五钱、细生地四钱、知母二钱、丹皮三钱、水五杯,煮取二杯,日再服"[4]。吴鞠通在《温病条辨》中载有:"脉左弦,暮热早凉,汗解渴饮,少阳证偏于热重者,青蒿鳖甲汤主之"。虽在肛肠科的临床见证可能与吴鞠通之说不尽相同,但师其法用其方亦符合辨证施治之原则。吴氏在《温病条辨》中焦篇和下焦篇两处运用青蒿鳖甲汤,虽然主治证稍有差异,但都秉承叶氏遣药组方规律,视"夜热早凉"为青蒿鳖甲汤的主治证。关于"夜热早凉"的机理,李东垣早在《医学发明》中解释为:"昼则安然,夜则发热烦躁,是阳气下陷于阴中也。"明·王肯堂在《证治准绳》中提到:"昼则安静,夜则发热、烦躁,是阳气下陷入阴中也,名曰热入血室。"明·张介宾在《景岳全书》论寒热往来证治条中论述到:"昼则静而夜则热者,此阳邪陷入阴中,阴不足也。"人体卫气日行于阳,夜行于阴。卫气夜入阴分鼓动阳邪,则两阳相搏。故"夜热"。至晨卫气出阴分而行于阳。因"阳邪陷入阴中",表无阳热之邪,故昼静身凉。又因阳热之邪深伏营阴,不随卫气外出;同时热邪日久则伤阴,无作汗之源,故"热退无汗。"据此可知本病之热乃邪气深伏于阴分,自阴分而来。所以,青蒿鳖甲汤证的病机一般认为"热自阴来",阴虚生内热。配伍温热病当以"祛邪为要务"。然祛邪必首推"透邪"之法。"透邪",达邪也,不仅能透邪外出,而且能条畅邪郁之气机。津液耗伤是温热病基本特征。治当步步顾护阴液,"存得一分津液,便有一分生机"。吴氏在领悟和继承叶氏遣药组方规律的基础上,灵活化裁,使青蒿鳖甲汤方证更为切合,配伍更为严谨。养阴不留邪,祛邪而不伤正,共奏滋阴清热,透邪外出之功。该方不仅能滋阴清热,又能使伏于阴分之邪热透于阳分而解,滋阴透邪并进。方中生鳖甲入阴分养阴退热,青蒿清热透络,引邪外出,生地滋阴凉血,知母苦寒滋阴降火,丹皮辛苦性凉,泻阴中之伏火,使火退而阴生。诸药合用,有养阴退热之功,是治疗阴虚邪恋型发热的有效良方。

查阅有关文献[5]--[11],青蒿鳖甲汤在临床上广泛用于多种疾病的治疗,均取得一定的效果。现代药理研究[12]也认为:青蒿能调节免疫功能,有一定的降温、消炎、抑菌等作用;知母具有显著的解热、抗炎作用;丹皮也有一定的抗过敏、解热、抗肿瘤作用。生地具有调节免疫、抗肿瘤、保护胃肠黏膜、抗衰老等药理作用。而鳖甲则被认为有抑制结缔组织增生,增加血浆蛋白的作用,并能提高机体免疫力,延长抗体存在时间。综合来看,青蒿鳖甲汤有较强的增强免疫力和解热作用。

我们的临床体会:(1)肛周脓肿一旦明确诊断,应该尽早行手术。不应过多拘泥于"脓成决以刀针",临床中往往"疼痛意味着需要引流"。手术治疗的目的是迅速地引流脓液,以缓解症状,防止病情进一步扩散或恶化;(2)抗生素的选用最好根据脓液的药敏实验结果,但在条件不足时也可根据经验判断。应注意到一般肛周脓肿感染常见菌为革兰氏阴性杆菌;(3)重视老年患者并发症的中西医结合治疗,重视辨证施治。应指出的是本组研究的15例老年患者的中医辨证施治仅为笔者跟随老师临证经验之一。在临床上导致发热的病因很多,治疗时应不拘于一方一法,立足辨证,灵活变通。凡属阴液已伤,邪热内伏之证,符合"热自阴来"的病机,均可用养阴透邪的青蒿鳖甲汤加减治疗。

参考文献:略。

中医辨证分型结合三联疗法治疗重度直肠黏膜脱垂38例术后疗效临床观察

王俊　廖超　张冬

（陕西省安康市中医医院肛肠科　陕西安康 725000）

现代医学对引起直肠黏膜脱垂病因尚未完全清楚，而中医理论体系对其病因阐述的较为详细，且我国是世界上最早记录直肠黏膜脱垂的国家，中医方剂中对其有很多行之有效的方法，对其症状的缓解很好的效果，但中医对其远期效果欠佳，复发率高，而现代医学对其治疗方法甚多，但通常创伤大，术后并发症多。我们设计此种研究方法，想借助中医的优势，配合手术治疗，观察患者疗效。通过临床观察，我们总结认为，应用法患者术后并发症少，近期及远期疗效好。现报告如下。

1. 临床资料

1.1 重度直肠黏膜脱垂诊断标准

1.2 重度直肠黏膜脱垂紧急处理方法

1.3 纳入病例标准

（1）无严重心脑血管疾病，无糖尿病等基础性疾病；

（2）无精神障碍者；

（3）直肠黏膜无坏死及溃疡、克罗恩病、炎症性肠病的患者；

（4）无腹压增高病因及长期腹泻病史；

1.4 一般资料

选取我院2008年1月～2013年12月收治的重度直肠黏膜脱垂（二型Ⅱ、Ⅲ度脱垂）病患76例，其中男36例，年龄为13～69岁，平均年龄为57.2岁，病程为10～30年，平均病程为19.5年；女40例，年龄为18～65岁，平均年龄为52岁，病程为10～29年，平均病程为19年；将上述分病患随机分为观察组和对照法组各38例。两组患者从年龄、性别、病程及临床表现等方面比较无显著差异（$P > 0.05$），具有可比性。

2. 方法

2.1 观察组患者术前诊断确立，观察组以中医四诊信息为依据，根据脱肛病临床特点列举较为常见的症候，按照中医理论辨证分型分为四型，采用不同中药给予内服、外用。

2.2 中医辨证分型及治疗方法：

（1）湿热下注证　肛门坠胀，腹泻或便秘，肛门红肿疼痛，口渴喜饮，面赤唇红，舌质红，苔黄腻，脉弦。治法：清热除湿　方剂：葛根芩连汤或白头翁汤加减。

（2）中气下陷证　肛门坠胀，神疲乏力，食欲不振，甚至头晕耳鸣，舌质淡，苔薄白，脉细。治法：补气升提、收敛同涩　方剂：补中益气汤加减。

（3）气血两虚证　大便带血，伴有面色萎黄，头晕眼花，少气懒言，纳少唇淡，四肢倦怠，舌质淡，苔薄白，脉沉细而弱。治法：益气养血　方剂：八珍汤加减。

（4）肾虚失摄证　肛门坠胀、肛门松弛、排便困难、头晕眼花、腰膝酸软，小便频数，舌淡胖嫩、脉沉细。治法：养阴通便　方剂：六味地黄丸加减。

外治法：使用XN-X肛周多功能熏洗仪中药熏洗法（采用酸收固涩药外用）、外敷法（以五倍子散或马勃散外敷）。

辩证分型后即开始使用，分别将中医内治法和外治法结合起来使用。

2.3 手术方法介绍

手术采用腰麻或硬膜外麻醉，术前留置尿管，取截石位，常规消毒铺巾扩肛，将直肠黏膜复位后，置入肛管扩张器，在齿状线上约4~6cm黏膜下层行荷包缝合。直肠黏膜脱垂严重者，可在距第一个荷包缝合上1cm处可再做一荷包缝合，退出肛镜缝扎器，将肛肠一次性吻合器（常州华森医疗器械公司生产）置入，收紧荷包缝线打结，自带线器牵出缝线并拉紧，关闭击发并维持加压30s，取出吻合器，检查吻合口，若有出血予以"3-0"可吸收线贯穿缝合止血。消毒后在肛门镜下吻合口上方截石位3、7、11直肠黏膜下柱状注射（1:1消痔灵注射液）约20ml。注射完毕充分按摩注射区，使药液分布均匀。然后行左右骨盆直肠间隙和直肠后间隙注射。在3点位距肛门缘1.5cm处，用9号腰穿针穿透至骨盆直肠间隙，注射（1:1）消痔灵注射液10~18mL，完成左侧骨盆直肠间隙注射。以同样方法注射右侧骨盆直肠间隙。然后腰穿针在截石位6点肛门与尾骨间皮肤中点处穿刺到直肠后间隙，注射（1:1）消痔灵注射液8~12mL，完成直肠后间隙注射。消毒肛管和肛周皮肤，在肛门6点位和12点位距肛缘约1.5cm处皮肤各作0.5~1cm左右切口，切开皮肤及皮下组织。以中弯钳从6点位切口纳入，在食指于肛内引导下，沿皮下间隙向12点位切口作绕肛钝性分离并穿出切口，取备好的肠线，夹住线端退回6点位切口拉出线头。用同样方法自6点位切口入钳至12点位切口，拉回另一端线头，收紧两线头，环缩肛门，以容纳1指半为度，结扎羊肠线，剪除多余部分，缝合两口。肛内放一多孔的引流管并肛管直肠内填加油纱，外用塔形纱布覆盖，胶布固定。

2.4 术后治疗

2.4.1 一般治疗：术后控制排便24h，静脉常规抗生素治疗5~6d，化饮食，便后中成药金玄痔科熏洗散（马应龙药业公司生产）坐浴，中成药生肌散换药治疗。

2.4.2 观察组治疗：采用辨证分型给药，湿热下注证用葛根芩连汤加减内服；中气下陷证用补中益气汤加减内服；气血两虚证用八珍汤加减内服；肾虚失摄证用六味地黄汤加减内服。

外治法：中药熏洗法（采用酸收固涩药外用）、外敷法（以五倍子散或马勃散外敷）。

2.4.3 治疗组治疗：给予麻仁丸口服，预防排便困难。便后金玄痔科熏洗散坐浴。

3. 临床观察标准

3.1 评价标准

评价判定：依据2002年中华中医药学会肛肠分会制定的《直肠脱垂诊断与治疗标准》，分为治愈、有效、无效三个级别。

（1）治愈：患者排便时无肿物脱出，无肛门坠胀，排便通畅。检查直肠恢复正常位置，排便或增加腹压时直肠无脱出肛门外，无直肠黏膜内脱垂。

（2）有效：患者上述症状减轻，排便较通畅，检查脱垂程度减轻，无直肠全层脱垂。

（3）无效：治疗前后无变化或病情加重。

3.2 术后观察指标

术后肛门坠胀感、肛门疼痛感、便血、排便不畅感、伤口感染、伤口愈合时间、肛门闭合不完全。

3.3 术后随访

两组分别于术后6个月、1年进行复查，评价治疗效果。

4. 结果

通过对两组近期及远期疗效的对比，两组总体疗效无统计学意义，$P>0.05$，但观察组术后观察指标出现情况明显低于对照组，两组总体疗效有统计学意义，$P<0.05$。

表1 术后6月两组治疗效果比较 [n (%)]

组别	治愈	有效	无效	直肠狭窄	复发	总有效率
观察组 n=38	38	38	0	0	0	100%
对照组 n=38	38	38	0	0	0	100%

表2 术后1年两组治疗效果比较 [n（%）]

组别	治愈	有效	无效	直肠狭窄	复发	总有效率
观察组 n=38	38	38	0	0	0	100%
对照组 n=38	38	38	0	0	0	100%

表3 两组治疗术后比较 [n（%）]

组别	例数	排便不通畅	疼痛	出血	肛门坠胀	术后伤口感染	肛门闭合不完全	住院时间<15天
观察组	38	10	14	4	8	4	4	26
对照组	38	20	36	12	30	10	20	12

注：术后症评价方法：治疗后从患者第一次排便（一般术后3天左右）开始评价记录，主要记录以上并发症的发生。

治疗过程中两组组症状上都有明显改善，但观察组配合使用中医药后，术后并发症发生情况明显减少，患者恢复时间快，住院时间缩短。

5. 讨论

直肠黏膜脱垂病因目前尚不明确，主要是偏向于滑动疝学说和肠套叠学说。以往治疗上多偏重于西医手术治疗，但对手术后并发症的发生研究过少，出现并发症后又易对患者身心造成影响。我们通过两组对比可以看出，两组治疗均对直肠黏膜脱垂有效果，但使用中医药的观察组术后患者恢复得更好、更快，并发症发生少。中西医结合方法是治疗重度直肠黏膜的新思路，将中医特色应用于临床，结合现代西医手术的优势，双管齐下可以提高患者生活质量，治愈本病。为了将此病治疗研究透彻，我们将重度直肠黏膜的患者通过中医辨证论治，四诊合参，分为湿热下注、中气下陷、气血两虚、肾虚失摄四症，临床中四证多单独出现，也可兼而有之，需结合四诊，分别用中医思维给予清热除湿、补气升提、收敛固涩、益气养血、养阴通便等治法，以中医理论"虚则补之，下则举之"，"酸主收"、"涩可固脱"等为准绳，给予术前术后口服中药，再通过中医熏洗、外敷法减轻症状，控制病情发展，加快术后恢复，减少并发症，综合分析，最终审证求因治达病所。

重度直肠黏膜脱垂主要以手术为主，手术方法多种多样，但我们选取技术相对于成熟，创伤小，预后好的手术方法，组成所称的新三联法治疗，即：改良消痔灵注射法、PPH术、肛门紧缩术，我们运用消痔灵注射主要根据肠套叠学说，是通过注射消痔灵促进直肠内外粘连固定，从而使局部产生纤维化作用，使乙状结肠和直肠交界的黏膜下层，直肠上、中下段的黏膜下层，与黏膜层和肌层粘连固定，从而达到治愈直肠黏膜脱垂的原理。其作用机制是消痔灵注射液药物里所含的铝离子是可以促使血管闭塞和局部组织纤维化的硬化剂，而其中的五倍子鞣酸有明显的抗渗出作用，可以对抗药液中所含的硫酸钾铝的组织渗出，明显降低局部的炎性反应和避免组织坏死的发生。而运用PPH术关键操作简单，损伤小，治疗原理为：①PPH手术通过切除一定宽度直肠黏膜及黏膜下层，缩小了直肠脱垂的长度。②PPH手术尽管深度仅涉及到黏膜及黏膜下层，但由于术中用力牵引荷包缝线尽量多的切除组织，实际上有部分肌层被切除并吻合，其术后标本及病检均有部分肌层组织。③吻合口处的伤口疤痕愈合后，使黏膜下层与肌层疤痕粘连，势必加强了直肠前壁的力量，从而减轻了直肠脱垂的程度。④吻合口处术后形成的疤痕愈合环，使直肠前壁的顺应性降低，脱垂程度变轻。利用肛门紧缩术，必须在直肠内机直肠周围间隙注射后或直肠黏膜环切后进行，可以将长期反复因脱出导致的肛门括约肌拉紧，起到环形缩紧作用，行此术式时必须严格的无菌操作，操作不当或感染，很容易形成全蹄铁型肛周脓肿。

综上所述，利用中西医结合治疗直肠黏膜重度脱垂我们采用理论与实践相结合方式，我们在已经实施的38例中，观察对其术后疼痛、出血、肛门坠胀有明显减轻作用，对加快患者术后恢复，减少住院天数，预防并发症的发生有很明显的治疗效果，值得临床推广应用。

参考文献： 略。

切开加内口结扎术治疗低位肛门直肠周围脓肿的疗效观察

陈锦珍　向德志　耿兴琳　黄清华

(遵义医学院第五附属医院 肛肠科　珠海519100)

肛周脓肿属于临床常见的肛门与直肠病症，90%以上的肛周脓肿是由于肛腺感染导致，由肛腺延伸至肛门与直肠周边组织感染，最终出现脓肿。肛周脓肿发病多为急性，内口不易找寻，故传统治手术治疗方法为先切开脓肿引流排脓后，再给予肛瘘手术治疗[1]。我院从2012年1月开始应用切开加内口结扎术治疗低位肛门直肠周围脓肿，取得显著的临床治疗效果，现报道如下。

1. 资料与方法

1.1 一般资料　选取我院从2012年1月到2013年12月收治的31例肛周脓肿患者做为研究对象。所有患者均符合肛周脓肿的临床诊断标准[2]。按照入院顺序随机分为治疗组15例与对照组16例。治疗组患者男性9例，女性6例，年龄16~75岁，平均（36.5±21.3）岁；病程为3d~8d，平均（5±2.3）d；其中肛周皮下脓肿6例，坐骨直肠间隙脓肿5例，低位肌间脓肿2例，低位蹄铁形脓肿2例。对照组患者男性8例，女性8例，年龄17~74岁，平均（37.5±22.3）岁；病程为2d~7d，平均（5±2.5）d；其中肛周皮下脓肿3例，坐骨直肠间隙脓肿5例，低位肌间脓肿5例，低位蹄铁形脓肿3例。上述患者排除合并心脑肾肝功能不全者，患有精神疾病无法配合治疗者。两组患者的性别、年龄、病程及脓肿位置差异无统计学意义（$p>0.05$），临床分组具可比性。

1.2 手术方法　对照患者应用传统手术治疗方法，术中取截石位或侧卧位，腰部麻醉，距肛缘3~4cm位置切开，切口为放射状，引流排出脓液，用示指探查脓腔大小，分离隔膜，若无法分离，可以切开切口周边皮肤，便于排脓，置入凡士林纱条引流排除脓液，脓液彻底排出后给予肛瘘手术[3]。治疗组患者应用切开加内口结扎术方法治疗。术中采取臀高俯卧位，腰部麻醉，牵引两臀，露出肛门，铺消毒巾。脓肿位置放射状切开，彻底排出脓液，用示指探查脓腔大小，分离脓肿内隔膜，刮匙剔除脓腔中损伤组织，清除炎症组织，整理剪开边缘，切口为长梭形，球头探针沿切口伸入，到达脓腔底部位置细致检查探测。再伸入另外一只手的示指进入肛内，针指配合找寻内口，若探测未通，可在针指间距最薄位置的最上端穿刺。沿探针剖开内口，剖开内口将切口位置想齿线上端延伸0.2~0.4cm，应用弯钳夹住内口两端黏膜，，7号线缝合。结扎与电凝止血后，创面无活跃性出血，肛内放入凡士林纱条进入脓腔内，覆盖纱垫进行加压包扎[4]。

1.3 临床观察指标　观察记录患者的肛门功能变化情况，跟踪随访记录两组患者的复发率。

1.4 疗效评价标准　①治愈：患者可以正常排便，大便形状无变化，患者肛门功能正常；②有效：患者无法有效控制稀便，患者肛门功能部分失禁；③无效：肛门功能完全丧失，无法控制排便。治疗总有效率=（治愈+有效）/患者总数×100%。

1.5 统计方法　数据以均数±标准差表示，采用SPSS18.0统计软件进行分析。计数资料采用χ^2检验，计量资料用t检验。$P<0.05$为差异有统计学意义。

2. 结果

2.1 两组患者临床治疗效果对比治疗组患者治疗总有效率显著高于对照组患者，差异具统计学意义（$p<0.05$）。见表1。

表1 两组患者临床治疗效果对比 (n,%)

组别	例数(n)	治愈	有效	无效	治疗总有效率
对照组	16	11 (68.75)	1 (6.25)	4 (25)	75%
治疗组	15	12 (80)	2 (13.33)	1 (6.77)	93.33%
χ^2值		4.323	3.841	5.343	4.523
P值		0.042	0.045	0.031	0.032

2.2 两组患者复发率对比治疗组2例患者复发，对照组患者6例患者复发，治疗组患者复发率为13.33%，显著低于对照组患者的37.5%，差异具统计学意义（p<0.05）。

3. 讨论

肛周脓肿属于临床常见的外科疾病之一，一直以来手术治疗是该病的首选治疗方法，常规手术治疗先切开引流排脓，再实行肛瘘手术，治疗过程用时较长，患者疼痛感强，治疗花费多，患者经济负担重。有报道称，常规两次手术的方法患者的脓肿复发为12%，肛瘘发生率更高达38%。近年来，随着医疗技术的不断推陈出新，肛周脓肿的治疗手术多应用一次性根治方法治疗，切开引流排脓的同时给予内口适当的处理，不再进行二次手术，减少患者的疼痛，降低患者的经济负担[5]。

肛周脓肿一次性根治术的实施要点在于内口寻找与处理，多数肛周脓肿内口具下面特征：①脓肿内口应用"探针探查"原则，脓肿累及肛窦最薄弱组织就是内口位置，寻找内口需要经验丰富的医师处理，若经验少则易出现找到假内口现象。②肛门周边组织松软，感染周边组织情况下，出现多个内口。③肛周脓肿需要及时处理，内口周边组织出现纤维化，内口随之消失。故脓肿切开手术后，若内口不能及时找到与处理，可能造成脓肿复发与肛瘘现象出现。有研究发现，应用切开内口结扎术治疗肛周脓肿，显著提高了患者的一次性根治治聊成功率。单纯切开内口时，内口在术中未完全切除与愈合，导致患者遗留内口复发。给予内口切开联合两侧结扎术具有下面优势：①同时结扎内口两侧黏膜减少内口出血量；②不会出现遗漏感染灶周边多个内口的现象；③避免结扎后创面导致的黏膜上皮内卷曲，利于引流与创口恢复[6]。

我院通过应用不同的手术方法治疗肛周脓肿，治疗组患者的治疗总有效率为93.33%显著高于对照组患者75%，差异具统计学意义（p=0.032，χ^2=4.523）。治疗组患者复发率为13.33%，显著低于对照组患者的37.5%，差异具统计学意义（p=0.031，χ^2=4.823）。

综上所述，应用切开加内口结扎术治疗低位肛门直肠周围脓肿临床效果显著，操作简单，复发率低，临床值得广泛推广应用。

参考文献：

[1] 王建方，杨国山，牟东成，等.一次性肛周脓肿根治术与传统分期治疗106例肛周脓肿效果对比[J].中国医药导报，2013，10（27）：51～53.

[2] 孙晖，李辉斌，钱海华.保留括约肌改良挂线术治疗低位肛周脓肿的新进展及思考[J].辽宁中医药大学学报，2012，14（12）：151～152.

[3] 岳中文，张建余.负压吸引在低位肛周脓肿根治术后引流效果的临床观察[J].结直肠肛门外科，2011，17（5）：318～319.

[4] 林奇，方善光.切开加内口结扎术治疗低位肛门直肠周围脓肿[J].浙江创伤外科，2013，18（5）：648～648.

[5] 赵明.分段潜行切除内口结扎术治疗复杂性肛瘘50例[J].中国肛肠病杂志，2011，31（7）：68～68.

[6] 聂玉龙.低位肛周脓肿手术治疗188例临床分析[J].基层医学论坛，2013，17（32）：4265～4266.

肛周脓肿置管负压引流术后中药替代抗生素治疗的临床应用观察

王玉　王顺和*　姚健　刘纪锋　穆云　牛苏剑　卢家玉

（泸州市人民医院肛肠科　四川　646000）

肛周脓肿发病急骤，疼痛剧烈，多数患者就诊时已进入成脓期，目前临床上主要以手术切开引流+静脉输注抗生素治疗为主要手段。我科根据微创理念设计采用肛周脓肿置管冲洗加负压引流术取得良好效果，在此基础上我们试着仅在术前术中使用抗生素，术后停用抗生素代之以中医药治疗，取得较满意的疗效。现报告如下。

1. 资料与方法

1.1 一般资料　病例来源于2013年1月至2014年1月确诊为肛周脓肿的本院住院患者60例，其中男42例，女18例。年龄23～59岁，平均39岁，发病时间2～7d，平均4d 其中单侧坐骨直肠间隙脓肿23例，肛门后间隙脓肿33例，双侧坐骨直肠间隙脓肿4例。将60例患者随机分为治疗组和对照组各30例，两组患者年龄、性别、病程等差异均无统计学意义（$P > 0.05$）详见表1。

表1　两组病例一般情况比较

组别	性别 (n)		年龄 ($x \pm s$, 岁)	病程 ($x \pm s$, d)	肛门后间隙脓肿 (n)	坐骨直肠间隙脓肿 (n)	
	男	女				单侧	双侧
治疗组 (n = 30)	22	9	38.57 ± 13.19	4.53 ± 2.47	17	11	3
对照组 (n = 30)	20	9	36.69 ± 11.3	4.75 ± 3.01	16	12	1

注：两组各项比较，$P > 0.05$

1.2 治疗方法

1.2.1 手术方法：两组患者皆行肛周脓肿置管冲洗加负压引流术：术前行肛门直肠超声检查确定脓肿部位、大小及深浅。术前嘱患者排空大便。患者取侧卧位行腰俞穴麻醉，麻醉成功后常规肛周消毒铺巾，抽取脓液送培养，再次消毒。根据术前B超定位确定置管部位，以特制穿刺器分别于脓肿中心处及边缘处各作一约0.3cm左右戳孔，用特制脓腔破膈器自戳孔探入，破坏脓腔内纤维隔，取Fr14#导尿管或吸痰管两根，一根于脓肿中心戳孔置入脓腔内（管1），另一根于脓肿边缘戳孔处置入（管2），穿过脓腔壁即可。以生理盐水自管1注入脓腔冲洗以验证所置管道是否通畅，确认引流通畅后分别于两处置管管周皮下以4号线行荷包缝合固定引流管，确保管壁与周围组织不留空隙，无漏水漏气。以甲硝唑液及生理盐水反复冲洗脓腔至引流液清亮为止。术后管1接静脉输液器，以生理盐水20～40gtt/min的滴速（视脓腔大小调整滴速）连续冲洗，每隔8h换用甲硝唑液100mL点滴冲洗1次；管2接负压引流器，注意保证足够的负压和引流通畅。

1.2.2 抗生素使用：两组患者均术前30～60min开始静脉使用抗生素，选用头孢美唑2g加0.9% NS100ml静滴，每日两次。治疗组术后翌日起停用抗生素，改为口服中药治疗。对照组再根据脓液培养及药敏试验结果调整抗生素，连用5日。第6日进行相应指标观察。

1.2.3 治疗组术后即开始予加减托里透脓汤口服，药物组成：银花30g、野菊花30g、蒲公英30g、党参18g、生黄芪20g、白术15g、白芷15g、升麻8g、当归15g、甘草6g、细辛4g、如苔黄腻加黄连、胆草、滑石。每日1剂煎取汁540ml分3次口服。

2. 观察指标与方法

2.1 主症分级记分 ①疼痛．无疼痛感、无压痛记 0 分；无疼痛感但有压痛记 1 分；自觉疼痛、压痛明显记 2 分；疼痛感较重、局部不可触压记 3 分；疼痛剧烈、活动受限记 4 分。②局部脓腔情况：术后 5 日内脓腔消失、戳孔愈合记 0 分；脓腔修复、戳孔不愈合者记 2 分；脓腔再次成脓记 3 分；术前记 4 分。③全身情况：一般情况良好、无特殊主诉记 0 分；有全身不适症状、但无发热恶寒记 2 分；有明显自觉不适症状伴发热、恶寒、体温 >38.5℃ 记 3 分；体温 <38.5℃ 记 4 分。

2.2 血常规检测 2 组患者分别于手术前、术后第 1 日、及术后第 6 日抽静脉血检测白细胞总数及中性白细胞百分比。

2.3 统计学方法 临床检测数据以均数 ± 标准差（x ± s）表示，t 检验，$P < 0.05$ 为差异有显著性。

3. 结果

3.1 对主症的影响 两组对促进脓腔尽快修复、改善全身情况、消除疼痛及预防切排术后脓腔再次成脓等方面治疗前后均有明显差异（$P < 0.05$），但两组患者组间比较均无明显差异（$P > 0.05$）。见表 2。

表 2 两组治疗前后主症积分值比较（x ± s）分

组别		例数	疼痛	脓腔情况	全身情况
治疗组	治疗前	30	3.75 ± 0.20	4.00 ± 0.00	3.55 ± 0.30
	治疗后	30	1.05 ± 0.15	0 ± 0.52	1.25 ± 0.10
对照组	治疗前	30	3.55 ± 0.20	4.00 ± 0.00	3.15 ± 0.30
	治疗后	30	1.08 ± 0.10	0 ± 0.78	1.65 ± 0.40

注：与同组治疗前比较：$P < 0.05$；治疗后治疗组与对照组治疗后比较：$P > 0.05$。

3.2 治疗过程中 WBC 及 N 的变化情况：两组患者 WBC 及 N 都于术前达到较高值；术后第 1 日均迅速下降；术后第 5 日基本恢复至正常值。两组各时间点均无显著差异（$P > 0.05$）。见表 3。

表 3 两组治疗过程中 WBC 及 N 的变化情况

项目	组别	例数	术前	术后第一日	术后第六日
WBC（×10^9/L）	治疗组	30	12.15 ± 2.03	10.15 ± 1.03	7.15 ± 1.34
	对照组	30	12.22 ± 1.91	10.28 ± 0.96	7.19 ± 1.39
N	治疗组	30	0.82 ± 0.15	0.71 ± 0.11	0.62 ± 0.08
	对照组	30	0.84 ± 0.11	0.70 ± 0.12	0.64 ± 0.07

注：与同组治疗前比较：$P < 0.05$；治疗后治疗组与对照组治疗后比较：$P > 0.05$。

4. 讨论

肛周脓肿是肛门直肠周围间隙发生的化脓性感染。多起病急骤，一般 3~5 天进入成脓期，需尽早手术切开引流。手术原则强调切口必须满足充分引流，大的脓肿常需作多个切口引流。同时需静脉给予抗生素治疗 3~5 天，一般选用二代头孢联合喹诺酮类药物。尽管如此仍存在两个方面的问题。一是切口引流不管是纱条类还是橡皮条类都是静态引流，难以在短时间内达到满意效果，且为了达到充分引流不得不做大切口或多切口，导致创伤大、痛苦大、修复时间长。二是由于必须使用抗生素 3~5 天。严重感染常需用药一周左右，否则毒血症状或局部红肿热痛的炎性症状消除很慢，最后受累区域遗留较大硬结，需要数十天或数月才能消除。

革兰氏阴性杆菌感染后需用二代头孢类药物，这类药物为杀菌剂。革兰氏阴性菌被杀死后会产生内毒素，越来越多的证据表明应用抗生素治疗革兰氏阴性杆菌引起的脓肿或脓毒血症能诱导大量的内毒素释放，导致病情恶化。[1]因此许多学者另辟蹊径，他们研究证明许多清热解毒类和益气类的中药都具有一定的抗菌作用和对内毒素有灭活作用。[2,3,4]

我们采用置管连续冲洗持续负压引流治疗肛周脓肿取得很好的临床疗效[5]。本法由于是负压引流所以引流充分快捷，同时因为连续冲洗，脓腔壁血管迅速收缩，减少了脓腔内的毒素吸收。在此基础上我们尝试术后不使用抗生素，使用托里透脓的中医治疗方案，仿古方托里透脓汤。由于脓成且溃故去原方中的山甲、皂刺，方中黄芪既补气，又有良好的托毒功效，为主药；配合当归、白术、党参以健脾养血，活血和营，使气血内充，鼓营卫以外发；再以金银花、野菊花、蒲公英解毒清热；白芷、升麻既协助金银花、野菊花、蒲公英托毒外出以泄毒，又配合参芪提气升陷，使新肉早生，溃疡早愈，加温经通阳、反佐他药的细辛。全方奏祛邪扶正，托里透毒之效，既可使内侵之毒邪早祛，又使气血旺盛，新肉早生，创面早愈。

治疗组和对照组之间对主症的影响及白细胞总数和中性粒细胞变化上均无明显差异，由此我们可以认为：在肛周脓肿腔内置管冲洗加负压引流术后，使用加减托里透脓汤口服疗效与使用抗生素疗效是一致的。在肛周脓肿置管连续冲洗、持续负压引流治疗中，中药加减托里透脓汤口服可以替代静脉给抗生素治疗。

参考文献：

[1] 张永一，郭昌星. 抗生素诱导内毒素血症研究进展 [J]. 中华全科医学，2008，12（6）：1297.
[2] 林玉贞，吴水生. 论中药及其复方在感染性疾病治疗中的应用 [J]. 福建中医药，2002，33（4）：44.
[3] 张霞. 清热解毒中药拮抗内毒素研究 [J]. 天津中医，1999，16（1）：43.
[4] 薛小平，李东华，张浩，等. 清热解毒方对急性细菌性腹膜炎大鼠血清内毒素及细胞因子的影响 [J]. 中国实验方剂学杂志，2010，16（6）：176.
[5] 姚健，刘纪锋，王顺和，等. 腔内置管冲洗加负压引流治疗肛周脓肿的临床疗效观察 [J]. 结直肠肛门外科，2012，18（6）：383

肛周脓肿置管负压引流术与切开引流术后形成肛瘘几率的对比研究

卢家玉　王顺和　姚健*　刘纪锋　王玉　穆云　牛苏剑

（四川省泸州市人民医院 646000）

肛门直肠周围间隙发生化脓性感染而形成脓肿者称肛门直肠周围脓肿，简称肛周脓肿。一旦发生肛周脓肿，应尽早予以手术治疗。传统各种手术均行大切口切开引流以保证引流通畅，但对于急性肛周脓肿而言，相当一部分患者在一期手术后将进一步形成肛瘘，需再次手术治疗，两次肛周大切口手术无疑会对肛门直肠功能造成了一定的损伤，出现术后肛门控便功能减弱甚至形成肛门失禁。现代肛肠外科越来越重视以微创的方式治疗肛门病患的同时保护肛门功能，以提高患者的术后生活质量。我们根据微创理念设计采用肛周脓肿置管冲洗加负压引流术治疗肛周脓肿，取得了和传统手术一致的疗效，且疗程短，痛苦少。为了观察本术式术后形成肛瘘的几率，并与切开引流术后肛瘘发生率对比，我们系统观察跟踪随访80例，现将有关资料报告如下。[1]

1. 临床资料

1. 一般资料　本组80例患者，其中男52例，女28例，年龄23~59岁，平均39岁，发病时间2~7d，平均4d。其中单侧坐骨直肠间隙脓肿39例，肛门后间隙脓肿20例，双侧坐骨直肠间隙脓肿21例。将80例患者随机分为治疗组和对照组各40例。两组患者年龄、性别、病程等差异均无统计学意义（$P > 0.05$）。详见表1。

表1　两组病例一般情况比较

组别	性别（n）		年龄（$\bar{x}\pm s$,岁）	病程（$\bar{x}\pm s$,d）	肛门后间隙脓肿（n）	坐骨直肠间隙脓（n）	
	男	女				单侧	双侧
治疗组（n=40）	27	13	38.57±13.19	4.53±2.47	5	30	5
对照组（n=40）	25	15	36.69±11.3	4.75±3.01	5	29	6

注：两组各项比较，P>0.05

1.2 治疗方法

1.2.1 治疗组　术前行肛门直肠超声检查确定脓肿部位、大小及深浅，术前嘱患者排空大便。患者取侧卧位行腰俞穴麻醉，麻醉成功后常规肛周消毒铺巾，再以碘伏消毒肛管直肠下端，抽取脓液培养标本，再次消毒。根据术前B超定位确定置管部位，以特制戳孔针分别于脓肿中心处及边缘处各作一约0.3cm左右戳孔，用特制脓腔破膈器自戳孔探入破坏脓腔内纤维隔并引流出脓液，取Fr14#导尿管或吸痰管两根，一根于脓肿中心戳孔置入脓腔内（置管1），另一根于脓肿边缘戳孔处置入（置管2），穿过脓腔壁即可。以生理盐水自置管1注入脓腔冲洗以验证置管2是否通畅，确认引流通畅后分别于两处置管管周皮下以4号线行荷包缝合固定管道，确保管壁与周围组织不留空隙，无漏水漏气。以甲硝唑液及生理盐水反复冲洗脓腔至引流液清亮为止。术后置管1接静脉输液器，以生理盐水20~40gtt/min的滴速（视脓腔大小调整滴速）连续冲洗，每隔8h换用甲硝唑液100mL点滴冲洗1次。置管2接负压引流器，注意保证足够的负压和引流通畅。术后静脉给予抗菌素治疗3~5d，每日观察局部情况。待体温、血象正常，局部肿痛完全消失，负压引流液清亮（一般在48~72h）即可拔管停止治疗。

1.2.2 对照组　术前嘱患者排空大便，取侧卧位行腰俞穴麻醉，麻醉成功后常规肛门术野消毒铺巾，以碘伏消毒肛管及直肠下端，抽取脓液培养标本。再次消毒，根据脓肿大小作1~3个放射性切口，大弯钳分离破坏脓腔膈充分引流出脓液，以探针探入脓腔探查内口，如内口明确则在探针引导下行切开切除术，如位置较高则行低位切开高位挂线治疗，如内口难以确定则只行切开引流。术后静脉给予抗菌素治疗3~5d 术后每天常规坐浴换药。

1.3 结果
两组患者手术过程顺利，术后均痊愈出院，随访半年，对比观察二者形成肛瘘的发生率，结果详见表2。

表2　两组患者肛瘘发生率比较

组别	形成肛瘘[n（%）]
治疗组（n=40）	1（2.5）
对照组（n=40）	7（17.5）
P值	<0.05

2. 讨论

肛周脓肿和肛瘘是肛肠外科的常见病和多发病，肛周脓肿90%是由于肛腺感染引起[2]。肛周脓肿和肛瘘是肛门直肠周围间隙化脓性感染的两个病理阶段，急性期表现为肛周脓肿，慢性期表现为肛瘘。如果肛周脓肿系自行破溃或只是行切开引流，形成肛瘘的几率可高达97%[2]。要预防肛瘘的形成，在肛周脓肿术中应找到原发性感染的肛窦、肛腺，尽可能切开或切除，术后再行充分引流。如引流满意，其形成肛瘘的几率则显著下降，据美国和德国肛周脓肿诊疗指南的统计资料可降至7%~66%，平均16%[2]。可见肛周脓肿的引流彻底与否是防止形成肛瘘的关键因素。

肛周脓肿切开引流术后脓腔压力迅速下降或消除，症状随之改善，但是切排术本身并不是对因治疗，故术后的充分引流仍是治疗关键，传统的肛周脓肿切开引流术术后采用的是纱条静态引流，其原理是利用虹吸作用，将脓腔的炎性分泌物和坏死组织液化产物引流至脓腔外，使脓肿炎症逐渐消退，肉芽组织逐渐生长，填满脓腔间隙，直至愈合，这种常压下的静态引流常常不充分，特别是被感染的肛腺肛窦，它们处于肛门内外括约肌区域，麻醉作用消失后肌张力恢复，加之伤口疼痛可使肌肉收缩或痉挛势必影响该区域的充分引流。此环节可能是肛门直肠周围脓肿切开引流后再形成肛瘘的重要原因。

肛周脓肿置管冲洗加负压引流术是通过脓腔持续冲洗负压引流，以保证脓腔引流的通畅和迅速，脓液及分泌物能及时的排出，脓腔无积脓积血，防止分泌物和坏死组织积聚在脓腔内结块堵塞引流，使引流区内达到"零聚积"，减少细菌繁殖的机会，使脓腔内肉芽在良好的环境下迅速生长使脓腔变小，进而完全修复。而感染的肛窦肛腺可能在相对清洁的环境中经连续冲洗持续负压引流达到充分有效的引流目的，从而减少了肛瘘的形成机率。

我们通过本组对比研究病例术后半年的随访观察分析，置管冲洗负压引流组（治疗组）40例中发生肛瘘1例，占2.5%；切开引流组（对照组）40例中发生肛瘘7例，占17.5%，经统计学处理P值<0.05，具有显著差异，可见置管冲洗负压引流术在肛周脓肿的治疗中安全有效，除具有微创、痛苦轻、疗程短、费用低外，可显著降低肛周脓肿术后肛瘘的发生率。

[1] 姚健，刘纪锋，王顺和，牛苏剑，王玉，穆云．腔内置管冲洗加负压引流治疗肛周脓肿的临床疗效观察［J］．结直肠肛门外科，2012，18（6）：383～385．
[2] 丁曙晴，丁义江．肛周脓肿和肛瘘诊治策略——解读美国和德国指南［J］．中华胃肠外科杂志，2012，15（12）：1224～1226．
[3] 张有生．肛肠科手册［M］．沈阳：辽宁科学技术出版社，1985：93．

拓展经典理论-运用索罗门（Salmon）定律一次性根治肛周脓肿的临床对照研究

李师

（辽宁省肛肠医院）

肛周脓肿起病急骤，疼痛剧烈，需急诊手术。切开引流术为常用术式，但约95%以上术后形成肛瘘，需二次手术，不但增加了患者的痛苦而且浪费了有限的医疗资源。切开挂线术，术后复发率低，疗程短，较切开引流术疗程明显缩短，在临床上已经得到普遍应用，但多是临床医生根据经验判断进行手术，缺乏被普遍认可的理论学说支持，所以一次性切开挂线根治肛周脓肿的术式一直存在争议。肛周脓肿手术成败的关键在于寻找原发内口，完全彻底地清除感染的肛隐窝、肛腺和肛腺导管，就能防止脓肿的复发以及脓腔的假性愈合，达到一次性根治的目的。

索罗门（Salmon）定律应用于肛瘘，为国内外临床医生普遍认可。我们根据肛门解剖学特点，专科检查结合现代的彩超技术，拓展了索罗门（Salmon）定律，应用于肛周脓肿，指导肛周脓肿一次根治术，并与目前临床常用切开引流术方法进行对照，自2012年7月—2013年12月对辽宁省肛肠医院的112例肛周脓肿患者进行治疗观察，疗效满意。现报道如下。

1. 一般资料

1.1 病例选择

诊断依据

（1）症状：患者感觉肛门疼痛，甚至影响坐卧及活动，重者伴有发热恶寒。也有的患者肛门疼痛不明显而表现为肛门坠胀、小便不利等。

（2）体征：检查可见肛门局部红肿，触压疼痛，或有溃口溢脓，肛内指诊也常于内口部位扪及压痛或凹陷硬结。肛镜检查可见内口部的肛窦充血、肿胀，有时稍加按压即有脓液溢出。

（3）辅助检查：X 线检查、B 超检查、实验室检查等。

在确诊为肛周脓肿后，进一步查明脓肿的类型，即脓肿所在的腔隙、位置，与肛门腺及肛门括约肌的关系，脓肿为特异性感染还是非特异性感染，引起肛周脓肿的可能病原菌。所有病例均排除结核、克隆氏病、溃疡性结肠炎和外伤等所致的特发性脓肿。

病例被随机分为观察组，对照组。

纳入标准：

（1）符合上述诊断标准。

（2）年龄 14～70 岁。

（3）急性期是指发病在 3 周之内。

排除标准：

（1）合并心、肝、肾、血液系统等严重疾病、肿瘤等。

（2）过敏体质、病情危笃或疾病的晚期患者；

（3）不合作者，如不愿意接受研究措施或因患有精神病未能合作者。

1.2 临床操作方法

观察组：一次性根治切开挂线术组手术方案

"拓展索罗门（Salmon）定律"应用于肛周脓肿，指导肛周脓肿一次根治术，通过彩超，指诊等专科确定脓肿范围，以脓肿波动最明显处或者彩超定位脓腔中心位置在臀部的垂直投影，假想为将形成肛瘘的外口位置，再根据索罗门（Salmon）定律寻找内口，即经过肛门两侧坐骨结节画一横线，如外口在横线前方，距肛门 5cm 内，则内口在齿线上与外口相对应；如外口在距肛门 5cm 外或在横线的后方，则内口多在肛管后部齿线处。

在以上各种脓肿切开引流完成后，在拓展索罗门（Salmon）定律的指导下，术者左手食指放入肛内协助，右手持球头探针沿切口轻轻探入，在相应的齿线附近探查原发感染内口。术者以食指伸入肛内作引导，另一手持探针经脓腔寻找内口。如内口已溃破，探针可顺利引出；如内口寻找困难，可在针指间最薄弱处穿出。引入橡皮筋。将切口与肛门间皮肤切开，橡皮筋松紧适度后结扎，同时结扎原发内口两侧肛腺组织。填塞无痛生肌散凡士林纱条引流，塔形敷料压迫，丁字带外固定。

对照组：给予切开引流术手术方案：

患者取膀胱截石位，常规消毒，简化骶管麻醉。在皮肤波动最明显或触痛最明显处，彩超定位脓腔中心位置在臀部的垂直投影处按各类脓肿以不同切口。切开脓腔，排出脓液，分离脓腔纤维隔，彻底清除坏死组织，脓腔经用双氧水和生理盐水冲洗后填塞无痛生肌散凡士林纱条引流，塔形敷料压迫，丁字带外固定。

术后两组均采用一周内每日需换药 2～3 次，然后视分泌物情况逐渐减少换药次数，但每日便后必须换药。换药中药坐浴（硝矾洗剂）。

1.3 疗效判断标准

痊愈：创口愈合，症状消失，无肛门变形、肛门失禁等不良反应；

好转：创口基本愈合，症状消失，但术后肛门不全失禁或完全失禁；

未愈：创口未愈合，症状未改善，或暂时愈合，数日内又复发。

1.4 统计分析采用 SPSS11.0 软件。

计量资料用 U 检验，计数资料用 X^2 检验。

2. 结果

观察组 112 例全部一次性治愈，无肛门变形、复发及其它并发症。对照组 96 例，5 例一次性治愈，91 例术后桥形愈合形成肛瘘，行二次手术治疗后痊愈。

治疗组与对照组治疗结果比较

组别	N	一次治愈 (n、%)	二次手术 n
治疗组	112	112（100%）	0
对照组	96	5（5.21%）	91

$P<0.01$

3. 讨论

肛周脓肿起病急骤，疼痛剧烈，需急诊手术。肛管直肠周围脓肿是指因肛腺感染后，炎症肛管、直肠周围软组织或其周围间隙内发生的急性化脓性感染，并形成脓肿。

肛周脓肿多是向肛管直肠周围间隙组织蔓延而发生的化脓性疾病。大范围、多间隙的肛门直肠周围脓肿其内口多在直肠环以上，属于复杂性肛周脓肿，其炎症重、脓肿范围进行性增大，如治疗不及时或方法不当，常自行破溃或手术切开引流后形成肛瘘，传统的治疗方法是单纯脓肿切开引流后，因术后脓肿复发或后遗肛瘘者超过90%，故多于行切开引流术后2～3个月形成瘘管后Ⅱ期再行肛瘘手术。再次手术既增加患者的手术痛苦，又加重了经济负担，使治疗过程复杂化。

肛周脓肿约95%的感染源来自肛腺。感染可沿肛腺管进入肛腺，并通过肛腺体的管状分支或沿联合纵肌向上、下、外各个方向扩散到肛管、直肠周围间隙，形成不同部位的脓肿。由于解剖原因，肛管后侧的肛隐窝最容易发炎，经肛门腺导管感染扩散。由于肛门腺导管分布的差异，炎症可波及肛管后浅间隙、肛管后深间隙、直肠后间隙及黏膜下间隙，而形成蹄铁型脓肿，脓液向一侧或两侧经括约肌深浅间隙进入坐骨直肠窝形成低位蹄铁型脓肿，向上穿过肛提肌进入直肠后间隙，则形成高位复杂性脓肿。彻底清除肛周脓肿的原发感染病灶即感染的肛隐窝（内口）是根治肛周脓肿和防止后遗肛瘘的关键。

本研究拓展索罗门定律认为，通过彩超，指诊等专科确定脓肿范围，以脓肿波动最明显处或者彩超定位脓腔中心位置在臀部的垂直投影，假想为将形成肛瘘的外口位置，再根据Salmon规律寻找内口，即经过肛门两侧坐骨结节画一横线，如外口在横线前方，距肛门5cm内，则内口在齿线上与外口相对应；如外口在距肛门5cm外或在横线的后方，则内口多在肛管后部齿线处。据此可准确判断内口位置和脓肿的走行情况，指导进行肛周脓肿一次根治术。经过多年临床经验的总结，结合现代检查手段，现拓展索罗门（Salmon）定律，指导肛周脓肿一次根治术，使经典理论现代化，使传统的中医挂线特色疗法科学化。能够得到普遍运用，为肛周脓肿一次根治术填补了理论上的空白。

中医传统的挂线疗法被公认为具有慢性勒割、异物刺激、引流和标志四大作用。目前已成为治疗高位肛瘘、高位复杂性肛瘘的主要治疗手段，将挂线疗法应用于肛周脓肿的治疗是挂线疗法治疗肛瘘的延伸，应用挂线疗法一次手术根治肛周脓肿，挂线的慢性勒割、异物刺激作用可在缓慢切开组织的同时，底部组织生长。肌肉断端粘连固定、避免了一次性切开，肛门括约肌受损所致的肛门失禁等后遗症[1]。这是挂线疗法治疗肛瘘的主要理论依据而在肛门脓肿的治疗中应用，挂线疗法则亦强调挂线的引流作用可使脓腔渗出顺线流出。并可使创面从基底部愈合。外部位置无法过早闭合。故国外学者将挂线线称为"泄液线"。早期的引流、后期的慢性切割、异物刺激使组织从基底部生长，维护肛门正常括约功能[2]。是挂线疗法应用于肛周脓肿的治疗的依据所在。一期切开挂线根治术，坚持"一次性根治理念"[3]。诊断明确，处理方法得当，治疗肛周脓肿由于术中同时处理了感染的内口，肛管直肠周围脓肿可以一次性根治，绝大多数病人因不后遗肛瘘，避免了再次手术的痛苦，缩短了疗程，且无炎症扩散、术后出血及肛门失禁等并发症，在临床上得到了广泛的证实，能免除再次手术的痛苦和缩短疗程，减轻了患者经济负担，临床疗效满意。

参考文献：略。

补气生肌汤促进肛瘘术后创面修复的临床研究

王明华 唐海明 傅军伟 陆彩忠 唐一多

(上海市浦东新区光明中医医院肛肠科 上海市浦东新区 201399)

肛瘘是肛门直肠瘘的简称,是临床常见的肛门直肠疾病,在我国发病占肛门直肠疾病的 1.67% ~ 3.60%,国外约为 8% ~25%[1]。手术是治疗肛瘘的重要手段。因肛门每日排便的特殊生理功能,污染严重,故肛瘘切口一般不予缝合,易导致术后创面恢复缓慢,增加患者的病苦,所以促进术后创面的愈合对临床有重要的意义。本研究拟观察笔者经验方补气生肌汤对肛瘘术后创面的影响,现将观察结果报告如下:

1. 临床资料

1.1 一般资料 2011 年 1 月至 2012 年 12 月在我院肛肠科住院行肛瘘切开术治疗的低位单纯性肛瘘患者 80 例,按随机原则分到治疗组和对照组,每组 40 例。治疗组男 31 例,女 9 例;年龄最小者 18 岁,最大者 56 岁,平均 (35.5±8.4) 岁;病程 7 个月至 6 年,平均 (2.4±1.3) 年;平均创面面积 (10.3±2.6) cm2。对照组男 33 例,女 7 例;年龄最小者 20 岁,最大者 57 岁,平均 (37.2±8.1) 岁;病程 5 个月至 8 年,平均 (2.38±1.22) 年;平均创面面积 (10.5±2.9) cm2。两组病例年龄、病程、性别、创面面积大小等情况比较,差异均无统计学意义 ($P>0.05$)。

1.2 诊断标准 参照国家中医药管理局 1994 年 6 月发布的《中医病证诊断疗效标准》[2]中肛瘘的诊断标准。

1.3 纳入标准

①符合上述诊断标准,属低位单纯性肛瘘者。②年龄在 18~60 岁,性别不限。③病程在 5 年以内。④自愿加入本试验,并签定"知情同意书"者。

1.4 排除标准 ①原有肛门部手术或外伤史。②患有急慢性腹泻或肛周湿疹等肛周皮肤病者。③患有心脑血管、血液病、糖尿病、恶性肿瘤等疾病及精神疾病者。④妊娠和哺乳期妇女。⑤不愿加入本试验,中途主动退出或失访者

2. 治疗方法

2.1 手术方法 所有患者均行肛瘘切开术,手术方法:探得内口后,将探针拉出肛门外,切开瘘管的全部表浅组织,由外口到内口及相应的肛管括约肌纤维。瘘管全部切开后即将腐烂肉芽组织搔刮干净,最后修剪伤口边缘,使伤口呈底小口大的"V"字形,便于伤口深部先行愈合。

2.2 术后处理 两组患者手术当天至术后第 3 天每天静滴头孢呋辛 1.5g 加生理盐 100ml, bid,术后均不使用对创面愈合有影响的外用药物,均在术后第 1 天开始换药。治疗组予补气生肌汤(黄芪 30g、党参 20g、桃仁 10g、红花 10g、当归 20g、鸡血藤 30g、牛膝 15g、陈皮 10g、炒米仁 30g、白术 10g、炒白芍 10g、熟地 15g、炙甘草 6g),每日 1 剂,水煎,早晚分服。对照组予口服康复新液(湖南科伦制药有限公司生产,国药准字 Z43020995),一次 10ml,一日 3 次。所有病例每日均换药 1 次,直至创面完全愈合。

2.3 疗效评定指标

(1) 创面愈合率:以手术结束时创面面积作为"初始"面积。计算出手术后第 7 天、第 14 天、第 21 天的创面愈合率。公式为:第 n 天创面愈合率 = (原始创面面积 – 第 n 天创面面积)/原始创面面积×100%;创面面积记录方法[3]:用透明薄膜直接均匀敷贴于创面上,以细记号笔描绘创缘,再将薄膜铺于心电图描记纸上,计算出具体数值。(2) 创面愈合时间:从受试之日起,至创面完全愈

合所需要的时间。

2.4 统计学方法　用 SPSS18.0 软件进行统计学分析，计量资料采用均数±标准差（x±s）表示，计量资料采用 t 检验，计数资料采用卡方检验。

3. 结果

3.1 两组创面愈合时间比较　两组病例术后直至创面完全愈合的时间，对照组：时间最短者 19 d，最长者 33 d，平均（23.1±2.6）d。治疗组：时间最短者 17 d，最长者 26 d。平均（20.2±2.3）d。两组经 t 检验比较，t=2.457，P=0.0123<0.05，差异有统计学意义。说明补气生肌汤能比康复新液更快地促进肛瘘术后创面的愈合。（见表 1）

表 1　两组创面平均愈合时间比较（x±s）

组别	例数	平均时间
治疗组	40	20.2±2.5
对照组	40	23.2±2.9

注：与对照组比较，P<0.05。

3.2 两组创面愈合率比较　对照组与治疗组在术后第 7 天比较，两组差异有统计学意义（P<0.05），治疗组优于对照组。术后第 14 天及术后第 21 天比较，两组差异有统计学意义（P<0.05），治疗组明显优于对照组，治疗组在同期内愈合率高于对照组，说明补气生肌汤在促进肛瘘术后创面愈合的效果明显优于康复新液。（见表 2）

表 2　两组创面愈合率比较（x±s）

时间	治疗组		对照组		t 值	P 值
	例数	愈合率%	例数	愈合率%		
第 7d	40	34.1±11.3	40	29.1±12..61	2.145	0.028
第 14d	40	82.5±10.1	40	74.9±10.67	2.973	0.005
第 21d	40	93.1±9.21	40	84.9±9.45	3.195	0.003

4. 讨论

肛瘘是肛肠科常见感染性疾病，中医称之为"痔瘘"、"漏疮"、"肛漏"，发病以青壮年居多，男性多于女性。瘘管内口多位于齿状线上的肛窦处，管道穿过肛门直肠周围组织，外口位于肛周皮肤，可以造成局部组织反复感染、肿痛，外口反复破溃、溢脓，经久不愈。肛瘘自然愈合的几率极小，手术是治疗肛瘘的重要手段，但因肛门每日排便的特殊生理功能，污染严重，故肛瘘切口一般不予缝合，主要经过术后换药，以二期愈合的方式使创面修复，因而术后切口愈合缓慢病程长，给广大患者造成极大痛苦。

祖国医学认为肛瘘术后，肌肤、肌肉受损，致脉络断裂，气血郁滞于络外，经气受其所激，而致经脉气血不畅，则见局部肿痛，加之大便摩擦，湿热毒邪留滞不去，而或气血虚弱，不能濡养，致新肉生长缓慢，创面长期不愈，宋·陈自明在《外科精要》中云："不生肌，不收敛，脾气虚也。"明·《外科理例》中说："肌肉，脾之所主也，溃后收敛迟缓者，乃气血盛衰使然，……生肌之法，当先理脾胃，助气血为主，则肌自生。"因此中医辨证用药应以补益气血，调畅气机，清利湿热，疏通经络为主。笔者自拟经验方补气生肌汤中以黄芪补气升阳，托疮生肌为君药，党参、白术共用补中益气，健脾燥湿，熟地、当归、鸡血藤、白芍相伍活血通经，养血敛阴同为臣药，红花、桃仁、川牛膝合用加强活血祛瘀之功亦为臣药，炒米仁、陈皮健脾燥湿，行气和中为佐药，炙甘草调和诸药为使药。全方共奏补气养血，，清利湿热，健脾和中，活血通络之功。

现代药理学证明当归能降低血小板聚集、抗血栓形成、降低血管通透性及镇痛抗炎作用，同时体外实验对金葡菌、大肠杆菌、痢疾杆菌等感染有较好的抑制作用[4]。黄芪具有较好地促进血管生成作用，可改善创面的血液循环，有利于水肿的吸收，减轻疼痛的程度[5]。牛膝提取液有较强的抗炎消肿作用，其机理在于牛膝可提高肌体免疫功能，，激活小鼠外周血巨噬细胞对细菌的吞噬能力以及扩张血管、改善循环、促进炎性病变吸收等作用；对角叉菜胶所致小鼠足肿胀，亦有明显抑制作用[6]。

本文研究结果表明，治疗组创面愈合时间短于对照组，差异有统计学意义（$P < 0.05$）。在术后第7天、第14天及术后第21天创面愈合率比较，治疗组明显优于对照组，差异有统计学意义（$P < 0.05$）。由此可见补气生肌汤可以明显促进肛瘘创面愈合，缩短住院时间，值得在临床进一步推广应用。

参考文献： 略。

改良生肌玉红膏在肛肠科中的应用

刘俊强　张明琴　指导：韩青科

（河南天津路社区服务中心肛肠科　河南洛阳 471300）

改良生肌玉红膏是我市著名肛肠病专家韩青科教授根据自己50多年临床经验，在实践中，根据专科用药特点，在古方"外科正宗"生肌玉红膏的中医理论基础上、筛选改进，配制而成，经临床长期应用，效果颇佳，现介绍如下。

1. 一般资料

1.1 药物组成　当归90g，生地30g，黄连90g，甘草60g，地榆30g，五倍子30g，紫草30，白芷10g，血竭粉10g，明矾10g，乳香10g 没药10g 冰片10g 轻粉24g 鲜槐枝鲜柳枝各7节（每节一寸长）凡士林，黄腊各适量，麻油2000毫升。

1.2 配制方法　将当归，紫草，生地，黄连，甘草，地榆，五倍子，白芷，乳香，没药，鲜槐枝，鲜柳枝12味药，放入2000毫升麻油锅内浸泡3日后，将其放置文火上熬煎至生地微枯为度。用3层新净纱布将药渣过滤至净，将锅内煎至滚沸，加入黄蜡待其熔化后加入凡士林搅均化开，加入轻粉，明矾粉搅均，待温度降至20度时加入冰片，血竭粉充分拌匀，配制成油膏状，侯至1日，收瓶备用即可。

1.3 治疗范围　（1）便秘（2）急性直肠炎，结肠炎，结直肠溃疡，肛窦炎，乳头炎（3）肛肠病术后出现出血，疼痛，分泌物多，术后伤口愈合迟缓（4）肛门潮湿，肛门瘙痒（5）肛裂等病症及各种肛肠病术后常规换药。（6）外科脂肪液化，伤口经久不愈。

1.4 应用方法　（1）肛内注入保留灌肠法：适用于内痔，息肉，直肠脱垂术后等治疗及换药。嘱病人排空大便，侧卧于换药床上。肛门常规消毒后，用甘油灌肠器由肛门注入5～100毫升油膏。其用量据患者耐受程度而定。灌入后嘱患者侧卧垫高臀部，应尽量使保留时间延长，以增强疗效。（2）术后局部换药：适用于肛肠病术后，尤其是伤口长期不愈者，使用纱条蘸药膏敷于伤口即可。

2. 讨论

生肌玉红膏原方首见于明代陈实功编著的《外科正宗》卷一，是外科肿疡收敛药中的神药，用药后可使腐肉易脱，新肉即生，疮口自敛。我门结合临床实践根据肛肠科特点筛选出十余味适合专科应用的药物，经过改良，加入原古方中配置成紫红色油膏，通过保留灌肠或用油纱条敷贴，作为肛肠科常见病及术后伤口的生肌收敛药。经长期临床应用效果颇佳，该方针对肛肠科疾病发病的机理及临床症状对痔疮出血脱出，术后疼痛瘙痒，肉芽生长状况等疗效好。方中主药当归补血活血止痛，白芷消肿止痛，黄连清热燥湿消肿抗炎，血竭散淤定痛止血生肌，冰片芳香开窍清热解毒消肿止痛。诸药应用共凑清热解毒凉血活血消肿止痛防腐止痒生肌敛疮保护创面吸收分泌物，使新生肉芽旺盛，促进伤口愈合的作用，且药膏中含有黄蜡，麻油覆盖于创面润而不干作用时间持续较长。

现代医学证明，方中白芷具有解热，镇痛，抗炎及抗菌等作用，对大肠杆菌，绿脓杆菌，变形杆菌有一定的抑制作用。当归具有改善微循环作用，可是血流速度增快，血细胞解聚，血液液态改善，扩张血管。当归对大肠杆菌，痢疾杆菌，伤寒杆菌，绿脓杆菌，变形杆菌有一定的抑菌作用。血竭中含有血竭皂甙，是一种新的甾体皂甙，而甾体也叫类固醇，是合成肾上腺皮质激素的原料，具有强大的抗炎镇痛，止血消肿作用，能改善微循环，促进创面愈合。紫草含有紫草素，乙酰紫草素等，具有止血及促进凝血作用，紫草素对大肠杆菌，痢疾杆菌，绿脓杆菌，伤寒杆菌及金黄色葡萄球菌等均有明显的抑制作用。轻粉，甘草，香油具有活血化瘀，去腐生肌作用，可促进创面愈合。但关于轻粉国家药典禁止使用含汞制剂，长期使用可引起肝肾危害，另外个别患者用药后可出现药物性皮疹，但轻粉为低氯汞化合物，具有很强的杀菌作用，且不会产生耐药性，能杀灭感染菌株，有利于控制感染，因此不能去除。生甘草具有清热解毒作用，类似糖皮质激素样及盐皮质激素样作用，并具有抗病毒，抗过敏作用，我们通过加大甘草，黄连解毒防过敏等药物的剂量，在治疗过程中尚未发现不良反应，疗效也明显提高，该方制作简单，价格低廉，携带方便，患者易于接受。经过我们韩青科老主任长期在临床改良增减各种药物配比量，效果明显提高，值得临床推广应用。

芬太尼皮下镇痛治疗肛肠术后疼痛130例疗效观察

王文锋　何青峰

（陕西省富平县中医医院肛肠病医院　陕西渭南 711700）

疼痛是肛肠疾病术后并发症之一，也是最棘手的一个问题。多年来肛肠术后疼痛困扰着每一个肛肠科医务工作者，同时，也给每一位患者带来极大的痛苦。随着医学科学和当代经济的发展，医务工作者和患者开始更加的注重无痛的治疗，无痛观念也深入人心，患者要求在无痛中得到对疾病的治疗，这也是每一位医务工作者追求的完美治疗方案。近几年，随着治疗方法改进和新药物的开发及应用，医生有了更多的方法治疗肛肠病术后疼痛，我科从2009年1月开始对肛门病术后患者给予自控皮下镇痛（PCSA），发现其术后镇痛效果明显，术后伤口恢复较快，现报告如下。

1. 临床资料

1.1 一般资料　2009年1月～2010年12月我科收治的130例肛肠病患者，随即分为两组，治疗组术后给予自控皮下镇痛70例，其中肛瘘35例，混合痔35例，年龄23～48岁，平均32.4岁，男性45例，女性25例，对照组（消炎痛栓）60例，其中肛瘘20例，混合痔40例，年龄23～54岁，平均34.5岁，男性40例，女性20例，两组基本情况具有可比性。

1.2 方法　治疗组在术后开放右前臂静脉，治疗组组方：芬太尼0.6mg＋氟哌啶5mg，用生理盐水稀释至总量100ml。背景剂量2ml/h，追加给药每次1.5ml，锁定时间15min。术后如果伤口疼痛剧烈，可追加一次，每次于解大便前、换药前追加给药一次。对照组则为每次换药，一枚消炎痛栓塞肛内。换药标准一致，均常规肛肠换药。

1.3 观察指标　术后观察两组患者换药时疼痛消失时间，记录术后2d、4d疼痛程度和用药后反应，尿潴留，肛门局部水肿、瘙痒等不良反应。

1.4 判断标准　①有效：患者在换药时感觉微痛或无痛，无痛苦表情；②无效：患者换药时感觉剧痛、呻吟、面部表情痛苦和下肢回缩等抵抗动作。

2. 结果

观察组有效67例，无效3例，有效率95.71%；对照组有效48例，无效23例，有效率47.79%。两组疗效比较有显著性差异（P<0.05），观察组明显优于对照组。

3. 讨论

3.1 疼痛原因 与肛门术后疼痛的相关的因素大体分为三类体：解剖因素、手术因素、术后护理因素。

3.1.1 解剖因素：肛管直肠处的神经解剖分布很有自身特点，齿线以上为植物神经支配，无疼痛觉；齿线以下则由脊神经支配，疼痛反应灵敏[1]。齿线以上由于是植物神经支配，只对牵张等刺激有反应，表现为下坠、憋胀等不适症状，不会引起疼痛；而齿线以下则对外界刺激敏感，易引起疼痛，而且此处神经末梢分布丰富，是肛门术后引起疼痛的神经解剖方面的重要因素。肛肠术后肛门内括约肌受到手术刺激或术后炎症刺激，易引起内括约肌痉挛加重疼痛。

3.1.2 手术因素：肛肠手术看似简单，但其手术技巧却很重要，在手术过程中由于术者操作不当，过分的钳夹、牵拉肛门周围组织，使肛门部正常组织内部受损过多，是术后伤口愈合过程中引起疼痛的重要原因，也是术后愈合缓慢的原因。手术过程中对于病变组织切除过多，大刀阔斧的增大了副损伤，使手术伤口过大、过深，从而增加了疼痛的发生及程度的加重，使伤口愈合延缓。

3.1.3 术后护理因素：肛肠术后护理，主要是指伤口换药和患者使用XN-X肛周多功能熏洗仪清洁熏洗的过程。肛肠手术后换药，是为了清洁伤口、减轻疼痛、防止感染、促进愈合的，故换药在肛肠科治疗上有着很重要的作用，不可忽视。而在换药过程中，由于医护人员换药的不仔细，或技巧不足而引起疼痛的加重。在多数肛肠医院，都会运用中医的熏洗疗法，目的是抗炎、减少疼痛、促愈合，但是少数患者熏洗不当，或熏洗液温度过高，或熏洗清洁不彻底，这些都会引起伤口的不适，加重对伤口的刺激，引起疼痛。

3.2 治疗概况 现在对于肛肠术后疼痛的治疗方法很多，笔者通过对近十年的分析，将其大体可分为二类：长效止痛、中药膏或熏洗。

3.2.1 长效止痛：长效麻醉剂是常用的止痛方法，其代表药物是亚甲蓝。亚甲蓝是解救氰化物中毒的一种药物，现多用于肛肠术后止痛。是利用末梢神经受刺激继而神经髓质受损而达到长效止痛的目的的，约需30d，新的髓质才可生长，感觉逐渐恢复，最后达到正常。但是长效麻醉也有很多副作用。亚甲蓝使用时由于其起效缓慢，所以局麻药作用消失后出现了一段疼痛区（麻醉脱节区）[2]，大约4—6小时，这是长效麻醉的缺点之一；使用亚甲蓝在作用早期给患者带来的肛门部烧灼感却是让患者望而却步，亚甲蓝作用于神经髓质过程中，常由于神经髓质损伤而使患者感到无法忍受的烧灼感；使用亚甲蓝不当还会引起肛门部位肌肉坏死，临床上有报道使用亚甲蓝长效麻醉，因注射过深，达到肌层，而使肌肉坏死。

3.2.2 中药膏或及熏洗：在没有西药止痛之前，中医就已开始用中草药制成药膏或是直接熏洗来治疗肛门手术后的并发症，减轻患者疼痛，缩短愈合时间。中药膏或使用XN-X肛周多功能熏洗仪熏洗过程中，中草药直接作用于病变局部，药物的有效成分直接作用于创面，熏洗过程中，温热的蒸汽和药液使局部气血经脉得到温通，促进局部气血流畅，"通则不痛""不通则痛"，故可减轻疼痛。温热刺激可降低痛觉神经兴奋性，减轻炎症水肿，解除局部神经末梢的压力，增强结缔组织伸展性，使肛门括约肌松弛，从而收到明显的消肿止痛效果。[3]

3.2.3 镇痛泵的应用：自控镇痛泵在肛肠科的应用现已是一种相对成熟的镇痛方法，目前已有多家医院肛肠科运用此法治疗术后疼痛。芬太尼则是常用的镇痛药物。芬太尼是强效拟吗啡类镇痛药，激动u阿片受体，亲脂性是芬太尼的2倍，故更易透过细胞膜和血脑屏障[4]。芬太尼静脉注射1分钟即起效，4分钟疗效达到高峰，维持30~60分钟。其操作简单、副作用少、护理方便、患者容易接受、镇痛效果好，是肛肠术后一种很好的镇痛方法。本研究观察到，芬太尼皮下镇痛效果优于消炎痛栓，患者在排便及换药时疼痛明显减轻，无剧烈疼痛和痛苦面容，或偶有微痛，患者可接受。

综上，芬太尼皮下镇痛效果优于消炎痛栓，且镇痛效果好，患者可自我控制，方便易操作，不失为肛肠科术后镇痛方法。

参考文献：

[1] 张东铭．大肠肛门局部解剖与手术学【M】．安徽科学技术出版社，2006：26～27

[2] 陈丙杰．复方利多卡因针和亚甲蓝针合用与单用亚甲蓝用于肛肠科术后止痛的对比观察（附70例临床分析）
　　[J]．中国医药指南2010，1（8）：51～52

[3] 李小寒，尚少梅．基础护理学【M】．北京：人民卫生出版社，2006：189

[4] 庄心良，曾因明，陈伯銮，主编．现代麻醉学．第3版．北京：人民卫生出版社，2003：524．

硝矾洗剂合二妙散加减熏洗方对炎性外痔的疗效观察

成川华　李五生　陈文军

（泸州医学院附属中医院　四川泸州 646000）

炎性外痔属于外痔的一种，常由肛缘皮肤损伤和感染引起，常与其他病变同时存在。血栓外痔、静脉曲张外痔、结缔组织外痔均可并发急慢性炎症，以红肿、疼痛为主，患者自觉肛门烧灼样疼痛，潮湿、粘滞、瘙痒，便后或活动后加重；局部皮肤潮红、充血，可见炎性肿物突出于肛缘，肿胀、触痛，伴有分泌物。慢性炎变时疼痛及潮红可减轻，但肿物突出、潮湿、瘙痒、异物感、分泌物等可长期存在。因此我科结合现代医学的客观指标与中医辨证论治，同时根据各方剂的组成，各中药的药性、功效及现代药理研究和多年来临床实践的经验，自拟熏洗方治疗炎性外痔，取得较好的疗效。

1 临床资料

1.1 一般资料　本组80例患者均为2013年01月至2013年12月我院肛肠科门诊患者，随机分为两组，试验组：40例，其中男性28例，女性12例；年龄在18～82岁之间，平均年龄38.45岁，病程：（6.6±4.656）。对照组：40例，其中男性26例，女性14例；年龄在18～85岁之间，平均年龄39.47岁，病程：（7.1±4.656）。大多数患者曾使用过抗感染等治疗；将病人随机分组，经统计学分析，两组患者在年龄、病程、分型上无统计学差异。

1.2 诊断标准　本病的诊断标准及疗效判定标准参照《中华人民共和国中医药行业诊断标准—中医肛肠科病证诊断疗效标准》。

2 治疗方法

试验组采用硝矾洗剂合二妙散加减熏洗治疗方经泸州医学院附属中医院制剂室煎制，取浓缩液500ml先熏后洗，15～25min/次，每日两次；对照组采用1/5000高锰酸钾粉（0.3g高锰酸钾粉中兑入开水1500ml）同法熏洗。每组各40例，观察两组患者治疗1周后的症状缓解情况比较。

3 疗效观察

3.1 疗效评价　根据《中华人民共和国中医药行业标准》：治愈：症状消失，痔消失。肛缘突起肿物消失，胀痛或坠痛及肛门坠胀不适感消失；好转：症状改善，痔缩小。肛缘突起肿物缩小，胀痛或坠痛及肛门坠胀不适感减轻；未愈：症状及体征均无变化。肛缘突起肿物无缩小，胀痛或坠痛及肛门坠胀不适感未消失。

3.2 统计学方法　计量资料用t检验，计数资料用x^2检验，等级资料用秩和检验。全部统计过程在SPSSI7.0中进行。

3.3 结果

两组患者治疗1周后症状缓解情况比较经秩和检验，结果见下表：

表1 两组1周症状缓解情况比较[n（%）]

组别	治疗例数	治愈	好转	无效
治疗组*	40	29（72.50）	11（27.5）	0
对照组	40	18（45.00）	16（40.00）	6（15.00）

注：与对照组比较，* $P<0.05$，差异有统计学意义。

4 讨论

炎性外痔的治疗方法较多，主要分为保守治疗（包括药物疗法、物理治疗、穴位疗法、胶圈套扎法等）和手术治疗。我国于2000年4月制定了"痔病诊断暂行标准"，明确指出"一切治疗的目的不是消除痔体，而是消除症状，解除痔的症状要比改变痔体大小更有意义，应被视作治疗效果的标准"[1]。随着人们对痔的发病机理及其解剖、病理生理认识的不断深入，明确了痔病的治疗目的主要是解除症状而不是消除痔体。在欧美，医生们普遍认为绝大多数痔疮都不需要手术，据统计，美国因痔就医的患者中，真正手术的比例只有1.17%，英国是1.12%。在临床工作中我们还发现一些患者不愿接受手术治疗，同时存在着部分手术禁忌的患者不能行手术治疗，所以炎性外痔的保守治疗日益受到肛肠科医生的重视。

古代医著中关于熏洗的方药很多，仅《古今图书集成·医部全录》一书就收集熏洗方三百余种，当今用于炎性外痔治疗的各种中药熏洗液层出不穷，但哪些方药对炎性外痔的治疗有效，且更能减轻患者的痛苦是困扰肛肠科医生的难题。我们根据各方剂的组成，各种中药的药性、功效及现代药理研究和多年来临床实践的经验，及现代医学的客观指标与中医辨证论治相结合，总结成方，即硝矾洗剂合二妙散加减熏洗治疗熏洗方，该方由以下方药组成：大黄70g、芒硝35g、明矾35g、黄柏20g、苍术20g、冰片4g；据临床验证硝矾洗剂有消肿止痛、收敛止血、去湿止痒的作用，兼有防腐、抑菌、杀虫、化腐生肌的作用，以消肿止痛作用明显。而二妙散其清热燥湿之力较强，主要用于湿热下注症。在两方合用基础上添加大黄、冰片，该熏洗治疗方具有①清热解毒，消炎抑菌。②消肿止痛，活血逐瘀功效。③收敛燥湿，利水止痒功效。方中大黄清热泻火解毒、凉血祛瘀，芒硝清热软坚消肿，明矾解毒杀虫、燥湿止痒，苍术燥湿利水，黄柏清热解毒、化瘀消肿、除湿止痒，冰片清热消肿止痛。而现代药理研究表明，①大黄、芒硝、黄柏、苍术均有较强的抗菌消炎作用。②大黄凉血消肿有扩张毛细血管，抗血栓形成，消除平滑肌痉挛的功效，从而疏通血管，促进血液循环，起到抗炎消肿作用。③明矾含有硫酸钾、硫酸铝，芒硝含有硫酸钠、硫酸镁，形成高渗盐溶液，起到脱水消肿的作用。④明矾有明显促进皮肤上皮细胞和真皮组织修复的作用。

西医在保守治疗上多采用抗生素（注射或口服），外用1∶5000高锰酸钾溶液坐浴热敷等治疗，但高锰酸钾溶液只起到了消毒杀菌的作用，并无促进炎性外痔收敛吸收的作用[2]，故疗效不尽如人意。而中药熏洗作为中医肛肠外科重要外治法之一，是治疗痔疮的传统方法，早在《外科启玄·明疮疡宜溻浴洗论》云："凡治疮肿，初起一二日之间，宜药煎汤洗浴熏蒸，不过取其开通腠理，血脉调活，使无凝滞之意，免其痛苦，亦消毒耳"，而《证治准绳·疡医》论述该法时写道："淋洗之功，痈疽初发，则宜拔邪气，可使消退；已成洗之，则疏导腠理，调和血脉，探引热毒，从内达外，易深为浅。缩大为小；红肿延蔓，洗之则收；殷紫黑，洗之红活；逐恶气，祛风邪，除旧生新。"同时现代研究对中药熏洗的主要作用原理也日趋成熟：①通过药物的不同配伍而发挥治疗作用，熏洗过程中，药物直接作用于病变局部，药物的有效成分可透过皮肤而发挥药效；②通过温热蒸气和药液的熏洗使局部血液及淋巴循环使经络疏通，气血流畅，水肿消退，炎症吸收，疼痛缓解或消失，最终达到治疗目的；③保持局部清洁，减少不良刺激[3]。可见，中药熏洗

法在炎性外痔的治疗中占据着重要作用，特别对不愿接受及不能行手术治疗的患者有简便、易行、有效的实用价值

参考文献：
[1] 喻德洪，杨新庆，黄延庭．重新认识提高痔的治疗水平［J］．中华外科杂志，2000，38（12）：890～891．
[2] 国家基本药物小组．国家基本药物·西药［M］．北京：人民卫生出版社，1999：970～971．
[3] 黄乃健主编．中国肛肠病学［M］．济南：山东科学技术出版社，1998：51．

托里消毒散加减在肛周脓肿术后的应用观察

卢家玉　王顺和*　姚健　刘纪锋　王玉　穆云　牛苏剑

（四川省泸州市人民医院 646000）

肛周脓肿是肛肠科常见的化脓性感染疾病，约占6.93%[1]。一般治疗方法是切开引流，静脉给抗生素3～5天。我们在此基础上加用中药托里消毒散加减内服，并对比观察40例，现报告如下。

1. 临床资料

1.1 一般资料　本组80例患者，其中男54例，女26例，年龄23～60岁，平均40岁，发病时间3～8d，平均5d。其中单侧坐骨直肠间隙脓肿30例，肛门后间隙脓肿42例，双侧坐骨直肠间隙脓肿8例。将80例患者随机分为治疗组和对照组各40例。两组患者年龄、性别、病程等差异均无统计学意义（P>0.05）。详见表1。

表1　两组病例一般情况比较

组别	性别（n）		年龄 ($\bar{x}\pm s$,岁)	病程 ($\bar{x}\pm s$, d)	肛门后间 隙脓肿（n）	坐骨直肠间隙脓（n）	
	男	女				单侧	双侧
治疗组 (n=40)	26	14	39.47±12.08	5.53±1.89	20	16	4
对照组 (n=40)	28	12	37.54±10.9	5.65±2.78	22	14	4

注：两组各项比较，P>0.05

1.2 治疗方法　治疗组及对照组均行肛周脓肿切开引流术，术前嘱患者排空大便，取侧卧位行腰俞穴麻醉，麻醉成功后常规肛门术野消毒铺巾，以碘伏消毒肛管及直肠下端，抽取脓液培养标本。再次消毒，根据脓肿大小作1～3个放射性切口，大弯钳扩大切口引流出脓液，以探针探入脓腔探查内口，如内口明确则在探针引导下行切开并根治术，如位置较高则行低位切开高位挂线治疗。术后静脉给予抗菌素治疗3～5d，术后每天常规坐浴换药。

1.3 术后干预方案

1.3.1 治疗组：从术后第一天开始口服托里消毒散（出自明·陈实功《外科正宗》）：党参18g、生黄芪20g、白术15g、白芷15g、升麻8g、当归15g、枳壳12g、甘草6g、细辛4g，体温升高、血象升高（热毒壅盛）加银花、野菊花、蒲公英；苔黄腻（湿热重）加栀子、黄连、胆草、滑石。每日一剂，温水浸泡30分钟，中火煎25分钟，滤出，共煎2次。头煎与二煎混合后共540mL，分3次温服，连续治疗1周。

1.3.2 对照组：不予以口服中药，只予以常规治疗。

1.4 疗效观察：①术后伤口引流情况：术后换药时填塞引流条，每日观察伤口引流情况，记录伤口脓净、新鲜肉芽生长的时间。②症状：a. 疼痛：术后疼痛分级标准　Ⅰ级：疼

痛较轻，不影响睡眠和食欲；Ⅱ级：疼痛较重，影响睡眠和食欲，需服用非麻醉性镇痛药；Ⅲ级：疼痛剧烈，并伴有情绪及体位变化，如呼吸加快、出冷汗等，需用麻醉性镇痛药。 b. 伤口周围潮红消失时间。③伤口愈合时间。

1.6 结果 两组患者术后均痊愈出院，观察两组患者伤口愈合时间、引流情况、伤口疼痛情况、伤口周围潮红消失时间。详见表2。

表2 两组患者治疗结果比较

组别	伤口愈合时间 ($x \pm s$, d)	伤口周围潮红消失时间	脓净、肉芽生长新鲜时间 ($x \pm s$, d)	术后疼痛 (n)		
				Ⅰ级	Ⅱ级	Ⅲ级
治疗组 (n=40)	4.27 ± 0.51	0.98 ± 0.62	2.91 ± 0.78	10	6	0
对照组 (n=40)	6.37 ± 0.32	2.79 ± 0.56	4.28 ± 0.56	16	7	1
P值	<0.05	<0.05	<0.05	<0.05	>0.05	<0.01

2. 讨论

肛周脓肿的发生主要是与肛门直肠的解剖结构和感染有关。肛窦、肛腺导管、肛腺是病原菌侵入的主要途径，损伤和其他疾病因素也是导致肛周脓肿的另一原因。在长期的临床实践的研究中虽然产生了多种病因学说，但仍以肛窦肛腺感染学说为主。正常情况下肛腺分泌肛腺液贮存于肛窦内，形成防御屏障阻止病菌侵入；当肛窦因损伤或粪汁积存破坏防御体系时，细菌随血侵入引起肛窦发炎水肿形成肛窦炎，细菌继续繁殖，感染化脓而形成肛腺脓肿，进而形成括约肌肌间间隙脓肿。[1]

肛周脓肿一旦确诊，就必须尽早的进行手术。目前临床上最常用的是切开引流，大型脓肿则选用"放射状多切口引流挂线"术，该术式已成为肛周脓肿的常规术式。

肛周脓肿属中医肛痈范畴，中医认为肛痈多因饮食不节或过食辛辣厚味，致湿热内生，热毒结聚，蕴阻肛门；或肛门破损染毒，致经络阻塞，气血凝滞；终致血败肉腐成脓所致。肛周脓肿一般分为初起、成脓及溃后，手术一般于成脓期进行。此时，脓已成，行手术后毒虽随脓液排出而泻，但是仍会有余毒留于脓腔内，治疗余毒留滞当托毒外出以消散毒邪。

托里消毒散出自《外科正宗》，以补益气血，托毒外出为主，是补托法的代表方剂，主治痈之已成，不得内消者。方中党参、白术、生黄芪、当归补益气血，托毒外出；白芷、细辛消肿排脓；升麻、枳壳理气行气，使毒邪得以外出；甘草调和诸药。主要合用以托毒外出，避免余毒留滞。监测术后患者体温、血象等，结合四诊进行加减。一般术后有体温升高、血象升高者，辩证属热毒壅盛，加用银花、野菊花、蒲公英以清热解毒；四诊合参，术后见苔黄腻，脉滑数者，辩证属湿热重，加栀子、黄连、胆草、滑石以清热祛湿。

从治疗组与对照组两者对比结果可以看出，术后通过口服托里消毒散能够加速脓液排出缩短脓净时间，从而使新鲜肉芽能够更快的生长，伤口周围潮红更快消失。一般而言，脓液干净时即是新鲜肉芽生长的时期。术后应用托里消毒散还能够缩短患者伤口愈合时间，减轻术后伤口疼痛，使患者术后能够取得更好的疗效。

参考文献：

[1] 徐廷翰等. 中国痔瘘诊疗学 [M]. 成都：四川科学技术出版社，2008：：27～239.

中医中药消肿止痛及皮肤治疗性研究

殷绪胜　张亮　梁榆明　龙娟萍　宣泽良　杨爱贞　班玉凤

（广西钦州中医医院　535099）

近年来随着我国中医药研究理论和实践水平不断提升，中药诊疗探索方面取得了不少成绩，与西药相比，优势显著，以内服外用、针灸、自制膏剂和中药熏洗等方式为代表的治疗方式在临床众多疾病治疗中都取得了较好的效果，因而在临床中得到广泛应用。为探究银花三黄愈疡方的消肿止痛功效及皮肤治疗效果，本次研究选取2011年6月—2013年9月间在我院进行治疗的肛门湿疹患者160例为研究对象进行回顾性分析，临床具体报告如下。

一、材料与方法

1. 一般材料

选取2011年6月—2013年9月间在我院进行治疗的肛门湿疹患者160例为研究对象进行回顾性分析，纳入研究患者均符合肛门湿疹的临床诊断标准，排除不良影响因素（心脑血管疾病、肝肾功能异常、多累原发性疾病、传染疾病、肿瘤患者及精神病患者等）及失访患者，签署研究同意书。患者临床皮肤表现：不同程度炎症反应如红肿、红斑、糜烂、结痂、鳞屑、丘疹、皲裂、渗出、苔藓化或伴疼痛、瘙痒等症状，伴有肛门瘙痒、尖锐湿疣、肛裂、肛瘘等疾病发作史[1]。

160例患者随机分为研究组和对照组，每组患者80例，对照组男性患者49例，女性患者31例，年龄21~65岁，平均年龄（35.4±4.7）岁，急性患者24例，慢性患者29例，亚急性患者27例，研究组男性患者53例，女性患者47例，年龄22~66岁，平均年龄（35.2±4.8）岁，急性患者22例，慢性患者31例，亚急性患者29例，两组患者在临床基本资料对比方面无显著差异，具有可比性。

2. 方法

两组患者在实施同样常规治疗护理的基础上，对照组外用派瑞松霜治疗，研究组应用银花三黄愈疡方熏洗治疗。

对照组：派瑞松霜（地奥集团成都药业股份有限公司，国药准字H51020784）外用，每日2~3次均匀擦抹于肛门周围，使用时保持肛门干燥，用碘伏与生理盐水进行换药冲洗，患者每次大便完后换药一次，以一周为一疗程。

研究组：银花三黄愈疡方使用XN-X肛周多功能熏洗仪熏洗治疗，方中成分：银花、黄柏、黄芩、黄连、大黄、生地、没药、乳香、蒲公英、皂角刺、泽泻、地榆、连翘等，加水熬制，留取1000ml进行熏洗，时长10~12min，每日两次，以一周为一疗程[2]。治疗期间两组患者均停用其他药物，保持生活规律，禁食辛辣、烟酒等刺激性食物，治疗前均做好肛周清洗保持干燥。对比治疗两周后两组患者疗效，分析效果。

3. 疗效判定

临床治疗效果判定依据中医诊断标准制定分为基本治愈、显效、有效和无效四个指标，以基本治愈+显效为治疗总有效率。基本治愈：临床症状与体征基本消失，皮损、瘙痒症状基本消失；显效：症状与体征得到显著缓解，皮损与瘙痒、疼痛症状明显减轻；有效：症状与体征有所改善，皮损与瘙痒减轻；无效：不符合以上三种标准或病情进展、恶化者[3]。

对治疗前后患者临床症状积分进行比较，比较内容为瘙痒、皮疹形态、皮损面积，积分从0~3

分依次为症状加重,以得分越高者情况越糟。

4. 统计分析

临床数据处理以 SPSS16.0 软件为主,数据表示（x±s）,计数资料和计量资料分别采用 t 检验与卡方检验,以 P<0.05 为差异具有统计学意义。

二、结果

两组患者临床治疗效果比较见表1。对比结果显示,治疗组总有效率75.00%显著高于对照组52.50%,对比差异具有统计学意义（x^2=4.007,P<0.05）。

两组患者临床症状积分对比见表2。治疗前两组患者症状积分比较无差异,治疗后,研究组患者症状积分明显低于对照组,差异具有统计学意义（t=3.563,P<0.05）,治疗期间两组患者均未发生不良反应。

表1 两组患者临床治疗效果比较 [例（%）]

组别	例数	基本治愈	显效	有效	无效	总有效率
研究组	80	18（22.50）	42（52.50）	17（21.25）	3（7.50）	75.00
对照组	80	9（11.25）	33（41.25）	27（33.75）	11（13.75）	52.50

表2 两组患者临床症状积分对比 (x±s)

时间	例数	研究组	对照组
治疗前	80	7.84±1.16	7.79±1.27
治疗后	80	2.69±2.31	3.86±2.92

三、讨论

中药在临床治疗中的广泛应用为无数患者带来福音。以本次研究中肛门湿疹患者为例,临床治疗西药副作用多,根治性差,无法有效改善皮肤症状,中医辨证肛门湿疹为阴虚内热、内部脏毒、湿热,热邪入侵流注肛门导致红肿发炎疼痛,并出现多种皮肤受损症状,导致康复欠佳[4]。此次研究中中药治疗则取得了十分显著的效果,研究组患者无论是在治疗有效率还是症状积分对比方面,均优于对照组,证实银花三黄愈疡方的消肿止痛功效以及对皮肤治疗的效果。银花三黄愈疡方应用银花、黄柏等成分,能够有效消肿止痛,清热祛湿,化腐生肌,抑制各类炎症和感染的发生,比如银花具有缓解温病发热、热毒血痢、痈肿疔疮、喉痹及多种感染性疾病的显著疗效,三黄则能够清热燥湿、泻火除蒸、解毒疗疮、凉血解毒、泻火,皂角刺、地榆、连翘等能够止血、清火、治肠风等,显著改善了肛门湿疹患者的皮肤受损情况与炎症,疗效显著,安全可靠,可大力应用推广[5~6]。

综上所述,银花三黄愈疡方消肿止痛功效显著,皮肤治疗效果佳,是中医中药消肿止痛及皮肤治疗性研究的体现,安全性好,值得大力推广应用。

参考文献:

[1] 吴积华,王会丽. 自拟银花丹参汤内服配三黄白芷膏贴脐治疗寻常痤疮90例 [J]. 中医药临床杂志,2011 (09):101~102.

[3] 樊晨晖. 中药熏洗治疗肛门湿疹的临床研究 [D]. 湖北中医药大学,2010.

[2] 吕鹏,何巧玲,罗秀,等. 跌打消肿止痛灵的皮肤用药安全性研究 [J]. 中国医药指南,2012,10 (7):223~224.

[4] 冯淼鑫. 三黄愈疡汤治疗消化性溃疡 [J]. 中医药临床杂志,2007 (19):227~227.

[5] 刘卫. 自拟黄柏苦参汤治疗肛瘘术后 14 例疗效观察 [J]. 中国实用乡村医生杂志, 2007 (4): 28~28.
[6] 王林青, 崔保安, 张红英, 等. 中药金银花提取物抗炎作用研究 [J]. 中国畜牧兽医, 2007, 31 (11): 91~95.

附: 作者, 殷绪胜, 男性, 44 岁, 在读在职研究生, 无学位, 中级职称, 广西钦州市中医医院 (三甲中医院) 肛肠科主任, 中华中医药学会肛肠分会第六届理事会理事, 研究肛肠科疾病的防治, 及手术方式的改良, 术后的处理方法.

联系手机: 15278799568, 电子邮箱: 1193439041@qq.com, 身份证号码 432623196901154274

痔灵洗剂与微波治疗肛肠病术后并发症的临床应用（附 1868 例疗效分析）

赵浩翔 陆明 朱桂凤 陆海英

（桂林市中西医结合医院肛肠外科 桂林 541004）

肛肠专科是我院的重点学科, 病员量大, 随着对肛肠疾病研究的深入, 在治疗理念和方法上有新的变化。尤其治疗肛肠病术后并发症的方法较多。我院自 2004 年以来应用院内研制出的痔灵洗剂与微波理疗联合治疗肛肠病术后伤口疼痛、创缘水肿、感染、渗血、伤口愈合延迟、小便不畅、肛门坠胀等并发症, 收到良好的效果, 现报告如下:

1. 资料与方法

1.1 一般临床资料 在本院 2004 年~2013 年期间的肛肠病术后患者 2736 例中, 随机分成两组。治疗组 1868 例, 男 1078 例, 女 790 例, 年龄 16~81 岁, 疗程 3~20 天。病种: 混合痔术后者 901 例, 肛瘘术后者 463 例, 肛裂术后者 232 例, 肛周脓肿术后者 186 例, 直肠脱垂术后者 30 例, 肛门尖锐湿疣术后者 56 例。对照组 868 例, 男 509 例, 女 359 例。年龄 20~76 岁, 疗程 3~20 天。病种: 混合痔术后者 406 例, 肛瘘术后者 216 例, 肛裂术后者 117 例, 肛周脓肿术后者 87 例, 直肠脱垂术后者 12 例, 肛门尖锐湿疣术后者 30 例。两组一般资料比较差异无统计学意义 ($p > 0.05$), 具有可比性。

1.2 治疗方法 全组患者均在腰麻或局麻下行手术, 术后当天控制大便, 预防性应用抗生素 3~5 天, 术后第一天起, 每日行痔灵洗剂熏洗坐浴治疗 1~2 次。每日行微波治疗 2 次。

1.3 坐浴药物组成 苦参 10 克, 白芷 10 克, 大黄 10 克, 紫荆皮 10 克, 乌梅 10 克, 诃子 10 克, 白矾 12 克, 芒硝 20 克, 每剂加水 500ml 煎药浓缩至 200ml 装瓶备用。

1.4 用法与用量 将坐浴盆置于特制专用熏洗椅上, 把痔灵洗剂药液 100ml 置于盆中倒入开水 1500~2000ml, 患者坐于熏洗椅上, 先熏洗, 待药液温度降至约 40~43 度, 将创面浸泡坐浴于药液中, 并用小毛巾蘸洗患部, 约 15 分钟, 每日 1~2 次, 每次坐浴后局部用柔软干毛巾擦干局部, 待局部微波理疗, 每次 20 分钟, 之后肛门内局部放置药栓, 药纱条换药处置。7 天为一个疗程。共治疗 2 个疗程。对照组用 1/5000 高锰酸钾液 1000~1500ml 熏洗坐浴, 用法与疗程同治疗组。

1.5 疗效判断标准 按照中华人民共和国中医药行业标准《中医肛肠病诊断疗效标准》观察术后患者熏洗后的消炎, 止痛, 消肿, 生肌, 止痒等疗效。显著: 局部无感染, 肿胀消失, 肛缘水肿消失, 创面无渗液, 无渗血, 无瘙痒, 新鲜肉芽组织生长健康。有效: 局部无感染, 肿胀疼痛减轻, 创面有少量渗液, 轻微瘙痒。无效: 症状无明显改善。

2. 治疗结果

两组疗效见表 1

表 1 两组治疗结果比较

组别	n	显效	有效	无效	总有效率
治疗组	1868	1614	224	30	98.39*
对照组	868	270	386	212	75.57

注：与对照组比较，*p<0.01

3. 讨论

肛肠疾病是临床常见的一类疾病，普查表明约占人群的59%，严重危害人类的健康，影响人们的生活质量。因肛门直肠部位的特殊，其肛门直肠周围神经、血管、淋巴结分布丰富，神经的感觉纤维异常敏感，肛肠疾病手术后创面神经暴露易受外界刺激、污染，致肛门括约肌痉挛疼痛、创缘水肿、伤口感染、肛门坠胀等等。以往常规的术后处理办法是便后1/5000高锰酸钾溶液1000~1500ml坐浴为主，附以局部换药。我院肛肠专科经过反复临床总结筛选，研制的痔灵洗剂更加便捷有效。方中苦参能清热燥湿，杀虫；白芷散风除湿，通窍止痛，消肿排脓；大黄泄热通肺，凉血解毒，逐瘀通经；紫荆皮活血通经，消肿止痛，解毒；乌梅涩肠生津；诃子收敛止泻；白矾解毒杀虫，燥湿止痒；芒硝清火消肿，润燥软坚。以上诸药各司其职，配合使用，相得益彰，能减轻疼痛，改善循环，利于水肿消散和吸收，促进伤口愈合。

使用山东信诺医疗器械有限公司XN-X肛周多功能熏洗仪中药熏洗法是将中药物煎汤，趁热在患部熏洗，淋湿和浸浴的方法，是我国医学的中药组成部分，属于中医外治法的范畴，是以中医药基础理论为指导，以脏腑经络学说以及中药的性味功能理论为依据，选用一定的方药经过加热产生湿热药气，从而作用于病变部位，达到散邪解肌，消肿止痛，温经通络，活血化瘀以及疏风散寒等作用，从而达到治疗疾病的目的。过去一般认为熏洗坐浴主要是局部清洁，药物渗透皮肤甚微。随着皮肤形态、微结构、生理学、生物学、药理学和生物药剂学的临床研究与观察，证明它能通过皮肤吸收进入体循环；不仅有局部作用，而且产生全身作用。

痔灵洗剂熏洗坐浴，一方面能清除肛门部皱褶处污垢，抑制和杀灭多种杆菌、球菌、真菌，减少伤口感染；另一方面，使肛门括约肌松弛，温热刺激皮肤神经末梢感受器，形成新的神经系统反射，破坏原有的病理反射；再有，温热刺激患处血管扩张，促进改善血液淋巴液微循环，汗腺分泌旺盛，加快新陈代谢，皮肤血液中的吞噬细胞指数上升，血流量增加，奏清热解毒，活血行气，消肿止痛，收敛燥湿之功效，故可使局部血脉畅通，疼痛减轻，加快伤口愈合，提高机体抗炎和免疫功能。

中药熏洗治疗应用时需注意的事项：

①坐浴前向患者解释坐浴的作用，目的，病室内要注意用屏风遮挡，注意保暖。②患者坐浴前排空大小便，并清洁外阴及肛门，要充分暴露创面与坐浴液充分接触，以起到治疗的作用。③熏洗坐浴时，老年人应有人看护，注意患者的身心护理及一般情况。如有异常情况及时报告，及时处理，注意安全，防止眩晕跌倒。④保持适宜的坐浴温度，38~42度，防止水温太低患者感觉不适，或水温太高烫伤皮肤。坐浴时间不宜太长，约10~15分钟。以免引起虚脱或体位性脑缺血。⑤坐浴时盆具应一人一盆，用后清洗消毒备用，女患者月经期，妊娠，盆腔炎等，不宜熏洗坐浴，以免引起盆腔感染。

本组病例，不仅中药熏洗，还联合应用微波理疗，作用更佳，其机理为：利用微波独特的热效应与非热效应，杀菌速度快，加热均匀，穿透性好等特点，使局部组织温度升高，血管扩张，促进血液和淋巴液循环，消除括约肌痉挛，微波场的作用又可促进局部药物的吸收，从而充分发挥药效。

本方法无不良反应及毒副作用，使用简单方便，起效时间短，经过大量临床病例的应用，其效果显著，总有效率高，是一种较为理想的治疗方法。

5 - ASA 口服联合康复新液保留灌肠治疗溃疡性结肠炎的疗效分析

邱胜民 杨继闽 吕辉

(濮阳市油田总医院肛肠科 河南濮阳 457001)

疗效观察

溃疡性结肠炎（UC）又称慢性非特异性溃疡性结肠炎，是一种原因不明的、又无确切有效药物治疗的、常见的大肠疾病。其病往往反复发作，病程较长、缠绵难愈，同时又是一种有大肠癌发展倾向的疾病，而复发率高 被WHO列为难治性疾病之一。其临床表现为持续不愈或反复发作的腹泻、黏液血便、腹痛为主，伴有不同程度的全身症状，少数为便秘或无血便。为探索一种见效快、治愈率高、并发症少预防癌变的新疗法，我院自2011年3月~2012年11月采取5-ASA口服联合康复新液使用XN-SL结肠灌洗机保留灌肠，治疗溃疡性结肠炎40例，效果满意，其疗效分析如下：

1. 临床资料

1.1 一般资料 80例病例中，其中门诊49例，住院31例，按就诊顺序先后编号，随机抽取，设治疗组、对照组各40例。治疗前大便次数最多每天12次，最少1~2次。治疗前有76例曾接受过西药抗生素或中药治疗。

1.2 性别：治疗组男性24例，女性16例；对照组男性22例，女性18例。

1.3 年龄：最小12岁，最大79岁，以35-60岁多见。（见表1）

表1 发病年龄与病例数

年龄（岁）	12~20	21~30	31~40	41~50	51~60	61~70	70岁以上	合计
治疗组	1	3	9	10	11	2	2	40
对照组	2	3	8	14	10	2	1	40

1.4 病程：最短3个月，最长30年，1年至5年居多。（见表2）

表2 病程与病例数

病程	3~12月	1~2年	2~3年	3~5年	5~10年	10~15年	15年以上	合计
治疗组	2	5	10	9	7	5	2	40
对照组	1	4	11	10	7	4	3	40

以上两组病例在病情、病程、年龄等方面，经统计学处理，无显著差异（$P>0.05$）。

2. 治疗方法

治疗组：分别给予美沙拉嗪 1.0 qid，7d改为1.0 Tid，至15d；康复新原液50ml，保留灌肠（加温后），早晚各1次，7d，改为50ml，每晚1次，至15d；重度急性期者，加地塞米松20mg、10%葡萄糖液500ml、庆大霉素24万单位加入0.9%氯化纳500ml，静脉滴注5d，地塞米松减到10mg续用至7d。

维持治疗：艾迪莎（美沙拉嗪）1.0Tid；康复新原液50ml，使用XN-SL结肠灌洗机保留灌肠每晚1次。维持2个疗程（即30d）。

对照组：以传统的治疗方法，给以柳氮磺胺吡啶片0.1 Tid，7d改为0.5 Tid，至15d；把中草药（白芍、白术、防风、陈皮、山药、党参、黄芪、黄连、白头翁、白芨、诃子肉、石榴皮、炙草、煅牡蛎）煎好浓缩150mL，使用XN-SL结肠灌洗机保留灌肠，分早晚各一次，7d改为100 mL，每晚一次，至15d；并维持治疗至30天。重度急性期者仍加用地塞米松20mg、10%葡萄糖液500ml、庆大霉素24万单位加入0.9%氯化纳500ml，静脉滴注5d，地塞米松减到10mg续用至7d。

3. 治疗结果

3.1 疗效判定标准　参照中华医学会2007年制定的最新疗效标准如下：显效，临床症状消失，大便成形，每日1次，无黏液便，化验、结肠镜检查大致正常。有效：临床症状基本消失，大便每日少于2次，无黏液便，化验正常，结肠镜复查明显减轻或黏膜轻度炎症；无效：临床症状改善，大便仍有黏液，且次数较治疗前减少不足一半，或有里急后重及腹痛腹胀等，化验、结肠镜检查无减轻。

3.2 疗效分析　治疗组与对照组疗效比较见表3。

表3　两组疗效比较

组别	n	显效	有效	无效	总有效率（%）
治疗组	40	27	11	2	95.0
对照组	40	14	11	15	62.5

$P < 0.05$

4. 典型病例

患者杨××，男，46岁，农民，住院号276429。患者反复发作性腹痛伴有黏液血性便12年，症状时轻时重，曾多地、多次求治，经化验、大便培养、结肠镜等检查，均诊断"溃疡性结肠炎"，给以中西药治疗方能凑效，近7天来因劳累、饮食不节症状加重，脓血便每天6～10次，里急后重明显，于2012年3月22日以"溃疡性结肠炎"收入院。

自述12年来，每次复发大多与外出打工、劳累、饮食不规律、感冒、生气、失眠等因素有关，曾用药物有柳氮磺吡啶片或栓、复方新诺明片、氟哌酸胶囊、云南白药粉或胶囊、美沙拉秦片、强的松片、康复新液及中草药等，每次犯病均伴有双膝关节疼痛。近两个月伴有间断发热三次，每次持续3～5天，体温最高达38.9℃，饮食、睡眠欠佳，小便正常，体重下降约3公斤。

患者以往否认有肝炎、结核等传染病史；否认有外伤、手术、输血史；否认有药物及食物过敏史；否认有家族遗传病史。有烟、酒嗜好，用量一般（烟5～10支/天，酒1斤/周左右），近两个月来已戒除。

入院查体：T 36.5℃，P 72次/分，R 20次/分，BP 120/76mmHg。神志清，精神差，体表无皮疹及红斑，淋巴结无肿大，心肺未见异常。腹部平软，左下腹有轻度压痛，无明显反跳痛，肝脾肋下未触及，肠鸣音5次/分。肛门、外生殖器未见异常。

辅助检查：血常规：白细胞计数8.6×10^9/L，红细胞计数4.81×10^{12}/L，血红蛋白测定121g/L。大便常规及细菌培养：潜血+，细菌培养。-血沉：18mm/h。c-反应蛋白24.8umg/L。

肝功、肾功未见异常。

2012年3月22日：结肠镜检所见：进入7cm至60cm黏膜表面覆盖大量坏死物、血液及黏液，并有大小不等的溃疡面形成，其周围可见假息肉形成，并可见黏膜桥形成，管腔变狭窄，触之易出血，60cm至回盲部可见肠黏膜充血、水肿，血管纹理不清。

3月26日病理学检查：固有膜内弥漫性、慢性炎细胞及中性粒、嗜酸性粒细胞浸润，隐窝急性炎细胞浸润，尤其上皮细胞间中性粒浸润、隐窝炎，甚至形成隐窝脓肿，隐窝上皮增生，杯状细胞减少可见黏膜表层糜烂，溃疡形成，肉芽组织增生．

诊断：溃疡性结肠炎（中—重度　活动期）。

治疗：患者入院后先分别给予地塞米松20mg、加10%葡萄糖液500ml；庆大霉素24万单位加0.9%氯化纳500ml，静脉滴注5d，地塞米松减到10mg续用至7d。口服服艾迪莎（美沙拉嗪）1.0 qid，第10 d改为1.0 Tid。加用康复新原液50ml，加温后早晚各1次保留灌肠7d。第15 d，症状明显减轻，大便次数为2~3次，时有软便。病人要求带药出院。

维持治疗：艾迪莎（美沙拉嗪）1.0Tid，维持2个疗程（即一个月后），患者症状明显减轻，腹痛消失，大便成形、每日1~2次，结肠镜检查明显改善，精神状态及食欲较前明显恢复。

2012年4月26日结肠镜检查：肛门至30cm所见直、乙结肠黏膜充血、水肿较上次明显好转，其他未见明显异常。

坚持治疗：艾迪莎（美沙拉嗪）500mg Tid，维持2个月，2012年5月20日结肠镜检查：插镜至横结肠，多处反复进镜阻力较大，经患者同意停止进镜。可见横结肠、降结肠及乙状结肠黏膜光滑，无充血糜烂，无溃疡及异常隆起，血管影清晰，肠腔内无血迹。直肠黏膜可见点片状充血及少许白色黏液。

患者腹痛消失，大便正常，其他检查结果均属正常。经2012年6月18日回访未再复发，且体重也增加了4.5kg。

5. 讨论

近几年来，国内外学者对UC的研究基本形成共识，认为该病多与免疫障碍、遗传、感染、环境及精神因素等有关。

从流行病学看溃疡性结肠炎的发病率，在西方国家比较多见，每10万人群中发病率为：英国79.9、美国42.0、日本3.5至5，我国发病率较西方国家低为11.6，从多中心的临床研究，近几年来发病率有明显增加趋势达15.6。

鉴于溃疡性结肠炎的发病原因不明，国内也没有针对性的特殊疗法，以往多采用休息，调节饮食，镇静，解痉，激素及柳氮磺胺吡啶栓、5-氨基水杨酸、皮质类固醇激素、抗生素及中西药物等，口服或灌肠均使病情缓解。但长期不愈反复发作，恶变机会也相应增加。在长期的临床探索中，近期我院采用5-ASA口服配合康复新液保留灌肠，治疗溃疡性结肠炎的理论依据，是因为5-ASA能够抑制脂肪氧合酶，减少白三烯的释放，抑制巨噬细胞的迁移，口服后原型到达回结肠，在细菌酶的作用下偶氮键断裂或释放，活性成分在上消化道不被吸收，可直达远端病灶，主要在结肠药浓度更高，从而产生疗效。

康复新液是从美洲大蠊中提取并精制而成的纯中药制剂，不仅富含促进细胞增殖和细胞生长的作用的多元醇和肽类，而且含有增强人体免疫力的黏糖氨酸，粘氨酸。具有抗炎、改善胃肠黏膜创面微循环、促进肉芽组织增生、加速病损组织再生、修复等功能，改善机体的免疫状态，能从根本上消除UC发病的内在因素；而黏糖氨酸能活化非特异性细胞免疫功能，对肿瘤细胞具有毒性和免疫调节特性，因而具有很好的防治溃疡恶变的作用。

采用5-ASA口服联合康复新液使用XN-SL结肠灌洗机保留灌肠治疗该病，不仅能弥补单纯西药治疗的不足及副作用，而且能抗炎、抑菌、清除炎性产物与细胞毒素，改善肠道组织微循环及血液高凝状态，增加肉芽组织血供，最终达到溃疡修复愈合的目的，故能从根本上防治UC发生，收到良好的治疗效果。长期使用未见明显毒副作用，是治疗UC的理想疗法，值得临床积极推广。

参考文献： 略

中西医结合治疗溃疡性结肠炎180例

方煊

（湖北省黄梅县中医医院肛肠科 435500）

溃疡性结肠炎是以反复发生的肠道溃疡为特征的一种炎症性肠病。患者常表现为腹泻、黏液血便及腹痛。该病的临床特征和症状与克罗恩病很相似，在临床诊断的时候需要仔细鉴别。在研究显示，该病的发病率正呈上升趋势[?]。目前，该病的治疗有药物和手术治疗两大方法，在药物治疗中，有多种方法。现回顾性分析我科采用中西医结合治疗溃疡性结肠炎的情况，现报告如下。

一、临床资料

选取2011年至2012年在我科治疗的180例溃疡性结肠炎患者作为研究对象，本组男116例，女64例；年龄36~78岁；病程1个月至10年。所有患者均参照"溃疡性结肠炎的诊断及疗效标准"进行确诊[2]。

二、治疗方法

将白头翁15g，黄柏12g，秦皮10g，绵马贯众10g，马齿苋30g，败酱草12g，荆芥10g，防风10g，炒苍术15g，白及10g，木香10g，炙甘草15g，由我院制剂室制备成浓煎液200ml一袋，开水泡服，每日三次，每次一袋。将苦参30g，生地榆20g，白及20g，败酱草20g，黄柏15g，五倍子15g，仙鹤草15g，枳壳10g，由我院制剂室制备成浓煎液100ml一袋，使用XN-SL结肠灌洗机保留灌肠，每日一次，每次一袋。灌肠前嘱付患者自然排便，灌肠中药在体内至少保留4h。同时口服地奥司明片，每次1.0g，每日2次，15天为一疗程。

三、疗效

治愈40例，占22%；显效84例，占47%；好转51例，占28%；无效5例，占3%；总有效率97%。

四、讨论

溃疡性结肠炎（ulcerative colitis，UC），简称溃结，1875年首先由Willks和Moxon描述，1903年Willks和Boas将其命名为溃疡性结肠炎，1973年世界卫生组织（WHO）医学科学国际组织委员会正式命名为慢性非特异性溃疡性结肠炎。病因尚未完全阐明，主要是侵及结肠黏膜的慢性非特异性炎性疾病，常始自左半结肠，可向结肠近端乃至全结肠，以连续方式逐渐进展。临床症状轻重不一，可有缓解与发作相交替，患者可仅有结肠症状，也可伴发全身症状。根据祖国医学理论采用自拟中药保留灌肠，可使药物直达患处，增加药物有效浓度，避免了消化液对药物的影响，提高了药物的生物利用度，治疗中未发现不良反应，具有简便、经济、安全、疗效可靠等优点。现代药理研究证明，黄柏、苦参清热除湿、凉血解毒消肿，可抑制真菌、大肠杆菌，抑制肠肌兴奋、降低，肠道蠕动，增加药物吸收；加败酱草清除胃肠瘀积之毒，增强机体免疫力；生地榆、白及、仙鹤草活血止血，去腐生肌；五倍子有涩肠止泻；枳壳则胡理气除坠。

地奥司明片是一种黄酮类药物，它主要成分为地奥司明片，是增强静脉张力性药物和血管保护剂。药物以下列方式对静脉血管系统发挥其活性作用：第一：地奥司明片是具有全面地作用于三个血管回输系统的药物。首先对于静脉系统，地奥司明片通过延长去甲肾上腺素作用于静脉壁引起收缩的时间，从而增强静脉的张力，即使在高温状态下也不例外。它引起静脉的收缩作用比芦丁等其它药物更强，在酸中毒时，仍可增强静脉的张力。第二：对于微循环系统，地奥司明片可明显降低白细胞与血管内皮细胞的粘附，移行，崩解释放炎性物质，如组织胺、缓激肽、补体、白三烯、前列腺素、过多的自由基等，从而降低毛细血管的通透性及增强其抵抗力，地奥司明片还具有降低血液粘滞度，增强红细胞流速的功能。临床发现地奥司明片不仅能缓解疼痛症状，减轻水肿，而且可以加速溃疡愈合，预防复发。

灌肠用的苦参汤具有活血化瘀，收敛止血，消炎杀菌，生肌止痛，去腐生新；口服地奥司明片对血管回输系统有作用，可迅速减轻水肿；可加速溃疡愈合及预防复发。中本西结合治疗疗效可靠。

参考文献：
[1] 陈灏珠。实用内科学【M】。北京：人民卫生出版社，2006：1914~1916.
[2] 全国慢性非感染性肠道疾病学术研讨会。溃疡性结肠炎的诊断及疗效标准【J】。中华消化学会，1993，13（6）：345.

消痔灵注射治疗完全性直肠脱垂的临床研究

韦俊武，余洪艳

（安徽省阜阳市中西医结合肛肠医院　安徽阜阳　236000）

　　直肠脱垂是肛管、直肠、甚至乙状结肠向下移位和脱出肛门外的一种疾病。其发病率占肛门疾病的0.5%—1.9%[1]，男性多于女性，任何年龄均可发病。小儿多为直肠黏膜脱垂，即不完全性直肠脱垂。而成年人多为直肠全层脱垂，即完全性直肠脱垂。完全性直肠脱垂为肛肠科难治疾病之一，其发病原因不明。治疗方法较多，国外首选手术治疗。国内医院亦相继开展经腹或经会阴手术，和近年来腹腔镜下行直肠脱垂手术的报道，但损伤大，并发症多。如：肠粘连、术后顽固性便秘、肠功能紊乱等，肛门功能不全也得不到恢复。不论哪种术式，患者都要承受手术带来的各种风险和并发症。因此对于直肠脱垂的治疗寻求一种安全有效、操作简便、损伤小、疗效好的方法成为我们研究的目标。北京广安门医院史兆歧教授根据中医学"酸可收敛，涩可固脱"的理论，发明了硬化剂消痔灵注射液（国家中药保护品种）用于治疗三期内痔和静脉曲张型混合痔。通过药物作用使痔组织与直肠壁粘连硬化，取得了很好的疗效。20多年来，我们根据这一治疗原理，对完全性直肠脱垂采用消痔灵注射，重度的同时进行黏膜紧缩或肛门缩窄术，均取得满意的疗效，为直肠脱垂患者带来了新的治疗选择。该疗法具有痛苦小、疗效好、花费少、无并发症、操作简便、适宜于基层医院推广应用等优点，这种新术式可作为治疗直肠脱垂的首选治疗方法。

　　本课题通过对20多年来采用消痔灵注射治疗380例完全性直肠脱垂的临床研究，统计分析本疗法的临床疗效与安全性，不断优化其治疗方案，探索出消痔灵用量计算方法，并尝试探讨直肠脱垂的发病机理和本治疗方案的原理，为进一步规范其适用范围、操作方法和防治并发症的临床研究提供资料。

　　关键词：直肠脱垂；消痔灵注射；临床研究

1. 临床资料

　　1.1 病例来源　本组病例380例，时间为1993年7月—2014年5月。均为笔者所在单位肛肠科诊断为完全性直肠脱垂患者。

　　1.2 一般资料　本组380例，男209例，女171例，年龄16~80岁，病程3~56年。均为完全性直肠脱垂，脱出长度最短6厘米，最长23厘米。全部患者均有不同程度的肛门松弛。合并肛门坠胀114例，腹泻38例，便秘29例，便血70例。本组的380例患者中，有230例患者肛门括约肌受损，伴有肛门不全性或完全性失禁。

　　1.3 诊断标准　依据2002年中华中医药学会肛肠分会讨论制定的《肛裂、直肠脱垂、肛瘘、痔的诊断标准》[2]即二型三度分类法。

　　一型为不完全性直肠脱垂，即直肠黏膜脱垂。表现为直肠黏膜层脱出肛外，脱出物呈半球形，其表面可见以直肠腔为中心的环状的黏膜沟。

　　二型为完全性直肠脱垂，即直肠全层脱垂。脱垂的直肠呈圆锥形，脱出部可见以直肠腔为中心呈同心圆排列的黏膜环形沟。

　　二型根据脱垂程度分为三度：

Ⅰ度为直肠壶腹内的肠套迭，即隐性直肠脱垂。

Ⅱ度为直肠全层脱垂于肛门外，肛管位置正常，肛门括约肌功能正常，不伴有肛门失禁。

Ⅲ度为直肠和部分乙状结肠及肛管脱出于肛门外，肛门括约肌功能受损，伴有肛门不全性或完全性失禁。

1.4 纳入标准

①符合完全性直肠脱垂诊断标准的Ⅱ、Ⅲ度患者；

②年龄16周岁以上；

③符合上述标准，并知情同意者。

1.5 排除标准

①合并直肠炎、腹泻、肛周炎症疾病者。②有子宫脱垂、膀胱膨出症状患者。③患有心血管、肺、肝、肾等重要器官疾病及血液系统疾病者。④处于妊娠期、月经期、哺乳期的女性患者。⑤不能配合治疗者。

2. 方法

2.1 术前准备

入院后病人全面检查全身情况及肠管脱出长度、直径，肛门宽松度和括约肌功能。术前1天流汁饮食，术前6小时口服甘露醇250mL清理肠道。年老体弱不能耐受者可给予清洁灌肠2次。

2.2 器材 喇叭型肛门镜，5号长针头，注射器（5mL、20mL），腰穿针（7号或9号）。

2.3 注射药物 消痔灵注射液（国家中药保护品种），2%利多卡因和0.9%氯化钠注射液。

2.4 麻醉方法 局麻或骶管麻醉。

2.5 手术步骤[3]

2.5.1 直肠黏膜下注射 常采用侧卧位，左手持喇叭型肛门镜，抵压肛门镜，使肛门镜进入肠腔最高位置，可达12厘米，充分显露直肠视野。右手持5毫升带有5号细针头的注射器将1：1消痔灵液（1份消痔灵加1份生理盐水或0.5%利多卡因）作直肠黏膜下交叉点状注射。从镜内口前方最高点进针，下至齿线上1厘米处。可选择3~4个环形平面，每个平面选择4~6个点，各点距离交错，每点注射2毫升。也可直肠黏膜下柱状注射，注射总量根据脱出情况而定。

2.5.2 直肠周围注射 采用侧卧位或截石位，以3点位为例，左手食指伸入肛内作引导，右手持20毫升注射器抽入消痔灵原液15毫升，用腰穿针头，肛缘外2厘米进针。刺入皮肤、皮下，进入坐骨直肠窝，左手食指仔细触摸针尖部，确认其在肠壁外，然后缓缓进针，当针尖进入遇到阻力时，表示已达肛提肌，穿过肛提肌有落空感。大约进入4~8厘米，进入骨盆直肠间隙。为保证针尖不刺入直肠壁内，以其可以自由活动为准。如发现针头距直肠黏膜较远不易触及时应重新穿刺。准确定位后注射器回抽无血再将药液注入，边退针边注药，每个方向注射消痔灵原液5毫升，共注入药物15毫升。每侧一处进针三个方向注药，注射后药液呈扇形分布。同法注射对侧。后正中穿过肛提肌为直肠后间隙，注射消痔灵原液10毫升。

对于Ⅲ度直肠脱垂患者辅以直肠黏膜紧缩术和肛门缩窄术，以获得更好的疗效。

2.5.3 直肠黏膜紧缩术 常用截石位。黏膜下多点注射后，在直肠末端齿线上方3，9，12点位，用组织钳提起松弛黏膜，在基底部用大弯血管钳钳夹，在钳下用0号肠线或7号丝线在钳下进行缝合结扎，以缩窄直肠，加强注射后直肠的支撑作用。

2.5.4 肛管缩窄术 采用截石位。在肛缘后方1.5厘米处作弧形切口。切口长度依肛门松弛度而定。肛门口径3指，切口达半环，口径2指，切口1/3环。切开皮肤皮下组织，剥离皮瓣，暴露外括约肌浅层，并刮除肌筋膜，在6点位齿线上方用大血管钳夹起直肠黏膜，在钳下用7号丝线缝扎。然后折叠缝合暴露的外括约肌3~4针，修剪多余皮肤，缝合后弧形切口变成一纵行切口。紧缩后使肛门口顺利通过一横指为度。

2.6 术后处理 术后禁食2天，控制大便3天，静滴抗菌素预防感染。伤口每日换药1次，8天拆线，口服补中益气丸1个月。

2.7 观察指标

2.7.1 疗效性指标：直肠脱垂长度、直径、排便情况及指诊直肠黏膜折叠堆积情况等。

2.7.2 安全性指标：生命体征的变化，实验室检查包括：血常规、尿常规、肝功能、肾功能等。

2.7.3 疗效评定标准

参照2002年中华中医药学会肛肠分会制定的《直肠脱垂诊断与治疗标准》。

①痊愈：直肠恢复正常位置，排便或增加腹压时直肠不脱出肛门外。指诊无黏膜折叠堆积，无直肠黏膜内脱垂。

②好转：大便时仍有直肠黏膜脱垂肛门外，脱垂程度减轻，无直肠全层脱垂。或大便时虽无直肠黏膜脱垂肛门外，但指诊有黏膜折叠堆积。

③无效：与治疗前无明显变化。

2.7.4 评价方法：治疗后患者从第一次排便（一般术后3天）开始评价记录，主要记录排便时是否有肿物脱出，排便是否通畅。指诊直肠内有无折叠堆积的直肠黏膜或脱出物；然后根据临床表现和检查结果评价治疗效果[4]，并记录内容。术后第3天开始随访，第1个月、第3个月、第6个月、第12个月各随访1次，采取电话访问与门诊复查相结合的形式，内容包括有无脱出症状，指诊情况，排便情况等。

3. 结果

3.1 疗效性指标 治愈361例，（95%）；好转19例，（5%）。疗程7~16天，平均13天。

3.2 安全性指标 行消痔灵注射时，患者均有不同程度的肛门坠胀，个别患者出现下腹部微痛。一般3天后坠痛消失。本组380例患者中，均未出现直肠黏膜坏死、溃疡、出血等并发症。患者注射前后全血细胞分析、尿常规与肝肾功能检查均属正常范围。

3.3 随访结果 经12个月随访结果如下：11例患者在6个月随访时出现直肠脱出和肛门闭合不全，但脱出长度均比治疗前短，在第12个月随访时仍脱出。11例患者均为病程15年以上，脱出长度16公分以上者。3例患者指诊有直肠黏膜折叠堆积，在6个月随访时又有5例患者指诊有黏膜折叠堆积，在12个月随访时指诊共有8例患者有黏膜折叠堆积情况。有部分患者在随访1个月时出现排便不畅和排便不尽感，到第12个月随访时症状均消失。380例患者中，1~3日内有肛门及下腹部坠胀或轻微疼痛者170例，微烧者90例，一般3~4天内恢复正常；35例切口轻度感染，换药后愈合。通过1年各种形式的疗效观察和随访，均无肛门直肠狭窄、排便障碍、结肠功能紊乱、性功能减退等后遗症。见表1。

表1 术后随访情况

	手术后3天（例）	随访1个月（例）	随访3个月（例）	随访6个月（例）	随访12个月（例）
直肠脱出	0	0	0	11	11
指诊黏膜折叠堆积	0	0	3	5	8
排便不畅	0	12	5	0	0
排便不尽感	0	19	11	3	0

4. 讨论

直肠脱垂中医称"脱肛"或"截肠症"。中医理论认为其病因病机主要是气血亏虚，中气下陷，说明了中气亏虚在脱垂的发病中起着极其重要的作用，因此，以《内经》"虚则补之"、"下则举之"、"酸主收"、"涩可固脱"等为治则。

西医对引起直肠脱垂的病因尚未完全清楚，主要有滑动疝学说的肠套叠学说。直肠脱垂典型的解剖、病理基础是直肠自身套叠、深陷凹或深 Douglas 凹、直肠与骶骨岬不固定、直肠和乙状结肠冗长、盆底和肛门括约肌薄弱，以及可能存在有直肠膨出和其他异常[5]。

消痔灵注射治疗直肠脱垂的原理是根据消痔灵的主要成份是明矾和五倍子，具有较强的收敛，止血，凝固蛋白和抑菌作用[6]。消痔灵注入直肠黏膜下层产生无菌性炎症，引起局部组织纤维化。使松弛的直肠黏膜与肌层发生粘连固定从而不再脱出，达到注射固脱的目的[7,8]。应用 1∶1 消痔灵液安全有效。采用较大剂量原液注射到直肠周围间隙，使直肠与周围组织粘连固定。药物浓度增加，其粘连程度愈重[9]。效果更明显，降低复发率。

根据对直肠全层脱垂发生的病因学认识，直肠全层脱垂发生于乙状结肠与直肠附着点。在直肠黏膜下层注射药物，重点是在直肠和乙状结肠交界处黏膜下层注射[10]。注射开始沿肠腔方向抵紧肛门镜，在直视下从直肠黏膜松弛处的最高部位开始注射，可达直乙附着部[11]。

注射时操作方法要规范，绝不能将药液注入肠壁肌层和腹腔内，不可刺穿肠壁。严格无菌操作；合理选用消痔灵浓度及剂量。

Ⅱ、Ⅲ度完全性直肠脱垂多伴有肛门松弛，宽容度在 2 横指以上。

1）直肠黏膜下注射：

手指测量法：m：肛门宽容度指头数；n：脱出长度 cm

1∶1 的消痔灵剂量 = 2mn　　　消痔灵原液 = mn

如一患者肛门可容 3 横指，直肠脱出 16 公分：$2 \times 3 \times 16 = 96$，即注射 1∶1 消痔灵液 96ml，消痔灵原液 = $3 \times 16 = 48$ml。

2）直肠周围注射，采用消痔灵原液：

两侧扇形注射，每侧各 15ml；直肠后间隙注射 10ml，即 $15 \times 2 + 10 = 40$ml。

测算患者消痔灵原液总量（ml）= mn + 40。

上述患者内外注射消痔灵原液（ml）= $3 \times 16 + 40 = 88$。

治疗Ⅲ度直肠脱垂的难点是防止复发，因脱出严重伴有肛门功能不全，仅采用直肠内外双重注射，远期疗效欠佳，复发率高。首先是因为经常脱出增厚的直肠黏膜没有彻底解决，使直肠黏膜在腔内仍易下脱、折叠、直至外翻脱出；其次，Ⅲ度直肠脱垂多伴有括约肌功能不良，肛门松弛。我们采用消痔灵直肠黏膜下和直肠周围双重注射加用直肠黏膜紧缩术，以缩窄直肠，并使其术后产生柱状疤痕，加强注射后直肠的柱状支撑作用[12]；再加用肛门缩窄术后闭合肛尾三角，使肛管延长，口径缩小，使外括约肌夹角变小，以恢复直肠会阴弯曲度，增加骶尾部扶托力量。为重度直肠脱垂进一步提高远期疗效，防止复发起到较好作用。

消痔灵注射治疗完全性直肠脱垂是我们在多年的临床工作中潜心钻研、不断总结出的一种新方法、新术式。尽管本疗法缺乏大样本多中心随机对照的前瞻性临床试验及远期疗效观察，特别是缺乏与手术的同期随机对照研究，还须完善，但本疗法不破坏组织的解剖结构，不影响结直肠功能；疗效好，花费少，痛苦小，无并发症和后遗症，方法简便安全等优点，可作为治疗直肠脱垂的首选方法，在城乡医院推广应用。

参考文献：

[1] 李润庭．肛门直肠病学 [M]．沈阳：科学技术出版社，1987.103.

[2] 中华中医药学会肛肠分会．痔，肛瘘，肛裂，直肠脱垂的诊断标准（试行草案）．中医杂志 [J]．2003，44(21)：313～314.

[3] 韦俊武、余洪艳．消痔灵注射加缝扎和缩窄术治疗Ⅲ度直肠脱垂的疗效观察 [J]．世界中医药结合杂志．2013.4：366

[4] 国家中医药管理局．22 个专业 95 个病种中医诊疗方案：肛肠科诊疗方案 [M]．2010：414.

[5] 韩宝、张燕生．中国肛肠病诊疗学 [M]．北京：人民军医出版社．2011.206

[6] 李国栋．寇玉明．肛肠病学 [M]．北京：中国中医药出版社 1996，9：96.

[7] 韦俊武,牛卫军,安建春,等.消痔灵注射加紧缩术治疗成人完全性直肠脱垂[C].丁义江,韩宝,田振国.中华中医药学会第十二次大肠肛门病学术会议、第十一届中日大肠肛门病学术交流会论文汇编.吉林.2006:310~311.

[8] 韩宝,徐慧岩.经肛门治疗直肠脱垂的临床观察与体会[J].世界中医药结合杂志.2011.6(5):414.

[9] 赵军超,欧春,葛琼翔,等.消痔灵注射液注射制备小鼠腹腔内脏器粘连模型的实验研究[J].中国肛肠病杂志 2013.1:14.

[10] 李国栋.寇玉明.肛肠病学[M].北京:中国中医药出版社 1996,9:165.

[11] 韦俊武,牛卫军.双重注射加紧缩术治疗Ⅲ度直肠脱垂[M].沈阳:辽宁人民出版社.辽宁科学技术出版社.2000:403~404.

[12] 张燕生,刘仍海,李薇,等.消痔灵注射加肛门紧缩术治疗完全性直肠脱垂[J].北京中医药大学学报(中医临床版)2004,11(2):23~24.

基金项目:安徽省中医药科研课题项目(NO.2012Zy90)

直肠黏膜柱状缝扎固定术结合硬化剂注射治疗直肠内脱垂的疗效观察

张永安 巫益珍 翟敏 周峰 张旗 徐慧磊

(上海市浦东新区中医医院 上海 201299)

1. 临床资料

1.1 一般资料 选择2012年10月~2013年10月在上海市浦东新区中医医院就诊直肠内脱垂患者60例,随机分为治疗组和对照组各30例。治疗组30例,男性10例,女性20例;平均年龄(46.47±13.89)岁;对照组30例,男性14例,女性16例;平均年龄(46.70±13.39)岁;2组一般资料,经统计学处理,差异无显著性意义($P>0.05$),具有可比性。

1.2 纳入标准 年龄为30岁以上者;符合1999年全国便秘诊治新进展研讨会拟定的直肠内脱垂的诊断标准,临床表现为排便困难,排便不净及肛门堵塞感,便次多,每次粪量少,且用力越大时阻塞感越重;直肠指诊:可感到直肠黏膜堆积而柔软松弛;肛镜检查:可见直肠黏膜挤入镜筒,充血水肿;排粪造影表现为直肠下段侧位片,用力排便时呈漏斗状影像,直肠远端及肛管上缘呈凹陷状,偶见骶骨直肠分离现象。保守治疗一年以上无效。对研究人员观察和治疗有良好的依从性,自愿参加,签订知情同意书。

1.3 排除标准 怀孕及哺乳期妇女;直肠前突、会阴下降、慢传输型便秘者;一年内有肛门部手术或外伤史。患有急慢性腹泻者;合并肝肾功能及造血系统疾病、恶性肿瘤及精神疾病者;中途主动退出或失访者。

2. 治疗方法

2.1 治疗组 采用直肠黏膜柱状缝扎固定术结合消痔灵注射治疗。具体方法:采用腰麻,待麻醉完善后,患者取截石位,术野皮肤常规消毒与铺巾,消毒直肠与肛管,置入缝扎器清晰显露直肠黏膜,齿状线,以艾力斯钳于齿线上2cm处钳夹起截石位3点的直肠黏膜,用0-0号快薇乔可吸收缝线沿直肠纵轴行8字缝扎,深达黏膜下层组织,并以此为牵引,向近心端再行8字缝扎,约3~5个8字缝扎后形成一条纵形的柱。视直肠黏膜脱垂松弛程度以同样的方法可缝扎3~4处(截石位7点和11点),各缝扎点位之间保留间距不小于0.3cm,最终形成,3~4条缝合的柱型结构。按1:1的比例将消痔灵注射液(利多卡因浓度为0.5%)配置好,选择直肠脱垂黏膜最高处为注射点进行注射,使用5号针刺入患者黏膜下层后按照1cm的间距、1~2ml的药量开始交错点状注射,直至注射至患者齿线以上,注射总量控制在20~30ml,对于严重脱垂的患者可以增加药量,一般为40ml左右,在药液注射完毕后将食指深入患者的肛内按摩，使药液均匀分布利于患者对药液的充分吸收。置入复方角菜酸栓1粒保护黏膜，后予凡士林砂条填塞外用纱布塔形固定。

2.2 对照组 同治疗组中注射步骤。

3. 观察指标与统计学方法

3.1 观察指标 详细询问病史，观察主要症状的变化；连续观测患者术后第3天、第7天、第4周疼痛、脱出、排便困难、梗阻感、便次、排便不净感等情况，以上症状积分均采用无0分、轻度1分、中度2分、重度3分，分别于治疗后对患者进行随访评分，并与治疗前比较，以评价疗效。并于治疗前后评估患者肛门功能情况，研究结束后门诊随访1月，观察患者的创面情况及不良反应。

3.2 统计学方法 统计分析采用SPSS17.0，采用参数检验法和非参数检验法（计数资料用Chi-square Test，计量资料用Independent Samples Test和Paired SampleS Test，疗效比较用Mann-Whitney Test对临床资料分别进行检验，等级计数指标间使用Kruskal—WalliSH检验)。

4. 疗效标准与治疗结果

4.1 疗效标准 参照《中医病证诊断疗效标准》[1]相关标准：临床痊愈：治疗后患者排便时无肿物脱出，无肛门坠胀，排便通畅。检查直肠恢复正常位置，排便或增加腹压时直肠无脱出肛门外，无直肠黏膜内脱垂。症状积分减少率为100%；有效：治疗后患者上述症状减轻，排便较通畅，检查脱垂程度减轻，无直肠全层脱垂，50%≤症状积分减少率<100%；无效：治疗前后无变化或病情加重，症状积分减少率<50%。

4.2 治疗结果

4.2.1：症状积分结果：术后第3天、第7天、第4周脱出、排便困难、梗阻感、排便不净感症状积分比较，差异均有显著性意义（$P<0.05$）。除术后第7天外，术后第3天、第4周创面疼痛症状积分比较，差异均有显著性意义（$P<0.05$）。具体详见表格1

表1 两组术后第3天、第7天、第4周脱出、排便困难、梗阻感、排便不净感症状积分比较

组别	脱出	疼痛	排便困难	梗阻感	排便不净感
术后第1天	4.10±1.537	7.183±2.369	3.60±1.265	2.57±1.881	2.60±1.699
对照组术后第7天	2.63±1.746	4.27±1.351	2.77±1.280	1.13±1.065	2.4±1.639
术后第4周	3.27±1.726	7.813±2.745	2.17±1.392	2.63±1.540	1.57±1.280
术后第1天	2.97±1.540	15.32±4.157	3.00±1.302	1.73±1.247	1.97±1.449
治疗组术后第7天	1.87±1.321	3.90±1.298	2.30±1.266	0.60±0.924	1.73±1.351
术后第4周	2.33±1.569	13.72±3.033	2.73±1.425	2.10±1.446	0.73±0.972

4.2.2：2组治疗前后肛门功能比较 肛门功能的评定采用肛门控便功能评分标准（Wexner法），2组比较，差异有显著性意义（$Z=-2.683$，$P<0.05$）。

4.2.3：2组治疗前后临床疗效比较 治疗组临床痊愈5例，有效25例，无效0例，总有效率为100%；对照组临床痊愈3例，有效25例，无效2例，总有效率为93.3%。2组比较，差异无显著性意义（$Z=-1.698$，$P>0.05$）。

5. 安全性分析

所有完成研究的60例患者治疗前后血常规、尿常规、大便常规、心电图及肝、肾功能检查均未发现因本试验而引起的异常。均无不良事件发生。

6. 讨论

直肠内脱垂是指直肠壁黏膜与肌层间结缔组织过于松弛，黏膜层下移，它又称不完全性直肠脱垂、隐性直肠脱垂、直肠黏膜内套叠等，是指排便过程中近端直肠黏膜层或全层套叠入远端直肠腔或肛管内而未脱出肛门外并引起一系列临床症状。[2]本病发病缓慢,起初全身及局部无明显不适,病久可有便次增多,坠胀,直肠排空困难,排便不尽及肛门阻塞感,且用力越大,阻塞越重。严重影响患者生活质量。目前临床非保守治疗直肠内脱垂以注射疗法和手术最为普遍,近年来我科改良采用直肠黏膜柱状缝扎固定结合消痔灵注射的方法治疗直肠内脱垂,将注射与缝扎术的优点结合起来,通过间断柱状缝扎直肠黏膜,使已经松弛脱垂的直肠黏膜悬吊、固定,同时有效改变直肠腔径;消痔灵注射造成的无菌性炎症粘连使缝合的作用得到保证加强,两者协调,从而改善了直肠内脱垂的症状,提高了直肠的生理顺应性,从根本上解决造成直肠内脱垂的病因。

注射疗法系将硬化剂注射于局部,通过药物的致炎作用和异物刺激作用,使直肠黏膜与肌层之间或直肠与周围组织间产生纤维化而被粘连固定,是目前国内公认的治疗直肠内脱垂的有效且广泛采用的治疗手段。传统中医认为直肠脱垂的病因是"中气下陷,气血不足",少数由湿热下注所致。而根据我国传统医学"酸主收"、"下者举之"、"涩固脱"等相关理论,本研究选用消痔灵作为硬化剂注射。消痔灵的主要成分是从明矾中提取的硫酸钾铝以及从五倍子中提取的鞣酸,是一种中药制剂的硬化剂,临床也证实具有一定的固脱升提作用。两种治疗手段结合相得益彰,疗效确切,安全可靠,是治疗直肠内脱垂的有效方法。值得我们临床上推广应用。

参考文献:略

[基金项目]浦东新区传统型中医临床示范学科建设课题项目(编号:)PDZYXK-T-2012008

不同用药方法治疗肛门瘙痒症的临床研究

郑丽华　王晏美　李辉　石玉迎

(中日友好医院肛肠科　北京100029)

肛门瘙痒症(peritus ani,PA)是一种常见的以瘙痒为主的局限性神经机能障碍性皮肤病,一般局限于肛门及周围皮肤,偶尔蔓延到会阴前部。肛门部时有轻微发痒,如瘙痒严重经久不愈则成为瘙痒症。人群发病率为5%[1],根据病因可分为原发性瘙痒症和继发性瘙痒症。继发性PA有明显致病原因,容易治疗。自发性或原因不明的PA不易治愈,经常复发。原发性PA均行内科治疗,如多纤维饮食、激素软膏及干燥剂、复发率22%[2]。

PA临床治疗方法繁多,有局部外用皮质类固醇类药物、药物坐浴或口服抗组胺类药物治疗,但疗效差异较大,且多伴有其他疾患,易复发。我院将137例肛门瘙痒症患者随机分为治疗组和对照组,治疗组予亚甲蓝+曲安奈德封闭+中药外用,对照组仅予亚甲蓝封闭治疗,比较其近期(3周)疗效、远期(3个月、6个月)复发率,现将结果报告如下:

1. 临床资料

1.1　一般资料　本研究全部病例均来自中日友好医院肛肠科住院要求治疗肛门瘙痒症人群,按照统计学样本数的要求,共有137例符合纳入标准的病例进入临床试验,按照完全随机化设计和贯彻盲法精神,分为2组。研究结束时实际病例119例,脱落率13.14%,其中1组治疗组73例,男37例,女36例;年龄20~60岁,平均年龄43.17±3.43岁,病程0.5~8年,平均病程6.6±0.78年。2组对照组64例,男29例,女35例;年龄23~65岁,平均年龄45.62±4.17岁,病程1~10年,平均病程7.3±1.15年。2组性别、年龄、病程比较,差异无统计学意义。

1.2　诊断标准[3]

均符合赵宝明主编的《大肠肛门病学》关于肛门瘙痒症的诊断标准。

患者有长期的肛门瘙痒病史,以肛门周围顽固性瘙痒为主要症状,伴肛周局部皮肤增厚,苔藓样变，肛门皮肤皲裂，皮肤色素改变。

1.3 纳入及排除标准 ①纳入标准：符合上述诊断标准的病例；在治疗过程中不使用其他药物；年龄18~65岁；签署知情同意书。②排除标准：可造成肛门瘙痒症的其他疾病患者；妊娠期及哺乳期妇女；对本实验药物过敏者；合并有心血管、肝、肾和造血系统等严重原发性疾病；精神病患者。

1.4 亚甲蓝+曲安奈德局封药液的配制 将1%亚甲蓝注射液2ml、醋酸曲安奈德注射液2ml、2%利多卡因5ml、生理盐水10ml配制成混合液，混均备用。

1.5 中药洗剂的制备 苦参30g、白鲜皮30g、地肤子30g、苍术15g、防风15g，加水2500ml，浸泡1h，煮沸后再文火煎20min，得药1000ml，备用。

2 方法

2.1 治疗组 亚甲蓝+曲安奈德封闭+中药外用组：第一步，肛周封闭，常规备皮，按肛肠科手术常规消毒铺巾后取5ml注射器、5号细针，将配制的混合液取截石位3、6、9、11皮肤瘙痒边缘成15度角进针，边推边进，做扇形肛周皮内皮下注射。如有肛管内瘙痒者，可推入齿线附近。每个封闭区药量约3~5ml，总量不超过20ml，封闭时不要注入肌层，亦不要注入齿线以上。注射完后，轻轻按摩注射区域，使药液均匀扩散，不留间隙。以瘙痒皮肤变为浅蓝色为度。注射后压迫针眼以防出血或药液外漏，最后以无菌纱布包扎固定。第二步，封闭后第2d，取中药洗剂，让患者先熏10min，再坐浴浸洗瘙痒处约10min，每日1次，每次20~30min，7d为1个疗程。

对照组 亚甲蓝组：封闭方法同治疗组。

2.2 观察指标及疗效判断标准

临床症状疗效标准 参照国家中医药管理局颁布的《中医病证诊断疗效标准》[4]治愈：肛门瘙痒症状消失，皮损恢复正常。显效：肛门瘙痒症状明显消失，皮损大部分恢复正常。有效：肛门瘙痒症状减轻，皮损小部分恢复正常。无效：肛门瘙痒症状未减，皮损无变化。

3 统计学方法

用SPSS 16.0软件进行统计分析。计量资料以$\bar{X}±s$表示，采用两独立样本的t检验，组内治疗前后比较用配对t检验，3组间差异性比较用方差分析；构成比的资料用卡方检验，以$P<0.05$为差异有统计学意义。

4 结果

两组患者临床症状疗效评价（见表1）

组别	N	显效（%）	有效（%）	无效（%）	总有效率（%）
治疗组	73	77	21	2	98.3
对照组	64	45	38	17	82.9

注：治疗组总有效率明显优于对照组（$P<0.01$），在治疗过程中未发现有明显副作用及过敏反应。

两组患者远期疗效评价（见表2）

组别	随访病例	3月复发率（%）	6月复发率（%）
治疗组	71	0.0	1.1
对照组	59	11.4	37.5

注：治疗组远期（3个月、6个月）复发率均低于对照组。

5 讨论

肛门瘙痒症是一种局限于肛门及周围皮肤，以皮肤顽固性瘙痒，经久不愈为主要症状的疾病。中医认为皮肤瘙痒症是风胜夹湿，阻滞肛门皮肤，结而不散或血虚不能充养皮肤腠理，生风生燥所致。西医认为肛门瘙痒症与多种因素有关，如变态反应、内分泌紊乱、代谢异常、血液病、神经精神因素、维生素缺乏等。各种因素导致肛门皮肤组胺、激肽和蛋白分解酶等化学性介质的释放，作用于肛周皮肤的表皮及真皮内浅层的游离神经末梢，引起冲动。痛觉神经纤维中无髓鞘C组织纤维传导，经由脊髓丘脑，最后达皮质感觉区，产生痒觉。使患者产生难以抑制的骚抓，形成越挠越痒的恶性循环。

亚甲蓝具有轻度可逆行损害神经末梢的作用。它与神经组织有较强亲和力，局部注射损害神经末梢神经髓质，阻碍皮肤感觉神经末梢传导。从而起到止痒作用，髓鞘新生大约3周可修复完毕，暂时阻断病区瘙痒对神经中枢的恶性刺激可使原来处于病理状态的神经组织得以恢复。从而达到止痒的目的。患者在1~3周内可感觉不到瘙痒。

曲安奈德能抑制炎症介质的释放，减少渗出和炎性细胞浸润，稳定溶酶体膜，可以减轻毛细血管的扩张降低其通透性，达到抗炎、止痒、抗变态反应的作用[5]。

中药苦参为君，可清热燥湿，祛风止痒，杀虫。白鲜皮可清热燥湿、祛风解毒，杀虫止痒。肛门瘙痒是以风湿为患，二药合用，具有清热燥湿，祛风解毒，杀虫止痒之功，故为君药。臣药防风功用祛风解表、胜湿止痒，开发腠理、透解郁滞肌肤的风毒之邪而止痒，苍术可散风祛湿，二药共为臣药，取"痒自风来，止痒必先疏风"之意。地肤子功用利湿止痒，佐助加强君药止痒之功，增效臣药祛风之用。

临床研究表明苦参、地肤子、白鲜皮等苦寒燥湿类的药物具有很强的抑菌作用，其对多种皮肤真菌以及阴性、阳性革兰氏菌均具有良好的抑制作用；对炎症小鼠模型则具有良好的抗炎消肿作用，具有抵抗迟发型变态反应的作用。诸药并用，共奏祛风除湿止痒之功。

本疗法采用肛周封闭配合XN-X肛周多功能熏洗仪中药熏洗治疗肛门瘙痒症，既发挥了激素抗炎、抗过敏和亚甲兰对皮肤感觉神经阻滞的作用以治其标，又突出了中药清热解毒祛风除湿止痒以治其本，且中药熏洗坐浴的给药方式，使药物直接作用于患部，有利于患处对药物的吸收，且药物的温热作用能够促进局部血液循环，使肛门局部的血管正常运行，经络疏通，气血调和，从而促进病变康复，达到标本兼治的目的，并可预防复发。

参考文献：
[1] Maclean, Jonarme, Russell et al. Pruitus ani [J]. Australian Family Physician, 2010, 39 (6): 366~370.
[2] 喻德洪. 现代肛肠外科学. 北京: 人民军医出版社, 1997: 253~256.
[3] 赵宝明, 张书信. 大肠肛门病学 [M] 北京: 科学技术文献出版社, 2006: 434~436.
[4] 国家中医药管理局. 中医病证诊断疗效标准 [M]. 南京: 南京大学出版社, 1994: 62.
[5] 席晓宇. 曲安奈德治疗慢性湿疹48例 [J] 新中医, 2008, 40 (3): 27~27.

括约肌松解修补肛门缺损临床疗效观察

陈达楼　石柯佳　徐晓秀

（四川西昌市中医院 615000）

1 临床资料

1.1 一般资料　本组65例，男38例，女28例，年龄16~57岁，56例均为肛瘘、肛周脓肿等肛肠疾病术后所致肛门缺损。

1.2 诊断标准　有肛门部手术及损伤史，可见肛门明显缺损，肛周潮湿，排气时有分泌物溢出，排便时有粪块转向变形。

1.3 治疗方法　术前常规备皮，清洁灌肠。患者取左侧卧位，采用1%的盐酸利多卡因15~20

毫升（加入肾上腺素1~2滴），行腰俞穴（骶管）麻醉，然后转膀胱截石位，常规消毒术区，术者右手持线状手术刀，在缺损区的一侧或两侧，距缺损边缘约1.5~2.0公分，肛门括约肌的外缘刺入皮肤、皮下，左食指在肛内导引（以免误穿肛管直肠），由内向外切断部分内外括约肌，继之扩肛至肛门充分松弛，然后在缺损疤痕的外侧（稍远）做半圆形切口。缺口中份正对缺损的中间，切开皮肤、皮下组织（稍厚），用鼠齿钳提起皮块，向内上分离显露皮下缺损区和括约肌断端，分离括约肌的同时切除括约肌之间的部分疤痕组织，用可吸收线将括约肌断端做褥式重叠缝合。缺损区远端皮下做间断缝合，尽量消除缺损区的凹陷。然后用丝线缝合皮肤切口，最后据游离皮瓣的长短在中份用丝线缝合固定1~2针，一方面加强皮下缝合的稳定性，另一方面防止游离过的皮块滑动。

1.4 治疗标准

治愈：伤口1期愈合，缺损畸形明显改善，排便时粪块无异常转向，排气时不漏分泌物。
好转：缺损凹陷面积减小，但肛门闭锁欠佳，排粪转向有所改善，时有肛门潮湿。
失败：缺损无改善，修补失败。

1.5 治疗结果
本组65例。一次治愈60例，治愈率92.3% 好转5例，好转率7.7%。术后疼痛轻微无裂伤及感染，伤口愈合快，一般住院10~15天。

2 讨论

从65例疗效观察，括约肌松解修补肛门缺损较为显著的特点是修补成功率高，术后痛苦小，愈合快，我们认为其根本在于手术吸取了单纯肛门括约肌修补术之长，辅以缺损两侧部分括约肌松解，弥补了单纯修补过程中括约肌张力大的弱点。一方面侧切松解为修补缺损提供了条件，另一方面克服了麻醉过后修补处括约肌痉挛而产生的疼痛，同时又避免了因两侧括约肌痉挛而再次拉伤修补区的情况，所以，从本组疗效观察结果来看，括约肌松解修补肛门缺损疗效确切。

肛周脓肿细菌培养及药敏结果分析（附106例报告）

全大祥　王万里　邓台燕　曾国剑　武乃金

（成都市第五人民医院肛肠科　四川成都611130）

肛门直肠周围脓肿，又称肛管直肠周围脓肿，简称肛周脓肿，是指肛门直肠周围间隙软组织因发生急慢性化脓性感染而形成的脓肿。局部特征为肛门会阴部红、肿、热、痛，并伴有不同程度的全身症状如恶寒、发热、食欲不振。本病任何年龄均可发生，但以20~40岁青壮年人发病较多见，婴幼儿也时有发生，男性多于女性，约2:1~8:1。本文就肛周脓肿的细菌培养及药敏试验结果作一分析，探讨肛周脓肿的菌群分布及抗生素合理使用。

1 资料方法

1.1 一般资料　我院2012年1月至2012.12月共收治154例肛周脓肿患者，同期住院总患者876人，占比17.6%（154/876），送脓液培养106例，男86例，女20例，男：女=4.3:1。最大岁数73岁，最小岁数62天，平均年龄37.3±13.8岁。

1.2 取样及培养方法　采用术前或术中穿刺的方法留取标本，具体如下：脓肿区域皮肤碘伏消毒，严格无菌操作下，于红肿最明显处（可用左手肛内指检帮助定位）以一次性10ml注射器穿刺抽取脓液1~5ml，立即送实验室进行细菌培养。培养方法：取脓液直接涂片进行革兰氏染色，并接种于培养基上，将培养出的典型菌落进行涂片染色并作生化检查，鉴定菌种，再用试纸作药敏试验。所有培养均为需氧培养，未作厌氧菌培养。

2 结果

154例肛周脓肿送培养106例（68.83%），培养出确切细菌82例（77.36%），其余有21例涂片仅可看到细菌，考虑厌氧菌感染，培养中55例大肠肠埃希菌（51.89%），其中16例大肠埃希菌为多重耐药菌（15.09%），其中细菌耐药监测ESBLs 13例，高水平的AMPC酶3例，合并其他细菌8例，普通变形杆菌并发感染性休克1例，血液培养亦培养出普通变形杆菌，细菌耐药监测为高水平的AMPC酶，肺炎克雷伯菌14例，弗劳地枸橼酸杆菌5例，星群链球菌星群2例，奇异变形菌2例，金黄色葡萄球菌2例，路邓葡萄球菌1例，脓液培养常用药物药敏实验结果显示，亚胺培南、美罗培南高度敏感，无耐药病例，其中3例高水平的AMPC酶，1例耐头孢哌酮他唑巴坦/舒巴坦，2例中介，其余均敏感。其中产ESBLs、APMC菌株对头孢一代、二代、三代常用药如：头孢唑啉、头孢呋辛、头孢曲松、头孢他啶等全部耐药，对头霉素类抗生素：头孢美唑、头孢西丁敏感率95%以上。非ESBLs菌株对头孢呋辛、头孢曲松、头孢他啶敏感率均在70%以上。

3 讨论

肛周脓肿病原菌包括需氧菌和厌氧菌，需氧菌以大肠埃希菌多见，其他包括肺炎克雷伯菌、变形杆菌、弗劳地枸橼酸杆菌、链球菌、葡萄球菌等，厌氧菌主要包括脆弱类杆菌及其他类杆菌。本组培养中，革兰氏阴性杆菌77例，占培养总数72.64%，其中大肠埃希菌55例，占培养总数51.89%。与胡玉超[1]、罗超兰[2]、陈富军[3]等报道大致相似。根据目前肛周脓肿的认识，多考虑肛窦肛腺感染所致，遂病原菌以内源性为主，并呈多菌性感染，其中并有较高的厌氧菌感染，除金黄色葡萄球菌、表皮葡萄球菌外，大多数致病菌为人体肠道正常菌群，属条件致病菌，正常情况下这些细菌在体内无毒力及致病性，当全身或局部抵抗力下降时，这些细菌即可致病，而且常表现为多种致病菌感染。由于本组细菌未作厌氧菌培养，对肛周脓肿厌氧菌的感染尚需进一步观察。

肛周脓肿的治疗原则已得到公认，即诊断明确及时手术治疗，防止感染进一步加重。特别是高位间隙脓肿感染时，常感染严重，症状表面不明显，后果严重，造成血性感染常出现感染性休克，治疗不及时将造成严重的后果，甚至危及生命。且手术前需密切观察患者生命体征情况，如出现感染性休克前期症状，及时处理，本组观察1例感染性休克病例即直肠后间隙感染，且入住ICU，感染严重，一度出现生命危险。

细菌培养的目的是明确病原菌，为肛周脓肿的后续治疗提供参考依据，从本组的病例观察中，碳青霉烯类如亚胺培南、美罗培南高度敏感，无耐药病例，其中3例高水平的AMPC酶，1例耐头孢哌酮他唑巴坦/舒巴坦，2例中介，其余均敏感。其中产ESBLs、APMC菌株对头孢一代、二代、三代常用药如：头孢唑啉、头孢呋辛、头孢曲松、头孢他啶等全部耐药，对头霉素类抗生素：头孢美唑、头孢西丁敏感率95%以上。非ESBLs菌株对头孢呋辛、头孢曲松、头孢他啶敏感率均在70%以上。且在朱德妹[4]、王礼[5]等在临床报道中，头霉素类抗生素对ESBLs高度稳定，且头孢美唑对产ESBLs菌株的作用优于受试的半合成青霉素，第一、第二、第三和第四代头孢菌素，亦优于氨苄西林－舒巴坦、头孢哌酮－舒巴坦和哌拉西林－他唑巴坦，在日益规范的抗生素使用医疗环境中，临床医师可以经验性使用头霉素类抗生素治疗，待药敏结果回示后再根据药敏结果完善治疗方案。而不应盲目及滥用抗生素，这样可减轻患者的痛苦级经济负担，并缩短治疗时间。

参考文献：

[1] 胡玉超,李兰亚,刘爱民,等. 肛周脓肿脓液培养和药敏试验结果分析78例[J]. 中国社区医师：医学专业, 2012, (36): 239~240.

[2] 罗超兰,喻世万,徐征,等. 肛周脓肿脓患者的细菌培养及药敏结果分析[J]. 结直肠肛门外科, 2013, 19 (2): 96~98.

[3] 陈富军,李刚,骆川云,等. 肛管直肠周围脓的细菌培养及药敏分析[J]. 结直肠肛门外科, 2013, 19 (1): 31~33.

[4] 朱德妹,吴培澄,胡付品. 头孢美唑对产ESBLs肠杆菌科细菌的体外抗菌作用研究[J]. 中国感染与化疗杂志,

[5] 王礼,唐恒锋,吴爱成. 三种头霉素类抗生素对大肠埃希菌和肺炎克雷伯菌的抗菌活性评价 [J]. 中国微生态学杂志, 2013, 25 (4).

妊娠期肛周脓肿手术治疗 12 例临床分析

尚秀娟　李荣先

（河南省新乡市中心医院肛肠科　河南新乡 453000）

妊娠期肛周脓肿是临床常见的妊娠期肛肠疾病。一直以来，诸多学者均主张保守治疗，或单纯切开排脓。但是在临床实际工作中笔者发现相当一部分妊娠期肛周脓肿患者在这些治疗后症状人反复发作或不能彻底解除痛苦。为了探讨妊娠期肛周脓肿手术治疗的安全性与可行性，2003～2009 年期间，我们采用手术治疗妊娠期肛周脓肿患者 12 例，均及时解除症状，彻底治疗疾病，取得了满意的疗效，现报告如下：

1 资料与方法

1.1 临床资料　本组 12 例孕妇，年龄在 23～38 岁，孕期 16～37 周，首次妊娠 8 例，第二次妊娠 3 例，第三次妊娠 1 例；首次发病 9 例，多次发病 3 例，病程 3～15 天；以肛周肿痛为主诉者 10 例，以肛门坠胀为主诉者 2 例；诊断为低位肛周脓肿者 7 例，复杂性肛周脓肿 5 例；专科检查均可见肛周局部皮肤隆起，表面红肿，皮温增高，质硬，顶部可触及波动感，压痛明显。范围 3*2～10*6 厘米。肛门指检：肛管张力明显增高，对应肛隐窝深大压痛，指套无染血。所有患者均经过静脉应用抗感染药物、中药熏洗、肛内纳复方角菜酸酯栓等保守治疗无效后手术治疗。术前查血、尿、大便常规、心电图、妇科彩超等检查均正常。行肛门直肠测压均提示肛门静息压明显增高，肛门最大收缩压明显减低。

1.2 治疗方法

术前晚流质饮食，术前 6 小时禁食水。术晨肛内纳入开塞露 40ml 使患者排空直肠。

麻醉方式选择硬膜外麻醉。麻醉生效后患者取左侧卧位或截石位，屈髋屈膝，常规用碘伏消毒手术野三遍，依次铺无菌手术巾单。肛门指检及肛门镜检查与术前诊断相符合。

取 20ml 注射器于脓肿顶部波动感明显处穿刺抽取脓液，并送细菌培养及药敏。用电刀沿穿刺点作一放射状伤口，排出脓液。0.3% 双氧水与生理盐水冲洗脓腔后，刮匙刮除脓腔坏死组织。右手食指探入脓腔，探查脓腔深浅及走行。左手食指在肛内做引导，右手持探针由脓腔内向肛内探查内口位于相应的肛隐窝处。如果瘘管走行简单，穿越括约肌较少，一次性切开对肛门功能影响不大时，则可沿探针一次性切开瘘道。如果瘘管走行复杂，穿越括约肌较多，一次性切开有可能影响肛门功能，则可引入橡皮筋行肛瘘挂线治疗。探查无其他内口及瘘道分支，修剪伤口皮缘以通畅引流，如果脓腔较大，瘘道走行较复杂，为利于术后伤口冲洗、换药，可适当做对口引流。查看创面无明显出血，凡士林油纱条填压创面，无菌敷料加压包扎。

术后给予抗感染及对症治疗，每日大便后伤口冲洗换药。

2 治疗结果

12 例肛周脓肿患者全部治愈。一般术后第 2 天疼痛明显缓解，1～2 周后疼痛基本消失。术后随访 1 至 3 年，均未见复发及并发症。

3 讨论

肛门直肠周围脓肿简称肛周脓肿，一般是指肛腺感染后炎症向肛管直肠周围间隙组织蔓延而发生的化脓性疾病[1]。本病任何人年龄均可发病，但以20~40岁的青壮年居多，婴幼儿也时有发生，男性多于女性。其发病原因与很多因素有关，不仅与肛腺感染、损伤感染、皮源性感染等有关，有时也与性激素变化有一定的关系，此外与免疫学因素也有一定的关联。妊娠期肛周脓肿的发病率占女性肛周脓肿的28%，其主要原因有：①子宫压迫可导致痔静脉血淤滞。②动脉血流的增加，有关报道中称妊娠中的血流可增加25%[2]。③压迫大肠，引起排便困难，可加重便秘孕期增大的子宫压迫肠管而引起排便障碍，加之孕期运动量减少，使大便变硬、排出困难、排便用力增大，容易造成肛管或肛门腺的损伤，继而引起感染。④骨盆内脏器组织变脆或松弛，因此容易受伤，或者容易引起炎症[3]。⑤孕激素等妊娠激素，使血管扩张，肛腺分泌增加，容易造成感染[4]。⑥由于妊娠饮食发生变化、运动不足而引起淤血和便秘加重肛门疾病的发生，以上因素在妊娠的中后期尤为明显。

妊娠期肛周脓肿的初期，如果局部红肿及波动感症状不明显，可采用局部中药热敷，外用消炎膏及全身应用抗感染药物等保守治疗；一旦局部红肿、疼痛，坠胀等症状明显或出现全身感染症状，甚至影响胎动增加时，则建议性手术治疗。因为感染一旦扩散，将会对胎儿造成不可估量的影响。术前需将患者病情的严重性及手术的必要性向患者及家属讲明，取得患者及家属的理解和同意，并请妇产科医师会诊，评估患者及胎儿当前情况。麻醉均用硬膜外麻醉，术中患者取左侧卧位或截石位，术式均选择肛周脓肿一次性根治术、肛瘘切除（挂线）术，术中、术后一旦出现腹痛、阴道出血，或子宫收缩加强的表现，立即请妇产科会诊，监测胎心，及时处理，也可给予硫酸镁静脉持续缓慢滴注，或口服舒喘灵以减少宫缩。术后抗感染药物建议选用一代或二代头孢菌素类应用，一方面治疗肛周炎症，另一方面减少对胎儿的影响。术后每日伤口换药，建议选用生理盐水冲洗伤口，以免直接擦拭创面增加患者的痛苦。

作者通过对以上12例妊娠期肛周脓肿患者的治疗，术后1~2天患者的症状及明显减轻，术后随访1~3年未见复发，均取得了满意的效果。因此，作者认为，对于妊娠期肛周脓肿患者只要把握好手术适应症，排除手术禁忌症，术前术后加强对胎儿的监测，积极处理，就能取得良好的治疗效果。

参考文献：
[1] 黄乃健. 中国肛肠病学[J]. 济南：山东科学技术出版社，1996：708~710.
[2] 袁鹿，李春雨，王墨飞，等. 肛周脓肿的治疗[J]. 山西医药杂志，2010，39（6）：505~506.
[3] 翟云起，张桂荣，高文明. 女性肛肠疾病的特点[J]. 临床和实践医学杂志. 2008，7（4）：137.
[4] 赵爱华，贾翠菊. 妊娠期肛肠病的发病特点与防治[J]. 现代中西医结合杂志. 2008，17（26）：4100~4101.
[5] 翟云起，张桂荣，周学武，等. 孕产妇肛门疾病调查分析[J]. 中国伤残医学. 2008，16（6）：53~54.
[6] 林国强，池伟，戴洪进，等. 孕妇肛肠疾病的调查[J]. 大肠肛门病外科杂志. 2001，7（1）：30~31.

一次性根治术治疗肛周脓肿152例临床分析

李五生　谢飞　成川华　徐玲　马亮　葛曼青　陈卫东

（泸州医学院附属中医医院　四川泸州 646000）

肛周脓肿即是由于肛管直肠周围软组织或周围间隙内发生急性化脓性感染所致肛门和直肠周围脓肿，该病临床较为常见，该病临床诊断并不难，但病程较长，若处理不彻底，常常反复发作，经久不愈，患者承受痛苦较大。也是肛肠科的难治性疾病之一，主要源于肛窦肛腺炎症，感染蔓延扩散至肛门直肠周围各括约肌间隙，引起急性化脓性感染。形成肛周脓肿的常见原因主要是肛裂、大便干燥或用力排便等引起肛管直肠内微小损伤，肠道内细菌可经过损伤处的肛腺侵入到肛管直肠周围间隙而形成感染，进而形成脓肿；有些脓肿也可以因肛周外伤引起。肛管直肠周围脓肿一般不能自行痊愈，如任其发展，最终脓肿将向肛周皮肤或肛管直肠腔内破溃形成肛瘘，如果脓液得到引流，症状可缓解，破溃口可暂时闭合，以后感染向周围继续扩散，再次出现症状，并可能出现新的脓肿，形成多个溃口，如此反复发作，经久不愈，形成肛瘘。以往临床多采用先切开排脓，虽然缓解了患者的症状，但患者几乎都有肛瘘发生，待形成肛瘘后，再行肛瘘手术，但是二期疗法疗程长，患者痛苦大，经济负担重[1]。因此目前临床多建议采用一期疗法，所谓一期手术就是在切开排脓的同时，尽量找到内口，切开或挂线切开引起脓肿的原发内口肛隐窝，从而日后不形成肛瘘，其关键在于正确处理感染内口，一次性根治术既可防止感染扩散，又可避免形成肛瘘后再次手术的痛苦。自2008年以来我科采用一次性根治术治疗各种肛周脓肿152例，均一次手术成功，取得了满意疗效，现分析报告如下。

资料与方法

1 一般资料

本组男91例，女61例；年龄17～80岁，平均32.5岁；病程3天～3年。肛周皮下脓肿83例，坐骨直肠窝脓肿35例，直肠后间隙脓肿21例，骨盆直肠间隙脓肿13例。

2 手术方法

术前常规清洁灌肠及备皮，腰麻或腰腧穴麻醉成功后，取截石位或侧卧位，常规消毒铺巾；①肛周皮下脓肿：空针穿刺脓腔抽到脓液后向脓腔内注射亚甲蓝，于脓肿波动明显处距肛缘1.5～2.0cm做放射状切口，切开皮肤及皮下组织，分开脓腔充分排除脓液，用示指探查并分离脓腔内间隔，清理脓腔内坏死组织，以3%过氧化氢、甲硝唑注射液、生理盐水冲洗脓腔后，用金属圆头探针仔细探查脓腔，另一手示指深入肛内做引导，经内口引出探针。沿探针切开皮肤、皮下组织及内口，同时切开内口附近感染的肛隐窝，修正切口呈"V"形，结扎出血点，填塞凡士林纱条。②坐骨直肠窝脓肿：做横行切口切开引流，同时切开内口，若内口在6点位则于6点位另做纵行切口，切开内口，两切口间括约肌挂浮皮筋引流。脓肿范围广、波及对侧者可分别做放射状切口，切口间以10号丝线20股行隧道式拖线引流。③骨盆直肠间隙脓肿和直肠后间隙脓肿：内口在肛管直肠环上则行切开挂线术，橡皮筋自内口引出后适度结扎，1周后逐次结扎橡皮筋；内口在肛管直肠环下则直接切开内口，彻底清除脓腔内坏死组织，凡士林纱条引流。

3 术后处理

术后保持排便通畅，用润肠通便药软化大便，常规静滴抗生素5～7天，清淡饮食。术后次日尽量不排大便，术后第二天排便后开始用自制肛门肿痛熏洗液熏洗坐浴，每次15～20min，每天1～2次。用自制白头翁汤加减药纱条填塞脓腔引流，至手术创面愈合。隧道对口引流的浮皮筋一般于术后7～10d创面脓性渗液减少、创面红润后取出。内口在肛管直肠环上的脓肿，切开挂线术后每隔1周紧线1次，至挂线脱落。

结果

152例患者中均一次手术治愈，其中2例均因术后换药不当，桥式愈合，经再次局麻下切开引流换药痊愈，另有两例均因为结核性肛周脓肿换药时间较长，该2例患者均同时进行了抗结核治疗。2例高位脓肿出现早期肛门功能失禁，但术后一月均恢复正常控便功能，无肛管狭窄。患者均获得随访，随访时间6个月，随访期内无并发症出现。

讨论

肛周脓肿是肛肠科常见的外科感染疾病之一，病情较为复杂，多见于20～40岁的男性[2]，临床发病急、肛周包块肿痛剧烈、伴有发热、全身不适，甚至会引起败血症、脓毒血症、感染性休克，危及生命。肛门周围脓肿很难自愈，如果早期适当使用抗生素，有少数病例可使炎症消散，但大多数患者也只是延迟化脓的时间，最终感染形成脓肿，因此应尽早手术治疗。以前治疗肛周脓肿多采取切开引流，待形成肛瘘后二次手术，这不但增加患者痛苦，疗程延长，增加了患者的经济负担，并且术后容易出现肛门失禁等并发症，而且脓肿复发及肛瘘的发生率高达11%和37%[3]，一期手术的治疗手段首先由Ba—COii and Turell等提出，他们认为该手术方式效果优良，患者经一次手术即可治愈[4]。

一次性根治术的关键在于[5]：1. 正确处理内口，术前认真检查，术中精确寻找内口，寻找过程中要耐心，动作要轻柔，切忌用暴力，保证脓腔间隔和坏死组织能够彻底清除，不留死腔；2. 对肛提肌以上脓肿采用切开挂线，这样一方面处理了内口，另一方面发挥了慢性切割、引流作用，让肛门括约肌一边切开，一边生长，不容易出现肛门失禁；3. 保持外口引流通畅：外切口宜长宜大，这样一方面便于探针进入能准确发现内口，一方面又能使切口引流通畅，让伤口从里到外生长愈合，避免出现肛缘处皮肤过早愈合形成桥式愈合；④术后换药及用药。术后正确的用药及换药是保证创面迅速修复的重要环节。肛周感染容易合并厌氧菌感染，因此术后多采联合应用抗厌氧菌药物治疗。换药时用双氧水及生理盐水彻底冲洗创面，嵌创纱条一定要超过内口，还应采用中药熏洗或坐浴的方式来达到清热解毒、消肿止痛、生肌收敛的作用。

总之，采用一期手术治疗肛周脓肿疗程短、治愈率高，患者无需承二次手术，因此手术痛苦小，并且一期手术术后恢复快、无复发，不影响肛门功能，是一种值得临床推广使用的好方法，本手术成功的关键在于正确寻找内口、确保外口引流通畅以及术后换药。

参考文献：
[1] 唐学贵，伍静，刘芳，等. 中西医结合诊治高位复杂性肛瘘 [J]. 川北医学院学报，2007，22（1）：1.
[2] 蒲德富. 肛周脓肿一期手术治疗观察（附45例分析）[J]. 川北医学院学报，2008，23（2）：168.
[3] 喻德洪. 现代肛肠外科学 [M]. 北京：人民军医出版社，1997. 200~201.
[4] 张海鹰，邱运梅，金艳玲. 保留皮桥切开根治术治疗肛周脓肿临床观察 [J]. 牡丹江医学院学报，2007，28（4）：67.
[5] 高联合. 一期手术治疗肛周脓肿46例临床观察 [J]. 吉林医学2012，33（6）：1284.

一期根治术治疗肛周脓肿225例

王晓光　徐占民

（辽宁省北票市中医院　辽宁北票　122100）

我们采用一期根治术治疗肛周脓肿225例，疗效满意，总结报道如下。

1. 临床资料

1998年1月至2013年12月，我们采用一期根治术治疗肛周脓肿225例，男185例，女40例；年龄16~60岁；病程2~10天。其中肛周皮下脓肿140例，坐骨直肠窝脓肿56例，直肠后间隙脓肿20例，高位蹄铁型脓肿9例。

2. 手术方法

2.1 低位脓肿一次切开术　手术方法：在肛周皮肤红肿或波动感明显处做一放射状切口，切开排脓；右手食指探查脓腔、分离脓腔间隔。然后将左手食指深入肛门做引导，右手持球头探针由脓腔插入以探查内口。经内口将探针由肛门内引出，沿探针切开内口和脓腔表面皮肤皮下组织及肛门括约肌；修剪切口及其周围组织以利引流通畅。

2.2 高位脓肿切开挂线术 该手术适用于高位脓肿。操作方法：找到原发病灶后，放射状切开脓肿波动最明显处，排出脓汁。用止血钳分离脓腔及肛提肌，用探针置入脓腔至肛提肌以上，另一手在肛内做引导，探出内口；将橡皮筋系于探针的另一端，由内口拉出探针及橡皮筋，将橡皮筋两端收拢，用止血钳夹住勒紧的橡皮筋，再用丝线扎紧。

2.3 高位脓肿切开加胶管引流术 该手术适合内口超过直肠环的高位脓肿。操作方法：切开脓肿部的皮肤及皮下组织，放出脓汁。用止血钳沿创口向深部钝性分离肛提肌，放出剩余脓汁，用橡皮管置入脓腔，最后以丝线系住胶管并固定于脓腔底部。

2.4 脓肿切开加对口引流术 该手术适用于低位马蹄形脓肿。手术方法：查明脓腔与内口的关系后，在与内口同一方位脓腔顶端两侧放射状切开皮肤及皮下组织，放出脓汁，用探针探出内口，并自内口至肛缘切开脓腔壁，此为主灶切口；以食指深入脓腔，沿脓腔走行方向钝性分离腔隙至脓腔的端点，该食指在腔内作为引导，另一手持刀在端点相应部位作一与肛门呈放射状切口，剪除皮肤及皮下组织。用止血钳分离切口至脓腔，对口部位不伤及肛管皮肤和括约肌，两切口之间有脓腔相通，表面有皮桥存在。

2.5 术后处理 术后常规应用抗生素一周。正常饮食、大便正常。排便后硝矾洗剂坐浴。单纯脓肿切开可用油纱条涂痔疮膏换药。置入胶管者，术后3日内换药前用双氧水、生理盐水通过乳胶管反复冲洗，3日后拔管，常规换药。对口引流术后换药时应把油纱条填于主灶切口，在对口处插入油纱条要与主灶相通，深度逐日递减，直至痊愈，挂线术术后换药时注意脱线前勿使皮筋残端与创面粘连，脱线后正常换药。

3. 结果

本组病例治疗一次后均获痊愈。一次切开平均治愈时间为12~16天，挂线术平均治愈时间为20~26天。胶管引流术平均治愈时间为22~25天，对口引流平均治愈时间为18~25天。

4. 讨论

肛周脓肿一旦确诊，应积极地进行全身和局部治疗。如已成脓，应及时切开排脓或进行一次性根治术。单纯行脓肿切开引流，内口未处理，则复发率在80%以上，给患者经济上、精神上、带来损失和痛苦，需二次手术．对于低位脓肿，包括皮下脓肿，坐骨直肠窝脓肿，可采取一次性根治性手术，治愈率可达100%。但对于高位脓肿，直肠后间隙脓肿，骨盆直肠间隙脓肿，其根治性手术术后复发率很高或形成肛瘘的比例很高，可采取分次手术，待肛瘘形成后再次手术，同时根据临床具体情况分析，如果内口确定，也可一次根治性手术，如果内口不确定，切勿盲目做根治性手术。改进措施：(1) 继续加强科普宣传，正确引导患者认识本病，增加肛窦炎患者的就诊率，通过正确及时的治疗，阻断形成脓肿的途径，减少手术机会。(2) 加强肛周脓肿初期的中医药研究、研制药效确切、使用方便的外用中药，促进肛周炎症的吸收，防止脓肿向深部发展。(3) 一旦脓肿形成，应尽快采取手术治疗方式，并改良手术术式，减少手术损伤，以达到治愈目的，避免肛瘘的形成。

中西医结合治疗坏死性筋膜炎

陈卫东 李五生

(泸州医学院附属中医院肛肠外科 四川泸州 646000)

肛周坏死性筋膜炎是一种由多种细菌协同作用导致的严重快速进展的以肛周和会阴三角区筋膜坏死为特征的爆发性感染性疾病。由美国外科医师Josepohjones在1871年最先提出该病，命名为"医院内坏疽"。本病常有多种细菌感染，近年来证实类杆菌和消化菌等厌氧菌是本病的致病菌之一，但很少是单纯感染[1]。常并发全身症状,很快发展为爆发性败血症、休克致死亡,病死率极高。临床表现从无明显皮肤坏死的肛管直肠或生殖区疼痛,到感染部位皮肤和软组织的迅速坏死、蔓延,最终导致全身脓毒血症和多器官衰竭[2]。2010年5月~2012年9月我科收治此类患者8例,通过住院治疗期间对疾病的观察和疾病的特征总结如下。

1. **资料和方法**

1.1 一般资料 我院肛肠外科自2010年5月~2012年9月共诊治肛周坏死性筋膜患者炎8例,平均年龄31~63岁,平均47岁,患者男性5例,女性3例,其中糖尿病人2例,发病过程中有寒战、高热者3例,皮下捻发音者2例,坏死区波及阴囊者2例,波及腹股沟区者1例。

1.2 临床表现 发病急骤、进展快、中毒症状重、范围广是其主要临床特点,表现为寒战、高热、局部病变迅速发展,主要累及浅筋膜、皮肤、皮下脂肪。浅筋膜广泛坏死,但不累及肌肉。开始时肛周疼痛、皮肤红肿,随后由于营养血管栓塞,出现苍白、青紫、水泡、变黑,浅筋膜大面积坏死,皮肤皮下与肌肉分离,出现潜行皮瓣,血泡破溃后显露出黑色真皮层。病情迅速发展,向四周蔓延,肛周触之有波动感。有血性渗液,伤口有腐臭味。病变区感觉减退或消失,这是由于皮下神经损坏的原因。3例患者表现为病灶周围皮下气肿并迅速蔓延,浅筋膜广泛坏死,部分患者神志淡漠、反应迟钝。

1.3 实验室检查 血常规:WBC:$12×10^9$/L~$21×10^9$/L,中性粒细胞比值83%~92.3%,ALB:26g/L~31g/L 血糖,5.3mmol/L~15.1 mmol/L,其中6例患者出现不同程度贫血和低蛋白血症,切除筋膜送病理检查提示化脓性坏死性筋膜炎。脓液培养:溶血性链球菌1例,大肠埃希杆菌3例,金黄色葡糖球菌2例,2例未培养出细菌。

1.4 治疗方法

1.4.1 手术治疗:一旦诊断明确后,早期广泛彻底清创并充分引流是治疗的关键,该组病例7例在腰腧穴麻醉下完成,1例在腰麻下完成,患者取截石位常规消毒铺巾,沿波动感最明显处切开皮肤直达坏死病灶,放出脓液,在病灶切除区多处切开引流,深达筋膜,彻底清除坏死组织直至有出血的健康组织为止,各切口间保留皮桥,并用浮线引流,过氧化氢溶液、甲硝唑注射液充分冲洗伤口,凡士林纱布填塞伤口,纱布包扎。

1.4.2 伤口换药:术后第二天,拆除敷料及凡士林纱布,每次予3%过氧化氢溶液、生理盐水、甲硝唑注射液反复冲洗伤口,换药时如发现坏死组织及时予以清创,清除坏死组织直至可见触之易出血的新鲜肉芽组织,坚持每天换药2次,对于伤口过深过大的,待其肉芽组织红润且无明显分泌物时,予以缝合。

1.4.3 对症治疗:根据患者身体状况给予氨基酸、脂肪乳、白蛋白、血浆等营养支持,以利于伤口愈合,对于糖尿病病人,控制血糖非常重要,可静脉滴注、皮下注射胰岛素,也可腹部埋植血糖泵随时调节血糖,一般在9mol/L以下。

1.4.4 中药治疗:根据中医辨证,本病早期为毒热炽盛症,治以清热凉血解毒,方选清营汤合仙方活命饮加减;具体方药如下:水牛角30g,生地黄20g,玄参15g,黄连15g,淡竹叶12g,丹参15g,麦冬12g,金银花20g,当归30g,赤芍15g,皂角刺15 g,乳香15g,没药15g,牡丹皮15g,蒲公英15g,生甘草6g,水煎,取汁300ml分3次口服,日1剂。术后恢复期为正虚邪恋,治以扶正为主,以八珍汤加减,组成:党参15g,白术12g,茯苓12g,熟地黄15g,当归15g,白芍12g,川芎12g,炙甘草5g,黄芪15g。自制肛门肿痛熏洗液使用XN-X肛周多功能熏洗仪熏洗肛门,每日一次。

2. **结果**

本组8例患者全部治愈,无死亡,平均住日23天,其中1例腹股沟区感觉障碍,随访3个月均未见复发。

3. 讨论

3.1 早期诊断 坏死性筋膜炎又称为 Fournier's 综合征[3]，是一种较少见的严重组织感染。本病是由多种细菌的混合感染，具有发病急、进展快、死亡率高的特点[4]，主要侵及肛周、会阴部、外生殖器皮肤、皮下织及深浅筋膜，并常伴有全身中毒症状，常继发于免疫力低下、营养不良、糖尿病等疾病。通畅以肛周疼痛为首发症状，容易误诊为肛周脓肿，延误治疗，甚至危及生命。本病诊断主要建立在临床诊断的基础上[5]，早起掌握以下特点有助于诊断：①肛周疼痛，发病急、起病快、高热，部分患者有神志恍惚、反应迟钝等症状。②伴有营养不良、免疫功能低下、糖尿病或肛周脓肿的患者更是易感对象。③受累范围广泛，可蔓延至会阴、阴囊、腹股沟、下腹部、腰部及下肢，疼痛剧烈。④病变区出现快速、进行性皮肤坏死，坏死区域存在捻发音或捻发感。⑤实验室检查：血象高、血沉快、可伴有贫血、低蛋白血症。

3.2 及时手术治疗 肛周坏死性筋膜炎一旦诊断明确，早期手术是治疗成功的关键，也是中医"驱邪外出，给邪出路"的处理原则。必须做到清创彻底、通畅引流，切除全部无活力的组织，减轻脓毒血症。该组病例中，肛周为放射状切口，各个切口间保留一定的皮桥，各皮桥间用 7 号丝线数根作浮线引流，此种方法既可以起到引流作用，又可以有效的保护肛周皮肤，较少植皮的几率。伤口用大量双氧水、甲硝唑注射液冲洗，使伤口氧化还原电位差增高，造成不利厌氧菌繁殖的条件，以控制感染的继续蔓延和扩散。外用凡士林纱条，可刺激肉芽组织生长改善局部血循环，达到祛腐生肌的目的。

3.3 抗生素的应用 本病多为需氧菌和厌氧菌混合感染而致，笔者认为本病开始应用 2 联或 3 联考抗生素，通畅为 β-内酰胺酶抑制剂、硝基咪唑类、三代头孢菌素联合应用，待细菌培养及药敏实验结果回报后及时调整抗生素。

3.4 全身营养支持 肛周坏死性筋膜炎患者一般全身消耗较大，容易出现低蛋白血症和贫血，应及时给予氨基酸、脂肪乳、人血白蛋白或输血等，增加患者机体免疫功能，降低机体炎症反应。对于糖尿病患者，大剂量胰岛素控制血糖。

3.4 科学换药 肛周坏死性筋膜炎术后换药至关重要，换药时局部填塞要疏松，避免填塞过紧造成局部压力增加而致感染进一步向周围筋膜扩散。早期每次换药创面用3%过氧化氢、甲硝唑注射液、生理盐水反复冲洗，凡士林纱布填塞伤口，凡士林纱布即可保护新鲜肉芽组织有可促进组织生长，待肉芽组织生长良好，可用贝复济更换创面，以促进毛细血管再生，改善局部血液循环，加速创面的愈合，从而主动促进创面修复，术后早期局部渗出较多，每日可给与 2 次换药。

3.5 中医对该病的认识 肛周坏死性筋膜炎属于中医学"烂疗"、"脱囊"范畴。中医认为"毒邪聚于肌肤，初起头小，红肿明显，边界不清，后皮湿烂，身热，或神昏谵语，死不治"。本病多见于体弱多病又有外伤者，因素体虚弱，卫外不固，气血虚损，又外伤染毒，易"内陷"，即出现脓毒败血症，如不及时治疗，病变继续扩大，则见皮色暗紫，继而组织坏死。故早期以清热解毒为主，后期以扶正祛邪为主，同事配合中药熏洗坐浴以祛腐生新肉芽及上皮生长。

总之，中医中药的优势与现代医学结合，治疗肛周坏死性筋膜炎疗效确切，值得推广。

参考文献：
[1] 王敏. 肛周坏死性筋膜炎诊断和治疗 [J]. 中国现代中医学杂志，2006，5（8）：83～84.
[2] Morpurgo E, Galandiuk S, Fournier's gangrene [J], Surg Clin North Am，2002，82：1213～1224.
[3] 刘飞，丁曙晴坏死性筋膜炎. 丁氏肛肠病学 [M]. 北京：人民卫生出版社，2006：268～269.
[4] 吴在德. 外科学 [M]. 第 5 版. 北京：人民卫生出版社，2001：176～181.
[5] 林秋，竺平，孙桂东等. 肛周坏死性筋膜炎的诊治进展 [J]. 世界华人消化杂志，2010，18（32）：3428～3431.

溃结灌肠液治疗湿热蕴结型溃疡性结肠炎的临床观察

柯玮

（武警边防部队总医院 肛肠科）

溃结灌肠液是南京市中医院丁泽民先生经验方院内制剂，临床上疗效确切，能有效的控制UC症状，并且副作用极小。笔者以溃结灌肠液治疗UC，疗效满意，现报道如下：

1 资料与方法

1.1 一般资料 病例来自于广东省武警边防总队医院肛肠科2013年4月~2014年9月的门诊及住院病人，共40例。纳入标准（自拟）：①符合诊断符合1993年全国慢性非感染性肠道疾病学术会议制定的UC诊断标准[1]之中医肛肠科病症诊断疗效标准的溃疡性结肠炎的患者，病程在3个月以上，年龄在18~65岁之间，性别不限。②选择病变范围为直肠乙状结肠炎，有腹泻和黏液脓血便，有轻度至中度腹痛的患者。③中医证型为湿热蕴结型。④无灌肠禁忌症者。⑤愿意配合完成临床研究者。全部经过XNG-ZZ纤维肠镜或电子肠镜检查确诊，符合慢性非特异性溃疡性结肠炎诊断标准。所有患者随机分为2组：治疗组20例，男11例，女9例；年龄19~47岁，平均（34.21±9.18）岁；病程6个月-17年，平均（6.43±4.74）年。对照组20例，男12例，女8例；年龄23~44岁，平均（35.5±9.51）岁；病程5个月~21年，平均（5.77±5.16）年。两组性别、年龄、病程等一般情况比较，差异无显著性意义（$P>0.05$），具有可比性。

1.2 灌肠药物 溃结灌肠液是南京市中医院丁泽民先生经验方院内制剂，规格：250ml/瓶；批准文号：苏药制字Z040001781。组成：银花120g，地榆120g，白芨40g，复方珠黄散20g。使用时加温到38~40℃后才进行灌肠。

1.3 方法 ①给药时间：按护理常规于每天的20:00为保留灌肠时间，病人每次灌肠中药剂量均为100mL。②灌肠操作：使用XN-SL结肠灌洗机保留灌肠。将中药液的温度设置在38~40°；灌肠前排空大小便，嘱患者取左侧卧位；无菌石蜡油纱布润滑导管前端后缓缓旋转插入肛门，插入深度：直肠病变为15~20cm；结肠病变20~35cm。打开调节器，将药物混合液以30滴/分的滴速缓慢滴入肠内。灌肠过程中部分患者出现便意，嘱其做深呼吸，分散注意力，同时按摩骶部，降低压力。灌肠毕，协助患者取膝胸卧位，嘱病人保持此姿势20~30min（可嘱患者左侧睡20min，接着平睡20min，再右侧睡20min）。指导患者尽量保持药液在肠内停留2小时以上。③疗程设定：14d为一个疗程，持续两个疗程，疗程间休息2d。

1.4 观察指标 ①疗效观察指标临床症状及体征；②电子结肠镜检查；③药物副作用。

1.5 疗效判断标准 参照《溃疡性结肠炎中西医结合诊疗指南》自拟：①完全缓解：临床症状消失，肠镜复查黏膜病变基本消失或主要症状及肠黏膜病变活动指数总分值降低≥95%。②显效：临床主要症状明显缓解，肠镜复查黏膜病变明显减轻或主要症状及肠黏膜病变活动指数总分值降低≥70%。③有效：临床主要症状有所缓解，肠镜复查黏膜病变有所减轻或主要症状及肠黏膜病变活动指数总分值降低≥30%。④无效：经治疗后临床症状、内镜及病理检查结果均无改善或加重，或主要症状及肠黏膜病变活动指数总分值降低<30%。注：疗效评定标准按照尼莫地平法计算公式：疗效指数=[（治疗前病变活动指数积分—治疗后病变活动指数积分）/治疗前病变活动指数积分]×100%。

1.6 统计分析 应用SPSS17.0数据分析软件，采用X^2检验方法。

2 结果与分析

2.1 临床疗效对比 两组总有效率比较治疗组（95.00%）优于对照组（85.00%）。

表1 两组临床疗效比较 例（%）

组别	例数（n）	完全缓解	显效	有效	无效	总有效率
治疗组	20	7（35.00）	9（45.00）	3（15.00）	1（5.00）	19（95.00）*
对照组	20	4（20.00）	7（35.00）	6（30.00）	3（15.00）	17（85.00）

两者比较P<0.05，有统计学意义。

2.2 结肠镜检查（表2）两组总有效率比较治疗组（95.00%）优于对照组（85.00%）。

表2 结肠镜检查 例（%）

组别	例数（n）	完全缓解	显效	有效	无效	总有效率
治疗组	20	7（35.00）	8（40.00）	4（20.00）	1（5.00）	19（95.00）*
对照组	20	4（20.00）	6（30.00）	7（35.00）	3（15.00）	17（85.00）

两者比较P<0.05，有统计学意义。

2.2 不良反应比较 （表3）在治疗过程中，治疗组无1例不良反应，对照组出现3例不良反应（2例出现恶心、反胃；1例出现肛门局部疼痛不适），药物减量后症状减轻或者消失，均能坚持治疗。

组别	例数（n）	不良反应
治疗组	20	0（0.00）*
对照组	20	3（15.00）

表3 不良反应比较例（%）

组别	例数（n）	不良反应
治疗组	20	0（0.00）*
对照组	20	3（15.00）

两者比较P<0.05，有统计学意义。

3 讨论

溃疡性结肠炎又称非特异性溃疡性结肠炎，是炎症性肠病的一种类型，近年来，在世界范围内其发病率有增高的趋势（西方国家居多，在亚洲、拉丁美洲、东欧呈上升趋势），并且有明显的家族遗传性[2]。我国传统医学早在几千年前就有关于溃疡性结肠炎的相关论述。早在《内经》中就有"肠"、"肠风"的论述，如《素问·太阴阳明论》云"食饮不节，起居不时者，阴受之"，"阴受之则入五脏"，"入五脏则满闭塞，下为飧泄，久为肠"。《素问·风论》篇谓"风中五藏六府之俞"，"久风入中，则为肠风飧泄"。隋·巢元方《诸病源候论·痢病候》所述之"凡痢，口里生疮，则肠间也有疮也"，乃中医学对溃疡性结肠炎的口腔并发症的最早描述。根据UC的临床表现，可将其归属于祖国医学"泄泻"、"久痢"、"休息痢"、"肠风"、"滞下"等范畴。其发病多因禀赋不足，感受外邪，饮食所伤，情志失调，病后体虚所致。有研究"认为"脾气亏虚为发病之本，湿热邪毒为发病之标，瘀血阻络贯穿始终，内疡形成局部病理变化"。故脾虚、湿蕴是UC的病理基础，但临床上患者无论脾虚或者脾肾阳虚多兼夹湿热，气血博结于肠腑，呈湿热蕴蒸之象，本虚标实，致肠道黏膜屏障受损，充血糜烂。溃结灌肠液是南京市中医院丁泽民教授的经验方，多年来，经临床实践疗效确切，主方由金银花、地榆、白芨、珠黄散等组成。功效：清热化湿，护膜生肌。方中地榆凉血止血、解毒敛疮；白芨收敛止血、消肿生肌；金银花清热解毒、凉血止痢，三者配伍加强凉血解毒之效，上清肺热，助通腑之功；下清肠腑之热，凉血而不助邪。方中珠黄散由川贝、人工牛黄、珍珠粉、海螵蛸、煅龙骨、煅炉甘石、制乳香、血竭、轻粉、青黛、人中白、琥珀、煅石膏、冰片、制没药等组成，兼涩肠固脱、护膜生肌之功，标本兼顾。

参考文献：略

肛周脓肿发病的中西医认识

毛红 李薇 唐平 赵强 杨军义

(四川省第二中医医院/四川省中医药科学院中医研究所 四川成都 610031)

肛周脓肿为肛管直肠周围脓肿的简称，系指肛管直肠周围软组织及其周围间隙内发生急性化脓性感染所形成的脓肿。中医称为肛痈、脏毒，属痈疽的范畴。为肛肠科常见的疾病之一。任何年龄均可发病，临床以20～40岁多见，男性比女性发病率高。常因自然溃破或单纯排脓而形成肛瘘。若不根治或处理不当，即进入脓肿→肛瘘→脓肿→肛瘘的恶性循环而经久不愈。因其发病机理与肛瘘一致，且是先成脓肿，再成肛瘘，故被公认为同一疾病的不同阶段。脓肿为感染的急性期，肛瘘为感染的慢性期或静止期。若不及时恰当处理会造成严重后果，对人类健康危害较大。因此，对其正确的诊断和及时的治疗，力争早治以取得良好的疗效仍是一个非常重要的问题。要早诊早治必须对其有一比较全面的正确认识，特别是其发生的病因病机更应有一个深入和全面的了解，才会做到有的放矢，收到良好的疗效。现将笔者对肛周脓肿的病因病机的认识和自己的看法作一较系统的扼要的总结报告于下，供同道参考。

1. 传统中医对肛周脓肿的病因病机的论述[1]

祖国医学认为肛周脓肿的发生多因外感六淫，内伤七情，脏腑受损，或饮食不节，过食辛辣厚味，致湿热内生、热毒结聚所致；或因肌肤损伤，毒邪内侵，瘀血凝滞，经络阻塞，血败肉腐而成；或先天禀赋不足，脏腑虚弱，肺、脾、肾三阴亏损，湿热瘀血下注肛门所致。正如《素问·生气通天论篇》所说："营气不从，逆于肉理，乃生痈肿。"《灵枢·痈疽篇》亦说"寒邪客于经络之中则血泣，血泣则不通，不通则卫气归之，不得复反，故痈肿。寒气化热，热胜则肉腐，肉腐则为脓。……营卫稽留于经脉之中，则血泣而不行，不行则卫气从之而不通，壅遏而不行，故热。大热不止，热盛则肉腐，肉腐则为脓。"宋《疮疡经验全书·脏毒篇》也说："脏毒者，生于大肠尽处肛门是也。其势凶恶，皆喜怒不测，饮食不节，阴阳不调，脏腑不和，或房劳太过，或饮酽炽之酒，或食五辛炙煿等味，蓄毒在内，流积为痈。肛门肿痛，大便坚硬则胀痛，其旁生小者如贯珠，大者如李核，煎寒作热，疼痛难安。……早治易愈，失治溃脓。"祁坤在《外科大成》中所说："人身之气血，与天地同流。人身之经络，与昼夜同度。苟或六淫之感，七情之伤，饮食不时，房劳不节，致使阴阳乖错，荣卫蕴结而成痈者，总不出于三因。……外因：一曰火热……火郁之发民病疮疡痈肿。……二曰寒邪伤心为疮疡，经曰太阳司天寒淫所胜，血变于中，发为痈疡。……三曰燥邪……阳明司天，燥淫所胜，民病疮疡痤痈。……四曰湿邪疮疡，经曰太阴司天湿气变物，甚则身后痈。……内因：经云气宿于经络，与血俱涩而不行，壅结为痈疽，不言热之所作而后成痈者，为由七情内郁而成。……不内外因：经云，膏梁之变，足生大疔，又曰荣气不从，逆于肉理，乃生痈肿。荣气，胃气也，盖饮食入胃，先输于脾而朝于肺腑百脉，次及于皮毛，先行阳道，下归脏腑，而气口成寸矣。夫膏梁之变者，则荣气太过，不能走空窍而行皮毛，反行阴道，逆于腠理而生痈肿，此肌肉实滞而然也。饮食之于者，则荣气不及，不能走空窍而充皮毛，短而不盈，凝于腠理，而生痈肿，此肌肉虚涩而然也。"这些都深刻地阐述了肛周脓肿发生的病因病机，至今对临床仍不失有重要指导价值。

2. 西医对肛周脓肿的病因病机的论述[1]

西医认为肛周脓肿的发生主要是与肛门直肠的解剖结构和感染有关。肛窦、肛腺导管、肛腺是病原菌侵入的主要途径，损伤和其它疾病因素也是导致肛周脓肿的另一原因。在长期的临床实践的研究中产生了多种病因学说，从不同的角度对肛周脓肿的发生进行了阐述。有代表的是：

2.1 肛窦肛腺感染学说

这一学说由 Eisenhammer（1958）和 Parks（1961）提出，认为肛周脓肿的发生主要是由于肛窦、肛腺感染所致。肛窦位于肛管的中部齿线处，在消化管的末端狭窄部位，容易被肠内容物损伤；肛窦又呈漏斗状，开口向上，容易存积粪便和感染物。研究发现人体肛腺一般有6～10个开口于肛窦，其分布不均匀，构造变化亦较大，有单盲管，有分支呈葡萄状，有呈壶腹状等，其走行方向也不一样，大部分是穿入黏膜下组织的深层，另一部分深入内括约肌或穿过内括约肌止于联合纵肌附近，位于内、外括约肌之间；小部分向上穿行，大部分向下走行（多为复管腺）。正常情况下肛腺分泌肛腺液，肛腺液中含有大量的免疫和抗菌力的多糖体和 IgA，因此具有润滑和保护作用。由于肛腺分泌的这种黏液一般贮存于肛窦内，故而形成了一道防御屏障以阻止病菌侵入；当肛窦因损伤或粪汁积存破坏了这种防御体系，细菌随血侵入引起肛窦发炎水肿形成肛窦炎，肛窦发炎又导致肛腺导管发炎水肿而使肛腺液排出不畅，或因炎症刺激导致内括约肌痉挛而加重肛腺液的蓄积，细菌沿肛腺导管不断侵入到肛腺体，继续繁殖，感染化脓而形成肛腺脓肿，进而形成括约肌肌间间隙脓肿，此时一方面化脓肛腺中的细菌可通过肛腺部的血管淋巴向直肠黏膜和其它间隙感染扩散形成新的脓肿；另一方面，肌间脓肿的脓液又可通过括约肌肌间隙和联合纵肌向上、向下、向内、向外和向左、向右蔓延至其它间隙形成各种间隙脓肿。

2.2 中央间隙感染学说

这一学说由埃及学者 Shafik（1979）提出，认为肛周脓肿的发生主要是由于肛管上皮损伤发生感染，细菌侵入中央间隙形成中央间隙脓肿所致。Shafik 认为直肠纵肌穿过盆膈时融合耻骨直肠肌、肛提肌与其筋膜和外括约肌深部的纤维于内、外括约肌间向下走行，内侧纵肌纤维穿过内括约肌附于肛管皮肤和黏膜上，中间纵肌上半部位于内侧纵肌与外括约肌深部之间，下半部在内、外括约肌之间止于中央腱，外侧纵肌是耻骨直肠肌与外括约肌深部向下延伸部分，位于外括约肌深部与中央纵肌之间，在内括约肌下缘平面止于中央腱。中央腱位于中央间隙，由胶元纤维、弹性纤维及少量肌纤维与脂肪组织交织而成，分出许多小的纤维隔在外括约肌皮下部之间的环行间隙内穿行，向内止于肛管下部皮肤，向外进入坐骨直肠间隙，向下止于肛周皮肤，在联合纵肌各层之间又有六个肌间隙分界，即肛门内侧隔、肛门外侧隔、括约肌内侧隔、括约肌外侧隔、纵肌内侧隔和纵肌外侧隔。除肛门外侧隔分支分别进入外括约肌与坐骨直肠间隙和括约肌内侧隔位于内括约肌与内侧纵肌之间外，其余均止于中央腱。联合纵肌下端与外括约肌皮下部之间环绕肛管下部一周的间隙称为中央间隙。中央腱位于其中，并借其纤维隔直接或间接地与其它间隙通连：向外通达坐骨直肠间隙，向内通达黏膜下间隙，向上通达括约肌间间隙，并与骨盆直肠间隙和直肠后间隙交通，向下通入肛周皮下间隙。因此当肛管皮肤受损发生感染时细菌就可经这些纤维隔进入中央间隙形成中央间隙脓肿，其它部位的脓肿也可经这些纤维隔进入中央间隙而形成中央间隙脓肿。脓肿就可经此向肛周其它间隙蔓延形成各种肛周脓肿。

2.3 免疫学说

这一学说由以佐佐木（1988年）和矢野博道（1991）为代表的学者们提出。他们认为婴幼儿肛周脓肿的发病与肛管直肠下部局部免疫机能不全有关。其研究发现小儿脓肿、肛瘘好发在肠道免疫功能最薄弱的时期，早期直肠肛管黏膜分泌 SIgA 缺如或减少是造成肠道局部免疫功能不全的原因。SIgA 是新生儿肠道局部免疫功能构成的主要成分，母乳中含 SIgA 量较多，特别是分娩后5日的初乳中最多，以后其含量急速减少。正常儿出生后两周，黏膜绒毛形成，并自行分泌多糖蛋白复合物和 SIgA，1岁后感染防御机制即可完全建立，免疫功能提高，发病率减少。研究还发现出生后3个月内是免疫机能薄弱期，局部免疫结构未成熟，肛窦易于感染，待14个月后免疫机能提高，发病机率减少。检测中发现患儿的血清免疫球蛋白、唾液以及直肠黏液中 IgA 均值都比正常低。而且正常儿生后两周黏膜绒毛形成，在直肠液中可测出 IgA，但肛痈、肛瘘患儿在生后12周尚难测出。正常情况下黏膜绒毛分泌多糖蛋白复合物覆盖在黏膜表面，肛窦内亦贮留有由肛腺分泌的含大量多糖体和 IgA 的黏液，形成一个屏障以阻止致病物质的侵入。当绒毛机能不全，或腹泻冲刷、破坏这道黏液屏障，就可导致防御力低下，细菌乘虚而入导致肛窦感染而致病。这一学说也就使临床小儿肛痈、肛瘘以出生后三个月发病最高、可以自愈、青春期又复发和有腹泻史等特点得到了合理的解释。也与中医认为外感六淫、内伤七情导致脏腑虚衰，或先天禀赋不足等致毒邪流注肛门而致病，以及"正气存内，邪不可干"，"邪之所凑，其气必虚"的观点完全一致。

2.4 性激素学说

这一学说是由日本学者高月晋（1985）为代表的学者提出，根据在临床发现肛周脓肿的发病与年龄和性别的显著性差异这一特点的研究提出的。研究认为本病的发生与性激素有关。这一学说认为肛腺的发育与功能和皮脂腺一样，主要受性激素调节。性激素的水平直接影响肛腺的增生和萎缩，尤其是雄激素影响更大。研究发现人的一生中，新生儿体内由母体带来的雄激素一段时期呈较高水平，随着发育生长而呈生理性下降，进入青壮年期时雄性激素水平再度升高，到老年期则又下降，且肛腺萎缩，尤其是男性更为明显。因此在激素高峰期，由于肛腺的增生功能失调，极易感染而形成脓肿。

此外还有胚胎学说和细菌学等学说。他们都从不同的角度充实了肛周脓肿的病因学说。以 Shafer（1987）为代表的胚胎学说认为肛周脓肿和肛瘘的发生与肛腺的先天性发育有关。在胚胎发育期由于某种原因造成肛膜与后肠之间发生异常融合，不能形成含有较浅肛窦的正常齿线，而是形成含较深肛窦的不规则齿线，由于肛窦异常加深，齿线肥厚不规则，粪便易于滞留于肛窦内，容易受细菌侵袭而引发肛窦炎，继而形成肛周脓肿、肛瘘。从临床实践的研究证实肛周脓肿的发生主要是由于局部抗病力下降或损伤肠道细菌乘虚而入造成感染的结果。没有细菌感染就不会有脓肿的发生。从大量的临床研究也已证实肛周脓肿为细菌的混合感染，其致病细菌的特点是内源性、多菌性和厌氧菌为高感染率，而且肠源性细菌感染所致肛周脓肿形成肛瘘的比例最高。

3. 结合中西医对肛周脓肿形成的病因病机的看法和观点

笔者根据近代各家病因学说，跟师徐廷翰教授临证经验，结合临床所见，将肛痈发生的病因病机综合阐述如下：因外感六淫，内伤七情，脏腑受损，功能失调，或饮食不节，过食辛辣，酗酒、肥甘厚味，致湿热内生，热毒结聚肛门，或因腹泻便秘肌肤损伤，毒邪内侵，瘀血凝滞，阻塞经络，流注肛门，热盛血败，肉腐成脓；或先天禀赋不足，或纵欲太过，脏腑虚弱，肺、脾、肾三阴亏损，湿热瘀血下注肛门所致；或因体弱多病等致肛管直肠局部组织和肛窦抗病力下降，免疫功能不足，这时若肛窦过深或发育异常，粪汁积存，或干硬粪便损伤肛窦，细菌乘虚而入，造成肛窦感染，形成肛窦炎，肛窦因发炎而水肿，造成肛腺液排除障碍而郁积。细菌沿肛腺导管侵入至其中繁殖，感染化脓而形成肛腺脓肿，进而发生括约肌间隙脓肿，该脓肿可以沿各肌间隙向上、下、左、右、内、外蔓延形成其它间隙脓肿，也可进入中央间隙再向其它间隙蔓延形成其它肛周间隙脓肿；或因肛管皮肤损伤，细菌侵入造成感染，顺中央腱的纤维进入中央间隙形成中央间隙脓肿，或血源感染形成中央间隙脓肿，再由此进入括约肌间隙，顺中央腱和联合纵肌纤维蔓延进入肛周其它间隙形成脓肿。脓肿被切开引流或自然破溃常易形成肛瘘。因此笔者认为无论是肛窦肛腺感染学说还是中央间隙感染学说，实际上是异曲同工，它们是相互补充和完善，在临床上还应结合免疫学说、胚胎学说、性激素学说和细菌学说等去认识肛周脓肿的发生。因其均在不同角度充实了肛周脓肿的病因学说，对临床有着重要的指导价值。

参考文献：略。

某武警部队两万官兵肛肠疾病流行病学调查及相关影响因素分析

柯玮[1] 刘锡昭 张湘杰 倪吉凯等

(1. 武警边防部队总医院 深圳 518029)

肛肠疾病是指发生在肛门、直肠上的各种疾病,常见的肛肠病有100多种,据中国肛肠协会权威资料表明:肛肠疾病的发病率高达59.1%[1],如不及时防治,容易影响患者的身心健康,进而使其生活、工作质量下降。为了进一步保障部队官兵的身心健康,对某武警部队官兵2242人进行肛肠疾病流行病学调查和分析,为部队官兵预防肛肠疾病,制定相关措施提供重要参考依据。现将有关研究内容和结果报告如下。

1 对象和方法

1.1 对象 本研究的调查对象系广东某武警部队官兵,以连队为单位,采取整群随机抽样获得调查对象2242人为调查样本,其中男性2147人(95.8%),女性95人(4.2%),年龄18~39岁,平均年龄19.9±2.0岁;战士2014人(89.8%)、学员22人(1.0%)、士官176人(7.9%)、干部30人(1.3%)。

1.2 调查工具、内容 以自行设计的《武警官兵肛肠疾病流行病学调查表》作为调查工具,对广东某武警部队官兵肛肠疾病患病情况进行问卷调查。调查内容除了个人基本情况外,还包括肛肠病史、生活、工作方式、饮食习惯、对肛肠疾病的认识、卫生服务需求及常规体格检查和肛门直肠检查等。

1.3 诊断标准 以第二军医大学赵宝明教授主编《大肠肛门病学》[2]中诊断标准为依据,统一拟定标准,作为本次调查肛肠疾病的诊断标准。

1.4 调查方法 由专业人员进行问卷调查并做肛门直肠检查。调查前,对参加调查的人员进行统一培训,统一诊断标准并规范问卷表的填写方法。

1.5 统计学处理 本研究以 Epidata3.0 建立数据库,对收集的数据资料采取双份录入核对,数据分析用 SPSS13.0 统计软件在计算机上完成。

2 结果与分析

2.1 肛肠疾病的患病率与病种构成

主要肛肠疾病患病情况详见表1。调查的2242人,患肛肠疾病者899人,患病率为40.1%,其中男性患病率为39.7%(853/2147),女性患病率为48.4%(46/95),二者之间患病率差异无统计学意义($P>0.05$)。排在前三位的肛肠疾病患病率分别是肛乳头肥大症27.8%,其次是外痔5.7%,第三位是内痔2.5%。

表1 主要肛肠疾病患病情况 (n = 2242)

肛肠疾病名称	患病例数	患病率(%)
肛乳头肥大症	624	27.8
外痔	127	5.7
内痔	57	2.5
肛窦炎	53	2.4
混合痔	39	1.7
直肠炎	23	1.0
肛裂	14	0.6
肛周湿疹	11	0.5
肛瘘	6	0.3
直肠息肉	2	0.1
其它	51	2.3

2.2 生活习惯与肛肠疾病患病情况的关系

生活习惯与肛肠疾病患病情况详见表2。睡眠时间不足者肛肠疾病患病率较睡眠充足者显著上升（P = 0.008）；随着吸烟和饮酒频率的加大，肛肠疾病患病率呈现明显上升趋势，长期吸烟者肛肠疾病患病率显著高于偶尔或经常吸烟者，患病率差异具有统计学意义（P = 0.040）；在饮食习惯方面，摄入蔬菜水果、辛辣食物、饮用咖啡或茶与否，肛肠疾病患病率差异没有统计学意义，但水产品或海鲜的摄入情况对肛肠疾病患病率有着显著性影响，基本不摄入水产品/海鲜或每月只有1~3天摄入海鲜者肛肠疾病患病率显著高于每周1~3天及以上摄入者（P = 0.034）。

表2 生活习惯与肛肠疾病的关系

	例数	患病例数	患病率（%）	χ^2	P
睡眠时间					
基本充足	1347	506	37.6	9.746	0.008
偶尔不足	750	334	44.5		
长期不足	143	57	39.9		
合计	2240	897	40.0		
吸烟情况					
从不吸烟	1189	488	41.0	7.232	0.065
偶尔	514	191	37.2		
经常	329	123	37.4		
长期	207	97	46.9		
合计	2239	899	40.1		
吸烟程度					
偶尔	514	191	37.2	6.45	0.040
经常	329	123	37.4		
长期	207	97	46.9		
合计	1050	899	40.1		
饮酒情况					
从不饮酒	1205	501	41.6	4.964	0.174
偶尔	958	362	37.8		
经常	59	27	45.8		
长期	7	4	57.1		
合计	2229	894	40.1		
食用水产品/海鲜					
每天	482	195	40.5	10.416	0.034
4~6天/周	235	83	35.3		
1~3天/周	767	286	37.3		
1~3天/月	434	195	44.9		
基本不吃	323	140	43.3		
合计	2241	899	40.1		

2.3 工作情况与肛肠疾病患病情况的关系

工作情况与肛肠疾病患病情况的关系详见表3。在不同的工作职位中，肛肠疾病患病率具有显著性差异（P = 0.0001），干部患病率最高53.3%，其次是战士41.7%，第三是学员40.9%。不同服役兵龄和不同条件工作环境下的武警官兵肛肠疾病患病率差异无统计学意义（P>0.05）。

表3　工作情况与肛肠疾病的关系

	例数	患病例数	患病率（%）	χ^2	P
工作职位					
干部	30	16	53.3	19.36	0.0001
战士	1821	759	41.7		
学员	22	9	40.9		
士官	176	59	33.5		
其他	185	51	27.6		
合计	2234	894	40.0		
服役兵龄					
<1年	1754	703	40.1	5.066	0.167
1年~	437	169	38.7		
5年~	30	14	46.7		
10年~	21	13	61.9		
合计	2242	899	40.1		
工作环境					
舒适	843	326	38.7	1.622	0.444
一般	1337	545	40.8		
高温和\或高湿或其他	62	28	45.2		
合计	2242	899	40.1		

2.4　肛肠疾病的主要影响因素

在单因素分析的基础上，以性别、年龄、工作职位、睡眠时间、吸烟情况、食用水产品/海鲜、肛肠疾病家族史为肛肠疾病的影响因素进行Logistic回归分析，因素筛选的判别水平为0.05，结果显示，战士职位是促进肛肠疾病发生的危险因素，$OR=1.797$（95%CI：1.277~2.528）；1~3天/周摄入水产品或海鲜是肛肠疾病的保护因素，$OR=0.757$（95%CI：0.577~0.991），详见表4。

表4　肛肠疾病的主要影响因素Logistic回归分析

因素	系数	标准误	χ^2	P	OR	95% CI Lower	95% CI Upper
战士职位	0.586	0.174	11.315	0.001	1.797	1.277	2.528
水产品/海鲜摄入（1~3天/周）	-0.279	0.138	4.100	0.043	0.757	0.577	0.991

2.5　对肛肠疾病的认识

接受调查的2242例武警官兵，对肛肠疾病知识了解很清楚占2.4%（53/2242）基本清楚9.5%（214/2242），了解一点占54.5%，一点也不了解占33.6%（754/2242）。

3　讨论

本研究武警官兵人群肛肠疾病患病率为40.1%，与黄少明等[3]报道的肛肠疾病患病率相近，但远高于郭春英等[4]、包龙等[5]报道的肛肠疾病患病率，这可能与采用的肛肠疾病诊断标准不同有关。本次调查的武警官兵所患肛肠疾病以肛乳头肥大症、外痔、内痔、肛窦炎和混合痔为常见病。

睡眠时间不足、经常或长期吸烟者肛肠疾病患病机会显著增加；随着饮酒频度的增加，肛肠疾病患病率呈现上升趋势；适量摄入水产品/海鲜有利于减少肛肠疾病患病机会，这些说明生活、饮食习惯与肛肠疾病患病有着密切的关系。

在工作职位方面，干部的肛肠疾病患病率高达53.3%，这也许和他们的工作性质以长期静坐时间较长有关；其次是战士职位，这类人群大多承受着繁重的训练任务，很多时候需要长时间保持或重复某种姿势或体位，容易引发肛肠疾病的发生。随着服役兵龄的延长，肛肠疾病患病率差异虽无统计学意义，但呈现明显上升趋势，10年以上服役兵龄者肛肠疾病患病率高达61.9%。在高温和\或高湿或其他不良工作环境下工作的武警官兵较工作环境一般或舒适者的肛肠疾病患病率差异无统计学意义，但亦呈现出上升趋势。

肛肠疾病主要影响因素Logistic回归分析结果显示，战士职位是肛肠疾病的危险因素，其患肛肠疾病的危险性高于其他职位的武警官兵；另外每周1~3天时间摄入水产品/海鲜是肛肠疾病的保护因素，因此，适量摄入水产品/海鲜可以减少肛肠疾病的患病机会。

本研究中的武警官兵人群对肛肠疾病知识了解甚少，有半数以上的人对肛肠疾病知识了解一点、三分之一以上的人对肛肠疾病知识一点也不了解，对正确防治肛肠疾病知识了解相对贫乏。

总之，武警官兵肛肠疾病患病现象较普遍，生活方式、饮食习惯和工作性质、环境特点与肛肠疾病的发生有着密切的关系。为了有效地减少武警官兵肛肠疾病的发生机会，进一部提高武警官兵的健康素质，保障武警部队的战斗力，武警部队各级卫生部门应该高度重视并加强肛肠疾病防治工作。笔者建议：①加强肛肠疾病防治知识的健康教育，提高武警官兵对肛肠疾病的认识程度和健康意识；②根据武警部队工作环境特点和各级各类官兵工作性质，部队各级医疗卫生部门制定针对性、可行性的防治措施并在部队中加以推广；③进一步加强武警部队官兵肛肠疾病的普查巡诊工作，切实做到无病早防、有病早治，从而有效降低武警官兵肛肠疾病患病率。

参考文献：

[1] 全国中西医结合防治肛肠病协作组. 57297人肛肠疾病调查报告. 中西医结合防治肛门直肠疾病，南京：江苏科技出版社，1980：6~11

[2] 赵宝明 主编.《大肠肛门病学》[M]. 上海：第二军医大学出版社，2004.11

[3] 黄少明，吴印爱，郑镇木，等. 南方某部队4935人肛肠疾病的调查[J]. 第一军医大学学报，1995，15（3）：220~221

[4] 郭春英，卞华权，于树军，等. 某部不同官兵肛肠疾患及相关因素调查[J]. 解放军预防医学杂志，2004，22（6）：469

[5] 包龙，包卫华，白伟业，等. 内蒙地区部分官兵肛肠疾病患病情况调查分析[J]. 解放军预防医学杂志，2001，19（4）：279~280

直肠黏膜切除术治疗重度局限性溃疡性直肠炎临床观察

乔峰妮　曹暂剑　杨向东

（成都肛肠专科医院\中国PPH培训中心　610000）

溃疡性直肠炎是一种不明原因的慢性非特异性结肠炎，病变范围局限于直肠者，发病率约占该病的48.6%[1]。溃疡性直肠炎临床症状以大便次数增多、黏液脓血便、里急后重等为主，目前西医多采用肾上腺皮质激素、柳氮磺吡啶制剂、5-氨基水杨酸制剂及免疫抑制剂治疗，这些药物不良反应较大，停药后易反复，往往反复发作迁延数月、数年，且有一定的癌变倾向，因此加强溃疡性直肠炎的防治工作尤为关键。近年来我们对于重度局限性溃疡性直肠炎采用直肠黏膜切除术治疗，疗效确切，现将其总结如下：

1. 资料与方法

1.1　研究对象　纳入2010~2012年在成都肛肠专科医院住院患者30例，符合中华医学会消化病分学会《对我国炎症性肠病诊断治疗规范的共识意见》[2]中关于溃疡性直肠炎的诊断标准，电子肠镜检查确定病变局限于直肠下段距肛缘6cm以下，严重程度为重度溃疡性直肠炎。排除：1）妊娠或哺乳期妇女；2）结肠镜检查见黏膜溃疡累及乙状结肠中段以上者；3）有严重的全身合并症或肿瘤者；4）对治疗药物过敏者；5）心、肝、肾功能不全者；6）近月内应有长效皮质激素、近半年内应有其他免疫抑制剂及磺胺类药物者；7）精神病患者，或难以对药物的有效性做出确切评价者。将患者随机分为治疗组和对照组，各15例，两组患者年龄19～53岁，病程0.6～5年，两组患者在年龄、性别、病程及病情严重程度方面均无统计学意义（p > 0.05），具有可比性。

1.2 治疗方法

治疗组：采用直肠黏膜切除术，术后给予头孢西丁钠2.0g，ivgtt q12h 抗炎治疗5天；对照组：采用柳氮磺吡啶栓，直肠给药，每日两次给药，头孢西丁钠2.0g，ivgtt q12h 抗炎治疗5天。要求患者保持心情舒畅，清淡饮食，避免辛辣刺激食物。

1.3 观察指标 观察患者治疗前和治疗4周后排便次数、黏液便及脓血便的

性状，治疗前后行结肠镜检查，以评估溃疡性直肠炎病变改善情况。随访6月观察远期疗效。具体症状评分如下：排便次数：每日3次（2分），每日3～6次（4分），每日7次以上（6分）。黏液脓血便：每日大于2次（2分），每日大于5次（4分），每日大于10次（6分）。结肠镜检查：黏膜充血、水肿、表面颗粒感或糜烂（2分），肠黏膜充血、水肿、接触性易出血、糜烂、普遍有糜烂或、浅表溃疡（4分），典型溃疡性直肠炎改变（6分）。

1.4 统计学方法 采用SPSS15.0数据软件进行分析，治疗前后比较采用配对t检验，计数资料采用X^2检验，$P < 0.05$为差异有统计学意义。

2. 疗效评定标准

2.1 疗效标准 采用2008年中华医学会消化病分学会《对我国炎症性肠病诊断治疗规范的共识意见》[2]：完全缓解：临床症状消失，结肠镜检查黏膜大致正常；有效：临床症状基本消失，结肠镜检查黏膜轻度炎症或假息肉形成；无效：临床症状、结肠镜及病理结果检查均无改善。

2.2 结果

2.2.1 两组临床疗效比较

表1 两组患者临床疗效

	n	完全缓解	有效	无效	总有效率	p值
治疗组	15	13	1	1	93.3%	0.03
对照组	15	10	3	2	86.7%	

注：与对照组比较，$P < 0.05$，有统计学意义，治疗组优于对照组（见表1）

2.2.2 两组治疗前后临床症状及结肠镜积分比较

表2 治疗前后临床症状及结肠镜积分

	时间	排便次数	黏液脓血便	结肠镜检查
治疗组（15例）	治疗前	3.21 ± 1.13	2.56 ± 1.12	2.64 ± 0.52
	治疗后	1.3 ± 0.65	1.2 ± 1.05	1.31 ± 0.57
对照组（15例）	治疗前	3.14 ± 1.18	2.61 ± 1.23	2.78 ± 0.64
	治疗后	1.48 ± 1.13	1.83 ± 1.04	1.90 ± 0.72

注：与本组治疗前比较，$P < 0.05$；与对照组治疗后比较，$P < 0.05$。（见表2）

2.2.3 随访6月后临床疗效比较

表3 随访6月后临床疗效比较

组别	例数	复发（例）	复发率（%）
治疗组	15	2	13.3
对照组	15	5	33.3

注：与对照组比较，P<0.05。（见表3）

3. 讨论

溃疡性直肠炎为一种病因未明的特发于直肠的炎症性肠病，病变主要侵犯直肠黏膜或者黏膜下层，形成糜烂、溃疡，临床症状主要表现为便血、黏液便、脓血便、里急后重、便秘或者腹泻、肛门坠胀不适，少数可有直肠痛，其中以直肠出血、黏液脓血便、里急后重最为常见。大多数研究认为其是一种细胞免疫为主的自身免疫性疾病，近年来发病率有增高趋势，好发于中青年人，其病程长，易反复，成为临床中常见的难治性疾病。传统治疗方法是使用柳氮磺吡啶栓、5-氨基水杨酸及肾上腺皮质激素，目前治疗方法也有采用各种药物保留灌肠，对轻中度的溃疡性直肠炎效果肯定，但重度溃疡性直肠炎，长期药物治疗效果不佳，易反复。本研究主要针对直肠下段6cm以下重度溃疡性直肠炎，采用直肠黏膜切除吻合术彻底切除溃疡面，从根本上切除病变病灶，达到根治的效果。但是此种手术方法适合于重度难治性溃疡性直肠炎，而且手术操作又有一定的技巧和重点，主要表现在以下几个方面：切除时尽可能多切除病变部分，可以在病变严重的部分辅助牵拉1根线，使拉入钉舱的病变组织尽可能多；切除时吻合口位置选择根据病变的宽度来定；切除时缝合深度为黏膜下层，避免缝合多深，形成狭窄；手术本身有一定的并发症，所以操作者必须在一定的经验的基础上才能实施；其他的手术技巧同PPH术操作。

综上所述，采用手术治疗重度难治性局限性溃疡性直肠炎，疗效确切，给治疗重度局限性溃疡性直肠炎提供一种治疗方法和思路，值得临床医师借鉴。

参考文献：略。

新型组合药物保留灌肠治疗溃疡性结肠炎的临床疗效

高凤岐 刘建利 闫英杰 赵天宇

（内蒙古赤峰市赤峰宝山医院肛肠科 内蒙古赤峰 0240476）

溃疡性结肠炎（ulcerative coliis. UC）是一种原因未明的慢性结肠炎症性病变，发病年龄一般在20~70岁，男女无明显差别。病变主要表现在结肠黏膜下层的炎症及溃疡，与自身免疫因素、遗传因素、精神因素、感染因素等有关的炎症性疾病，本病主要累及直肠、乙状结肠，亦可向上扩展至左半结肠、右半结肠，甚至全结肠和回肠末端，以黏液血便、腹痛、腹泻为主要症状。本病病情轻重悬殊，容易反复发作，也有急性爆发者。容易出现溃疡累及大血管发生大出血及低凝血酶血症，中毒性结肠扩张的基础上发生肠穿孔、弥漫性腹膜炎或慢性期肠狭窄、肠息肉、癌变的发生，溃疡性结肠炎被世界卫生组织列为现代难治性疾病之一。目前国内外尚无根治溃疡性结肠炎的特效药。我们采用新型组合药物保留灌肠治疗溃疡性结肠炎患者64例，取得了临床理想的科研技术指标，总结报道如下。

1 资料与方法

1.1 临床资料 2009年1月至2013年12月我院肛肠科收治溃疡性结肠炎124例，患者均行XNG~ZZ电子结肠镜检查及活体组织病理学检查，并行血常规、大便常规、血生化检验、均符合2000年全国炎症性肠病会议制定的UC的诊断标准。将124例患者随意分为治疗组和对照组，各62

例。治疗组男38例、女24例年龄38~69岁平均 49.2 岁；病程6个月至15年。对照组男29例、女33例，年龄34~65岁，平均年龄 44.6 岁；病程6个月至15年。两组患者一般资料具有可比性（$P > 0.05$）

1.2 治疗方法

1.2.1 药物组成及配制：治疗组采用新型组合药物保留灌肠。新型组合药物组成：温度在38~42度，9%氯化钠100ml、糜蛋白酶4000~8000单位、盐酸利多卡因胶浆10~30克、重酒石酸去甲肾上腺素4~8mg、维生素B6 100~200mg、盐酸消旋山莨菪碱5~40mg、硫酸庆大霉素8~16万单位，配制后每日一次保留灌肠。（2）观察组采用氯化钠100ml、硫酸庆大霉素16万单位、地塞米松10mg 每日使用XN-SL结肠灌洗机一次保留灌肠。

1.2.2 XN-SL结肠灌洗机灌肠方法：灌肠剂分乳剂、混悬剂、摇震剂。我院肛肠科采用摇震剂保留灌肠法，即含有沉淀物质的水剂，震荡后灌肠，其特点是吸收快、疗效快、稳定性药物扩散、适用于急重症病人的症状控制，每天的下午，灌注前排空大小便，左侧卧位，把配制好的新型组合药物100毫升放入CLY-1型肠道灌注水疗仪罐内，启动机器升温至38~42度压力0.02厘米汞柱时把灌注橡胶管缓慢送入肠道内1.5cm，分两次灌入新型组合药物保留灌肠液。灌肠后改平卧位20分钟后改右侧卧位60分钟，使新型组合药物保留灌肠液保留6~8小时为宜，平均2小时。每天保留灌肠一次，28天为一疗程，间隔7天行下一疗程治疗，2个疗程后观察疗效并随访。大肠不具备消化功能，药物的吸收方式主要是被动扩散。对所选用的每一种药物必须理解它的理化性质与吸收方式，分子量愈小愈易渗透扩散，浓度愈大扩散的速度愉快。

1.3 临床分度分型及疗效指标

1.3.1 轻度：全身症状不明显，腹痛、腹泻、黏液血便较轻。中度：有轻度全身症状，如低热、血沉快、白细胞高，腹痛、腹泻、黏液血便较重。重度：有明显全身症状，发烧、脉快、血沉快、白细胞高、血浆蛋白低，腹痛、腹泻、黏液血便明显，每日腹泻6次以上。

反复发作型：症状偏轻，病程缓慢，间歇发作，有缓解期。慢性持续型：发病或急或慢，继之为慢性病程。爆发型：发病急骤，症状很重，病情很快恶化。

总体疗效：按2000年全国炎症性肠病会议制定的溃疡性结肠炎疗效标准判断疗效，将疗效分为痊愈、好转、和无效。（1）痊愈：临床症状消失，肠镜检查及大便常规正常，腹痛消失，排便每天1~2次，粪质恢复正常，结肠镜下见结肠黏膜糜烂或溃疡灶消失。（2）好转：临床症状减轻，肠镜检查肠黏膜病变较前明显改善，大便常规检查有少量红、白细胞，腹痛消失或明显减轻，排便次数减少，结肠镜下见结肠黏膜炎症减轻，溃疡消失或溃疡面缩小。（3）无效：治疗前后临床症状、结肠镜检查及大便常规检查无改善或无明显改善，腹痛无减轻，腹泻次数时多时少，结肠镜下见结肠黏膜炎症无好转。

1.3.2 疾病活动指数：对两组患者治疗前后进行疾病活动指数（disease activty index. DAI）评分

1.4 统计学方法：数据采用SPSS11.5软件进行统计处理，计量资料以均数＋标准差（$\bar{x} \pm s$）表示，组间比较采用t检验，计数资料比较采用X^2检验 $p < 0.05$为差异有统计学意义。

2 结果

2.1 总体疗效：治疗组痊愈36例，好转24例，无效2例，总有效率96.8%（60/62），对照组痊愈7例，好转32例，无效23例，总有效率为62.9%（39/62）。治疗组总有效率明显高于对照组，$p < 0.05$（表1）

表1 两组患者总体疗效比较

组别	例数	痊愈	好转	无效	总有效率（%）	P值
治疗组	62	24	2	0	96.8	<0.05
对照组	62	7	32	23	62.9%	

2.2 DAI评分 治疗后两组患者DAI评分较治疗前均显著降低，P<0.05，其中治疗组DAI评分降低更明显，P<0.05（表2）

表2 两组治疗前后DAI评分比较（分 $\bar{x}\pm s$）

组别	例数	治疗前	治疗后	P值
治疗组	62	6.37+0.58	2.15+0.38	<0.05
对照组	62	6.51+0.42	2.91+0.33	<0.05
P值		>0.05	<0.05	

讨论

溃疡性结肠炎是一种原因不明的肠道非特异性慢性炎症性疾病，以结肠黏膜和黏膜下层糜烂、溃疡为特征。目前多数学者认为本病由多种因素相互作用所致，主要因素包括自身免疫、遗传、环境及感染等。近年来，有关氧自由基损伤及微循环障碍等与溃疡性结肠炎的关系也越来越引起人们的重视。以往本病多采用以柳氮磺吡啶和免疫抑制剂为主的传统西医方法治疗，但效果欠佳，且副作用较大。

保留灌肠是一种无创伤、无痛苦的治疗手段，药物可直接进入局部的血液循环到达病灶。因溃疡性结肠炎病变多发生于直肠和乙状结肠，病变部位相对局限，保留灌肠也常用于治疗本病。现代药理研究也证实，保留灌肠通过直肠直接给药，使药物直接作用于病灶部位，通过直肠下静脉丛吸收药物有效成分，减少了药物在肝脏的首过效应，可提高药物的生物利用度，而且药物不经过胃和小肠，避免了胃肠酸碱消化酶对药物有效成分的破坏，同时也减少了对消化道的刺激，减少了药物造成的胃肠道不良反应。

我们运用中西医理论、综合多年的临床经验采用新型组合药物保留灌肠治疗溃疡性结肠炎达到了临床治愈的科研技术指标。新型组合药物由0.9%氯化钠100ml、利多卡因胶浆10~30g、糜蛋白酶4000~8000单位、维生素B6 100~200mg、去甲肾上腺素4~8mg、山莨菪碱5~40mg、庆大霉素8~16万单位。

盐酸利多卡因胶浆其主要成分是胶浆、盐酸利多卡因、薄荷脑、甘油、乙醇，胶浆为粘敷剂，利多卡因是一种酰胺类局麻药，可与神经细胞钠通道轴浆内侧受体相互作用，阻断钠离子内流，可逆性阻滞神经纤维的冲动传导，具有作用快、弥散广、穿透力强、无明显扩张血管作用，起效时间平均5min，作用维持1~2h，薄荷脑可与神经细胞脂质相互作用，引起膜脂质形态结构改变，使膜膨胀、细胞膜钠通道变窄，钠离子内流减少，神经细胞无法产生扩布性动作电位，从而产生局部神经阻滞作用。薄荷脑为长效局麻药，其麻醉效果可维持48~240h。甘油的粘滞性可使局麻药在局部较长时间停留，从而维持有效药物浓度。乙醇可促进局麻药在组织中均匀分布。用于消化道内镜检查时起表面麻醉、润滑作用，并能显著祛除胃肠道内泡沫，降低了黏膜的刺激性反应。保留灌肠时该药就不经过肝脏代谢，10%由肾脏排泄，90%以原形排泄。糜蛋白酶系自牛或猪胰中提取的一种蛋白分解酶，辅料为右旋糖酐、甘露醇、注射用水。能促进血凝块、脓性分泌物和坏死组织等的消化清除，降低和减少局部分泌、渗出及水肿。本品具有肽链内切酶作用，使蛋白质大分子的肽链切断，成为分子量较小的肽，或在蛋白分子肽链端上作用，使分出氨基酸。本品尚有脂酶作用，使某些脂水解。因此可消化脓液、积血、坏死组织，起创面净化、消炎、消肿作用。此外，尚能松弛睫状韧带及溶解眼内某些组织的蛋白结构。重酒石酸去甲肾上腺素，主要成分为重酒石酸去甲肾上腺素，辅料为焦亚硫酸钠、氯化钠、依地酸二钠、注射用水。本品无色澄明液体遇光和空气易变质，主要用于治疗急性心肌梗死、体外循环引起的低血压，对血容量不足所致的休克、低血压或嗜铬细胞瘤切除术后的低血压，本品作为急救时补充血容量的辅助治疗，以使血压回升，暂时维持脑与冠状动脉灌注，直到补充血容量治疗发生作用，也可用于椎管内阻滞时的低血压及心跳骤停复苏后血压维持。此药品具有强烈的血管收缩作用，外漏时可引起局部组织坏死，可减少重要组织器官血流，使肾血流锐减后尿量减少。组织供血不足导致缺氧和酸中毒，持久或大量使用时，可使回心血量减少、外周血管阻力升高，心排血量减少，可出现血压升高、心率缓慢、呕吐、抽出等不良现象的出现。本品为肾上腺素受体激动药，主要在肝内代谢成无活性的代谢产物，经肾脏排泄，仅微量以原形排泄。维生素 B6 注射液 此药适用于维生素 B6 缺乏的预防和治疗，防治异烟肼中毒，也可用于妊娠、放射病及抗癌药所致的呕吐，脂溢性皮炎。全胃肠道外营养及因摄入不足所致营养不足，进行性体重下降时维生素 B6 的补充，维生素 B6 有力于提高赖氨酸羟化酶活性，促进胶原肽链交联增强创面强度。山莨菪碱注射液为 M 胆碱受体阻断药，可对抗乙酰胆碱所致的平滑肌痉挛，同时改善肠道微循环。硫酸庆大霉素注射液用于治疗敏感革兰阴性杆菌，如大肠埃希菌等。

溃疡性结肠炎的发病部位绝大多数位于直肠、乙状结肠。保留灌肠可以使药物直达病所，高浓度作用于病灶，药物经直肠、乙状结肠黏膜吸收，减少了肝脏的首过效应，提高药物的生物利用度，不经过胃与小肠，避免了消化液对药物的破坏和药物对消化道的刺激。同时采用38～42度灌肠液直肠给药，由于温热刺激效应引起肠黏膜的血管扩张，能促进周身的血液和淋巴循环，使新陈代谢旺盛，改善局部组织营养和全身机能，对消化道内的细菌、病毒及其产生的毒素有较强的选择性固定抑制作用，对消化道内黏膜有很强的覆盖能力并通过与黏膜糖蛋白相结合、修复、控制黏膜充血、水肿、促进炎症吸收，增强局部的抵抗力，提高黏膜屏障对攻击因子的防御功能。新型组合药物保留灌肠治疗溃疡性结肠炎充分发挥了内治法的整体治疗作用，又具备了外治法的局部治疗和物理治疗作用，保留灌肠具有局部效应好、全身毒副作用小的特点，是一种高效安全、稳定和确切的治疗方法。

中西医结合分期治疗溃疡性结肠炎的临床研究

王传思，谢贻祥，郑学海，姚磊，黄鸿武，王永森，吴永军

（安徽医科大学附属六安医院肛肠外科 安徽 六安 237005）

溃疡性肠结炎（ulcerative colitis，UC）是一种原因不明的直肠和结肠慢性非特异性炎症疾病。临床表现为腹泻，黏液脓血便，腹痛。近年我国的患病率明显升高[1]，病情反复发作，严重影响着患者的生活质量。中西医结合治疗 UC 具有独特的优势和特色[2]，2011 年 5 月—2013 年 5 月，笔者采用口服美沙拉嗪（艾迪莎），结合参黄合剂保留灌肠分期治疗 UC 取得了较满意的疗效，现报道如下。

资料与方法

1 诊断标准

1.1 西医诊断标准参照中华医学会消化病学分会炎症性肠病协作组制定的"对我国炎症性肠病诊断治疗规范的共识意见"[1]。

1.2 中医诊断标准湿热内蕴证参照《溃疡性结肠炎中西医结合诊治方案（草案）》[3]。主症：腹泻、脓血便或血便、里急后重、腹痛。次症：肛门灼热、身热、溲赤、舌红苔黄腻、脉滑数或濡缓。

基金项目：安徽省高校自然科学基金项目（KJ2013Z144）
作者简介：王传思（1974－），男，副主任医师

2 纳入标准 (1) 符合西医 UC 诊断标准及中医湿热内蕴证；(2) 临床类型：初发或复发型；(3) 病情分度：轻或中度；(4) 活动期；(5) 年龄 18～65 岁；(6) 性别不限。

3 排除标准 (1) UC 病变类型为急性爆发型、慢性持续型；(2) 病情程度为重度者；(3) 肠结核等感染性肠病及克罗恩病、缺血性肠病、放射性肠炎者；(4) 合并严重并发症者，如肠梗阻、肠穿孔、大出血等；(5) 结直肠癌；(6) 妊娠或哺乳期妇女；(7) 过敏体质；(8) 精神疾患；(9) 合并心脑、肝肾、肺、血液等严重原发疾病者。

4 一般资料 40 例患者均来源于安徽医科大学附属六安医院肛肠外科及消化科门诊及病房。符合纳入标准。按入选顺序随机分为中西医结合组 20 例和西药组 20 例。两组在性别、年龄、病程、临床类型、病情分级、病理分级等比较（表1），差异无统计学意义（$P > 0.05$）。

表1 两组治疗前基线资料比较

组别	例数	性别		年龄	病程	临床类型		病情分级		病理分级		
		男	女	($\bar{x} \pm s$, 岁)	($\bar{x} \pm s$, y)	初发	复发	轻度	中度	I	II	
结合组	20	11	9	39.5 ± 10.3	3.8 ± 2.7	5	15	11	9	10	9	1
西药组	20	12	8	38.7 ± 9.4	4.1 ± 3.1	4	16	12	8	11	7	2

5 治疗方法 中西医结合组：(1) 活动期：采用美沙拉嗪肠溶片（0.25g/片，佳木斯鹿灵制药有限责任公司生产）口服，每次 0.5g，每日 3 次。配合应用参黄合剂（苦参、黄柏、孩儿茶、五倍子、乌头、樟脑、冰片、制乳没（购于安徽医科大学附属六安医院中药房）），按 20、20、10、5、10、10、15、15 质量比混合，量取混合生药重 180g，加水 500ml，煎 30 分钟。过滤浓缩至 100ml 的生药煎剂保留灌肠，早晚各 1 次。(2) 缓解期：病情缓解并维持治疗 1 周后进入缓解期治疗，停用美沙拉嗪，灌肠改为每晚临睡前 1 次。如遇病情复发，恢复活动期治疗量。

西药组：采用美沙拉嗪肠溶片口服，活动期每次 1g，每日 4 次。病情缓解后，维持治疗 1 周后改为每次 0.5g，每日 3 次。如遇病情复发，恢复活动期治疗量。两组均治疗观察 90 天，并分别于 30、60、90 天观察患者病情变化，及维持缓解时间。

6 观察指标及疗效评定方法

6.1 主要症状评分方法参照《中药新药临床研究指导原则》[4]制定，根据症状不同程度记以相应分数。腹泻：正常（0 分）：无腹泻；轻度（3 分）：腹泻每日 <4 次；中度（6 分）：腹泻每日 4～6 次；重度（9 分）：腹泻每日 >6 次。脓血便：正常（0 分）：无脓血便；轻度（3 分）：少量脓血；中度（6 分）：脓血便为主；重度（9 分）：全部脓血便或便新鲜血。腹痛：正常（0 分）：无腹痛；轻度（3 分）：腹痛轻微，隐痛，偶发；中度（6 分）：腹痛或胀痛，每日发作数次；重度（9 分）：腹部剧痛或绞痛，反复发作。

6.2 中医证候积分及疗效评定标准参考《中药新药临床研究指导原则》[4]制定，根据治疗前后症状积分的变化，采用尼莫地平法：疗效指数 =（治疗前积分 - 治疗后积分）/治疗前积分 × 100%。临床痊愈：主要症状、体征消失或基本消失（疗效指数 >95%）；显效：主要症状、体征明显改善（疗效指数 71%～95%）；有效：主要症状、体征明显好转（疗效指数 30%～70%）；无效：主要症状、体征无明显改善或加重者（疗效指数 <30%）。

6.3 诱导缓解率（进入缓解期病例数占总病例数的比较）参照 Sutherland 疾病活动性指评价标准（Sutherland DAI）[1]，≤2 分为症状缓解。

6.4 生活质量采用 Gordon 编制的炎症性肠病问卷（inflammatory bowel disease questionnaire, IBDQ）共有 32 个条目，分 4 个领域，即胃肠症状、全身症状、情感能力和社会能力。每个问题进行 7 级评分，15～30min 完成，总分 32～224 分，分值越高，代表生活质量越好[5]。分别于治疗前和治疗第 90 天进行评分。

7 统计学方法 全部病例资料经 SPSS15.0 统计软件进行分析处理，计量资料以 $\bar{x} \pm s$ 表示，符合正态分布者采用 t 检验，不符合正态分布者采用秩和检验。计数资料采用 x^2 检验。$P<0.05$ 为差异有统计学意义。

结果

1 两组治疗前后主要症状评分变化比较（表2）与治疗前比较，治疗30、60、90天后，两组腹泻、脓血便评分较治疗前均明显下降（$P<0.05$），且治疗90天后，中西医结合组腹痛评分较治疗前明显下降（$P<0.05$）。但两组治疗30天，腹泻、脓血便评分差异无统计学意义（$P>0.05$）。治疗60、90天后，中西医结合组腹泻、脓血便评分显著低于西药组（$P<0.05$）

表2 两组治疗前后主要症状评分变化比较（$\bar{x} \pm s$，分）

组别	例数	时间	腹泻	脓血便	腹痛
结合	20	治疗前	3.72±1.86	3.43±1.27	2.54±1.63
		治疗30天	2.75±2.57*	1.32±1.92*	2.05±2.84
		治疗60天	2.29±2.57*△	1.56±1.82*△	1.43±2.13
		治疗90天	2.15±2.77*△	1.35±1.56*△	1.05±1.57*
西药	20	治疗前	3.93±1.53	3.42±1.45	3.15±1.88
		治疗30天	2.82±2.31*	1.82±1.46*	1.86±1.93
		治疗60天	3.11±2.19*	2.33±1.43*	1.63±1.92
		治疗90天	2.17±2.16*	1.79±1.68*	1.83±1.95

注：与本组治疗前比较，*$P<0.05$；与西药组同期比较，△$P<0.05$；下表同

2 两组治疗后中医证候疗效比较（表3）治疗30、60、90天后，中西医结合组总有效率均优于同期西药组（△$P<0.05$）。

表3 两组治疗后中医证候疗效比较 [例（%）]

组别	例数	时间	临床痊愈	显效	有效	无效	总有效
中西	20	治疗30天	2（10.00）	3（15.00）	12（60.00）	3（15.00）	17（85.00）△
		治疗60天	2（10.00）	5（25.00）	11（55.00）	2（10.00）	18（90.00）△
		治疗90天	4（20.00）	9（45.00）	6（30.00）	1（5.00）	19（95.00）△
西药	20	治疗30天	1（5.00）	2（10.00）	9（45.00）	8（40.00）	12（60.00）
		治疗60天	2（10.00）	1（5.00）	11（55.00）	6（30.00）	14（70.00）
		治疗90天	1（5.00）	3（15.00）	11（55.00）	5（25.00）	15（75.00）

3 两组治疗30、60、90天后诱导缓解率比较（表4）治疗30、60、90天后，中西医结合组诱导缓解率均优于同期西药组（△$P<0.05$）。

表4 两组治疗后诱导缓解率比较 [例（%）]

组别	例数	第30天	第60天	第90天
中西组	20	10（50.00）	14（70.00）	17（85.00）
西药组	20	4（20.00）	6（30.00）	10（50.00）

4 两组治疗前后生活质量情况比较（表5） 治疗84天后，两组患者生活质量各维度胃肠症状、全身症状、情感能力、社会能力等方面较治疗前均显著改善（*$P<0.05$），且中西医结合组患者生活质量各维度改善程度均优于西药组（△$P<0.05$）。

表5 两组治疗前后生活质量情况比较（$\bar{x} \pm s$，分）

组别	例数	时间	胃肠症状	全身症状	情感能力	社会能力
中西	20	治疗前	51.21 ± 12.14	21.34 ± 7.24	60.34 ± 12.56	23.13 ± 8.43
		治疗90天	62.12 ± 9.34*△	29.12 ± 8.09*△	76.49 ± 11.39*△	30.58 ± 5.12*△
西药	20	治疗前	41.23 ± 7.02	20.12 ± 8.23	51.76 ± 12.38	20.79 ± 6.22
		治疗90天	53.52 ± 8.33*	25.87 ± 5.65*	63.46 ± 10.72*	27.34 ± 5.68*

讨论

溃疡性结肠炎是消化内科的一种常见病，目前病因尚未明确。可能与免疫、感染、遗传、精神等因素有关。病变主要局限于大肠黏膜及黏膜下层，以结肠黏膜慢性炎症和溃疡形成为病理特点。病位主要累及直肠和乙状结肠，以后沿结肠长轴向上发展，这就为灌肠治疗提供了依据。用灌肠方式给药，药物可直接与病灶接触，提高局部的药效浓度，并且通过肠黏膜淋巴管、血管的吸收，改善微循环，消除肠黏膜的炎症、水肿，促进溃疡面的愈合，作用快，效果好。

本病属于中医"泄泻"、"痢疾"、"肠风"等范畴，病位在大肠，湿热内蕴为主要病机。以清热利湿为治疗原则，临床实践显示，采用不同中西医结合方法治疗UC均显示了较好的疗效。如杨爱学等[6]对中医药治疗溃疡性结肠炎临床疗效进行了Meta分析，中医治疗组稳定率总优势比差异有统计学意义，结果显示中医临床疗效优于西医。中药灌肠是治疗溃疡性结肠炎的重要手段之一。临床文献及系统评价显示[7]，中药灌肠疗法在改善UC近期临床疗效指标方面优于常规西药疗法，灌肠中药方组方特点，以祛湿化浊为先，解毒生肌为要，行气活血为佐，收涩止泻为辅。但是，目前研究仍存在许多不足，如中医辨病辨证标准模糊，局部用药时机、组方依据及药物选择等方面存在较大差异。

虽然中西医结合治疗UC的临床研究报道不少，但如何在临床研究中既体现中西医结合治疗UC的特色，如中医的辨证论治和整体观念，同时也保证临床研究的质量，使研究结果得到国内外医学界的认可，尚需要根据中西医结合治疗UC的规律和特点来进行治疗方案和研究方法的设计[8,9]。本研究方案以UC的病机演变规律为基础，将UC分为活动期和缓解期，活动期病机特点为湿热内蕴、邪实为主，治疗以清热化湿为原则；缓解期病机特点为正气不足、湿热余邪留恋，治疗以扶正为主，兼以清除湿热余邪，采用分期法中西医结合干预手段。

既往的研究[10,11,12]表明中药参黄合剂（原熏洗Ⅰ号）在混合痔，肛周脓肿，肛瘘术后应用中，具有使创面周围的血液循环加快，使静脉丛的血液回流改善，从而促进局部炎症的消退，减轻术后疼痛和肿胀，减少出血，促进组织修复，使术后创面愈合时间缩短，改善了局部微循环和组织营养状况，加快了肉芽生长，减轻了各种并发症，较快地促进创面愈合。本研究结果表明美沙拉嗪配合参黄合剂灌肠能有效改善溃疡性结肠炎患者的主要临床症状，改善患者中医证候，提高溃疡性结肠炎缓解率和患者整体生活质量，具有良好的临床疗效；同时降低美沙拉嗪使用量，及使用时间，减轻西药长期服用带来的并发症和毒副作用，减轻患者经济负担，取得了较好的经济效益和社会效益，并为拓展参黄合剂的适应症进行了有益的探索。

参考文献：

[1] 中华医学会消化病学分会炎症性肠病协作组. 对我国炎症性肠病诊断治疗规范的共识意见[J]. 中华消化杂志, 2007, 27 (8): 545~550.

[2] 王新月. 溃疡性结肠炎中西医治疗优势与对策[J]. 中国中西医结合杂志, 2008, 28 (9): 779~780.

[3] 李乾构, 周学文, 单兆伟主编. 溃疡性结肠炎中西医结合诊治方案（草案）[M]. 北京: 中国中医药出版社, 2006: 95~100.

[4] 郑筱萸主编. 中药新药临床研究指导原则[S]. 北京: 中国医药科技出版社, 2002: 129~133.

[5] Guyatt G, MitcheB A, Irvine EJ, et al. A new measure of health status for clinical trials in inflammatory bowel disease [J]. Gastroenterology, 1989, 96 (3): 804~810.

[6] 杨爱学, 江巍. 中医药治疗溃疡性结肠炎临床疗效的 Meta 分析 [J]. 中医杂志, 2006, 47 (4): 283~284.

[7] 李晓宁, 王艳, 翟军鹏, 等. 中药灌肠治疗溃疡性结肠炎的临床研究现状 [J]. 北京中医药, 2008, 27 (9): 743~746.

[8] 支英杰, 谢雁鸣, 翁维良, 等. 结合中医辨证论治的特点构建中医临床复杂干预评价模型 [J]. 世界科学技术·中医药现代化, 2007, 9 (7): 25~30.

[9] 张声生. 中西医结合诊疗溃疡性结肠炎 [J]. 中国中西医结合杂志, 2008, 28 (9): 782~783.

[10] 高玲, 王传思, 李先元, 等。熏洗 I 号方在湿热下注型混合痔术后的作用 [J]. 中国中西医结合外科杂志, 2008, 23 (4): 56~59.

[11] 王传思, 谢贻祥。熏洗 I 号方在肛瘘术后的作用 [J]. 陕西中医, 2011, 32 (4): 450~452.

[12] 王传思, 谢贻祥。熏洗 I 号方在肛周脓肿术后的作用 [J]. 四川中医, 2011, 29 (12): 91~92

益气养阴汤口服联合该方灌肠治疗结肠黑变病的临床研究

张锋　周兴华

（成都中医药大学附属医院　四川 成都 610075）

Anorectal Hospital Affiliated to Chengdu University of Traditional Chinese Medicine

结肠黑变病（MC）是指结肠固有膜内巨噬细胞含有脂褐素样物质以致结肠黏膜色素沉着为特征的一种非炎症性的、代谢性良性可逆病变[1]，与长期便秘及经常服用刺激性泻药，尤其是蒽醌类泻药有较强相关性[2]。因该病常伴发肿瘤[3]，故逐渐受到医学界重视，但至今尚未提出有效的治疗方案。我院从 2008 年开始对确诊为 MC 的患者进行随机分组研究，以中医辨证论治理论为指导，采用内服、外治相结合的中医综合治疗方法对 MC 进行治疗，取得了较好的临床疗效，现报道如下。

1 临床资料

1.1 一般资料　选择 2008 年 1 月~2013 年 1 月我院胃肠专科门诊及住院患者 68 例，采用随机数字表随机分为 2 组：治疗组 34 例，男 14 例，女 20 例；年龄 20~75 岁；病程 5 个月~22 年；肠镜检查全结肠病变 8 例，部分结肠病变 16 例，乙状结肠病变 6 例，直肠病变 4 例。对照组 34 例，男 16 例，女 18 例；年龄 20~80 岁；病程 3 个月~20 年；肠镜检查全结肠病变 9 例，部分结肠病变 18 例，乙状结肠病变 6 例，直肠病变 1 例。两组患者在性别、年龄、病程、肠镜检查病变范围比较上均无显著性差异（P 均 >0.05），具有可比性。

1.2 诊断标准　结肠黑变病主要通过肠镜检查方可明确诊断，尚无具体的诊断标准。我院根据国内外大量文献报道及临床实际观察[4~5]拟定诊断标准如下：①大便排出困难。腹胀或腹痛、腹部下坠，经常服用蒽醌类泻剂或直肠清洁灌肠（如用肥皂水或开塞露）才能排便。②肠镜：病变结肠黏膜粗糙、水肿、色泽晦暗、有黑褐色色素沉着，可见豹纹、虎皮、斑片状改变。③病理：黏膜固有层内有大量含有色素颗粒的巨噬细胞，黑色素染色阳性，而铁染色阴性。④大便常规检查无异常或有少量红、白细胞。根据病变范围及是否合并黏膜炎症分级如下：1 级，全结肠黑变，同时伴有肠黏膜充血水肿；2 级，部分结肠节段性黑变，不伴有肠黏膜充血水肿；3 级，仅乙状结肠或直肠黑变，不伴有肠黏膜充血水肿。

1.3 治疗方法　两组均停用泻药，对照组给予饮食结构调整，治疗组按中医辨证分为阴虚津亏型和阳虚积滞型，给予益气养阴汤合灌肠治疗。内服汤剂：基础方益气养阴汤由生黄芪、黄精、生白术、厚朴、枳实、槟榔、当归等组成。阴虚津亏型加生地黄、玄参、麦冬。阳虚湿阻型加肉苁蓉、茯苓、炒白术。取上药加水按 1∶5 容积比浸泡 30min，加热文火煎煮 15min，滤取煎液，复渣再煎 20min，再复渣煎 20min，三煎相合取 600ml，早晚饭前温服 150ml，余下的 300ml 用于灌肠，每日 1 剂。

1.4 疗效评定标准　痊愈：经治疗可每日或隔日排大便1次，腹胀、腹部下坠感消失，肠镜示肠黏膜恢复正常颜色；好转：每日或隔日排大便1次，腹胀、腹部下坠感好转，肠镜示病变范围缩小，黏膜颜色变浅；无效：仍需服用蒽醌类泻药或直肠清洁灌肠方可排出大便，肠镜示结肠黑变面积扩大或颜色加深，或并发结肠息肉或癌变。

2　结果

2.1　两组患者临床疗效的比较（见表1）。

表1　两组患者临床疗效比较（%）

组别	n	痊愈	好转	无效	总有效率
治疗组	34	17	15	2	94
对照组	34	9	2	23	32.4

注：①与对照组比较，$P<0.05$。

2.2　两组有效病例泻药复用率比较　治疗组有效32例，泻药复用2例，复用率5.9%；对照组有效11例，泻药复用23例，复用率67.6%。两组复用率比较有显著性差异（$P<0.05$）。表明治疗组患者经积极治疗肠道功能恢复，绝大部分患者摆脱了对泻药的依赖。而对照组14例患者治疗失败，仍需继续服用泻药。

表2　两组患者泻药复用率比较（%）

组别	n	痊愈	无效	复用率
治疗组	34	17	2	23
对照组	34	9	5.9%	67.6%

注：①与对照组比较，$P<0.05$。

3　讨论

中医学中并无结肠黑变病的直接描述，但根据其排便困难、腹胀或腹痛、腹部下坠感等临床表现可隶属于"便秘"等范畴。其主要病因乃肠燥津亏及阳虚寒凝导致肠道传导失司。西医认为便秘及长期服用泻药为其病因。目前认为蒽醌类等泻剂诱导结肠上皮细胞凋亡在MC发生中起了重要作用[6]，黏膜上皮细胞凋亡后产生的凋亡小体被巨噬细胞吞噬，在巨噬细胞溶酶体内凋亡小体转化为脂褐素，脂褐素不断增多，形成内镜下所呈现色素沉着。Ahmed等[7]研究发现MC患者的结肠上皮细胞凋亡较对照组明显增加。有研究发现无服泻剂的MC病人也发生了黑变病，经治疗排便正常后结肠黑变均有减轻趋势，提示了便秘本身可能是引起MC的一个重要因素[8]。刘俊等[9]调查的76例MC中，便秘患者约86.84%，服用蒽醌类泻剂者约84.21%；约15.79%的病人无服用蒽醌类药物史，故MC并非完全由蒽醌类药物引起。

笔者在前人研究的基础上根据自己多年临床经验，拟定出益气养阴汤内服与灌肠相结合的治疗方案，取得了很好的临床疗效。该方以黄芪、生地、当归益气养阴为君药。黄芪甘温，为补中益气要药，生地合当归能养血润肠。现代药理研究证实黄芪能促进机体代谢、抗疲劳，抑制肠道痉挛，促进肠蠕动，能增强脾虚小鼠低下的免疫力，从而促进排便[10~11]。白术能健脾除湿，研究表明白术对肠管的活动有双向调节作用[12]，当肠管兴奋时呈抑制作用，当肠管抑制时则呈兴奋作用。黄精甘酸寒，生津止渴，润肠通便。臣以二药加强行气润肠通便之效。佐以枳实、厚朴、槟榔共凑行气消胀之功效，若属阴虚津亏，大便干结，加玄参、麦冬、何首乌，以助养阴润肠通便之效，寓"增水行舟"之意。若属阳虚湿阻，排便不爽，加肉苁蓉、茯苓、炒白术益气温阳，健脾化湿以通便。综观全方，组方配伍严谨。

在口服益气养阴汤的基础上再运用该方灌肠，通过局部灌肠改善肠黏膜血液循环，促进受损的肠黏膜上皮细胞的再生及转化功能。充分发挥药物对疾病的整体和局部双重调节作用，恢复机体的正常功能，达到治愈疾病的目的。从治疗及观察结果可以看出，结肠黑变病自愈的可能性很小，且服用泻药的时间越长对泻剂的依赖性越强，治疗难度相对增大。另一方面，虽然通过调节饮食等方法有一部分患者的症状可暂时缓解，但因未解决肠道病变的根本问题，导致再次服用泻药。因此对于结肠黑变病患者的治疗需饮食与药物兼顾。少食辛辣，多食蔬菜水果，以防便秘。严重便秘的结肠黑变病患者可采用内服、灌肠相结合的中医综合疗法，恢复结肠正常传输功能，修复病变黏膜。此外结肠黑变病患者还须定期复查肠镜，以便及时发现息肉和癌的存在。因此避免滥用泻剂，适当运用中药口服与灌肠，保持大便通畅，是防治MC的根本方法。

参考文献：

[1] Li D, Browne LW, Ladabaum U. Melanosis coli [J]. Clin Gastroenterol Hepatol, 2009, 7 (9): A20.
[2] 薛芳，刘红燕. 补气运肠法合水针治疗结肠黑变病的临床研究 [J]. 现代中西医结合杂志. 2011, 5, 20 (15): 1848~1849.
[3] 马睿，赵秀英. 结肠黑变病11例分析 [J]. 现代中西医结合杂志. 2011, 6, 20 (18): 2279.
[4] Harris A, Buchanan GN. Melanosis coli is reversible [J]. Colorectal Dis, 2009, 11 (7): 788~789.
[5] 刘俊，田德安，王俊平等. 结肠黑变病76例的临床观察 [J]. 山西医科大学学报，2009, 10, 40 (10): 927~928.
[6] Chatni S, Peshwe H. Melanosis coli [J]. J Assoc Physicians India, 2006, 54: 548.
[7] Ahmed S, Gunaratnam NT. Images in clinical medicine. Melanosis coli [J]. N Engl J Med, 2003, 349 (14): 1349.
[8] Harris A, Buchanan GN. Melanosis coli is reversible [J]. Colorectal Dis, 2009, 11 (7): 788~789.
[9] 刘俊，田德安，王俊平等. 结肠黑变病76例的临床观察 [J]. 山西医科大学学报，2009, 10, 40 (10): 927~928.
[10] 米娜，陈其御，吴敏毓，等. 补中益气汤中黄芪对脾虚小鼠免疫调节的君药地位 [J]. 世界华人消化杂志，2005, 13 (8): 963~966.
[11] 罗金燕，王学勤，戴菲，等. 慢传输型便秘结肠动力学研究 [J]. 中华消化杂志，2002, 22 (2): 117.
[12] 高学敏. 中医学 [M]. 北京：中国中医药出版社，2003: 502.

从脱肛病的临床疗效看中医诊疗方案的可行性

杨士磊　指导　韦俊武

（阜阳中西医结合肛肠医院　安徽阜阳　236000）

一、基本情况

脱肛病（直肠脱垂）（TCD编码：BWG060）是指直肠前壁或部分全层向下位移，各年龄段均可发生。小儿1~3岁高发，与性别无关，5岁内常常自愈，男性20~40岁高发，女性50~70岁高发。脱肛病是国家中医药管理局确定的第一批95个优势病种之一。自2010年3月至2013年2月我科按照中医临床路径及诊疗方案收治第一诊断符合脱肛病的125例患者。现就临床应用总结如下

二、疗法应用情况分析

参照2002年中华中医药学会肛肠分会制定的脱肛病诊断标准（二型三度分类法），此125例患者皆属于完全性直肠脱垂进入路径。治疗方法按照诊疗方案，应用的主要疗法：消痔灵双层注射+直肠黏膜结扎+肛门紧缩术，中药辨证施治，肛门塞药。

疗法应用情况分析：

1. 依从性分析

消痔灵注射疗法临床开展比较广泛，技术相对比较成熟。手术时间短，并发症少，术后恢复快，

因此得到患者的认可。术后结合辨证施治,肛门塞药预防感染,同时治疗过程医患交流充分,患者依从性好。125例患者均按照中医临床路径及诊疗方案治疗,采纳的关键中医治疗方法的依从性好。

2. 中医特色疗法分析

我科在脱肛病诊治过程中强调中医诊断,遵循中医临床路径及诊疗方案,辨证论治的使用率达到100%,体现了临床治疗的规范性;同时重视有效治疗方法的应用,中医特色疗法的临床应用比例较高,提高了中医诊疗方案的疗效。

三、疗效评价与分析

(一)总体效果评价

完成临床路径的125例患者,平均住院11.3天。根据临床观察,使用临床路径可以有效的管理患者,增加患者的依从性;同时提高临床疗效;降低患者的费用。患者的临床症状、体征、理化指标有效的改善。

(2)各时点医疗效果记录

每位患者建立回访档案,根据来院复查及电话回访的方式真实记录

不同时点疗效记录

症状体征	入院当天	术后第14天	术后3月	术后6月
肛门有物脱出	125例	0例	0例	2例
稀便不能控制	58例	0例	0例	0例
肛门宽松	125例	3例	3例	3例
肛周潮湿	102例	5例	2例	3例
收缩力下降	125例	10例	6例	4例

(三)患者满意度调查

分别从治疗费用、疗程、疗效、诊疗服务等方面针对患者对治疗的满意程度进行评价。

患者满意度调查情况表

治疗费用	合理	88.0%
	一般	8.0%
	不合理	4.0%
治疗疗程	满意	88.0%
	比较满意	12.0%
	不满意	0%
治疗效果	满意	96.0%
	比较满意	4.0%
	不满意	0%
接受路径情况	接受	100.0%
	不完全接受	0.0%
	不接受	0.0%
诊疗服务	满意	92.0%
	比较满意	8.0%
	不满意	0.0%

四、治疗方案作用分析

脱肛病多因小儿气血未旺;妇女分娩用力,气血亏虚;老年人气血衰退,中气不足,气血下陷,固涩

失司所致。完全性脱肛病发病时间长，临床表现主要为肛门脱出、肛门坠胀、肛周潮湿、肛周糜烂、部分患者稀便不能控制；指诊肛门宽松、反折沟消失、收缩力下降。根据"酸可固摄，涩可收敛"的原理，采用消痔灵双层注射，将硬化剂注入直肠黏膜下、骨盆直肠间隙与直肠后间隙，产生无菌性炎症，是直肠黏膜与肌层、直肠与周围组织粘连固定，使分离的肠黏膜缩短缩窄。对于脱出较长、病情较重的患者复合黏膜结扎，以缩窄直肠腔，并使其术后形成柱状疤痕，加强注射后直肠的支撑作用；肛门紧缩术，关闭肛门后三角，使肛管延长，缩小肛门，增加肛门托载力。术后加强局部塞药，有利药物的直接作用创面，预防感染，促进组织修复。辨证施治口服中药，延长了医患沟通的时间增加患者了依从性。

五、结语

目前直肠脱垂的发病机理还不太清楚，治疗完全性直肠脱垂的难点是防止复发和并发症发生。临床实践中我们根据患者年龄，发病时间长短，脱出的长度，肛门括约肌损伤的程度等综合分析，灵活掌握使用消痔灵浓度和剂量，同时复合直肠黏膜结扎、肛门紧缩术，操作较方便。从中医临床路径及诊疗方案实施情况看，诊疗方案和临床路径具备了规范性、可操作性、临床疗效好。中药和特色疗法使用率高、费用低、住院时间短、患者满意度高。

重度直肠脱垂手术治疗体会

黄德荣　张晓飞　谢沐初　刘歆　王莹　张金凤

1　方法

入院后行各项相关检查，排除手术禁忌症，在腰俞穴麻醉下行双层注射术、直肠黏膜瘢痕固定术、肛门紧缩术。具体方法如下：腰俞穴麻醉下，截石位，术区常规消毒，消毒肛管及直肠下段，此时肛门可容纳五横直，嘱患者做排便动作，使直肠全层脱出肛外，消毒脱出的直肠黏膜，在直肠黏膜下行点状及柱状注射1:1浓度消痔灵共约20ml至黏膜苍白；将其塞入肛内，自齿状线上约1cm处钳夹左侧直肠黏膜，用可吸收线于钳下作"8"字缝合，缝合宽度约2cm、间距约1cm，逐次呈直肠轴线向上处理左侧直肠黏膜，共缝合5针；同法处理右侧直肠黏膜；消毒肛缘左侧，食指在肠腔内做引导，选择10cm的6号针在3点位距肛缘约2.5cm处进针，进入骨盆直肠间隙呈扇形注入1:1浓度消痔灵注射液10cm，同法处理右侧骨盆直肠间隙及直肠后间隙；消毒肛周皮肤，于后侧距肛缘约4cm处作一"V"形切口，向前至肛缘两侧距肛缘外1cm处折向肛管，分离皮肤及皮下组织，暴露肛门后三角，封闭肛门后三角；分离出外括约肌，折叠缝合外括约肌；紧缩肌层，缝合皮肤使之成一放射状，结扎切口上方黏膜；观察无活动性出血，凡士林纱条塞肛内，塔纱压迫宽带加压固定，安返病房。

术后护理：术后予以止血、补液及抗生素、甲硝唑抗感染等对症治疗；留置导尿三天；嘱患者卧床休息三天，流质饮食三天，控制大便三天；每日肤痔清软膏换药。

2　总结

肛管直肠脱垂是指肛管、直肠黏膜或直肠全层，甚至部分乙状结肠位置下移，脱出肛门外的一种疾病，又称肛门直肠脱垂、直肠脱垂。主要表现便时或增加腹压、负重、劳累后肛管、直肠等组织器官脱出肛外。各种年龄均可发病，但多见于儿童、老年人、经产妇以及久病体弱者。除部分儿童患者随身体发育，体质增强可自行痊愈外，绝大多数患者因脱出反复发生而逐渐加重。

直肠脱垂为肛肠科较严重的疾病，其病因有滑动疝学说、肠套叠学说、盆腔组织和肛门松弛无力学说等[1]。此病术式繁多，并趋向于复杂化，充分说明了本病治疗上的难度。直肠黏膜下注射适应于黏膜脱垂，注射部位为直肠黏膜下，不可注入肌层；直肠周围间隙注射适应于全层脱垂；注射方法操作简便、安全、可重复使用。成人直肠脱垂伴黏膜松弛者可采用直肠黏膜瘢痕固定术，配合双层注射法使用。伴有肛门松弛者，应加做肛门紧缩术，肛门紧缩程度应根据病情而定，如肛门松弛在麻醉下可容纳四横指及以上，可紧缩1/2；如四横指以内可紧缩1/3。病情重者，可多种方法合用。此病手术过程中必须遵循准确的操作方法，把握无菌观念，否则前功尽弃。

术后注意事项：术后卧床1～3天，流质饮食、控制大便1～3天，以后保持大便通畅，如大便难行，则可进行灌肠通便；术后选择适当抗生素预防感染，注射后药物吸收热无须特殊处理，如发热超过38度或有局部红肿热痛，则酌情处理；便后清洁肛门局部，常规换药。此病术后护理至关重要，以免影响手术效果。

肛管直肠异物临床体会

李朝阳　高旭波　毛宽荣

（西安马应龙肛肠医院 710005）

近年来随着人们生活节奏的日益加快，生活方式以及认识的巨大差异，以及个人或社会行为的多样性，导致了被动直肠异物和主动直肠异物的病例逐年上涨。我院接诊了多例直肠异物的患者，所处理的患者中有玻璃瓶、擀面杖、腊肠、灯泡、碎骨等。直肠异物病史的采集、科学的诊断及准确有效的治疗方法，是患者在心里和躯体上将痛苦降到最小的关键。现将诊治体会和大家分享如下。

1. 一般注意事项

1.1　注意保护好患者的隐私权。无论是何种直肠异物的患者，来院时均是鼓足了勇气却又羞涩的就诊。故在询问病情时尽量减少在场医护人员的数目，同时让其他患者和陪人回避。因为消除患者的戒备心理是进一步诊治的前提。

1.2　建立良好的沟通气氛。对待此类患者应一视同仁，不能有嘲笑或蔑视的言行，反而应更加关怀和理解，让患者感受到当事医护人员的庄重和亲切，很乐意并盼望将自己的病情尽快告诉我们。

1.3　详细的询问病史。在上述和谐的就诊气氛中，了解患者发生直肠异物的时间、地点、缘由，以及为何种物品，发生时所在场之人，发生后异常感觉及自行取出经过等。为下一步治疗积累详尽的第一手资料。

1.4　最好有异物实例。准确了解异物的大小、形状、构成等对取出异物有非常重要的意义

1.5　充分体现首诊医师负责制，减少中转环节和更换主管医师。

2. 特殊注意事项

2.1　了解异物入肛详细过程，异物入肛的方式和速度以及对肛管和直肠的刺激频次，均对当前肛管及直肠炎症及水肿和损伤情况可进行初步的了解。如果异物对肛管或直肠有较重的损伤，本次术中需要减少对肛管直肠的再次刺激，甚至直接行结肠去功能造瘘。该过程最好由主治医师亲自详细、耐心询问。

2.2　不要轻率的进行肛门直肠检查：在没有询问病史和一般注意事项以及初步的治疗方案前，最好不要轻易进行肛门直肠指检和检查，以免使异物移位，加重肛管直肠水肿，增加取出的难度。

2.3　完善必要的术前检查：如腹部B超、X线、CT检查等，了解当前异物的状态及位置，排除合并伤。骨盆X线片能揭示任何不透放射线的斑状异物的轮廓，还能寻找、辨认任何可疑的其他异物[1]。以达到准确定位[2]。

3. 麻醉与手术

3.1　确定麻醉方式和手术方式：根据异物的大小、形态等上述因素，确定初步的手术方式，从

而拟定麻醉方式，局麻、腰麻、持续硬膜外麻醉及全麻均可，一般以前两种即可。局麻的优点是麻醉方便，患者术中有较好的定位感觉，可较好的配合术者，如收腹加压，行排便动作等，缺点自然是肛门括约肌不能很好放松，增加操作难度。腰麻优点麻醉效果满意，括约肌松弛充分，缺点则患者不能较好自主配合。手术方式可选择经肛门、经腹或经腹会阴联合。我们曾有一例采取腹部小切口，经腹挤压直肠、会阴钳取法，未切开肠管，患者术后恢复顺利。手术体位多选择截石位，亦可根据具体情况采取蹲位或其他体位。

3.2 准备特殊的取出工具：根据异物的形态、性质选择或临时制作取出异物工具。可选择卵圆钳、组织钳、弯钳等。

3.3 争取一次取出成功：充分做好术前准备工作后，在合适的麻醉下、采取既定体位，搭配好手术人员，争取在最小的刺激和最短的时间内取出异物，减少异物对肛管直肠局部刺激和对患者心理的刺激。

4. 术后护理和心理康复

对该类患者的护理要适度，过度护理会让其感到很不安，甚至反感；反之又会出现受到冷遇的感觉。首诊主治医师适时合理的深层次沟通和心理疏导，对预防此类情况再次发生及对患者术后心理康复非常重要。

经阴道修补和直肠荷包缝合治疗直肠前突临床观察

刘君德

（四川省广元市第三人民医院外三科　四川　广元　628001）

直肠前突（rectocele，RC）是出口梗阻性便秘的原因之一，为探讨 RC 有效手术治疗方法，自 2007 年 3 月～2013 年 6 月我们采用经阴道后壁修补加直肠前壁荷包缝合治疗 RC61 例，效果良好。现报告如下：

1. 资料与方法

1.1 一般资料　患者均来自我院 2007 年 3 月～2013 年 6 月收治的直肠前突为 61 例经产妇，年龄最小 28 岁，最大 65 岁，平均 46.3 岁。病程在 3 月至 16 年。本组病例均经排粪造影明确诊断。

1.2 临床症状　本组病例均有顽固性便秘史，进行性加重。主要表现为排便困难和排便不尽感。其中 2～5 天排便 1 次 48 例，5 天以上排便 1 次 10 例，其中 3 例 7 天排便 1 次。用药物协助排便 38 例，用手指或其他硬物插入阴道后壁协助排便 19 例，伴外痔 28 例，伴肛裂 12 例，伴肛乳头肥大 13 例。

1.3 治疗方法　术前晚及术晨常规给予清洁灌肠和阴道碘伏灌洗。取截石位，在低位骶管麻醉下（腰腧穴麻醉）行经阴道后壁修补加直肠前壁荷包缝合术。具体操作方法[1]：首先将大阴唇分别自两侧缝合牵引，显露阴道后壁，触诊直肠阴道隔膜薄弱区，由阴道前皮肤处向阴道后壁注射含肾上腺素生理盐水（有高血压除外），于阴道后壁中线位切开阴道后壁，并向阴道内潜行分离至后穹窿，根据后壁膨隆情况，对称切除部分阴道后壁组织。先于阴道后壁分离组织层下用 2-0 可吸收线行两次荷包缝合，以加强阴道后壁，再用 3-0 可吸收线间断缝合阴道后壁及肛提肌，修补完毕要使阴道能通过 2 横指。最后于 12 点直肠前壁薄弱处用 2-0 可吸收线，在阴道内手指的引导下做双荷包缝合收紧打结，以加强直肠前壁，缝合时缝针不能穿出阴道后壁。留置导尿管，阴道内塞入碘伏纱条。常规处理合并的肛周疾病。术后保持大便通畅，每天常规换药，给予抗生素预防感染和对症治疗。

1.4 疗效评定标准　治愈：排粪造影无异常，每日排便 1-2 次，每次排便在 5～10 分钟内排尽；

好转：排粪造影无异常，每2~3天排便一次，排便有规律或规律不明显，术后无需特殊给药；无效：自觉症状无明显好转。

2. 结果

本组61例患者，治愈55例，治愈率90.16%。明显好转6例，总有效率100%。术后无阴道感染、直肠阴道瘘、阴道狭窄及性交障碍发生。术后随访1年无复发，排便正常。

3. 讨论

RC的实质就是直肠前壁和阴道后壁的疝，又称直肠前膨出[2]，是由于直肠阴道隔膜薄弱缺陷引起的一种顽固性出口梗阻性便秘，直肠阴道隔薄弱可以由发育缺陷、结缔组织退变、分娩时损伤及长期不良排便习惯等引起。RC在女性便秘患者中占75~81%[3]，以中老年患者居多。据统计有症状的直肠前突患者约20%出现性交疼痛，82%有便秘，63%大便带血，70%感直肠疼痛，有下坠感者占55%，肛门瘙痒占37%，需要用泻药者占62%[4]，因此RC给患者带来了极大痛苦。

目前对于保守治疗无效的RC患者以手术治疗为主。手术治疗RC的关键是修补加强直肠阴道隔，通过修补，消除薄弱的区域，恢复正常的排便功能[4]。我们认为采用经阴道后壁修补加直肠双荷包缝合术，主要目的是重建会阴体及加强直肠阴道隔，最大限度的消除了前突的囊状结构，而且不留死腔。增加了阴道后壁的厚度，从而减少了RC的复发机率。阴道修补在直视下操作，手术操作简便，缝合直肠前壁时可用手指做引导，避免缝穿阴道而致直肠阴道瘘。

引起出口梗阻性便秘的疾病很多，在临床工作中便秘患者选择手术前，一定要明确诊断，分清便秘的原因，根据便秘的原因选择相应的治疗措施。严格掌握手术适应症，特别是RC的患者，术前排粪造影和结肠传输实验是必需的，即确定RC与便秘的关系，否则可能会直接影响手术疗效。

参考文献：

[1] 金虎. 现代肛肠病学. [M] 北京：人民军医出版社，2009：437~439.
[2] 刘宝华. 便秘的诊断及治疗. [M] 北京：军事医学科学出版社，2002.61.
[3] 戎兴元，姚忠民，贺诚. 72例直肠膨出的排粪造影分析. [J] 中国肛肠病杂志，1995，1：23.
[4] 侯新良 盖德法. 经阴道重叠荷包缝扎治疗直肠前突38例. [J] 中国肛肠病杂志，2004，24（4）：41.

两种术式治疗女性中重度直肠前突的疗效对比观察

陆庆革[1*] 王爱磊[2] 刘松[3]

(1 河北省唐山市中医院 河北 唐山 063000；
2 河北联合大学 河北 唐山 063000)

直肠前突（RC）又称之为阴道后壁膨出，多发于女性，是临床常见的一种疾病，是造成出口梗阻型便秘的主要原因之一。直肠前壁较为薄弱，且受到产伤及长期排便压力的影响，容易导致直肠阴道壁松弛，造成阴道凸起，引发便秘。排便困难又会对该病产生影响，导致病情加重[1]。中重度的RC仍以手术治疗为主。RC的手术途径很多，我院分别通过以改良STARR术与经阴道切开修补术来进行治疗，治疗效果以病例形式进行对比。汇报如下。

1. 临床资料及方法

1.1 一般资料 入选病例为我科于2010年至2013年收治的中重度RC 80例，均为女性，按照随机原则，其中40例行改良STARR术为治疗组，40例经阴道切开修补术为对照组。年龄30岁~65岁之间，病程3年~25年。诊断标准：全部符合"1999年全国便秘诊治新进展学术研讨会拟定的直肠前突分度标准"[2]。

1.2 手术方法 术前晨起禁食并给予肥皂水清洁灌肠,麻醉方式为腰麻,体位取膀胱截石位,于术区周围铺无菌巾,并用碘伏依次常规消毒肛周、阴道以及肠腔,以环形肛管扩张器内栓扩肛。

1.2.1 治疗组 取2把PPH吻合器,1个金属压舌板,环形肛管扩张器内栓扩肛后,将涂有润滑剂的扩肛器缓慢插进肛管,取出内芯,在距肛缘3cm处缝扎固定肛管扩张器。于缝合视野下,从9点到3点(顺时针)缝扎直肠前壁的黏膜下层,共做2个半荷包缝合,1个位于直肠前突上缘到前突最深点的中点,1个位于前突最深点到齿状线的中点。把压舌板沿直肠后壁缓慢插入,挡住直肠前壁后于肛管内置入吻合器。结扎荷包线并从侧孔引出,轻轻收紧,关闭吻合器,同时指诊检查阴道后壁是否有凹陷(防止造成阴道直肠瘘),若光滑无凹陷,即可打开保险装置,击发吻合器切断直肠黏膜并吻合。取出吻合器,检查吻合口是否完整、有无出血,若有活动出血点,用可吸收肠线缝扎止血,若有渗血,用纱布加压止血。剪开吻合口末端黏膜连接处,依同法行直肠后壁半荷包缝合来切除直肠后壁的黏膜下层。结扎并切除吻合口之间两个突向直肠腔的"猫耳朵"状黏膜隆起。切除吻合完成后,于肛门与阴道间略靠阴道侧,横行切开会阴部,切口约3~4cm,逐层切开分离直肠阴道隔,间断缝合分离的会阴体和肛提肌的直肠前交叉纤维。充分止血消毒后间断缝合皮下组织及皮肤,若有混合痔可并行外剥内扎术。

1.2.2 对照组 用组织钳向两侧拉开小阴唇,并用尖刀纵行切开阴道后壁黏膜来分离直肠阴道间隔,切口范围为超出膨出部分上下0.5cm。钝性分离切口两侧黏膜,并以1指插入肛门做指示,以可吸收肠线间断缝合肌层。修整并缝合阴道切口处,以及会阴部的组织及皮,术毕。

1.3 术后处理 术后静卧并给予流食,第2天可行正常无刺激性饮食。两组同时给予常规抗生素抗感染治疗,用雷夫诺尔纱布定期包扎换药。此外,治疗组以太宁栓纳肛以保护吻合口,对照组加以引导冲洗来清洁切口。

1.4 疗效标准 参照赵征元等提出的直肠前突(ODS)疗效判定标准[3]。痊愈:每日排便1~2次,5min左右能排尽。直肠指诊:直肠袋状凹陷消失,无粪块积存,肛管测压压力恢复。好转:2~3d排便1次,每次排便的时间较前缩短,排便规律不明显,间断用泻药,偶有腹胀。直肠指诊:直肠袋状凹陷消失,有少量粪块积存,肛管压力恢复正常。无效:症状同术前。直肠指诊:直肠袋状消失,壶腹部有粪块积存,肛管压力仍高。

1.5 统计学方法 将全部数据输入SPSS13.0统计软件中,分类变量间的比较应用X^2检验,连续变量以$\bar{x} \pm s$表示,连续变量比较应用t检验,其统计学有差异的标准:$P<0.05$。

2. 结果

2.1 术后随访6~12个月,治疗效果见表1。

表1 两种术式治疗效果比较(例)

组别	治愈	好转	无效
治疗组(n=40)	36	4	0
对照组(n=40)	27	9	4
P	0.014	0.130	0.040

2.2 手术情况比较,见表2。

表2 手术情况比较($\bar{x} \pm S$)

组别	手术时间(min)	术中出血(ml)	伤口愈合时间(d)
A组	26.03±2.74	25.10±3.15	7.38±1.33
B组	30.33±4.40	49.95±5.23	13.50±1.40
P	0.000	0.000	0.000

2.3 术后并发症比较，见表3。

表3 术后并发症比较（例）

组别	出血	疼痛	感染	肛门坠胀
A组（n=40）	3	5	3	4
B组（n=40）	5	20	5	14
P	0.456	0.000	0.456	0.007

3. 讨论

直肠前突多发于女性，尤以中老年妇女最为多见。至今其发病机制还未明确，以解剖而论，女性骨盆大而会阴体窄小，直肠与阴道之间仅有一层较薄的直肠阴道隔来支撑，该隔主要由骨盆内筋膜组成，内有耻骨直肠肌的交叉纤维及会阴体[4]。直肠阴道隔的变薄，常常表现为肛门坠胀、排便阻塞、便时延长、便出不爽甚则需借助手指压迫阴道后壁方能排便，严重的影响了患者的生活质量，给患者带来生理和心理的双重痛苦。如今，RC的治疗方式有非手术和手术两种，非手术疗法可通过饮食调节、功能锻炼、药物治疗来缓解症状，但治疗效果常常不能令人满意。

中重度直肠前突的最佳治疗方式是进行手术。手术目的是消灭突出囊袋，修补缺损，消灭薄弱区域，重建坚固的直肠阴道壁，进而恢复正常排便功能[5]。近年来众多外科学者专家针对轻重不同的直肠前突患者分别采用不同的手术方式予以治疗，取得了不同的效果。但是，术后排便困难症状改善不明显及术后长期复发率较高仍占一定比例[6]。比如，经阴道切开修补术手术时间长，术中易出血，术后恢复较慢，并且术后可能会造成阴道的疼痛，影响患者的性交质量。STARR手术全称双吻合器经肛门直肠切除术，是意大利学者Longo于2003年提出的新术式[7]，主要用于治疗直肠前突和直肠黏膜内套叠引起的出口梗阻型便秘。我们在此基础上对其进行改良，应用两把PPH吻合器，分别切除部分前突的直肠前壁以及冗长的直肠后壁的黏膜及黏膜下层。通过对直肠上下端的缝合，从而对直肠起一个悬吊作用，消除囊袋的同时解决直肠脱垂，大大降低患者的肛门坠胀感，对合并内痔、外痔、混合痔者能一并治疗。同时，吻合口周边发生炎症反应，造成局部组织瘢痕化，进而加强直肠前壁的力量，重塑直肠下段的解剖结构，大大提高患者的治愈率。通过临床观察比较，我们采用两个半荷包，缝合于直肠黏膜下层，并以直肠前突上缘、最深点，齿线作为定位的参照，这样不仅更容易量化荷包缝合的位置，而且能切除足够的肠壁组织。最后，对于分离的会阴体以及肛提肌的直肠前交叉纤维还需间断缝合，以进一步加强直肠前壁，恢复直肠及盆底解剖结构。故可进一步改善直肠出口梗阻引起的症状，更有效地防止复发。

通过两种术式的比较我们发现，改良STARR术比经阴道切开修补术有更高的治愈率和更低的无效率（$P<0.05$）。两种术式在手术时间、术中出血、伤口愈合时间术后疼痛、术后肛门坠胀等几个方面比较，改良STARR术明显优于经阴道切开修补术组（$P<0.05$），综上所述，我院采用一定数量的病例材料来证实，改良STARR术优于经阴道切开修补术，取得了令人满意的疗效。

*陆庆革简介：男，1967年10月出生，1992年毕业于北京中医医学院，唐山市中医医院副院长，主任中医师，河北联合大学硕士生导师。邮编：063000.

参考文献：

[1] Kushwaha RA, Verma SK, Mehra S, et al. Pulmonary and multiple myeloma with a pleural effusion mimicking bronchogenic carcinoma [J]. J Cancer Res Ther, 2009, 5 (4): 297~299

[2] 李春雨，汪建平. 肛肠外科手术技巧 [M]. 北京：人民卫生出版社，2013：445

[3] Longo A. Obstrucled defecation because of rectal pathologies. Novel surgical treatment: stapled transanal resection (STARR) [C]. Proceedings of the 14 th Annual International Colorectal Disease. Symposinm, Ft Lauderdale, Florida, 2004：13~15

[4] 胡石腾 直肠前突与出口梗阻性便秘的关系 [J] 中国现代医生 2009 647 (17) 18

[5] 李凤霞,张立涛,陈志仁.老年女性直肠前突合并直肠内脱垂118例的治疗体会[J].中国老年学杂志,2007,27(9):898~899
[6] Boccasanta P, Venturi M, Stuto A, et al. Stapled Transanal Rectal Resection for Outlet Obstruction: A Prospective, Multi-center Trial [J]. Dis Colon Rectum, 2004, 47 (8): 1285~1297
[7] 汤献忠,李兴谦.STARR手术治疗排便障碍综合症的临床疗效观察[J].结直肠肛门外科,2010,16(04).

长强穴切挂联合生物反馈治疗耻骨直肠肌综合征的临床研究

杨继闯　邱胜民　吕辉

(河南省濮阳市油田总医院肛肠科 4570010)

耻骨直肠肌综合征(puborectal muscle syndrome, PRS)首先是由美国学者Wasserman提出[1],是因耻骨直肠肌纤维粗大,肌组织肥厚,从而引起盆底出口梗阻,进而导致进行性排便困难的一种疾病。过去治疗这类疾病通常依靠药物,国内自二十世纪90年代初开始采用手术治疗这类疾病,取得了一些效果,但是其远期效果不确定限制了手术的开展,给患者带来极大的痛苦。我科自2012年开始采用长强穴切挂联合生物反馈治疗耻骨直肠肌综合征,取得了良好的效果,汇报如下:

1. 对象与方法

1.1 临床资料

1.1.1 一般资料:本组共120例,男7例,女113例;年龄24~71岁,平均49.6±1.7岁。病程0.5~20年,平均病程8.1年。

1.1.2 临床症状及诊断标准[2]:主要表现为长期排便困难,排便费劲,排便时间长,粪块细小,便次频繁及排便不尽感,排便时肛门骶尾部疼痛不适,部分人可伴有腹痛腹胀、心烦失眠、纳差食少等。直肠指检:肛管紧张度增加,耻骨直肠肌痉挛伴锐利边缘。排粪造影显示耻骨直肠肌压迹,静息与力排时肛直角变化不明显,并有"搁架征"的特殊表现。所有患者均经过结肠传输试验和排粪造影等检查排除慢传输型便秘或混合型便秘。

1.2 治疗方法　术前常规肠道准备,局麻或鞍麻下,取右侧卧位,在肛门与尾骨尖连线中点取长强穴,向肛门方向做一放射状切口约4cm,切开皮肤及皮下,用血管钳从长强穴处钝性分离,左手食指在直肠环(耻骨直肠肌束)上1cm处作引导,确定穿出部位;右手持止血钳适当用力上顶使其露出,引入橡皮圈牵引挂线。术后常规换药,第3天开始每日适当牵引橡皮圈;一般7~10d橡皮圈脱落(个别不脱落者,可直接剪除橡皮筋及束扎的肌肉组织)。换药至创面愈合。创面愈合后开始续贯便秘的生物反馈治疗。将生物反馈电极插入肛门,平卧位面向结果显示屏,检查电极探头位置无移动后,按便秘的训练方案根据机器提示进行常规训练。训练每周训练5次,每次约30分钟,一月为一疗程,每人进行三个疗程。治疗后嘱其回家继续训练。治疗期间嘱患者饮食规律,多食膳食纤维。

1.3 统计方法采用SPSS 12.0统计软件。

2. 结果

2.1 疗效标准[3]　痊愈:排便通畅,每次排便时间<5分钟;排粪造影搁架征消失;力排相肛直角明显变大。显效:便秘症状明显改善,每次排便时间5~10分钟,不用或偶尔用通便药;排粪造影搁架征消失;力排相肛直角变大。有效:症状改善,排便稍费力,每次排便时间>10分钟,不用或偶尔用通便药;排粪造影搁架征消失;力排相稍变大。无效:症状无改善,排便仍依赖泻剂或开塞露;排粪造影无明显变化。

2.2 结果　治愈71例,占59.20%;显效32例,占26.7%;有效16例,占13.3%;无效1例,占0.8%;总有效率99.2%(表1)。治疗结束后随访6个月至1.5年,1例1年后复发,考虑可能与其患"焦虑症"有关,归入无效组。对比先期进行的单纯生物反馈治疗[4]（P<0.01）及单纯长强穴切挂术[5]（P<0.05）,有显著性差异。（表2）

表1 治疗效果统计表

例数	治愈	显效	有效	无效	总有效率
120	71	32	16	1	99.2%

表2 治疗效果对比表

组别	例数	治愈	显效	有效	无效	总有效率	P值
联合治疗组	120	71	32	16	0	99.2%	
单纯手术组	39	18	12	7	2	94.8%	<0.05
单纯生物反馈组	29	4	8	10	7	75.9%	<0.01

3. 讨论

耻骨直肠肌是肛门括约肌群中最重要的肌组,正常人在静息时,该肌维持收缩状态,排便时该肌松弛,以利排便。耻骨直肠肌综合征是以耻骨直肠肌痉挛性肥大、盆底出口梗阻为特征的排便障碍性疾病,是耻骨直肠肌反常性收缩和耻骨直肠肌肥厚两种病理变化同时存在的复杂的病理变化过程。其真正病因目前尚不明确,主要有感染、先天性耻骨直肠肌痉挛肥厚、盆底痉挛、医源性损伤等,多数学者认为与肛门直肠的急慢性炎症有关。

目前外科手术治疗耻骨直肠肌综合征方法多样,各有特色,临床上取得了一定的疗效,但都存在不同程度不足,都未能很好地解决术后疼痛、出血、感染、手术瘢痕形成造成便秘再发等问题。而且患者长期便秘,通常都存在着一定的精神因素及心理障碍,导致排便动作不协调,排便时耻骨直肠肌不能放松,造成便秘-用力-耻骨直肠肌增厚-便秘的恶性循环。如何打断这个循环过程,单靠手术或生物反馈等保守治疗已经不能满足疾病治疗的需要。

在此背景下笔者提出了长强穴切挂联合生物反馈治疗耻骨直肠肌综合征。首先通过长强穴的切挂术的手术方式解决出口梗阻性便秘的器质性因素,然后通过生物反馈治疗训练患者正确的排便习惯,解除功能性因素及心理障碍,达到提高治愈率降低复发率的目的。

我们采用的手术方式为长强穴切挂术。采用中医挂线方法,以线代刀,缓慢切割,切开与愈合同时进行,避免了瞬间同时切断肛管全层肌肉所造成的肛门失禁,并起到良好的引流作用。术式要求在8~10d内挂线必须脱落（10天不脱落者,一次剪断橡皮筋及束扎的肌肉组织）,使两断段出现亚急性断离,从而达到PRM扩切松解的目的。本疗法既保持了肛管的完整性,又切断了痉挛肥大的肌组织。而长强穴属督脉经,位于脊骶端,自古以来就是治疗肛门疾病的要穴,刺激此穴,可以调理一身阴阳之气,益肾疏肝利胆,疏通肠道气机,并消散局部郁热。橡皮筋挂线从外括约肌深至耻骨直肠肌并留置,刺激副交感神经兴奋,可以反射性调整交感神经功能,且直接刺激排便感受器,从而使直肠的吸收分泌功能,内括约肌、盆底肌的失弛缓状态及便意缺乏等得以一定的改善。

手术创面愈合后即开始续贯便秘的生物反馈治疗。生物反馈是通过电子工程技术,把一些不能或不易被人体感知的生理和病理活动,通过仪器转变成声音、可视图像等可以被感知的信息。利用生物反馈机制,让患者根据观察到的信息来调节生理活动,以达到治疗疾病的目的[6]。生物反馈治疗对耻骨直肠肌综合征,其实质是利用可视图像反馈刺激大脑来调控肛门及腹部盆底肌肉,从而训练患者学会排便时控制或阻止耻骨直肠肌收缩的发生。借助仪器的帮助,纠正排便协同动作异常,解决耻骨直肠肌异常收缩痉挛,建立正常排便规律。同时经过训练腹部和盆底肌群,对盆神经、腹下神经等不断刺激,通过大脑皮层下中枢和外周传出神经影响结肠运动,还可以起到促进肠道蠕动的作用,进一步改善便秘情况。

本研究表明,长强穴切挂联合生物反馈治疗耻骨直肠肌综合征疗效确切,复发率低,为治疗耻骨直肠肌综合征开拓了思路,值得推广。

参考文献：

[1] Wasserman IF, Puborectalis syndrome: rectal stenosis due to anorectal spasm [J]. Dis Colon Rectum, 1964, 128 (7): 87—98
[2] 喻德洪，现代肛肠外科学 [M]，北京：人民军医出版社，1997，472
[3] 荣文舟。便秘 [M]．北京：科技文献出版社，2001. 102
[4] 杨继闽，邱胜民。生物反馈治疗功能性便秘的临床疗效观察 [J]。中国现代医生，2011, 49 (35)：138~141。
[5] 杨世圭，杨继闽。长强穴切挂术治疗耻骨直肠肌综合征的临床疗效观察 [J]。中国中医药现代远程教育，2012，10 (14)：35~36。
[6] 刘宝华。便秘的生物反馈治疗 [J]。医学新知杂志，2006, 16 (3)：131
[7] 黄传兰，刘正霞。生物反馈治疗功能性便秘的疗效观察 [J]。宁夏医学杂志，2006, 28 (5)：354。

补中益气汤加味治疗气虚型便秘69例

胡占起

（辽宁中医药大学附属第三医院，辽宁省肛肠医院）

便秘是指大便秘结不通，排便时间延长，或欲大便而艰涩不爽的一种病症。由于大便长时间在肠道停留，水分被吸收过多，而形成粪块干硬，所以常伴有大便干燥，另外还可伴有排便间隔时间延长，或排便不尽感，或下坠感。由于便秘比较常见以及其他一些因素，人们常不予重视，容易被忽略。便秘是一种常见病、多发病，随着现代生活节奏的加快，饮食结构的改变，以及人口年龄结构的变化，其发病率呈现出上升趋势。其中人口老龄化的加剧，是气虚型便秘日益增多的重要原因之一。

中医对便秘的认识历史悠久，内容丰富。《内经》对"大便难"的病理、诊断、治疗提出了指导原则。汉·张仲景《伤寒论》将便秘分为"阴结"、"阳结"，主张辨证施治。《谢映庐医案·便闭》曰："治大便不通，仅用大黄、巴霜之药，奚难之有？但攻法颇多，古人有通气之法，有疏风润燥之法，有流行肺气之法，气虚多汗，则有补中益气之法"。中气虚传导乏力而气滞，糟粕无力下传，故可形成便秘。本院自2013年2月—2014年2月运用补中益气汤加味治疗气虚型便秘69例，效果较佳，现报道如下。

1 临床资料

全部病人均为本院住院患者，共69例，其中男31例，女38例；年龄最小54岁，最大79岁，平均67岁；病程最短10天，最长20年。所有病例均有如下特点：①大便3天以上1次，粪便干燥坚硬；②排便时间延长，多伴有腹部胀满不适、食欲不振、头晕耳鸣、神疲乏力等症；③排除肠道器质性疾病。

2 治疗方法

运用补中益气汤加味，药用：党参30g，黄芪30g，升麻15g，柴胡15g，陈皮10g，白术30g，当归20g，炙甘草15g，肉从蓉20g，白芍20g，枳壳30g，茯苓20g。水煎服，日1剂。兼腹部胀满、食欲不振者，加砂仁、鸡内金、炒麦芽；兼唇舌淡白者，加阿胶、首乌。14剂为1个疗程，1个疗程结束判定疗效。服药期间忌食辛辣燥热之品，并嘱患者养成定时排便的习惯。

3 疗效判定标准与结果

3.1 疗效判定标准 根据《中医病症诊断疗效标准》，显效：2天内排便1次，便质转润，解时通畅，短期无复发；有效：3天内排便1次，便质转润，封顺欠畅；无效：症状无改善。

3.2 结果 显效46例，有效18例，无效5例。总有效率92.75%。

4 病案举例

何某，女，67岁，2013年9月3日初诊。患者便秘10年余。经常用大黄、番泻叶等泻下通便药缓解症状，近10日来病情加重而来本院就诊。患者身体虚弱，气短，呈痛苦面容，神疲乏力，肛门坠胀，临厕又无大便，3~4天才能解出1次大便，便质不干硬，还要努挣，便时汗出，舌淡苔薄白，脉虚大无力。经直肠镜检查，直肠段肠腔内无大便梗阻，也无其他异常发现，辨证为气虚便秘。药用：党参30g，黄芪30g，升麻15g，柴胡15g，陈皮10g，白术30g，当归20g，炙甘草15g，肉从蓉20g，白芍20g，枳壳30g。服药10剂后，气短、乏力、汗出好转，肛门坠胀减轻。按上方再服10剂，诸症基本消失。每日1次大便，便质正常而停止用汤药，继续服补中益气丸巩固疗效。

按　本案例便秘以气虚为主，属气虚便秘，治疗应以补气为主，禁用攻下法。但患者曾多次误用泻下药而反复损伤脾胃，导致肺脾气虚而病情不见好转，反而加重。采用黄芪、党参、白术、炙甘草补肺气、健脾胃，陈皮、枳壳行胃肠之气，当归、白芍、肉从蓉补血润肠通便，升麻、柴胡升阳举陷。诸药合用，中气得补，脾胃得健，脾胃之气旺盛，肺气随之强健，气血充足，使大肠传导功能恢复正常而病愈。

5 体会

虚型便秘多因脾肺气虚、脾肾阳虚、气血亏虚、气血两伤所致。气虚则大肠传送无力血虚津少，故不能滋润大肠，粪便在肠腔内停留时间过长，水分被吸收使其过于干燥坚硬而难以排出。慢性便秘属难治病，中医药治疗效果好。补中益气汤出自李东垣的《脾胃论》，由人参、黄芪、白术、陈皮、当归、升麻、柴胡、炙甘草组成。它具有益气升阳，调补脾胃之功。在临床运用十分广泛，笔者在临床中体验到，凡属脾胃虚弱、中气不足的疾病，只要运用得当，收效甚捷。补中益气汤加味符合虚型便秘辨证，本组病例显示，其疗效满意。而大黄、潘泻叶之类属于苦寒及刺激性泻下药，长期使用可伤人气血，有害无益。此外，临床常会遇到术后便秘者，术后便秘有它的特点，即金刃损伤破坏气机正常运行，致气机郁滞，进而导致肺的升降失常，肺与大肠相表里，肺气失宣降，大肠传导失司，糟粕不能泻出，而致便秘。治疗上应在滋肾健脾、增液补气、润肠通便的基础上加上调畅气机、通络止痛的药物，可获良效。

非药物疗法治疗成人功能性便秘的系统评价研究

陈敏[1,2]　郑晖[3]　李涓[3]　黄德铨[1,2]　陈琴[4]　方剑乔[4]

（1 成都中医药大学临床医学院　四川 成都 610075；
2 成都中医药大学附属医院肛肠科　四川 成都 610072；
3 成都中医药大学第三附属医院　四川 成都 610075；
4. 浙江中医药大学　浙江 杭州 310053）

目的：评价非药物疗法治疗功能性便秘的疗效和安全性。

方法：系统检索OVID Medline，Excerpta Medica Database（EMBASE），Cochrane图书馆，Cumulative Index to Nursing and Allied Health Literature（CINAHL），Allied and Complementary Medicine Database（AMED）和Institute for Scientific Information（ISI）数据库文献，且不限制语言。此外，将对其他数据来源如图书馆杂志、会议摘要等进行手工检索。完成文献检索和筛选后，对纳入文献进行系统评价和meta分析。分类资料采用risk ratio（RR）进行合并，计量资料采用standardized mean difference（SMD）进行合并。

结果发布：本系统评价研究结果将整合现有非药物疗法治疗成人功能性便秘临床证据，通过专家同审和会议发布。

注册号：PROSPERO 2014：CRD42014006686

洁肠水疗仪术后创面冲洗便秘直肠清空临床观察224例

西安市中医医院肛肠科　李五九　杨正安　黄蓓，李泽（陕西中医学院大四实习生）

整理我病区2009年10、11、12月份住院患者病例（使用喷壶冲洗）与我病区2010年9、10、11月份住院患者病例（使用洁肠水疗仪冲洗）进行对比分析，观察两组患者创面愈合时间；整理我病区2010年9、10、11月份住院便秘患者病例，观察其使用洁肠水疗仪直肠清空的效果及安全性。现报道如下：

一、术后创面冲洗临床资料

1. 病例来源

两组患者共190例均为本病区2009年-2010年住院患者。其中洁肠水疗仪组为2010年9、10、11月份住院患者（包括混合痔、肛裂、肛瘘患者共96例）；对照组为2009年10、11、12月份住院患者（包括混合痔、肛裂、肛瘘患者共94例）。以上两组男性共98例，女性共92例；病程最短1周，最长30年。两组在性别、年龄、病程及病情程度等方面经统计学处理，均无显著性差异（$P>0.05$），具有可比性。

2. 诊断标准

参照国家中医药管理局1994年颁布的《中医病证诊断疗效标准》评定。

3. 方法

3.1 洁肠水疗仪组采用洁肠水疗仪冲洗（内加1‰高锰酸钾）。使用方法：大便后冲洗，冲洗时间约5分钟，洗后暖风烘干，冲洗完毕后常规换药。

3.2 对照组采用喷壶冲洗（内加1‰高锰酸钾）。使用方法：大便后家属用喷壶帮助患者冲洗，冲洗时间约5分钟，洗后手纸擦干肛周水渍，冲洗完毕后常规换药。

4. 疗效标准与观察指标

4.1 疗效标准（参照国家中医药管理局1994年颁布的《中医病证诊断疗效标准》评定）　临床痊愈：症状、体征基本消失，创面完全愈合。

4.2 观察指标　创面完全愈合所需时间。

5. 统计方法

采用SPSS16.0统计软件进行统计分析，$P>0.05$为无显著差异，$P<0.05$为有显著性差异。

6. 结果与分析

两组病例创面愈合时间比较

病名	组别	例数	伤口愈合时间
混合痔	洁肠水疗组	31	14 ± 2.38
	对照组	30	16 ± 3.24
肛裂	洁肠水疗组	32	9 ± 2.12
	对照组	33	12 ± 2.31
肛瘘	洁肠水疗组	33	20 ± 3.81
	对照组	31	25 ± 4.28

注：两组病例创面愈合时间经t检验，$P=0.001<0.05$，具有显著性差异。

经过对两组患者创面愈合时间的统计分析，洁肠水疗仪组与对照组对比有明显的统计学意义（P<0.01），具有显著差异。

二、直肠清空临床资料

1. 病例来源

直肠清空组患者共34例均为本病区2010年9、10、11月份便秘住院患者。其中男14例，女20例；年龄26～75岁，平均年龄（48±6.56）岁；病程最短7年，最长33年。

2. 直肠清空效果

该组患者从入院第二天开始每天早晨在专业人士指导下行直肠清空，共进行7天。34例患者在洁肠水疗仪的帮助下，均能轻松通畅地解出大便，患者对直肠清空效果表示满意。

3. 直肠清空的安全性

从患者第一次直肠清空开始，每天密切观察患者生命体征，积极询问患者不适症状。进行7天后34例患者生命体征平稳，无不适症状。

三、讨论

肛肠术后创面冲洗是促进患者创面愈合的一个重要措施，以往术后我们多采用传统的喷壶冲洗。这种对术后创面的冲洗存在很多不足：（1）角度难以掌握。（2）水温难以控制。（3）药物浓度不稳定。（4）冲洗压力过小。（5）蹲位冲洗创面暴露欠佳。我病区于2010年9月份开始使用全自动洁肠水疗仪进行肛肠术后创面冲洗，解决了传统冲洗的以上不足，使患者在创面愈合速度上明显加快，减少了患者的痛苦，缩短了住院时间。

直肠清空不仅可以便捷、安全解决便秘患者的痛苦，而且具有巨大的预防保健作用。直肠粪便内含有大量的细菌及毒素，不论肛肠疾病病因众多，长期的毒素刺激和局部慢性炎性环境是肛肠疾病的重要原因。如同口腔疾病因经常刷牙而减少，洁肠水疗仪的肛门冲洗和直肠清空起到了类似于"牙刷"的作用，大大降低了肛肠疾病的发生率。

242例便秘患者精神心理类型分析

贾英田[1] 杨向东[1*] 麻倩[2] 张迪[3] 龚文敬[4]

(1 泸州医学院附属中医医院 四川 泸州 610015；
1*4 成都肛肠专科医院/中国PPH技术培训中心 四川 成都 610000；
2 河北医科大学 河北 石家庄 050017；
3 南京中医药大学 江苏 南京 210023)

随着医学模式由传统的生物医学模式向生物—心理—社会医学模式的转变，现代医学对便秘的研究已不仅仅从纯生物学角度出发，而更加注重社会、精神心理等方面。可以说，便秘与精神心理的研究也越来越受重视。对其近年来国内外陆续有一些相关报道[1~5]，但由于便秘本身病因复杂、临床个体差异大，不同单位所采用的诊断标准不同，因而报道结果各不相同，使其代表性大打折扣。

本研究以功能性便秘罗马Ⅲ标准、SCL-90（症状自评量表）为标准，进行多中心随机抽样调查，旨在通过对242例便秘患者的精神心理类型情况进行调查分析，分析其类型及与便秘之间关系，为便秘的防治提供一定的帮助，为进一步研究精神心理与便秘之间的规律提供相关资料。

1 资料来源

1.1 病例选择

1.1.1 来源及样本确定

1.1.1.1 来源：来自 2010 年 6 月～2012 年 1 月成都肛肠专科医院、河北省中医院、南京中医药大学附属医院门诊、住院的便秘患者。

1.1.1.2 样本确定：本研究属于现况研究，根据流行病横断面样本公式[6] $N = 400 \times (Q/P)$ 计算研究的样本量。多项调查结果显示慢性功能性便秘心理障碍发生率约为 60%～65%，依据公式计算，样本量应于 216～267 人之间。本次调查采用多中心随机抽样的方法，预计抽取样本为 270 份。

1.1.2 纳入标准

（1）功能性便秘患者；（2）18～80 岁之间患者；（3）性别、地区不限；（4）知情同意。

1.1.3 排除标准

（1）器质性精神障碍、精神分裂症、狂躁症[7]；（2）有严重心血管、肝、肾和造血系统疾病；（3）因文化程度等原因未能完成或回答不认真。

1.1.4 剔除标准

（1）漏填、错填等原因影响结果分析；（2）《便秘患者心理评估问卷》判定表填写结果明显失真。

1.2 诊断及判定标准

1.2.1 便秘的诊断及评判标准：功能性便秘罗马Ⅲ标准[8]。

1.2.2 精神心理判定标准及判定方法

SCL-90（症状自评量表）（Self-reportingInventory）[9]：国际上广泛应用，其效度为 0.77～0.99，其评定结果真实可靠。

2 研究方法

2.1 调查方法及内容

本调查采用问卷调查方式，三个中心均使用统一的调查表格《中医体质类型调查表》（见附表 1）对全部研究对象进行问卷调查，并作质量控制。

2.2 精神心理类型：根据 SCL-90 表量化结果判定心理类型。

2.3 统计学方法

将所获得的有效调查表资料使用 Excel 软件录入，建立数据库，核对无误后供分析使用。使用 SPSS17.0 统计软件进行统计分析，构成比差异的比较使用卡方检验。

3 结果

3.1 调查问卷总体情况

本调查共发放问卷 270 份，回收 259 份，回收率为 95.9%，剔除无效问卷 17 份，共得有效问卷 242 份，有效率为 89.6%。

3.2 一般人口学特征

在男性患者与女性患者的年龄之间无显著性差异，具有可比性。

3.3 类型分布情况：正常 77 例（31.82%），异常 165 例（68%）。异常心理依次为：焦虑 89 例（36.78%），抑郁 49 例（20.25%），强迫 11 例，躯体化 7 例，人际关系 5 例，敌对 3 例，偏执 1 例，无恐怖、精神病性。其中轻度焦虑 71 例，中、重度 18 例，抑郁轻度 39 例，中、重度 11 例。

3.3.1 心理类型分布的性别差异：各种精神心理中，抑郁的性别构成比差异显著。其它类型性别构成比无显著性差异（不含躯体化、人际关系、敌对、偏执、恐怖）。

3.3.2 心理类型分布的年龄差异：抑郁患者中：18～39 岁年龄段与≥60 岁年龄段构成比有显著性差异；40～59 岁年龄段与≥60 岁年龄段构成比有显著性差异。焦虑患者中：≥60 岁年龄段与其他年龄段的焦虑患者构成比有显著性差异。

3.3.3 心理类型分布的职业差异：不同职业的便秘患者心理类型分布具有显著性差异（不含躯体化、人际关系、敌对、偏执、恐怖）。

4 讨论

长期以来心理学问题一直被认为是慢性便秘的一部分。有研究证实慢性功能性便秘患者具有较高的心理障碍发生率，尤以焦虑、抑郁为多见[10-11]。但目前关于心理与便秘二者何为因果，仍具有争议[12]。

4.1 心理类型的总体分布

本次调查，心理异常者165例，占68%，尤以焦虑、抑郁多见，其它依次为强迫、躯体化、人际关系、敌对、偏执。焦虑、抑郁患者中多为轻度，中、重度约为20%。

由于便秘病因复杂，病程长，不适症状明显，且长期存在会引起胃肠功能紊乱、精神心理障碍等严重后果，给患者造成沉重的经济负担和心理负担，尤其是慢性便秘患者，在身心饱受折磨的同时往往不能得到家人或周围人的理解，在这些影响下，更易产生焦虑、抑郁等情绪，严重者甚至发生厌世、自杀等恶性事件，如不及时进行心理干预，将严重影响其身心健康，对家庭和社会造成严重的损失。

因此，对便秘患者精神心理应引起足够重视。便秘患者一旦被怀疑患有精神性疾病或倾向，应及时进行心理评估，这一点对便秘的指导治疗尤为必要，并应逐步加强，必要时可结合药物治疗或进行手术干预。精神心理干预不仅有助于便秘的诊疗，而且同样可帮助患者正确对待治疗结果，尤其对于手术的结果形成一个正确的认识[13]。杨向东教授[14]主张应对便秘进行外科干预治疗，尤其是慢性顽固性便秘更应及早进行。同时主张在以患者精神状况评估为主要依据的前提下对便秘应实行分度治疗，并将治疗大法概括为"内外结合、中西合璧、身心同治、上下兼顾、分度论治"。

4.2 性别与心理类型的分布

抑郁患者中女性明显多于男性。从女性心理特点来看，内向者居多，感情细腻，多愁善感，最易被七情所伤，加之便秘病程长，症状复杂，患者身心饱受折磨，苦闷情绪不易排解。因此，针对女性便秘患者，尤其要做好心理评估工作，要特别注意重视心理干预、治疗，从而达到事半功倍的效果。

4.3 年龄与心理类型的分布

抑郁患者中，≥60岁年龄段的明显多于其他年龄段。说明临床上老年便秘患者更容易产生抑郁。这可能与老年人自身的疾病耐受能力及相对孤独的环境有关。焦虑患者中，40~59年龄段明显多于其他年龄段。这可能与中年人社会负担较重，生活节奏快，工作压力加大有关。因此在便秘的诊治中，要注意在治疗中加强对中、老年患者心理干预、治疗。

4.4 职业与心理类型的分布

便秘患者的心理类型特点与不同职业关系明显。所以，对于不同职业的便秘患者，应考虑其职业特点，给予针对性的诊治。同时，做好相应的预防措施。

5 结论

本次调查表明便秘患者多数存在精神心理问题，其中尤以焦虑、抑郁、强迫最为多见。这与大量临床调查研究基本相似[29-32]，长期的便秘症状容易使者产生精神心理障碍，而便秘后的精神心理状况又可进一步加重便秘症状，形成"精神—便秘—精神"的恶性循环。有研究结果证实便秘患者尤其是慢性便秘具有较高的心理障碍发生率。但精神心理因素究竟是便秘的病因还是结果临床仍有争议，值得大家进一研究探讨。

调查表明：（1）针对女性、老年便秘患者，尤其要做好心理评估工作，要特别注意重视心理干预、治疗，从而达到事半功倍的效果；（2）在便秘的诊治中，要加强对中、老年焦虑、抑郁进行筛查，及时给予临床心理干预、治疗；（3）对于不同职业的便秘患者，应考虑其职业特点，给予针对性的诊治。同时，做好相应的预防措施。如工作压力相对较大、退休及无业人员应注意加强自我心理调节，保持良好心态，必要时给予心理疏导。

6 问题与展望

通过242例便秘患者精神心理的调查，分析便秘患者的精神心理类型及二者之间关系，为便秘的防治提供一定的帮助，为进一步研究精神心理与便秘之间的规律提供相关资料。但由于诸多原因，本研究仍存在诸多不足之处，如样本量少、样本基本因素项目有限等，有待进一步研究。

虽然目前关于便秘的病因与病机尚未明确，但是多项研究结果证实功能性便秘与精神心理因素有关，研究发现心理障碍可能是通过抑制外周自主神经对结肠的支配，还可通过大脑皮层而影响下丘脑和植物神经系统，尤其是副交感神经而引起便秘[14~16]。现代医学对便秘的研究更加注重社会、心理因素等方面，精神心理学干预不仅有助于便秘的诊疗，同时可帮助患者正确的认识自己的疾病，正确对待诊疗结果，缓解心理压力。因此，临床上对便秘患者精神心理应引起足够重视，及时进行相关筛查。对于治疗，应在专科治疗的基础上，辨识心理，及早干预，采取综合治疗。

参考文献：

[1] 王玉明，王邦茂，刘文天，等. 不同类型功能性便秘的心理状态研究. 天津医药，2004，32（5）：314~315.

[2] 夏瑾，陈建永，潘峰. 功能性便秘患者社会心理状况分析及护理对策. 中华护理杂志，2006，41（3）：207~210.

[3] 于普林，李增金，郑宏. 老年人便秘流行病学特点的初步分析[J]. 中华老年医学杂志，2001，20（2）：1322134.

[4] DykesS, Smilgin-HumphreysS, BassC. Chronicidiopathicconstip-ation: apsychologicalenquiry. EurJGastroenterolHepatol, 2001, 13（1）: 39~44.

[5] 阙志超，姚宏昌，龙治平，等. 天津市成年人慢性便秘调查及相关因素分析. 中华消化杂志，2004，24（10）：612~614.

[6] 栾荣生. 流行病学研究原理与方法. 成都：四川大学出版社，2005：76;

[7] 孙振球. 医学统计[M]. 第二版. 北京：人民卫生出版社，2002：342~350.

[8] DrossmanDA. ThefunctionalgastrointestinaldisordersandtheRome-Ⅲ process[J]. Gastroenterology, 2006, 130（5）: 1377~1390.

[9] 吴文源. 症状自评量表[A]. 见：张明园. 精神科评定量表手册[M]. 长沙：湖南科学技术出版社，1993：15. [2] 王宇中. 症状自评量表（SCL90）的效度[A]. 见：李雯华，王宇中. 医学心理学[M]. 郑州：河南科学技术出版社，1994：115.

[10] 吴文源. 症状自评量表[A]. 见：张明园. 精神科评定量表手册[M]. 长沙：湖南科学技术出版社，1993：15.

[11] 向平，李学锋，等，慢性特发性便秘与精神心理因素的关系探讨. 医学临床研究，2006年9月，23，（9）：1397~1398.

[12] 胡薇，喻德洪. 便秘心理因素的评估和治疗[J]. 大厂肛门病外科杂志，2004，10（2）：150~153.

[13] NyamDC, PembertonJH, IlstrupDM, eta1. Long-termresultsofsurgeryforchronicconstipation. DisColonRectumj, 1997, 40（3）: 273~279.

[14] 杨向东，魏雨，龚文敬，张桢，张郭莺. 便秘实行分度及外科治疗的临床意义[J]. 结直肠肛门外科. 2011：83~85.

[15] MerkelIS, IockerJ, BurgioK, eta1. Physiologicandpsychologiccharacteristicsofelderlypopulationwithchronicconstipation. AmJGastroenterol, 1993, 88（11）: 1854.

[16] 高利利，吴本俨，邵勇等. 老年特发性便秘患者直肠肛门动力学变化及心理评价. 解放军医学，2001，26（4）：302~304.

[17] TowersAI, BurgioKI-LocherL, eta1. Constipationintheelderly: influenceofdietary, psychological, andphysiologicalfactors. JAmGeriatrSoc, 1994, 42（7）: 701~706.

[18] WaldA, BurgioK, HolevaK, eta1. Psychologicaleva-luationofpatientswithsevereidiopathicconstipation: whichinstrumenttouse. AmJGastroenterol, 1992, 87（8）: 977~980.

[19] 戴菲，罗金燕，刘欣，等. 慢性便秘患者精神心理因素的研究. 中国肛肠病杂志，2000，20（1）：13~14.

[20] ChattatR, BazzocchiG, BalloniM, eta1. Illnessbeha-vior. affectivedisturbanceandintestinaltrans ittimeinidiopathicconstipation. JPsychosomRes, 1997, 42（1）: 95.

[21] EnckP, FrielingT. Neurogastroenterology-informationProcessingfromthevisceratothebraininhumans. DtschTierarztlWochenschr, 1998, 105（12）: 468~471.

注：[1*]为通讯作者。

参苓白术散治疗产后便秘的临床疗效观察

郝亮亮[1] 何涛宏[2]

（成都中医药大学附属医院肛肠科 四川 成都 610072）

产后便秘是指产后由于胃肠道蠕动减慢、直肠肛门末端淤血水肿、会阴侧切或撕裂疼痛、精神压力增大等多种原因引起的排便次数减少或粪便干燥难以排出。祖国医学对其认识由来已久，汉代《金匮要略．妇人产后病脉证治》指出："新产妇人有三病一者病痓，二者病郁冒，三者大便难"。这种特殊的便秘几乎困扰着所有育龄女性，如未及时解决，将严重影响产后康复。随着人们优生优育意识的进一步提高，以及医学界对于便秘研究的日益深入和细化，如何更好地解决产后便秘越来越被人们所关注，并成为肛肠科值得研究的问题之一。

笔者自2012年6月～2013年12月在成都中医药大学附属医院肛肠科实习、工作期间，观察参苓白术散治疗产后便秘80例，疗效满意。现就参苓白术散与乙二醇4000对产后便秘的治疗效果进行对比。

1 临床资料

1.1 一般资料 2012年6月～2013年12月在本院门诊就诊的产后便秘患者80例。年龄20～34岁。37例为顺产，43例为剖腹产；8例为二次妊娠；会阴侧切27例，会阴撕裂8例。随机分为治疗组和对照组。治疗组顺产18例，剖腹产22例，平均年龄（26.1±2.2）岁；对照组顺产19例，剖腹产21例，平均年龄（25.7±3.1）岁。两组资料无显著差异（$P<0.05$），具有可比性。一周后随访，72例治愈，8例好转。

1.2 排除标准（1）心肝肾功能异常；（2）孕期合并高血压、糖尿病等疾病；（3）早产及合并产后疾病者；（4）合并肠易激综合征等肠道疾病者；（5）有腹部手术史者；（6）拒绝参加者；

2 治疗方法

2.1 治疗药品 选自参苓白术散《和剂局方》。

【方药组成】党参12g 茯苓12g 白术12g 炒扁豆12g 山药12g 莲子肉9g 薏苡仁9g 桔梗6g 砂仁3g（后下）甘草6g。

【制法】由成都中医药大学附属医院中药房代煎。每付水煎制为三袋，每袋150ml。

2.2 治疗方法 治疗组（参苓白术散组）口服参苓白术散，一日三次，每次150ml。治疗五天。对照组口服聚乙二醇4000（国药准字H20061086），一次10g，一日2次。治疗五天。

3 疗效观察

3.1 诊断标准

参照罗马慢性便秘诊断标准[1]自拟如下：（1）排便感到费力；（2）排便为干球状便或硬便；（3）排便有不尽感；（4）排便有肛门直肠梗阻感或阻塞感；（5）排便次数少于3次/周。有以上2项及2项以上者。

3.2 观察标准

（1）排便费力感减轻或消失；（2）排便性状为成型软便；（3）排便次数不少于3～6次/周；（4）便后肛门直肠梗阻感或阻塞感消失；（5）排便不尽感消失；（6）便后无肛裂或肛门皮肤皲裂等。

3.3 统计学处理

每项观察指标应用spass10.0统计软件进行检验分析，以$P<0.05$为有显著差异。

3.4 治疗结果

临床疗效见表1、表2

表1 治疗组与对照组临床疗效对比　　　　　　　　　　　　　单位：例

组别	例数	治愈	好转	无效	有效率
治疗组	40	38	2	0	95.0%*
对照组	40	29	11	0	72.5%

注：* 与对照组比较，$P<0.05$

表2 治疗组与对照组停药一周后疗效对比　　　　　　　　　　单位：例

组别	例数	一周后复发	一周后复发率
治疗组	40	1	2.5%**
对照组	40	7	17.5%

注：** 与对照组比较，$P<0.05$

4 讨论

产后便秘是特定人群在特殊时期出现的一种功能性便秘，祖国传统医学对该病早有认识，并将其病因归结为以下三点：（1）血虚。产程失血，造成血虚，血虚而致津液亏耗，肠道失于润养，引起大便干结。并表现为面色无华、心悸气短、舌质淡、苔白、脉细数。治以润肠养血为主，方选润肠丸加当归、生地润肠通便、滋阴养血。（2）气虚。气为血之帅血为气之母，失血而耗气，造成气虚。肺气虚弱则大肠传送无力，排便时便意明显而无力努挣使粪便不行。肺卫不固腠理疏松，则有汗出短气。脾胃为气血化生之源脾虚则运化无力，出现神疲乏力等症状。主要表现为舌质淡、苔薄白、脉弱。治以润肠益气为主。（3）气机阻滞。《金匮要略.便秘统论》指出：气内滞而物不行。产后腹痛腹胀，胸胁痞满，肝脾胀满，内湿停滞，气滞血瘀，导致便秘。治以疏肝和胃、理气行气。

本方是在四君子汤的基础上加味而成，四君子汤为补气基本方。脾胃为后天之本，若脾胃虚弱，不能营养五脏六腑，则机体虚弱，故补气多从脾胃着手。而运化失职，容易使湿自内生，造成气机阻滞。方中党参味甘、性微温，可扶脾健胃、补中益气为君药。茯苓味甘、淡、平，有利水渗湿、健脾补中之效；白术味甘兼苦，性温燥，主补脾阳，可健脾燥湿、补脾益气；山药味甘、平，质润多液，主补脾阴，能亦补益脾胃。此三者为臣药。扁豆、莲子肉补脾，砂仁和胃行气、气香醒脾，薏苡仁健脾渗湿同为佐药。桔梗载药上行为使药，甘草补中和胃、调和诸药。诸药合用，增强了四君子汤的补益作用，并增加了健脾渗湿，行气和胃的作用。

对于产后便秘的主要成因，西医归结为患者生理、心理及社会因素等多方面[2]：（1）术中失血使患者体液不足，肠液分泌骤减，从而出现大便燥结难解。（2）剖腹产病人因术中使用麻醉药品，使得肠道蠕动减慢，形成便秘。（3）部分顺产患者分娩过程中，下降的胎头持续性压迫直肠末段及肛管，使得该部位静脉、淋巴回流受阻，加重原本痔的水肿，造成出口梗阻型便秘。（4）患者产后腹壁松弛，腹压下降，腹壁肌、肠道平滑肌、耻骨直肠肌等参与排便动作的肌群紧张度下降，结肠下传功能减弱，粪便滞留时间延长，水分被吸收，从而引起便秘。（5）会阴侧切患者排便时疼痛感加重，使患者不愿排便。（6）术后卧床休息使肠道蠕动减弱，而引起便秘。（7）产后生活规律和激素水平改变，使患者紧张、抑郁等负面情绪增多，导致植物神经紊乱，胃肠道功能减退，出现便秘。（8）传统观念认为产后应进补，许多产妇饮食平衡失调，油脂摄入比例增高，膳食纤维摄入减少，肠蠕动减慢，也是便秘的成因之一。在治疗上，通常使用温和的导泻药物，如聚乙二醇4000、麻仁丸、番泻叶泡水喝等，必要时给予开塞露塞肛，或者用开塞露加温盐水灌肠等方法促进排便[3]。这些方法虽然疗效确切，但是，较之中医药治疗，后者在解除症状的同时，注重对机体本身的调理，力求从根本上解除便秘的病因，达到标本兼治的目的，体现了中医学在治疗疾病中的整体观念，从而取得更好的治疗效果。

经临床观察，患者服药后，排便费力感明显改善，排便不尽感消失，肛门直肠阻塞感消失，大便性状不干结，排便次数平均1~2次/天。与聚乙二醇相比，本药停药后便秘症状不易复发。故参苓白术散作为肛肠科治疗产后便秘用药，疗效满意，值得临床推广。

参考文献： 略

电针配合气囊反馈疗法治疗痉挛性便秘38例

李红波

（安阳市中医院　河南 安阳 455000）

2004年12月至2007年12月，笔者运用电针配合气囊反馈疗法治疗痉挛性便秘38例疗效显著，报道如下。

1 临床资料

1.1 一般资料

观察组38例患者，以单双日随机编组，男21例，女17例；年龄25~35岁7例，35~50岁20例，50~60岁11例。病程最短1年，最长15年；对照组36例，男19例，女17例；年龄30~45岁10例，45~50岁22例，50~70岁4例。病程最短0.5年，最长18年。两组临床资料统计学处理具有可比性（$p<0.05$）。

1.2 诊断标准[1]

患者排便时盆底肌紧张收缩痉挛，患者有进行性加重的排便困难，在排便时需过度用力，往往越用力粪便排出越困难。患者在排便过程中常大声呻吟，大汗淋漓，排便常需1小时左右，便后有直肠下段重压感，便不尽感。

2 治疗方法

2.1 观察组

（1）气囊反馈疗法：在开始这一疗法前，应通过灌肠的方法彻底排出淤滞在肠道内的粪便。患者放松，肛管涂石蜡油，把导管轻柔插入直肠内约8cm，然后再向囊内注入20~30ml气体，至少10s之后再将气囊慢慢地拔出，拔出气囊的同时用力做排便动作。每天早晨3次，做完后即用电针治疗。

（2）电针治疗：取秩边、胞肓、肓门、腰奇穴、长强穴、气海、天枢、大肠俞、脾俞、关元，用G6805电针治疗仪，选疏密波，电量以病人能忍受为度，每次30分钟，每天1次。

以上方法15天为一疗程，疗程间隔休息3天，治疗3个疗程后进行疗效分析评价。

2.2 对照组

单纯性电针治疗，治疗方法及治疗过程均同观察组。

3 疗效观察

3.1 疗效标准

三个疗程后观察其疗效，以临床症状变化作为评定标准。治愈：排便每日一次，或2~3日一次，排出顺畅，用时短，便质正常，肛门坠胀感消失，随访1年症状无复发；好转：排便每日一次，或2~3日一次，排出较顺畅，便质接近正常，有轻微肛门坠胀感，但较治疗前有明显好转，随访1年症状有反复；无效：治疗后症状无改善。

3.2 治疗效果

结果表明观察组有效率为97.4%，对照组有效率为55.6%，统计学处理两组疗效差异有显著意义。两组结果见表一

表一 观察组与对照组疗效比较

组别	例数	痊愈	好转	无效	有效率
观察组	38	28 (73.7%)	9 (23.7%)	1 (2.6%)	97.4%
对照组	36	5 (13.9)	15 (41.7%)	16 (44.4%)	55.6%

$x = 55.1$, $p < 0.01$

4 讨论

痉挛性便秘是指患者排便时盆底肌不仅不放松，反而收缩，肛直角不增大反而缩小，因而排便困难。大量资料表明，此类患者中枢神经系统内存在着使盆底肌持续痉挛，产生缺血[2]。也有学者认为它是一种长期用力排便的继发病，表现为盆底肌肉协同及拮抗肌群过度活动，以及对这些肌群抑制作用的不一致，是一种局部张力障碍综合征[3]。而气囊反馈疗法可以使患者学会正确地收缩和舒张肌肉来完成排便动作。在用力排便的时候拔出气囊有助于患者形成正确反馈，旨在恢复和调整盆底肌的反射功能，形成正确的排便反馈功能。

电针通过低频脉冲电流刺激穴位，调整人体组织功能，促进血液循环，改善神经肌肉组织营养，促进神经肌肉组织代谢；可以提高被抑制神经的兴奋度，也可以降低兴奋神经的兴奋度，达到双向调节。电针刺激秩边、胞肓、肓门、腰奇穴、长强可以双向调节盆丛神经纤维，加强神经调节功能，改善盆底肌肉、直肠及肛门部血液循环，提高盆底肌群的协调性。而刺激气海、天枢、大肠俞、脾俞、关元可以提高肠道蠕动性，促进粪便排出。

因此采用电针配合气囊反馈疗法，可以解除盆底肌肉痉挛缺血，促进肠道蠕动，形成正确的排便反馈功能，在治疗痉挛性便秘的临床实践上疗效显著。

参考文献： 略

济川煎合当归补血汤治疗老年性便秘50例

王芳[1]　孔祥友[2]　尚锦秀[3]

（1 湖北省浠水县南城福利院　438200；
2 湖北省浠水县人民医院　438200；3 湖北省中医院肛肠科　430061）

便秘是老年人常见的慢性消化道症候群，长期便秘不但影响食欲、肠道营养吸收，降低生活质量；严重者导致心绞痛、冠心病、高血压等疾病突然加重[1]甚至危及生命。我国已进入老龄化社会，解决老年人便秘问题在消化疾病治疗中显得越来越重要。中药治疗有很强的优势，我们采用归补血汤合济川煎治疗老年功能性便秘，取得较满意疗效，现报告如下。

1 临床资料

1.1 一般资料　本组共90例患者均为2012年6月至2014年13月本院（湖北省浠水县南城福利院和浠水县人民医院肛肠科）收治的患者，我们将其随机分为治疗组和对照组，每组各50例，治疗组50例，男23例，女27例；年龄60～93岁，平均67±8.17岁；病程3～27年，平均7±5.39年。对照组50例，男21例，女28例；年龄61～97岁，平均71±9.73岁。病程5～30年，平均8±

4.73年。两组患者的一般资料相比较,差异不显著(P>0.05),无统计学意义,具有可比性。

1.2 诊断标准 符合罗马Ⅱ标准:排除肠道本身或全身器质性病因或其他因素导致的便秘,在过去12个月中,持续或累计至少12周有以下2个或2个以上的症状:(1)大于1/4的时间有排便费力;(2)大于1/4的时间有粪便呈团块或硬块;(3)大于1/4的时间有排便不尽感;(4)大于1/4的时间有排便时肛门阻塞感或肛门直肠梗阻;(5)大于1/4的时间便时需要手法协助;(6)大于1/4的时间每周排便<3次。均经慢传输试验、排粪造影符合结肠传输型或混合型便秘。患者年龄均在60岁以上,病史均在1年以上。

排除以出口梗阻型便秘为主症、发生肠道器质性病变(如肿瘤、克隆氏病、结肠息肉、肠结核等)的便秘

2 治疗方法

2.1 治疗组 治疗组患者使用当归补血汤合济川煎,其方的药物组成为:黄芪30克,当归15克,牛膝6克,肉苁蓉(酒洗去咸)15克,泽泻10克,升麻3克,枳壳6克,如腹胀甚者,加莱菔子;肾阴亦虚者,加熟地;虚甚者,枳壳可减去之;病程久者加桃仁。每天1剂,加水平煎取汁200~300ml,分早、晚2次温服,空腹时温服30天为1疗程。1疗程后,根据个人情况改用肉苁蓉40克,炒莱菔子10克,黄芪50克,决明子30克中任一二单味中药泡茶饮用,服用30天。对照组:使用麻仁蜜丸[南京同仁堂药业有限责任公司;zz-0332-沪卫药准字(1995)第042210号],每次6g,每日2次,连服用30天后。改用每次3g,每日1次,服用1月。2个月后对比观察两组患者的临床疗效。

2.2 观察指标 观察治疗组与对照组患者的临床疗效和临床症状积分。

2.5 统计分析 采用SPSS13.0统计软件对本研究中的数据进行处理。计量资料用两独立样本t检验,计数资料用X^2检验,$P<0.05$表示差异具有统计学意义。

3 结果

3.1 疗效判断标准 参照有关标准[2]制定。治愈:2天内排便1次,便质正常,排便通畅,停药1月内无复发。显效:3天内排便1次,便质趋于正常,排便通畅,停药1月内无复发。有效:3天内排便1次,便质欠润,排便欠畅,停药1月内无复发。无效:临床症状无明显改善。

3.2 便秘症状积分

评定便秘症状积分的方法参照"慢性便秘诊治指南"(草案[3]:
①排便时间延长(0分:未延长;2分:3~4天排便1次;4分:4~5天排便1次)。②大便干结(0分:无;2分:大便头干结;4分:大便干结成块或羊粪状)。③排便困难(0分:无;2分:排便费力;4分:需使用泻药)。④腹胀(0分:无;2分:轻度腹胀;4分:腹胀很明显)。

3.3 两组患者总体疗效的比较

治疗组患者与对照组患者治疗的总有效率分别为94.0%和75.0%,本组治愈10例,显效26例,有效11例,总有效率94.0%,对照组治愈4例,显效18例,有效16例,总有效率74.0%。治疗组患者治疗的总有效率明显优于对照组患者,差异显著($P<0.05$),有统计学意义,详情见表1

表1 两组患者临床疗效的比较表1

组别	n	痊愈	显效	有效	无效	总有效率(%)
治疗组	50	10(20.0)▲	26(52.0)▲	11(22.0)	3(6.0)	94.0▲
对照组	50	4(6.7)	18(35.6)	15(28.9)	13(26.0)	74.0

▲$P<0.05$,有显著性差异。

3.4 两组患者治疗前后症状积分的比较

治疗组患者与对照组患者治疗后的临床症状积分均较治疗前降低,差异显著($P<0.05$),有统

计学意义。治疗组患者治疗后的临床症状积分明显低于对照组患者，差异显著（P<0.05），有统计学意义。详情见表2。

表2 两组患者治疗前后症状积分的比较

组别	n	治疗前积分	治疗后积分
治疗组	50	14.31±2.17	4.01±2.10*△
对照组	50	14.57±3.33	6.79±3.77*

* 与本组治疗前比较：P<0.05；△ 与对照组治疗后比较

4 讨论

老年功能性便秘的患者，多伴有排便不尽感，腹胀，小便清长，腰膝酸软，头晕，乏力等，多属于中医"虚秘、冷秘"的范围。祖国医学理论，如《杂病源流犀浊·大便秘结源流》有云"大便秘结，肾病也"。《诸病源候论·大便难候》"肾病受邪，虚而不能制小便，则小便利，津液枯燥，肠胃干涩，故大便难"。亦云"大便难者，由五脏不调，阴阳偏有虚实，谓三焦不和则冷热并结故也"。所以老年慢性功能性便秘，主要由肾气不足，气血两虚，津液枯少，致脾失健运，大肠干涩，传导无力所致。济川煎一方出自《景岳全书》，方由肉苁蓉、牛膝、当归、枳壳、升麻、泽泻六味中药组成，用以治疗肾阳不足、精津亏虚之便秘，为补肾通便之代表方。《景岳全书》："凡病涉虚损而大便秘结不通，则硝、黄攻击等剂不可用。若势有不得不通者，宣此主之，此用通于补之剂也。"以肉苁蓉为君药，本品性味甘、咸而温，入肾、大肠经，《本草从新》谓其"补命门相火，滋润五脏，锰．峻补精血，滑大便。"温肾益精，暖腰润肠。当归性味甘、辛而温，入肝、心、脾经，养血润肠。《本草纲目》言其"润肠胃"；牛膝性味苦、酸、平，《本草从新》卷3载其"能引诸药下行。锰．益肝肾"，二药配伍，为臣药。枳壳宽肠下气助通便。李时珍在《本草纲目》云："利肠胃，锰．大便秘塞，里急后重，又以枳壳为通用。"升麻功擅轻宣升阳，《本草纲目》云："升麻引阳明清气上升"，清阳得，浊阴自降，与枳壳相配，使清升浊降，便秘自通；泽泻甘淡润降，分泄肾浊，使浊降腑通而便秘得解。诸药合用，共成温润通便之剂。当归补血汤出自《内外伤辨惑论》。方中重用黄芪，其用量5倍于当归。黄芪补气，有形之血生于无形之气，且大补脾肺之气以资化源，使气旺血生，配以少量当归养血和营，则浮阳秘敛，阳生阴长，气旺血生，以滋养阴血。二方合用，肾、脾、肺之气同补，气、血、精津具养，肠道得以滋润，腑气得通。正合上述老年便秘的病因病机"肾气不足，气血两虚，津液枯少，致脾失健运，大肠干涩，传导无力所致，"治疗老年习惯性便秘，收到较好的疗效。

现代药理研究证实：济川煎[4]可能通过调节老龄大鼠胃肠道胃动素、P物质和生长抑素的释放，再通过神经和体液因素改善老龄大鼠胃肠的运动功能。肉苁蓉[5,6]有促排便作用，可显著提高小肠的推进速度，增强肠蠕动，改善肠肌运动功能。当归调节机体内分泌、神经调节功能和对平滑肌收缩功能，其挥发油可增肠管血流量，促进平滑肌收缩。黄芪[7]能提高机体的免疫功能3能调节紊乱的内分泌系统，促进核酸~蛋白合成，加快蛋白质更新，清除体内的自由基，使趋于失衡的脏腑功能恢复正常3能扩张全身末梢血管，改善皮肤循环及营养状态。黄芪[8]能够延长小肠的峰电位发放时间，改善肠管平滑肌的血循环，促进小肠的兴奋和运动；枳实[5]明显增强胃肠排空和小肠推进作用。诸药相配，补益肾调理脾功能，益气养血，润燥滑肠，调畅气机，则腑气自通，大便自畅。如果患者有良好的生活习惯，如做适量运动，心情舒畅，适量饮水。再配合食疗，如多吃些富有纤维素的食物。如有皮的水果，有茎叶的蔬菜或笋、瓜果。食物如生萝卜、生葱、大蒜、白薯（地瓜、甘薯）等；润肠的食品，还有蜂蜜、芝麻、核桃炒菜时，适当地多加些脂肪或植物油等等，疗效会更好。

参考文献：

[1] 杜金坤，胡品津．便秘的诊断和治疗[J]．医学新知杂志，2003，13（1）：54
[2] 国家中医药管理局．中医病证诊断疗效标准[M]．南京：南京大学出版社，1994．

[3] 柯美云，罗金燕，许国铭．我国慢性便秘的诊治指南（草案）．胃肠病学，2002，7（5）：303～308
[4] 车彦忠等．济川煎对老龄大鼠胃肠蠕动的影响及相关机制研究[J]．中国实验方剂学杂志2007；13（11）44～46
[5] 郑占虎．中药现代研究与应用[M]．北京．学苑苑出版社．1997：101].
[6] 蔡雅丽，王彩珍，何仲珍．行气润肠方治疗吗啡引起便秘[J]．湖北中医杂志；2002，24（1）：37。
[7] 管瑞英，梁强．黄芪的现代研究及应用[J]．青岛医药卫生，2005，37（4）：277～278.
[8] 乔永芳，江佛湖，孔保圻．黄芪对健康人群小肠传递时间作用的研究；中医新药与临床药理2001；12（3）204～205。

学习刘佃温教授长强穴切挂加中药治疗排便障碍29例临床体会

河南省修武县中医院肛肠外科　闫国和

刘佃温教授是我国肛肠界著名专家，从事临床、教学、科研近30年，学贯中西，尤专精于痔瘘及排便障碍等疑难肛肠病临床诊治，其手术操作过程精炼、准确，治愈率高，我有幸跟从刘教授学习，受益匪浅，现就刘教授排便障碍诊治经验总结，以期与同道共享。

刘佃温教授认为排便障碍是指大便干结或不干结而排出困难者。由于其病因复杂，在治疗上颇感棘手，甚至长期用药治疗无效。近年来随着排便造影、结肠传输试验及肛门直肠测压等项目的开展，对本病有了明确认识，现采用长强穴切挂配合中药治疗，取得了显著疗效。

1. 临床资料

本组男性11例，女性18例；最小年龄20岁，最大年龄75岁，平均年龄40±1.3岁；病程最长15年，最短1年，平均4.3±0.4年；全部病例均长期用药治疗无效，经XNG-ZZ电子结肠镜、排粪造影、结肠传输试验及肛门直肠测压检查，结果：耻骨直肠肌肥厚9例，伴直肠前突6例；盆底痉挛综合征13例，伴直肠前突9例。

2. 治疗方法

2.1　在常规局麻或鞍状麻醉下，取侧卧位或截石位，肛门内外常规消毒。于尾骨尖前方约0.5cm（相当于尾骨尖与肛门连线的中点）处取长强穴，用手术刀从长强穴处向肛缘方向切开皮肤，用球头探针（另一端用粗丝线系一橡皮筋）从长强穴向肛内（穿过部分肛门内括约肌及部分耻骨直肠肌）探入，从直肠穿出，并引出橡皮筋，然后将橡皮筋拉紧结扎。每次大便后均用痔瘘洗剂（艾叶、旱莲草、五倍子、苦参、黄柏等）熏洗，外敷黄连膏。

2.2　术后根据中医辨证，属实秘者口服通便丸（大黄、厚朴、槟榔、木香、槐角、生白芍等），每次6～9克，每次3次；属虚秘者口服通便液（肉苁蓉、火麻仁、炙黄芪、生首乌、升麻、生白芍等），每次20～30毫升，每日三次。7天为一个疗程，共用3个疗程。

3. 结果

3.1　疗效标准　治愈：每周排便 3次，排出通畅、无费力，便质转润，便后无残便感，并随访1年无复发。好转：好转：每周排便＞3次，排出欠通畅，或便时需用力努挣，或便后仍有残便感，但较前有明显好转，或1年内又复发者。无效：治疗前后无明显变化。

3.2　治疗结果　长强穴挂线法伤面愈合时间为15±2.1天，治愈26例，好转2例，无效1例。

4. 讨论

便秘症状非常常见，据报道其发生率高达20%，许多人以便秘或排便困难而就诊，而且长期应用药物治疗收效不大，部分病人产生药物依赖，而且出现不同程度的毒副反应，如恶心、呕吐、食欲减退、结肠黏膜黑色病变等。

近几年来，我科通过电子结肠镜、排粪造影、结肠传输试验、肛门直肠测压等，发现排便障碍的原因一部分患者系耻骨直肠肌肥厚及盆底痉挛等所致。长强穴属督脉经，位于脊底端，《甲乙经中国针灸大辞典》载长强穴主治便秘、便血、痔疮、尾骶部疼痛。笔者采用切挂长强穴，既能达到疏导气血、通畅气机、缓解痉挛，又能起到松解肛管之目的。本疗法操作简单，起效快，疗效确切，治愈率达91.01%，有效率达98.88%，为久治不愈排便障碍的患者提供一个新的治疗途径。

刘教授认为通过中医辨证分型，配合中医中药治疗，提高远期疗效。虚证方药选用通秘液，以益气养血，升提固脱，润肠通便；实证方法选用通秘丸，以清热导滞，泻下通便。结果表明，通过长强穴切挂法能够解决梗阻之急（标），配合中药能够杜绝发病之源（本），标本同治，相得益彰，故能有较好的近期和远期疗效。以其他原因为主如直肠前突、直肠黏膜内套叠等而引起排便障碍的患者，在采用上述方法的同时，还要配合注射、结扎等方法，才能取得满意的疗效。

以上经验是我跟刘佃温教授于临床实践中的经验总结，希望在此抛砖引玉，与同道共同切磋学习。

枳实槟榔汤联合中医推拿手法治疗功能性便秘40例

朱丹[1] 张锋[2]

（1 成都中医药大学 2 成都中医药大学附属医院肛肠科 四川成都 610075）

便秘是由多种病因引起的十分常见而又复杂的消化系统常见病证之一，我国北京、天津和西安地区调查显示：60岁以上老年人患慢性便秘高达15%~20%，而对北京地区18~70岁成年人的调查表明，发病率达6.07%[1]。便秘病中以功能性改变为特征而无明显器质性病变的排便障碍称为功能性便秘。目前国际上采用的功能性便秘的诊断标准为最新的Rome Ⅲ诊断标准[2]。临床上中医、西医治疗本病的方法很多，西医对本病多采用对症治疗，但其疗效不佳且不良反应多，易产生依赖性，并导致肠道神经末梢的损害而加重便秘症状[3][4]，而中医治疗便秘具有明显的特点和优势，且治疗作用肯定[5]，据报道，林庆[6]采取腹针治疗48例功能性便秘患者（取两侧天枢、中脘、下脘、气海、关元等穴），有效率为95.9%。而黄曼博[7]采用推拿按摩手法（以膀胱经和腹部为重点按摩部位，治疗20次）治疗45例功能性便秘患者，取得了高达57.8%的治愈率和97.8%总有效率。我科亦以中药汤剂枳实槟榔汤联合中医推拿治疗功能性便秘40例并取得了较好的疗效，报道如下：

1 资料与方法

1.1 一般资料 2013年1月~2014年7月肛肠科门诊功能性便秘患者40例，年龄18~70岁，平均46岁。将40例患者随机分为治疗组和对照组，每组20例，临床表现为：排便频次减少，超过48~72小时不解大便，排便少于每周二次，粪便干结或呈羊粪状，排出困难并有痛苦，或者虽有大便，但排便不畅，患者精神焦虑。

1.2 治疗方法 治疗组：服用枳实槟榔汤（该方为我科张锋副主任医师30年从事肛肠专业经验方，具体方药如下：槟榔15g、枳实30g、肉苁蓉15g、玉竹10g、生地黄10g、生白术10g、生白芍15g、砂仁10g、川银花15g、黄芩15g、山药15g、佩兰10g、藿香10g、生甘草6g 水煎服，日一剂，一次100ml，一日三次），因本研究意在了解枳实槟榔汤疗效，故不再辩证加减。同时联合中医推拿手法（采取仰卧、俯卧并用：1.患者仰卧位：一指禅推关元、中脘、大横等穴位约3分钟一次；顺时针方向揉小腹约120次；顺时针方向摩腹约3分钟一次。2.患者俯卧位：自上而下推背腰部膀胱经循行部位约12遍；一指禅推八髎、肝俞等穴。）2周为一个疗程，8周后观察患者疗效。对照组仅服用枳实槟郎汤，观察方法与治疗组相同。

1.3 疗效判定标准根据《中医病症诊断疗效标准》（国家中医药管理局制定），有关便秘的疗效标准。显效：2d内排排1次，便质转润，解时通畅，短期无复发；有效：3d内排便1次，便质转润，排便欠畅；无效：症状无改善。总有效率=（显效+有效）/n×100%。

1.4 统计学方法 采用SPSS17.0软件进行统计，计数资料采用χ^2检验，$P<0.05$为差异有统计学意义。

2 结果

治疗组总有效率为90.0%，其中显效为55.0%，有效为40.0%。对照组总有效率为65.0%，其中显效为20.0%，有效为45.0%。治疗组与对照组比较，差异有统计学意义（$P<0.05$）。见表1

表1 两组疗效比较 例（%）

组别	N	显效	有效	无效	总有效率
对照组	20	4（20.0）	9（45.0）	7（35.0）	(65.0)
治疗组	20	11（55.0）	8（40.0）	1（5.0）	(90.0)

注：与对照组比较，$P<0.05$。

3 讨论

祖国医学认为：饮食不节，嗜食辛辣刺激及醇酒，或偏食精细、少渣食品；内伤七情，郁怒失节，肝失疏泄；老年及产妇精血衰少，或气血不足等，影响脾胃及大肠，运化传导失司，气机郁滞，郁蕴化热，阴血亏耗，燥热内结而成。亦有因恣食寒凉生冷，或过用苦寒药物，或老年及病后阳气衰微，阴寒凝滞，传导无力，腑气不行所致者。

枳实槟榔汤中而重用枳实、槟郎消积导滞，配以滋阴清热、健脾除湿、行气补益之品，寓消中有补，共行消食导滞、润肠通便之功效。

中医推拿手法治疗便秘，以中医的脏腑经络学说为指导，运用揉法、摩法、推法等手法，对人体体表产生直接刺激，从而起到通经活脉、推行气血、荡涤积滞的作用，有效增加肠蠕动。

中药汤剂枳实槟郎汤联合中医推拿手法，通经活脉、促进肠道蠕动，增加粪便含水量，使软化粪便，有效缓解了功能性便秘，同单纯西药治疗相比，有标本兼治、整体调节、无依赖性、副作用少及成本相对较低等明显优势。所以在治疗功能性便秘方面确有广阔的治疗前景，值得临床研究与推广。

参考文献：

[1] 赵发，李红岩.便秘[M].北京：军事医学科学出版社，2007：103～104.
[2] Drossman DA. The funetional gastrointestinal disorders and the Rome Ⅲ proeess. Gastroenterology, 2006, 130：1377～1390.
[3] 刘仍海，张燕生，张书信，等.中药外敷治疗结肠慢输型便秘的临床与实验研究[J].北京中医药大学学报，2000, 23（1）：65～67.
[4] 徐方明.针药结合治疗原发性慢传输型便秘40例[J].广西中医学院学报，2005, 8（4）：32～33.
[5] 詹程㖃，汪芳俊.针刺治疗慢性功能性便秘的临床观察[J].针灸临床杂志，2005, 21（5）：24～25.
[6] 林庆.腹针治疗功能性便秘（慢传输型）48例临床观察[J].中国中医药科技，2005, 12（6）：393.
[7] 黄曼博.按摩治疗功能性便秘45例临床观察[J].北京中医药，2008, 27（1）：42～43.

自拟黄芪润肠颗粒结合 XN-SL 结肠水疗治疗慢传输型便秘60例疗效分析

赵京贤 马传玉

（山东省临沂市沂水中心医院肛肠科 山东沂水 276400）

慢传输型便秘（slow transit constipation STC），指结肠的传输功能障碍，肠内容物传输缓慢引起的便秘。常根据结肠传输功能试验、球囊逼出试验及肛门测压等检查结果作出诊断[1]。笔者在临床工作中应用自拟黄芪润肠颗粒内服结合结肠水疗给药治疗慢传输型便秘，取得了较好的疗效，现报道如下。

1. 资料和方法

1.1 临床资料

观察病例均为2013年1月至2013年5月的门诊和住院病人，共60例，男23例，女37例；年龄17～65岁，平均年龄（42.44±11.37）岁；病程6月～22年。排除肠道肿瘤病变或导致便秘的其他器质性损害。

1.2 诊断标准

西医诊断标准，参照罗马III诊断标准[2]中功能性便秘诊断标准；中医诊断标准，参照《中药新药临床研究指导原则》，进行辩证为气阴两虚，主症：排便时间延长，排便困难，神疲乏力，面色晦暗，腹胀纳呆，舌淡，苔白，脉弦细或细数。

1.2 治疗方法

自拟黄芪润肠颗粒结合XN-SL结肠水疗：用自拟黄芪润肠颗粒（黄芪、白术、何首乌、生地黄、火麻仁、当归、木香、枳壳、炙甘草）一剂，用开水400毫升冲化，每次200毫升内服，早晚各一次；另自拟黄芪润肠颗粒一剂，用开水400毫升冲化，行结肠水疗，将400毫升药液分次从结肠水疗机加药口注入，冲水时逆时针揉腹，数分钟后排水，反复进行，结肠水疗完毕后嘱患者平躺3～5小时，24小时后排大便，使结肠内残留药物充分吸收，一周一次为一个疗程。共治疗两个疗程。

1.3 疗效标准

参照《我国慢性便秘的诊治指南》结合结肠传输试验制定：全部病例均于治疗前后分别行结肠传输试验，临床治愈：大便每周≥3次，与排便困难有关的自觉症状消失，结肠运输试验48h停留右半结肠或横结肠的标志物数量≤20%。显效：便秘明显改善，每周排便达≥2次，结肠运输试验48h停留右半结肠或横结肠的标志物数量≤40%。有效：便秘有所改善，多数情况每周排便≥2次，结肠运输试验48h停留右半结肠或横结肠的标志物数量≤60%。无效：便秘无改善，结肠运输试验48h停留右半结肠或横结标志物数量>60%。

1.4 统计学方法

计数资料用x^2检验，等级资料用秩和检验，所有统计过程在统计软件spss16.0下进行。

2. 结果

60例患者治愈35例（58.3%），显效14例（23.3%），好转8例（13.3%），无效3例（5.0%），总有效率95.0%。

3. 讨论

流行病学调查证实，便秘与性别、年龄、饮食、职业、遗传、文化程度、地理分布、居住区域等多种因素有关。根据结肠动力学特点可将功能性便秘临床分为慢传输型便秘、出口梗阻型便秘、混合型便秘3种。功能性便秘在我国发病率为10%～15%，慢传输型便秘占慢性便秘的45.5%[3]，近年发病率有增高的趋势。目前主要的治疗方法为反复口服各种各样的导泻剂，短期疗效佳，但停药即复发，且由于久服泻剂对肠黏膜的反复刺激使肠道应激力进一步减弱而加重病情，手术治疗，并发症多，疗效也不确切。

STC属中医学"虚秘"范畴，而气阴两虚在临床较为多见。我们应用黄芪润肠颗粒口服益气养阴，润肠通便，方中重用黄芪益气健脾，升提固脱；白术补气健脾；首乌、生地、当归、火麻仁，滋阴补肾，润肠通便，木香、枳壳、行气温中除胀，炙甘草调和诸药。诸药合用，健脾益肾，养阴生津，润肠通便，使脾滞得运，腑气得通，肠燥得润。而结肠水疗指的是通过一种专门的设备经肛门向肠内注入净化处理过的温水，对整个大肠进行清洗的一种治疗和保健的方法。可以将滞留在结直肠中的粪便软化和分次排出，清除结直肠中有害物质，恢复肠黏膜的正常分泌功能。并且运用水疗机进行中药灌肠可以确保药物均匀缓慢灌入，对肠道刺激小，明显延长了药物在肠内的作用时间[4]。

通过本观察结果显示，自拟黄芪润肠颗粒结合 XN-SL 结肠水疗治疗慢传输型便秘能明显改善患者的临床症状，提高生活质量，临床疗效满意，值得进一步探讨和推广。

参考文献： 略

结肠宁治疗大肠湿热型溃疡性结肠炎的临床观察

河北省中医院肛肠科　许建成　杜红红

导师：高记华

溃疡性结肠炎又被称为慢性非特异性溃疡性结肠炎，是发生于结肠粘膜的慢性非特异性炎症。该病病程长，病变范围位于结肠的粘膜层，主要的病理表现为结肠粘膜的充血、水肿、溃疡、糜烂。临床表现：腹部疼痛，大便次数多，大便混有粘液或粘液脓血，排便不顺畅伴有里急后重感。重者有发热，伴有小便不畅或频数，病情时轻时重。调查发现由于受当今社会人们生活节奏的加快，工作压力的逐渐增大，饮食结构的不合理等一系列因素的影响，本病的发病率有上升趋势[1]。临床上治疗溃疡性结肠炎的方法多种多样，但其疗效很难令人满意，笔者通过研究发现，溃疡性结肠炎在大暑、寒露、惊蛰三个节气前后发病率明显增高，提出"三季论"[2]，因时制宜治疗溃疡性结肠炎取得良好效果。现将自拟结肠宁方治疗溃疡性结肠炎的临床观察，报道如下：

资料与方法

一、临床资料

1. 一般资料

选自 2012 年 2 月 -2012 年 11 月三个节气前后，河北省中医院门诊确定为溃疡性结肠炎，中医证候为大肠湿热型的患者共 70 例。随机分为治疗组、对照组各 35 例。

2. 诊断标准

（1）中医诊断标准：参照《2009 年中华中医药学会脾胃病分会"溃疡性结肠炎中医诊疗共识意见"》自拟如下：

大肠湿热型：主症为：腹痛、腹泻、粘液脓血便；舌淡红或绛红、苔薄黄或黄腻；次症为：里急后重感；大便臭秽；小便短赤；肛门灼热或伴有坠胀；食少纳呆；口苦、口干、口臭；脉滑数或濡数；具备主症加次症 3 项或 3 项以上者即可诊断。

（2）西医诊断标准：本标准参照中华医学会消化病分会 2000 年全国炎症性肠病学术会议修订的"对炎症性肠病诊断治疗规范的建议"拟定如下：

①临床表现：患者自诉下腹部疼痛，大便次数多，大便混有粘液或粘液脓血，排便不顺畅伴有里急后重感，小便不畅或频数，病情时轻时重，可伴有发热等肠道外临床表现，病程在 4~6 周以上。

②结肠镜检查见：全结肠呈连续性、弥漫性的粘膜血管纹理模糊、广泛充血、水肿成"沙样"变、散在性出血点、粘液或脓性分泌物、粘膜表面呈细颗粒状；2）病变明显者可见弥漫性多发糜烂或溃疡；3）慢性病变者可见假性息肉形成等。

3. 纳入标准：

（1）符合上述诊断标准的发作期型溃疡性结肠炎患者
（2）年龄在 18~65 岁之间
（3）无关节、眼部、皮肤、肝胆等肠外系统受累症状

(4) 符合溃疡性结肠炎的中医证型即大肠湿热型

(5) 自愿接受治疗并配合随诊

4. 排除标准：

(1) 年龄在65岁以上或18岁以下者，妊娠期或正准备妊娠的妇女或哺乳期妇女

(2) 合并有严重的心、肝、肾等功能异常者

(3) 出现关节、肝胆等肠道外系统受累症状

(4) 溃疡性结肠炎患者的中医证型是大肠湿热型以外的其他证型

(5) 溃疡性结肠炎初发型、暴发型

(6) 不按规定用药无法判断疗效影响实验者

(7) 经诊断为阿米巴痢疾、细菌性痢疾、肠结核等感染性结肠炎、肠梗阻、克罗恩病、放射性直肠炎、直肠肿瘤患者

二、方法

1. 治疗组：自拟结肠宁方联合美沙拉嗪肠溶片（葵花药业集团佳木斯鹿灵制药有限公司）、双歧杆菌三联活菌肠溶胶囊（山西海斯药业），基本药物组成（陈皮10g、清半夏15g、柴胡12g、炒白术10g、茯苓10g、白芍12g、太子参15g、防风10g、炒薏米12g、葛根15g、甘草10g）腹泻重者加黄连10g、木香10g，腹痛甚者加元胡15g，脓血便重者加蒲黄15g、五灵脂15g。

结肠宁饭后半小时口服，每次200ml，早晚各一次，美沙拉嗪肠溶片0.75g，一日三次，双歧杆菌三联活菌肠溶胶囊0.63g，一日二次，饭前一小时口服，治疗4周。

对照组：美沙拉嗪肠溶片（葵花药业集团佳木斯鹿灵制药有限公司）联合双歧杆菌三联活菌肠溶胶囊（山西海斯药业），美沙拉嗪肠溶片0.75g，一日三次，双歧杆菌三联活菌肠溶胶囊0.63g一日二次，饭前一小时口服，治疗4周。

2. 观察指标 (1) 安全指标：血、尿、便常规，心、肝、肾功能检查。(2) 两组临床症状、体征治疗前后症状积分。(3) 治疗前后综合疗效的改善情况。

3. 疗效标准

采用主要症状及体征的轻重分级评分标准

参照1992年9月第四届全国学术交流会制定的《慢性非特异性溃疡性结肠炎中西医结合诊断、辨证和疗效标准（试行方案）》[7]自拟如下：

①腹痛：0分无疼痛；1分轻度隐痛、每天发作1-2次；2分中度隐痛或胀痛，每天发作3次以上；3分重度，疼痛程度难以忍受，发作次数频繁。

②腹泻：0分大便成形，每日次数<2次；1分大便不成形，每日在3次以内，便后轻微不爽；2分大便不成形或呈稀糊状，伴不尽感，次数>3次；3分大便呈水样便，日行>5次，伴肛门坠胀。

③大便带粘液脓血：0分大便无粘液脓血；1分大便带少量粘液脓血；2分大便带中量粘液脓血；3分大便带大量粘液脓血。

④结肠镜检：0分结肠镜检正常；1分结肠粘膜轻度充血水肿；2分结肠粘膜中度充血水肿，可见少量出血点，有粘液附着；3分结肠粘膜重度充血水肿，多发性糜烂，有脓液附着或假性息肉。

4. 总疗效的评定标准

疗效指数 = [（治疗前积分 - 治疗后积分）/治疗前积分] * 100%

1 治愈

临床症状消失，结肠镜检查结肠粘膜恢复正常或溃疡面已形成瘢痕。疗效指数为1

2 显效

临床症状基本消失，结肠镜检查结肠粘膜表面轻度充血水肿。疗效指数≥70%

③有效

临床主要症状有所改善,结肠镜检查结肠粘膜表面充血水肿,局部有出血点,溃疡面减少。疗效指数≥30%

④无效

临床症状、结肠镜检治疗前后基本无变化或加重者。疗效指数<30%。

三、统计分析

采用spss13.0统计软件进行数据处理,计数资料采用四格表或x^2检验,计量资料以均数±标准差($\bar{x}±s$)表示,计量资料组间比较采用独立样本t检验,等级资料采用秩和检验分析,以P<0.05为差异有统计学意义。

结果

1. **治疗前后症状积分比较**:两组治疗后症状积分较治疗前均有明显差异(P<0.05);治疗后症状积分,治疗组与对照组有明显差异(P<0.05)。结果见表1

表1 两组治疗前后症状积分比较

组别	治疗前	治疗后
治疗组	5.78±1.512	1.73±0.064
对照组	6.15±1.495	2.59±1.019
P<0.05		

2. 治疗组痊愈8例,显效17例,好转8例,无效2例,总有效率为94.29%,对照组痊愈2例,显效14例,好转13例,无效6例,总有效率为82.86%,两组总有效率有明显差异(P<0.05),治疗组优于对照组。见表2。

表2 两组治疗后总疗效比较

组别	例数	痊愈	显效	好转	无效	总有效率
治疗组	35	8	17	8	2	94.29%
对照组	35	2	14	13	6	82.86%
P<0.05						

3. **不良反应**:治疗组在治疗过程中未出现不良反应,对照组出现呕心、反酸者7例,停药后,症状逐渐消失,两组治疗前后检查肝肾功能及心电图未见异常变化。

讨论

在目前为止溃疡性结肠炎的病因尚不明确,认为可能与环境、感染、遗传和免疫调节功能紊乱有关,近年来在溃疡性结肠炎的发病机制中得出免疫因素起着极其重要的作用,其中由于免疫调节异常导致的组织损伤,促炎性细胞因子与抗炎性细胞因子之间的平衡失调被认为是溃疡性结肠炎的一个重要发病机制并日益受到重视[3],有研究证实,免疫调节功能紊乱是引起本病的关键因素[4]。

祖国医学早在《内经》中就有记载与溃疡性结肠炎的表现类似的病名,并概括了下腹痛、腹泻、里急后重、脓血便的特征,这些症状均包含在"肠澼"、"肠风"、"泄泻"、"肠痛"、"久痢"、"休息痢"、"便血"等范畴中,如《内经》中称之为"肠澼"、"赤沃";《难经》"大肠泄者,食已窘迫,大便色白,肠鸣切痛。"《至真要大论》中曰"少阴之胜,腹满痛塘泄,传为赤沃。"张仲景的《伤寒论》、《金匮要略》中统称"泄痢"为"下利"。《难经·五十七难》中"大肠泻者,食已窘迫。大便色白,肠鸣切痛"。孙思邈的《千金要方》将溃疡性直肠炎归为"滞下"。

对于溃疡性结肠炎的病因,多认为与外感六淫、饮食不节、情志失调、先天禀赋不足等因素相关,这些因素可单独致病，亦可能由两种以上因素相杂通过损伤脾胃功能而致病。笔者认为溃疡性结肠炎乃是湿热、脾虚、肝郁三种病因相互作用而致病，湿热之邪郁蒸于脾胃，气血运行受阻，气血与湿热相搏，化为粘液脓血；叶天士："湿伤脾土则中气不运"，脾虚运化失常、组织失养，水湿内停，可导致腹泻。情志失调，脏腑气机受到影响，导致气血运行不畅而发病，《灵枢·本神篇》曰："忧愁者，气闭塞不行"，《薛氏医案选》中"怒伤肝"；肝失疏泄，气血运行不畅，筋脉失养，则魄门挛缩，排便不利；肝气郁结，横逆犯脾则泄泻；肝火过盛，气机闭塞，郁而化热，热邪伤络，迫血妄行，血败肉腐，内溃成疡。"思伤脾"脾气亏虚可导致中气下陷，脾不统血后则会出现便血。思则气结，气机不通则痛。

溃疡性结肠炎是湿热、脾虚、肝郁三种病因相互作用导致，属本虚标实，病位在肝脾，治疗上以健脾利湿，柔肝缓中为治疗大法，肝气调达，脾气健运，则湿热自除，泻痢自止。陈皮、半夏理气健脾、燥湿化痰，《名医别录》曰："陈皮，主脾不能消谷，气冲胸中，吐逆霍乱，止泄"。茯苓、炒薏米健脾渗湿，《本草纲目》曰："薏苡仁，阳明药也，能健脾益胃⋯⋯，土能胜水除湿，故泄泻、水肿用之。"柴胡疏肝解郁，白芍柔肝止痛，《神农本草经》曰："味苦，平，主治邪气腹痛，除血痹，破坚积，寒热，病瘦，止痛，利小便，益气。"太子参、白术补脾益气生津，白术乃健脾补气第一要药，葛根升阳止泻，防风善治肝脾不和，腹泻而痛者，甘草缓急止痛，调和诸药。现代药理研究表明陈皮[5]可以抑制胃肠蠕动、抗溃疡、增强免疫的作用。白芍提取物对炎性水肿、炎性渗出物有明显的抑制作用[6]，白芍与甘草合用有明显的镇痛、解痉作用[7]。葛根[8]有广泛的β-受体阻滞作用，对小鼠离体肠管有明显解痉作用。甘草可以抗溃疡、缓解胃肠平滑肌痉挛及镇痛作用[9]。总之，中西医结合疗法治疗溃疡性结肠炎疗效优于纯西医疗法，结肠宁联合西药治疗溃疡性结肠炎，疗效显著，不良反应少，值得临床应用。

参考文献：略。

参苓白术散治疗脾虚型小儿便秘 47 例临床观察

姚秋园[1]　张志红[2]　导师：于永铎[1]

（1 辽宁中医药大学附属第三医院 110005；
2 大庆肛肠医院）

儿童便秘（FC）罗马Ⅲ诊断标准（H3a）：（1）排便≤2 次/周；（2）至少有 1 次/周大便失禁；（3）有大量粪便潴留或有与粪便潴留有关的姿势；（4）有排便疼痛或困难病史；（5）直肠内存在粪块；（6）巨大的粪便足以阻塞厕所。年龄至少为 4 岁儿童，必须满足 2 条或更多，且不符合肠易激综合征（IBS）的诊断标准，确诊前至少 2 个月满足上述标准；并且发作至少 1 次/周。我院对 47 例功能性便秘患儿用同仁堂牌的参苓白术散（参苓白术散（同仁堂））进行治疗，现报道如下。

1. 资料和方法

1.1 纳入标准　（1）符合脾虚型小儿便秘罗马Ⅲ的诊断标准。(2) 年龄 4~9 岁，无合并严重心脑血管疾病及全身器质性疾病。(3) 向患者交待研究过程并征得患者同意，签署知情同意书。(4) 观察前 1 周未使用相关药物者（5）除外引起严重便秘的巨结肠疾病等器质性病变。

临床资料：本文符合上述标准的患儿共 47 例。其中内科患儿 15 例；外科患儿 32 例，全部以便秘为主诉而就诊。年龄分布：4~6 岁 27 例（平均 5.33 岁），7~9 岁 20 例（平均 7.95 岁）。47 例中 45 例（95.74%）便秘史在 1 个月以上，仅 2 例便秘史分别为 1 个月、3 周。

1.2 方法

1.2.1 给药方法

治疗组：用参苓白术散（同仁堂牌，每袋 12g）根据药品说明书使用，起始剂量为 6 岁以下每日

12g，水冲服，分3次饭后服用。6～9岁每日36g，水冲服，分三次饭后服用，根据大便情况由家长调整剂量。对照组：年龄<6岁番泻叶1g，煎汤代茶饮；年龄7～9岁：番泻叶1g，煎汤代茶饮。两组7天为一个疗程，共2个疗程。

疗程：便秘时间为一个月以内的连续服药1周，1个月以上者服药2周。

1.2.2 记录患儿用药剂量，观察治疗期间及跟踪记录停药2周后大便次数、性状，并记录治疗过程中出现的临床症状及不良反应。

1.2.3 疗效判定 根据治疗后大便次数、性状及临床情况综合判断判定疗效：分为显效、有效、无效三类，以上三方面均有改善为显效，有一或二项改善为有效，三项均无改善为无效。

2. 结果

2.1 治疗效果 治疗前大便干结者47例（100%），治疗后下降至21.28%；治疗前大便间隔时间大于2天者32例（占68.09%），治疗后降为10例（占21.28%）；治疗前大便间隔时间平均3.79天（最长7天），治疗后大便间隔时间平均为1.63天（最长3天）。伴随的腹痛、腹胀、排便困难、肛裂、便血等症状在治疗后也大都能缓解。

2.2 综合疗效判定

治疗结束时两组临床疗效比较见表1

组别	显效（例数）	有效（例数）	无效（例数）	总有效率
治疗组	13	8	2	91.3%
对照组	11	5	8	66.7%

注：与对照组比较，$P<0.05$，治疗组优于对照组。

2.3 追踪观察结果 停药2周后根据大便次数和性状判断，两组临床疗效比较见表2。

组别	显效（例数）	有效（例数）	无效（例数）	总有效率
治疗组	13	5	5	78.26%
对照组	9	4	11	56.52%

注：与对照组比较，$P<0.05$，治疗组优于对照组。

2.5 不良反应 观察过程中无不良反应。

3 典型病例

某女，2岁。2013年4月17日初诊，患儿近3周大便3日1次，大便干硬，小儿由于努挣排便而致肛裂，便纸带血，色鲜红，饮食欠佳，睡眠尚可，舌质淡，少苔，脉缓。证属脾胃虚弱，治以补益脾胃，润肠通便。用参苓白术散4g日3次饭后冲服，患儿症状明显改善。继服一周后痊愈。

4 讨论

小儿乃稚阴稚阳之体，脾常不足，脾胃虚弱运化无力，脾胃气机失调，就会出现胃肠动力障碍。加之喂养不当，脾虚不能替胃行其津液致津燥，大肠传导失常，导致大便秘结，日久，因脏气不通，浊阴不降，患儿可出现精神萎靡，腹胀、头晕、食欲减退、睡眠不安。个别患儿常因便时努挣，引起脱肛、肛裂或者诱发疝气。

参苓白术散基本组成：人参，茯苓，白术（炒），山药，白扁豆（炒），莲子，薏苡仁（炒），砂仁，桔梗，甘草。本方人参、白术、茯苓为君，益气健脾。薏苡仁健脾渗湿，扁豆健脾化湿，山药平补脾胃，共为臣药。砂仁化湿醒脾、行气和胃、补而不滞；桔梗开宣肺气，通利水道并载药上行，佐以炙甘草、大枣益气和中，调和诸药，本方药性中和而无寒热偏胜之弊。诸药合用，脾健、食消则胃和，脾的运化功能恢复，糟粕就得以传送，诸症自愈。现代药理研究表明，白术具有促进胃肠蠕动和分泌的作用，故可达通便之功效；党参、茯苓、白术、甘草能消除脾虚模型大鼠的脾虚证，并使血浆胃动素水平升高,可促进胃肠蠕动;陈皮对人体胃排空及小肠推动功能有明显增强作用。据报道,小剂量参苓白术散对胃肠道有兴奋作用,可缓解胃胀;大剂量参苓白术散对消化道平滑肌有解痉作用。综上所述参苓白术散治疗脾虚型小儿便秘疗效满意。

慢传输型便秘不同手术方法的临床疗效观察与评价

于永铎 刘铁龙 路越 李金龙

(辽宁省肛肠医院 沈阳 110005)

慢传输型便秘(slow transit constipation,STC)是一类以结肠传输运动功能减慢为特点的顽固性便秘,是临床常见的慢性消化道症状[1]。有关便秘的流行病学调查显示,便秘的发病率随年龄增长而升高,65岁以后增加最明显,65~74岁为4.5%,而大于75岁时则为10.2%。城市发病率1.8%,低于乡村2.13%。女性发病率为男性的3倍。Surrenti报道慢传输型便秘占慢性便秘的37%。绝大部分便秘病人经很长时间的保守治疗无效,病人非常痛苦,必须要采取外科手术治疗[2]。从2011年8月至2013年8月,我院收治慢传输型便秘患者22例,分别采用选择性结肠肠段切除术;结肠次全切除和部分直肠切除,行盲直肠吻合术;全结肠及部分直肠切除,行回直肠吻合术。三种术式取得了不同疗效,现报告如下。

1. 资料和方法

1.1 外科手术病例的入选条件

慢传输型便秘的病人必须具备以下条件:

(1) 排便费力,粪便呈团快或硬结,每周排便<3次。
(2) 无便意或便意淡漠,无肠激惹综合征。
(3) 排便需用泻药和灌肠协助排便。
(4) 结肠慢传输试验诊断结肠运输缓慢而无出口梗阻性疾病。
(5) 气钡双重造影示结肠无张力。
(6) 除外肠道或全身器质性病因以及药物因素所致的便秘。
(7) 便秘患者经过很长时间的保守治疗无效(至少一年以上),病人非常痛苦,强烈要求外科手术治疗。

1.2 入选病例

本组22例,男10例,女12例;年龄最小者22岁,最大者74岁,平均48.6岁;病程最短者6年,最长者30年;其中乙状结肠运输缓慢者3例,横结肠运输缓慢者2例,肠镜示结肠黑变病者19例。

1.3 病例分组

A组:5个病例,其中乙状结肠运输缓慢者3例,横结肠运输缓慢者2例。分别采取乙状结肠和横结肠选择性结肠肠段切除术。行降结肠与直肠吻合术和行升结肠与降结肠吻合术。

B组:8个病例,采用结肠次全切除和部分直肠切除,行盲-直肠吻合术。

C组:9个病例,采用全结肠和部分直肠切除,行回直肠吻合术。

2. 结果

A组:本组5例术后病人均无肠瘘、肠粘连性梗阻等手术并发症。术后半年内随访,3例大便正常,排便1~2次/d或每2~3d/排便1次。便秘复发2例。1年后随访,3例排便正常。

B组:本组8例术后均无肠瘘、肠粘连性梗阻等手术并发症。术后半年内便秘复发1例,一年后行全结肠和部分直肠切除术治愈。其余患者术后半年内排便为3~7次/d,肛门有下坠感1例。1年后随访排便均为2～5次/d，肛门无下坠感.

C组：本组9例术后均无肠瘘、肠粘连性梗阻等手术并发症。术后半年内排便均为3～8次/d，其中2例半年仍有肛门下坠感。1年后随访排便均为2～5次/d，肛门无下坠感，无复发。

3. 讨论

STC是一类以结肠传输运动功能减慢为特点的顽固性便秘，排除结肠解剖性、器质性及结肠外病因所致的便秘以及出口梗阻性便秘[3]。是因为全结肠或节段结肠的推进蠕动功能减弱，导致结直肠内容物在结肠内传输缓慢，而引起腹胀不适，便意感淡漠等为主要症状的慢性顽固性便秘，其常常伴有烦躁易怒，忧虑，失眠等一系列精神症状，是临床常见的慢性消化道症状。

STC严重影响人们的身心健康，其占便秘患者的比例为16%～40%。在我国有广大的患者群，近千万的患者受到慢传输性便秘的折磨。由于便秘的病因复杂，诊断较困难，患者痛苦，乱求医，出现严重乱用泻药、盲目手术，从而延误和加重病情。目前还没有一套完善的、规范的、科学的治疗慢传输性便秘的方案。外科治疗的手术适应证必须满足病例入选的条件，不可盲目手术治疗。我院分别采用选择性结肠肠段切除术；结肠次全切除和部分直肠切除，行盲直肠吻合术；全结肠和部分直肠切除，行回直肠吻合术。治疗了22例慢传输型便秘患者，三种术式取得了不同疗效。

A组：采用选择性结肠肠段切除5例，术后半年内随访，3例排便明显好转。便秘复发2例。远期疗效不理想，复发率较高。其原因可能术中未能准确找到病变的肠段。黄显凯等[1]认为对于便秘病史较短，结肠传输实验证明标志物停留于结肠某一肠段，短期效果尚好，但长期效果并不理想，复发率高。选择性结肠肠段切除术其术式的主观思想是好的，选择性切除病变肠段，解除便秘的病因，避免过多的切除正常肠段，减少并发症。但是如何准确定位病变肠段，这需要实验室和临床的有机结合，有一定的难度。因此建议肛肠科医生不要轻易选择此术式，以免术后复发，无法向病人解释相信。但随着诊疗水平的进步，选择性结肠肠段切除术的优点将显现出来：正确切除病变的肠段；保留了具有正常功能的肠段，降低了术后病人腹泻的发生率，减少术后的并发症。

B组：采用结肠次全切除和部分直肠切除，行盲直肠吻合术治疗8个病例。8例病人中，有1例术后半年内便秘复发，1年后行全结肠和部分直肠切除术，行回肠和直肠吻合，术后病人治愈。其他病人，术后半年内排便次数3～7次/d，有1例病人术后半年仍有肛门下坠感。1年后随访排便次数为2～5次/d，肛门无下坠感。结肠次全切除术主要包括切除升结肠至直肠中上段，行盲肠和直肠吻合；再一个术式是切除盲肠至乙状结肠中下段、行回肠乙状结肠吻合。通过我院采用第一种术式治疗的8个病例发现，此种术式术后复发率大约在10%以上，还是比较高的。其中1例术后半年内便秘复发，一年后行盲肠切除术，回肠和直肠吻合，术后病人治愈。Pluta等[4]报道有效率为70%～90%，术后复发率为10%。通过这些病例我们发现，结肠次全切除术，保留盲肠、回盲瓣，有助于控制食糜进入结肠的速度，降低了病人在术后的排便次数。但是本复发病例恰恰是由于保留了盲肠，因盲肠的功能障碍导致便秘的复发，再次手术切除盲肠后便秘得到解决，而其他的病人一次手术治愈。国内有人主张推广此术式[5]。通过这些病例我们发现，手术是否保留盲肠是关键，如果保留了盲肠，而因盲肠的功能障碍则将导致便秘的复发，需要再次手术；如果不保留盲肠，那么大便的次数真的比保留盲肠的次数增多吗？下面我们看一下C组的情况。

C组：采用全结肠和部分直肠切除，行回肠直肠吻合术治疗9个病例。9例术后病人均无肠瘘、肠粘连性梗阻等手术并发症。病人在术后半年内排便次数3～8次/d，有2例病人术后半年仍有肛门下坠感。1年后随访排便次数为2～5次/d，肛门无下坠感。通过这组病例我们发现，采用全结肠和部分直肠切除术治疗9个病例，全部治愈，无一例复发，取得满意的疗效。通过AB两组病例的对比，我们发现C组（采用全结肠和部分直肠切除，行回直肠吻合术）治疗慢传输性便秘的疗效要明显优于B组（采用结肠次全切除和部分直肠切除，行盲直肠吻合术），而其术后并发症并不高，术后的控便能力和排便次数与B组相当。因此我们认为在目前的医疗技术情况下，为了确保手术的成功率，还是应当选择C组术式即采用全结肠和部分直肠切除、行回直肠吻合术治疗慢传输性便秘,疗效可靠。

参考文献:
[1] 张连阳. 慢传输性便秘的临床研究进展. 大肠肛门病外科杂志, 2005, 11 (1): 12.
[2] 黄显凯, 张胜本, 张连阳. 特发性便秘 197 例临床分析. 中华普通外科杂志, 1999, 14: 254~256.
[3] 于永铎. 慢传输性便秘. 中国实用乡村医师杂志, 2004, 11: (6) 1~2.
[4] Lewis SJ, Heaton KW. Stool form scale as a useful guide to intestinal transit time. Scaed J Gastroenterol, 1997, 32: 920~924.
[5] 张根福, 张明傲, 宋安等. 结肠慢运输型便秘诊断及治疗研究. 中华普通外科杂志, 2000, 15: 653~654.

直肠癌早期诊断

符发年　张引兄

(甘肃省天祝县人民医院 733200)

直肠癌是人类的一种主要癌症,约占全部癌症的 12%,是肛肠外科的常见病和多发病,占消化道癌的第二位。由于直肠癌的部位特殊、检查方便,理应得到早期诊断及合理的治疗,但很多直肠癌患者在确诊前有不同程度的延误诊断,其中主要是忽视了直肠癌的早期症状和直肠指检。相当比例的直肠癌患者确诊时已到晚期,影响了直肠癌的治疗效果。提高直肠癌的早期诊断率是提高直肠癌患者的术后生存率,降低直肠癌误诊率和死亡率的主要方法,因此,直肠癌的早期诊断具有重要的临床意义。

1. 及时发现危险信号

在临床上遇到下述主诉的患者应提高警惕,及时进行相关检查。大便中有脓血、黏液;大便习惯改变,次数增多或腹泻,里急后重;大便带血或出现黑色粪便;大便形状发生改变,变稀、变扁或带槽沟;腹泻与便秘交替出现;突发的体重减轻;原因不明的贫血;腹胀、腹痛、消化不良、食欲减退;肛门部或腹部有肿块;发现有多发性息肉或乳头状腺瘤。

2. 积极筛查高危人群

Ⅰ级亲属有结直肠癌病史者,有肿瘤史或肠道息肉史者,大便潜血试验阳性者。以下五种表现具有二项以上者:黏液血便、慢性腹泻、慢性便秘、慢性阑尾炎病史或精神创伤史。对高危人群或对疑为结肠癌时,行直肠指检或结直肠镜检查,均不难明确诊断。

3. 重视直肠指检

约 90% 的直肠癌,尤其是直肠下段癌、仅靠指检即可发现,是器械所不可代替的检查方法。但目前仍有一些医师对可疑直肠癌患者不作这一常规检查,以致延误诊断和治疗。直肠指检时,首先要进行的是肛门括约肌和肛管直肠环的松紧度检查,肛管直肠环是由内、外括约肌的上缘和耻骨直肠肌共同构成,围绕肛管与直肠的交界处,内、外括约肌呈环状,而耻骨直肠肌只在后面及两侧存在,故肛门指检时,在肛管后方及两侧触到,而在肛管前方不易触到,肛门括约肌和肛管直肠环正常时食指能顺利的伸入肛门内。检查肛管直肠前、后壁及其周围有无触痛、搏动、肿块,并应注意肿块的大小、硬度、活动性。对于位置较高的肿块,可在蹲位或截石位作肛门指诊,这两种体位可使肿瘤下移,可扪到较高部位的直肠癌。必要时可做直肠与腹部双合诊或直肠与阴道双合诊检查,对癌肿侵犯的范围可提供有价值的资料;在直肠前壁,男性可触到前列腺,女性可触及子宫颈,不应误认为是病理肿块;检查完毕手指抽出后,要看手指套上是否染有血迹或黏液,必要时应作涂片检查。经过直肠指检还可判断扪及肿块的大小和浸润程度,是否固定,有无肠壁外、盆腔内种植性肿块等。

4. 配合肠道内镜检查

肠道内镜检查是诊断直肠癌的主要依据，直肠指检后应再作直肠镜检查，在直视下协助诊断，观察肿块的形态、上下缘以及距肛门缘的距离，并采取肿块组织作病理切片检查，以确定肿块性质及其分化程度。位于直肠中、上段癌肿，手指无法触到，采用乙状结肠镜检是一种较好的方法。纤维结肠镜检，对直肠癌的诊断帮助不大，故不列为常规检查，仅为排除结肠直肠多发性肿瘤时应用。

5. 不容忽视病理学检查

病理学检查是直肠癌确诊的金标准。由于直肠癌手术常涉及改道问题，影响患者生存质量，为避免误诊误治，术前或术后一定要取得病理学检查的结果，以指导治疗。

总之，在临床上要开展防癌科普教育，提高大众对直肠癌的认识。医生要仔细收集病史资料，认真做好直肠指检，熟练掌握肠肠道内窥镜技术，并提高对直肠癌与其他疾病的鉴别诊断能力，以期对直肠癌早诊断、早治疗。

直肠肿瘤的误诊与防范

河南中医学院第三附属医院肛肠科　刘佃温

近年来直肠肿瘤的发病率有增无减，尤其是青年人直肠癌的发病率有逐年增高的趋势，据有关资料报道，误诊率高达60~90%。医患双方均应高度重视，提高直肠肿瘤的早期诊断率已刻不容缓，结合笔者多年的临床实践，总结误诊原因并提出防范措施，供同道参考。

1. 常见的误诊原因

（1）患者羞于检查　少数患者仍存在封建思想，尤其是青年女性，羞于检查，从而失去了早期发现癌肿的机会。

（2）患者恐惧检查　少数患者害怕检查时疼痛，拒绝肛门指诊或肛门镜检查，要求对症处理治疗，失去了早期诊断的机会。

（3）经济条件受限　少数患者确因家庭经济紧张，无力支付检查费而放弃检查，以致误诊、漏诊。

（4）医疗条件受限　交通不便的农村，尤其是偏远山区医疗条件较差，加之交通极为不便，农民就医难的问题相当突出，连最基本的肠镜、钡餐透视等常规检查都没有，以致因无法专科检查而误诊。

（5）患者思想重视不够　少数患者对直肠肿瘤认识不足，加之工作繁忙，未引起足够重视。由于直肠肿瘤早期症状较轻，偶有大便下血或夹有黏液，患者常常自以为是大肠"火"、痔疮发作所致，口服或外用一些药物维持治疗、缓解症状，从而延误早期诊治。

（6）临床医生重视不够　肛门指诊是肛肠科的重要检查手段，对直肠下段肿瘤的诊断具有重要意义，约60%~80%的直肠肿瘤可以通过指诊发现，但不少临床医生对直肠肿瘤的重视程度不够，加上懒惰、怕脏等消极思想，从来不做肛门指诊，仅凭临床症状、临床经验和肛门视诊就做出诊断，或过分依赖肠镜、X线检查，而忽视指诊检查，导致漏诊。

（7）临床医生知识面太窄　由于临床医生专业水平有限，知识面太窄，对直肠壁外的肿块不熟悉，如直肠周围囊性畸胎瘤，系无痛性囊性包块，但在合并感染时，常被误诊为直肠周围脓肿；直肠的间质瘤常被误诊为直肠平滑肌瘤。

（8）肛门指诊形式化　少数医生对肛门指诊的重要性认识不够，通常大体一摸结束指诊，殊不知80%的早期直肠癌往往在手指可触到的地方，而且早期通常表现为小结节或小溃疡，稍不留意，很容易漏误或误诊。本组有7例患者在确诊直肠癌前曾做过肛门指诊检查，被告知无异常。

（9）临床经验主导化　许多肛肠直肠疾病，有其共同的临床症状和不同的临床特点，是有规律可循的，如黏液血便是溃疡性结直肠炎、大肠肿瘤、结直肠息肉等共有的症状，但其伴随的症状各不相同，当然临床上也时常会出现意外情况，从临床症状和临床特征来看，都不支持癌肿，病理检查却能发现癌细胞，所以临床上千万不能仅凭经验就下诊断，一定要进行针对性的检查，以免误诊。

（10）活检取材简单化　临床上经常会出现临床症状与指诊检查都能基本确诊的直肠肿瘤，往往病理检查不支持。其原因主要与取材部位、取材量小或取材过于表浅等有关。因此，对可疑病例，应反复取材，以防误诊。

（11）疾病本身的原因　早期直肠癌的隐蔽性很强，临床表现无特异性，除有排便习惯改变、大便潜血阳性外，无其它任何临床症状可循，肛门指诊、肛门镜检查稍不注意就容易漏诊。只有当疾病进一步发展后症状及体征比较明显时才被发现。

2. 防范措施

（1）加强科普宣传，提高人们对早期直肠癌的认知　早期直肠癌临床症状不明显，很容易被误诊或漏诊，对有突然排便习惯改变等报警信号者，即应加强检测，并树立良好的保健意识，克服封建思想及恐惧心理，防患于未然。

（2）提高医务人员的基本素质　各级医务人员要有良好的职业道德，检查时不能嫌贫爱富、怕脏怕累，不能有懒惰思想，更不能草率应付工事。各级医师都要提高对直肠肿瘤的认识，尤其是对直肠癌、直肠间质瘤、直肠平滑肌瘤、直肠周围囊性畸胎瘤、脊索瘤的认识，最大限度降低误诊率。

（3）定期大便潜血检查，是早期发现直肠肿瘤的关健指标　早期直肠肿瘤的临床表现之一就是便血，而且是非肉眼血便，只有在大便化验时潜血阳性。因大便潜血检查简单易行，便于操作，易于推广，只要医患双方共同重视即可。

（4）重视肛门指诊肛门指检是早期发现直肠癌最简便经济的检查方法，可早期发现直肠占位或黏膜及黏膜下病变。因在大肠癌患者中，直肠癌的发病率占60%以上，且多以远端直肠为主，约占87.3%[2]，所以肛门指诊检查是早期发现直肠肿瘤的一个重要环节，而且一定要注意指诊的质量。

（5）做好高危人群的随诊　结直肠息肉，家族性多发性大肠息肉病，大肠癌术后患者，溃疡性结肠炎，克罗恩氏病等都属于高危人群，若反复多次大便潜血试验阳性，均应加强随诊，以防漏诊、误诊。

（6）提高活检质量　直肠内有任何可疑病变时，如结节、息肉样增生、溃疡等都要常规进行活组织检查，尤其是有癌变倾向者，要多次活检，以防误诊。

（7）青年人直肠癌　近年来，我国青年人大肠癌的发病率有升高趋势，且好发部位在直肠，往往青年人不予重视，最易误诊，所以对青年患者有报警信号时，应首查肛门指诊及大便潜血试验，必要时行电子肠镜或钡灌肠检查。

高清晰结直肠镜检查系统诊断直肠癌的重要作用

陕西省蒲城县中医院外科　王全平

恶性肿瘤发病率逐年上升，食管、胃、结、直肠癌是世界上最常见的恶性肿瘤之一，近年研究表明，我国结直肠癌发病率呈逐年升高趋势，预计我国结直肠癌新发病例仍将逐年增多。研究者们利用1998—2007年的中国肿瘤登记发病数据对结直肠癌的发病趋势进行分析，并对2008—2015年中国结直肠癌发病情况进行预测。从全国肿瘤登记中心数据库中提取1998—2007年结直肠癌发病数据，共111 281例，覆盖人口446 734 667人年。调查完成后，计算地区别和性别年度结直肠癌发病率，采用世界人口年龄结构计算标化发病率。应用JoinPoint软件对发病率变化趋势进行分析，计算年度变化率

(APC值）；利用年龄－时期－队列的贝叶斯模型对中国1998—2007年结直肠癌发病趋势进行拟合，预测2008—2015年结直肠癌发病情况。

结果：

1998—2007年，全国肿瘤登记地区结直肠癌发病率为24.91/10万（111 281/446 734 667），标化发病率为17.67/10万；

男性发病率为26.50/10万（60 015/226 508 545），标化发病率为19.90/10万；

女性发病率为23.28/10万（51 266/220 226 122），标化发病率为15.73/10万。

10年间，我国城乡人群结直肠癌发病率均呈上升趋势，其中城市男性APC值为5.5%，女性为4.0%；农村男性APC值为6.0%，女性为4.3%。

直肠癌是人类的一种主要癌症，约占全部癌症的12%，是肛肠外科的常见病和多发病，占消化道癌的第二位。由于直肠癌的部位特殊、检查方便，理应得到早期诊断及合理的治疗，但很多直肠癌患者在确诊前有不同程度的误诊诊断，其中主要是忽视了直肠癌的早期症状和镜检。相当比例的直肠癌患者确诊时已到晚期，影响了直肠癌的治疗效果，提高直肠癌的早期诊断是直肠癌患者延长生命的唯一途径，结直肠镜检查是降低直肠癌误诊和降低死亡率的主要方法，因此，直肠癌的早期诊断具有重要的临床意义。

直肠癌的早期病变仅限于黏膜，无明显症状。癌肿发展后，中间部分窥破，继发感染，开始出现症状，主要表现为大便次数增多，带黏液及血液，有时排便习惯失常或便秘或腹泻或感排便不净或便后稍有不快感，便血是早期症状，出血多少不等，大多是便中混血或便上带血，很少有大量便血，常有分泌物从肛门流出，味臭、混合脓血。晚期可伴有肛门失禁，里急后重，当癌肿蔓延至直肠周围而侵犯骶丛时，才出现明显疼痛或剧痛，如癌肿累及前列腺或膀胱则出现尿频，尿痛，排尿不畅，血尿等症状，可形成通向膀胱或女性内生殖器的瘘管，而临床上直肠癌还常合并发生肛裂、痔疮、脓肿、痢疾等疾患。

我院年门诊量约2168例，使用信诺XN－JC高清晰结直肠镜检查系统查出结直肠癌患者21例，现已得到及时医治。

通过高清晰结直肠检查系统检查，可提高大肠癌的早期诊断水平，减少误诊，许多大肠癌被误诊为痔、肠炎、肠梗阻、细菌性痢疾、肠结核等。要提高对大肠癌的认识，肛门指诊是发现直肠癌的常用方法，而高清晰结直肠检查系统是提高大肠癌诊断的关键，对早发现早诊断早治疗大肠癌有临床价值。大肠癌尤其是直肠、结肠癌是胃肠道常见的恶性肿瘤，近年来发病率有明显增高的趋势，但早期易被忽视，多数患者在对照病例的研究均支持脂肪摄入与结直肠癌的相关性。但其他流行病学资料并不证实这种相关性，尤其在同一国家的不同地区，例如美国犹他州结肠癌的发病率比美国平均发病率低得多，而按人口每人的脂肪的消耗量则是相同的。确认时已是晚期，

美国是目前结直肠癌筛查最成功的国家。权威推荐结直肠癌筛查技术方案，全结肠镜检方案和乙状结肠镜检方案。2010年，美国统计全国所有50岁以上的结直肠癌筛查目标人群，其中有60%的人群至少参加过1次无论何种技术方案的结直肠癌筛查，其结直肠癌发病率和死亡率从上世纪80年代中期开始明显下降。经计算，如果筛查率进一步上升至70%，结直肠癌死亡率有望在2020年下降50%（较1975年）。

结直肠镜检查系统是诊断直肠癌的主要依据，直肠指检后应再作直肠镜检查，在直视下协助诊断，观察肿块的形态、上下缘以及距肛门缘的距离，并采取肿块组织做病理切片检查，以确定肿块性质及其分化程度。位于直肠中、上段癌肿，手指无法触到，采用乙状结肠镜检是一种较好的方法。纤维结肠镜检，对直肠癌的诊断帮助不大，故不列为常规检查，仅为排除结肠直肠多发性肿瘤时应用。

总之，在临床上要开展防癌科普教育，提高大众对直肠癌的认识。医生要仔细收集病史资料，认真做好直肠指检，熟练掌握肠道高清晰结直肠镜检查系统的技术，并提高对直肠癌与其他疾病的鉴别诊断能力，以期对直肠癌早诊断、早治疗。

我们认为临床上不仅患有肛门疾患的人，要首先作直肠指诊检查，但凡原因不明的慢性腹痛、便血、腹泻、贫血及大便习惯改变者，也应同时考虑使用结直肠镜的检查，这样才尽可能的避免和减少不应有的误诊或漏诊。

在生活中有时会出现原本一天排便一次变成一天排便几次或者几天不排便的情况；又或者是原本正常的黄色便，某天却夹杂了红红的血色……当出现这次情况时，我们也千万不能大意，这些可能就是结直肠癌患病前的征兆。那么我们该如何预防结直肠癌呢？下面给大家分享一下预防结直肠癌的要诀。

步骤/方法：

1. 结直肠癌这种病很多时候都是吃出来的病，所以平时生活不能太富态，饮食最好以清淡素食为主，最多一个肉菜，这不光能预防大肠癌，还能预防很多慢性病。而且要多运动，不运动再加上吃过多脂肪油脂的食物，肠胃的蠕动就会变慢，毒素堆积在体内就会引发很多疾病。

2. 平时要多加注意身体的异常，善于用眼睛发现癌症的蛛丝马迹，当发现大便突然增多或减少，而且又腹泻、便不净，大便有便血等性状时，就要注意改善自己的生活，要有规律的作息。

3. 平时要多注意检查身体，就算身体没什么大碍，仍然要坚持定期体检，半年结直肠镜检查一次，这样可以及时发现身体异常，做到及时发现疾病并早日接受治疗。

加味四物汤治疗老年性晚期结直肠癌的临床研究

邓泽潭　邓萍萍

（安徽省五河县肛肠病专科医院　邮编233300）

目前，癌症已成为人类死亡之主要原因，严重威胁人类健康。结直肠癌是消化系统常见的恶性肿瘤，其中65岁以上老年患者占比例有上升趋势。大部分晚期患者因肿瘤长期消耗出现低蛋白血症，贫血及转移脏器损害等症状，严重影响患者的生活质量，降低生存期。目前西医药治疗无特殊方法，而中医药治疗有独到之处，可改善患者临床症状，提高生活质量，延长生存期。

1. 临床资料

1.1 一般资料　2010年3月至2013年3月，我院门诊和住院收治经组织病理学证实的晚期结直肠癌患者33例，男20例，女性13例，平均年龄在73岁。其中加味四物汤治疗组18例，男11例，女7例，平均年龄72例（65~81岁）。结肠癌12例，直肠癌6例。病理类型：中分化腺癌7例，低分化腺癌11例。转移部位：肝转移5例，肺转移4例，腹腔淋巴转移3例。生活质量KPS评分≥50分8例，<50分10例。对照组15例，男9例，女6例，平均年在73岁（65~82岁）。结肠癌10例，直肠癌5例。病理类型：中分化腺癌6例，低分化腺癌9例。转移部位：肝转移3例，肺转移2例。腹腔淋巴转移2例。生活质量KPS≥50分6例，<50分9例。两组患者比较差异有统计学意义（$P<0.05$）。

1.2 诊断标准　①西医诊断标准　经组织病理学确诊符合2010年7版AJCC分期诊断标准的晚期（Ⅳ）结直肠癌患者。②中医诊断标准　参照2008年中华中医药学会制定了《肿瘤中医诊断指南》[1]和《中医病症诊疗常规》[2]拟定。

2. 研究方法

2.1 治疗方法　①中药加味四物汤治疗组，在西药支持对症治疗的基础上，自拟加味四物汤连续治疗2个月为一疗程。药物组成：当归15g，川芎12g，白芍12g，熟地15g，黄芪30g，灵芝15g，女贞子10g，槐米10g，半枝莲15g，白花蛇舌草30g。纳差加炒内金10g，炒麦芽15g，陈皮6g；气虚者加党参15g，炒白术15g，炙甘草6g；阳虚者加山萸肉10g，制附片10g，炮姜（碳）10g；大便血多者加地榆碳10g，仙鹤草15g，三七粉3g冲服，煎水服法，早晚分服，每日1剂。②对照组仅给予西药对症支持治疗。如：输液补充能量，腹泻（思密达），贫血（输血）等。

2.2 疗效判定标准 ①中医证候疗效：根据2002年版《中药新药临床研究指导原则》[3]，计算治疗前、后的主要症状积分计算疗效指数。显效：主要症状，体征明显改善，疗效指数≥70%，有效：主要症状，体征均有好转，疗效指数≥30%；无效，主要症状，体征无明显改善，甚或加重，疗效指数<30%。②生活质量评分：治疗后比治疗前增加10分以上者为提高，减少10分以上者为降低，无变化者为稳定。

3. 结果

3.1 临床症状结果 治疗组18例中，显效4例，有效6例，无效8例。总有效率55.0%。对照组15例中显效0例，有效3例，无效12例，总有效20%。两组比较，差异有统计学意义（P<0.05），结果见表1。

表1：两组治疗后疗效结果（例（%））

组别	例数	痊愈	显效	有效	无效	总有效率%
对照组	15	0（0.0）	0（0.0）	3（20.0）	12（80.0）	20.0
治疗组	18	0（0.0）	4（22.2）	6（33.3）	8（44.4）	55.6

注：与对照组比较P<0.05

3.2 生活质量比较 两组患者治疗前后分别进行生活质量评分检查。

治疗组评分提高8例（44.4%），对照组2例（13.3%）。治疗组评分稳定7例（38.9%），降低3例（16.7%），对照组平分稳定8例（53.3%），降低5例（33.4%），结果见表2。

表2：两组平分比较结果（例（%））

组别	提高	稳定	降低
对照组	2（13.3）	8（53.3）	5（33.4）
治疗组	8（44.4）	7（38.9）	3（16.7）

3.3 中位生存期评价，全部病人随访至2013年3月，死亡22例，生存11例。治疗组死亡12例，生存6例，中位生存期8个月；对照组死亡12例，生存3例，中位生存期6个月。结果见表3：

表3：两组中层得中位生存期比较

组别	例数	存活率（%）	生存期（月）
对照组	15	3（20.0）	6.0
治疗组	18	6（33.3）	8.0

4. 讨论

对于晚期结直肠癌治疗的目的有两个，一是延长生存时间；二是提高生存质量，提高生存质量是近年来颇受关注的课题，两者相辅相成。中医认为，结直肠癌主要病机是气机不畅，气血虚弱。多因饮食不节或误食不洁之物，至致脾胃虚弱，脾不健运，痰浊内生，血行受阻，脉络瘀阻，气滞血瘀，痰浊与气血相撞，凝结于肠道，则生癌瘤。可见腹泻，腹痛，脓血黏液便，久之则贫血，病久正气日虚[4]。在治疗时当补血健脾益肾以治其本，使脾肾功能旺盛，恢复机体正气，提高机体康复能力，辅以解毒抗癌，活血化瘀，标本兼治。具有缓解癌症患者临床症状，改善生活质量，增加体重，稳定瘤体，提高免疫力，延缓肿瘤发展作用。

加味四物汤中四物汤补血活血，是补血名方，配黄芪、灵芝、女贞子健脾益气补肾；槐米引经，凉血止血，为大肠要药；半枝莲、白花蛇舌草清热解毒散结，是当今治肠癌首选药，诸药合用，具有养血补肾、益气健脾，活血化瘀，解毒散结之功效，即能扶脾肾之正气，也可祛癌瘤之邪气。在用补血活血基础方同时，重用黄芪，灵芝，女贞子可提高防御卫护、免疫抗癌功能，以恢复脾肾之精气，从而使"养正积自除"。配以白花蛇舌草，半枝莲，槐米清热解毒、散结消肿，活血化瘀，止血止痢，达到"邪去正安"目的。

现代药理研究表明，补血、健脾、益肾之类药具有诱导肿瘤细胞凋亡，抑制肿瘤增生，干预肿瘤细胞代谢，调解体液免疫，增强细胞免疫，增强自然杀伤细胞活性等作用；白花蛇舌草，半枝莲，槐米具有抗肿瘤，抑制血管新生，干扰细胞周期，增强免疫[5]。因此，我们认为，从系统改善患者纳差减食，形体消瘦，神疲乏力临床症状切入，通过改善食欲，增加体重，增强体力，从而改善生活质量，延长生存期，为晚期肿瘤的治疗提供新的方法。

参考文献：
[1] 中华中医药学会. 肿瘤中医诊断指南，[M] 北京：中国中医药出版社，2008.21.
[2] 陈园桃.《中医病证诊疗常规》，[M] 南京：东南大学出版社，2008.143.360.
[3] 郑筱萸. 中药新药临床研究指导原则，[M] 北京：中国医药科技出版社，2002.268.
[4] 严冬，安广宇，范春琦等."滋补汤"治疗气血两虚型老年晚期结直肠癌临床观察. [J] 世界中医结合杂志 2013.8（5）472~475.
[5] 魏聪，袁国强，常丽萍等."改善证候——肿瘤治疗新策略". [J] 中医杂志 2014.55（T）556.

安徽省五河县肛肠病专科医院（淮河路43号） 邮编：233300
电话：0552-5052033 13055277930

结直肠癌腹盆腔内活体征象与中医辨证分型相关性的临床研究

杨宗亮[1] 何永恒*

（1 湖南中医药大学第二附属医院 湖南长沙 410005）

结直肠癌属于中医"锁肛痔""肠癌"等范畴，与瘀、毒、湿、热等致病因素及正气亏虚密切相关，术后致病因素并不随病灶切除而消除[1]，多个致病因素仍夹杂为病，影响患者的生存。中医药在术后的治疗中通过祛邪扶正，能有效的改善患者生活质量，延长生存期，在结直肠肿瘤综合治疗中具有重要的位置。结直肠癌手术的大量开展特别是腹腔镜技术的应用，延伸了中医望诊的范畴，术者能够细微地观察腹盆腔内活体征象，使探究活体征象与中医证型的关系成为可能。

1. 临床资料

1.1 病例来源 收集2013年3月至2014年1月湖南中医药大学第二附属医院6例、湖南省肿瘤医院74例、湘雅二医院10例、湖南省人民医院22例住院并行手术的结直肠癌患者。

1.2 病例资料 共收集112例，其中男性68例，女性44例，年龄41~83岁，入院后均行开腹手术或腹腔镜手术。

1.3 纳入标准与排除标准

1.3.1 纳入标准 诊断明确，有术前及术后病理诊断依据；能耐受手术；自愿并配合参加。

1.3.2 排除标准 有手术禁忌症；既往有腹部手术史，且影响术中观察；不愿意配合观察者。

1.4 中医辨证分型标准 分型标准参照1992年全国大肠中医科研协作会议制定的结直肠癌辨证分

---

* 通讯作者：何永恒，男，湖南常德人，教授，博士生导师，主要从事肛肠疾病的防治研究。
Email：heyongheng1964@163.com。

型方案[2]，诊断标准参照中华人民共和国卫生部《中药新药临床研究指导原则》[3]，将结直肠癌中医证型分为湿热内蕴、瘀毒结阻、脾肾阳虚、气血两虚、肝肾阴虚5型。

2. 研究方法

2.1 观察设备 结直肠癌开腹手术器械及奥林巴斯（HD EndoEYE 10mm）高清电子腹腔镜全套设备，数码相机，20cm钢尺。

2.2 观察指标 肿块和（或）肠管的色泽；肠管水肿程度[4~5]；腹盆腔积液量分度[6~7]及其颜色；腹盆腔内粘连情况；肿块最大径。

2.3 观察方法 术前传统中医辨证分型确定患者证型，术中直视下观察腹盆腔内活体征象。

3. 统计方法

采用Excel进行统计，SPSS17.0软件包进行方差分析及卡方检验。

4. 研究结果

4.1 中医证型分布 将收集的112例结直肠癌患者术前根据临床表现、体征及舌脉象，辨证分为5型。证型分布以湿热内蕴型及瘀毒结阻型为主，各型分布如表1。

表1 结直肠癌患者中医证型分布表

中医证型	例数	百分比
湿热内蕴型	38	33.9
瘀毒结阻型	27	24.1
脾肾阳虚型	13	11.6
气血两虚型	19	17.0
肝肾阴虚型	15	13.4

4.2 腹盆腔内肠管或肿块5种色泽与中医辨证分型的关系

腹盆腔内肠管或肿块5种色泽表现在各证型中并未全部出现，红色主要出现在湿热内蕴证中，紫暗色主要出现在瘀毒结阻证中，苍白色主要出现在脾肾阳虚证中，淡红色主要出现在气血两虚证中，浅白或红白相间主要出现在肝肾阴虚证中。经卡方检验，5项指标的出现有统计学意义（$P<0.05$），结果见表2。

表2 结直肠癌患者不同证型与腹盆腔色泽的关系 [例（%）]

中医证型	腹盆腔色泽				
	紫暗色	红色	淡红色	浅白或红白相间	苍白
湿热内蕴型	1 (2.6)	33 (86.9)▲	0 (0)	4 (10.5)	0 (0)
瘀毒结阻型	26 (96.3)*	1 (3.7)	0 (0)	0 (0)	0 (0)
脾肾阳虚型	0 (0)	0 (0)	2 (15.4)	0 (0)	11 (84.6)♦
气血两虚型	0 (0)	0 (0)	15 (79.0)**	2 (10.5)	2 (10.5)
肝肾阴虚型	0 (0)	0 (0)	2 (13.3)	12 (80.0)△	1 (26.7)

注：组间两两比较：紫暗色较相比，*$P<0.05$；红色较相比，▲$P<0.05$；淡红色、相比，**$P<0.05$；

浅白或红白相间较、相比，△$P<0.05$；苍白色较、相比，♦$P<0.05$

4.3 腹盆腔内肠管水肿情况与中医辨证分型的关系

各证型中脾肾阳虚型出现肠管水肿机会较其他证型多见，且出现水肿的肠管以轻度水肿多见，重度水肿罕见，结果如表3。

表3 结直肠癌患者不同证型与肠管水肿的关系 [例（%）]

中医证型	无水肿	有水肿	肠管水肿程度	
			轻度水肿	重度水肿
湿热内蕴型	33（86.8）	5（13.2）	5（100.0）	—
瘀毒结阻型	22（81.5）	5（18.5）	5（100.0）	—
脾肾阳虚型	3（23.1）	10（76.9）*	10（100.0）	—
气血两虚型	16（84.2）	3（15.8）	3（100.0）	—
肝肾阴虚型	13（86.7）	2（13.3）	2（100.0）	—

注：经两两比较，组腹盆腔出现水肿较组、组、组、组相比：*$P<0.05$

4.4 腹盆腔内积液与中医辨证分型的关系

腹盆腔积液出现在湿热内蕴证中的机会较多，且较其他证型相比，有统计学意义（$P<0.05$），说明湿热内蕴证与出现腹盆腔积液有一定的相关性。在出现的腹盆腔积液中，颜色以淡黄为主，清亮罕见，积液量以轻度为主。结果如表4。

表4 结直肠癌中医证型与腹盆腔积液指标的关系

中医证型	例数（n）	无积液 [例（%）]	有积液 [例（%）]	积液颜色		积液量程度		
				淡黄	清亮	轻度	中度	重度
湿热内蕴型	38	10（26.3）	28（73.7）*	28	0	28	0	0
瘀毒结阻型	27	25（92.6）	2（7.4）	2	0	2	0	0
脾肾阳虚型	13	12（92.3）	1（7.7）	1	0	1	0	0
气血两虚型	19	16（84.2）	3（15.8）	3	0	3	0	0
肝肾阴虚型	15	13（86.7）	2（13.3）	2	0	2	0	0

注：经两两比较，组腹盆腔出现积液较组相比：*$P<0.05$

4.5 腹盆腔内粘连情况与中医辨证分型的关系

瘀毒内结证较湿热内蕴证、气血两虚证、肝肾阴虚证及脾肾阳虚证出现粘连的情况多见，且具有统计学意义（$P<0.05$），结果如表5。

表5 结直肠癌患者不同证型与腹盆腔粘连情况的关系

中医证型	例数（n）	无粘连 [例（%）]	有粘连 [例（%）]
湿热内蕴型	38	32（84.2）	6（15.8）
瘀毒结阻型	27	5（18.5）	22（81.5）*
脾肾阳虚型	13	11（84.6）	2（15.4）
气血两虚型	19	15（78.9）	4（21.1）
肝肾阴虚型	15	13（86.7）	2（13.3）

注：经两两比较，组腹盆腔出现粘连较组相比，*$P<0.05$。

4.6 肿块最大径与中医辨证分型的关系

结直肠癌术后标本肿块最大径主要位于4~6cm之间，小于4cm及大于6cm均较少见，经方差分析，$P>0.05$，无统计学意义，最大径用$\bar{x}\pm s$表示，如表6。

表6 结直肠癌中医证型与肿块最大径的相关性（单位：cm）

中医证型	最大径
湿热内蕴型	4.96±0.44
瘀毒结阻型	4.72±0.60
脾肾阳虚型	4.91±0.53
气血两虚型	4.77±0.59
肝肾阴虚型	4.67±0.73

5. 讨论

《灵枢·论疾诊尺》记载"从外知内",《灵枢·本脏》亦有"视其外应,以知其内脏,则知所病矣"的论述,基于人体疾病的内外统一性,腹盆腔内活体征象可解释疾病外部的表现,本研究可在一定程度上佐证"司外揣内"的科学性。

《灵枢·邪气脏腑病形》篇记载"见其色,知其病",《素问·举痛论》曰:"黄赤为热,白为寒,青黑为痛",列举了五色所主病。《灵枢·决气》云:血脱者,色白;《素问·五色》云:白为寒。朱文峰[8]在《中医诊断学》中系统总结了五色主病。这些中医诊断理论为观察腹盆腔内活体征象提供了中医的思维和依据。脾肾阳气亏虚,虚寒内生,肠失温煦,气血不荣,则肠管颜色白光白;温化无权,水湿不化,水液潴留肠管,肠管呈不同程度的水肿。气滞或气虚等可导致血液瘀积不散而凝结成块,或血溢脉外凝结成瘀斑,则肿块紫暗或见肠管斑点,血瘀与气滞互为因果,气滞则经络受阻,腹腔内可见肠管粘连。湿热之邪内蕴肠道,阻滞气机,湿邪运化失司,湿热互结,煎熬而蕴结成块,且湿性重浊趋下,积于腹腔,形成腹水,腹水为热湿合而为邪的病理产物,故表现为色黄粘滞;气血两虚因血虚不能濡养肠道,故肠管纤细,肿块及肠管色泽苍白。肝肾阴虚则因阴虚失润,故腹盆腔活体征象可表现为粗糙,纹理欠清晰,肿块表面血管不甚丰富,则呈红白相间。

活体证象是医疗技术发展下的中医视诊延伸,探究中医证型与腹盆腔内活体征象的关系,为结直肠癌的中医辨证及临床用药提供了一条崭新的思路。但本研究时间短,样本量少,各种不确定因素会使结果产生一定的误差,今后应在此基础上加大样本量,总结经验,以求得到更加可靠的结果。

参考文献:

[1] 钱埌,黄欣,朱翔.转移性结直肠癌的中医用药思路探讨[J].中国中医基础医学杂志,2013,19(7):825~826.
[2] 赵文硕,张青,王笑民.大肠癌的中医诊疗现状[J].中国中医药信息杂志,2008,5(11):103~105.
[3] 郑筱萸.中药新药临床研究指导原则[M].北京:中国医药科技出版社.2002:378~388.
[4] 钱农,潘昌杰,项艰波,等.正常人群结肠MRI影像表现研究[J].苏州大学学报(医学版),2003,23(2):240~241.
[5] 刘连详.肠壁的超声检查[J].国外医学(临床放射学分册),1982,02:105.
[6] 罗和生,陈明锴.腹腔积液诊治的临床思维[J].中国实用内科杂志,2009,29(12):1082~1084.
[7] 施丁一,刘华.腹腔积液声像769例特征分析[J].武警医学,1998,9(4):196~198.
[8] 朱文峰.中医诊断学[M].北京:中国中医药出版社,2002:41~42.

p53和nm23在结直肠癌和切缘组织中的表达及临床意义

崔娟娟[1] 陆庆革*

(1 河北联合大学 *河北省唐山市中医院 河北唐山 063000)

结直肠癌(colorectal carcinoma CRC)的发生、发展是多基因、多因素共同作用的结果。近些年来伴随着分子生物学技术和基因重组技术突飞猛进的发展,人类已经能够建立起结直肠恶性肿瘤的分子生物模型和遗传学模型,为人类结直肠癌的早期基因诊断、临床诊断、治疗、评价预后提供坚实的基础。目前认为大肠癌的生存及预后的主要调控因素是肿瘤组织的生长分化情况以及侵袭转移能力[1]。p53作为一种重要的抑癌基因,可以产生强大的维护功能,保持基因组正常、稳定的形态及功能。nm23基因可能通过丝氨酸磷酸化途径调节细胞增殖活动,指导编码合成nm23蛋白,其主要作用是抑制肿瘤转移。本实验研究p53、nm23蛋白在癌组织和切缘组织的表达情况,及在不同临床病理学参数中的表达特点及相互关系,从而判断肿瘤恶性程度,行预后评估,并用于指导进一步治疗[2]。

1 资料和方法

1.1 一般资料

选取2007年12月~2014年1月于我院肛肠科行手术并且临床资料完整的196例结直肠癌病例,所有病人术前均未进行过任何形式抗肿瘤治疗。其中,女性124例(36.7%),男性72例(63.3%);最小患者34岁,年龄最大患者为81岁,平均年龄为60.62±8.14岁,中位年龄是61岁;直肠癌104例(53.1%),结肠癌53例(27.0%),直乙交界癌53例(19.9%);低分化62例(31.6%),中分化78例(39.8%),高分化56例(28.6%);腺癌182例(92.9%),黏液腺癌14例(7.1%);无淋巴结转移81例(41.3%),有淋巴转移115例(58.7%);其中黏液腺癌归为低分化组。

1.2 方法

应用免疫组化链霉菌抗生物素蛋白-过氧化物酶连结(Streptavidin – peroxidase SP)法检测癌组织中p53、nm23的含量。另外采用简单随机抽样的抽签法从上述病例中随机抽取100例距癌组织5cm切缘组织的肠黏膜组织做为对照组检测p53和nm23含量。

标本以10%甲醛固定、取材、石蜡包埋,连续4um厚度切片,分别用于HE染色和免疫组化检测。试剂购买于福州迈新生物技术开发有限公司,Ⅰ抗为鼠抗人单克隆抗体,采用SP超敏免疫组化试剂盒,严格按照说明书操作。石蜡切片,常规脱蜡水化,微波高压酶行抗原修复,DBA显色,复染、脱水、透明、封片。在显微镜下观察,已知阳性片做阳性对照,磷酸盐缓冲液代替行阴性对照。

1.3 结果判定

遵循双盲原则,两名病理医师阅片,每例选取2张切片进行观察。P53阳性定位于肿瘤细胞核,呈棕黄色颗粒状。nm23阳性定位于肿瘤细胞膜或细胞质,呈棕色。随机选取10个高倍视野,每个高倍视野计数100个肿瘤细胞,取表达的细胞数的平均值为阳性数。阳性细胞数所占比例<5%为(-);6%~10%为(+-);11%~25%为(+);26%~50%为(++);51%~75%为(+++);>76%为(++++)。

1.4 统计学处理

采用SPSS17.0软件包对计数资料采用χ^2检验分析,$P<0.05$为差异有统计学意义。

2 结果

2.1 p53在癌组织及切缘组织中的表达情况(见表1)

表1 p53在结直肠癌组织和切缘组织中的表达情况
Table1 The p53 expression in colorectal cancer tissues and margin tissues

组织来源	N	阴性	阳性	阳性率(%)	χ^2	P
结直肠癌组织	196	47	149	76.02	133.82	0.000
切缘组织	100	95	5	5.00		

2.2 p53与临床病理参数之间的关系(见表2)

表2 结直肠癌中p53表达与临床病理参数的关系
Table 2 The relationship of p53 expression with clinicopathological parameters in CRC

组别	N	阴性	阳性	阳性率(%)	χ^2	p
男	124	27	97	78.22	5.05	0.410
女	72	20	52	72.22		
≤61	94	22	72	76.60	3.15	0.677
>61	102	25	77	75.50		

续表

组别	N	阴性	阳性	阳性率（%）	χ^2	p
直肠	104	27	77	74.04	3.43	0.180
直乙交界	39	5	34	87.18		
结肠	53	10	43	81.13		
低分化	62	12	50	80.65	30.21	0.001
中分化	78	20	58	74.36		
高分化	56	15	41	73.212		
无淋巴结转移	81	21	60	74.07	13.04	0.023
有淋巴结转移	115	26	89	77.39		

2.3 nm23 在癌组织及切缘组织中的表达情况（见表3）

表3 nm23 蛋白在结直肠癌组织和切缘组织中的表达情况
Table 3 The nm23 protein expression in colorectal cancer tissues and adijacent to carcinoma

组织来源	例数	阴性	阳性	阳性率（%）	χ^2	P
结直肠癌组织	196	38	158	80.61	4.295	0.038
切缘组织	100	10	90	90.00		

2.4 nm23 与临床病理参数之间的关系见表4。

表4 结直肠癌中 nm23 表达与临床病理参数的关系
Table 4 The relationship of nm23 expression with clinicopathological parameters in CRC

组别	N	阴性	阳性	阳性率（%）	χ^2	p
男	124	26	98	79.03	1.95	0.858
女	72	12	60	83.33		
≤61	94	14	80	85.11	4.06	0.541
>61	102	24	78	76.47		
直肠	104	12	92	88.47	13.16	0.215
直乙交界	39	12	27	69.23		
结肠	53	14	39	73.58		
低分化	62	17	45	72.58	20.37	0.026
中分化	78	17	61	78.21		
高分化	56	4	52	92.85		
无淋巴结转移	81	14	67	82.72	11.56	0.041
有淋巴结转移	115	24	91	79.13		

3 讨论

结直肠癌发病率呈现逐年上升的趋势，研究出具有较高准确性的检测方法及指标来早期发现、科学评估肿瘤状况、合理有效干预治疗，达到减少肿瘤发生率、降低死亡率、延长生存时间、提高生活质量，是医学科学工作者们的努力目标。

p53 基因是人体的抑癌基因之一，主要集中于核仁区。通过免疫组化方法检测到的是突变型 p53 蛋白，即表明 p53 基因发生突变[3]。本研究中，本实验研究中突变的 p53 蛋白在结直肠癌组织中的阳性表达率为 76.02%，在切缘组织中的阳性表达率为 5%。两组中的阳性率比较有显著的差异性，（$P<0.01$）。表达情况与性别、年龄、肿瘤部位无关；与肿瘤分化程度之间的差异性有统计学意义，分化程度越高 p53 蛋白表达的强度越低；与淋巴结转移情况的差异性有统计学意义，发生淋巴结转移组的 p53 的表达强度要高于未发生淋巴结转移组。有文献报道称 p53 在直肠癌中的过表达率明显高于结

肠癌，这可能与致癌物质在远端肠管浓度增大、接触时间长有关，使肠黏膜中 P53 发生突变的概率增大[4]。但 p53 过度表达与肿瘤的分化程度、淋巴转移密切相关已得到证实，可认为肿瘤组织中 p53 蛋白过度表达证明肿瘤有较强的侵袭力和转移力，提示预后不佳。另外 p53 表达与放疗敏感性显著相关，被称为辐射敏感相关基因，它在调节肿瘤细胞对细胞毒物质（如放化疗等）反应中发挥着重要作用[5]。因此，检测 p53 蛋白，可作为判断结直肠癌严重度、预后及指导治疗的一个重要指标。

nm23 乃肿瘤转移抑制基因之一，主要作用是抑制肿瘤转移，其机制尚未完全清楚。有研究发现[6] nm23 蛋白有与二磷酸核苷激酶（NDPK）相同的氨基酸序列和 NDPK 活性，因此认为 nm23 抑制转移能力可能与发挥 NDPK 样功能有关。它能使 GDP 还原为 GTP，而 GTP 有调节细胞膜蛋白的功能，参与跨膜信息的传递。另外，nm23 还参与微血管的聚合和分解，影响细胞骨架状态，通过调节细胞内微管系统的状态和阻断肿瘤信息的传递而抑制肿瘤的转移[7]。本研究中结直肠癌组织中阳性率为 80.61%，nm23 在切缘组织中阳性表达率为 90%，经过卡方检验，$\chi^2 = 4.295$，$P = 0.038$，两者比较有显著的差异性，（$P < 0.01$），差异有统计学意义，nm23 在切缘组织中的表达高于结直肠癌组织。在癌组织中其表达与性别、年龄、肿瘤位置差异性无统计学意义；与肿瘤分化程度之间的差异性有统计学意义，分化程度越高 nm23 蛋白表达的强度越高；与淋巴结转移情况的差异性有统计学意义，发生淋巴结转移组的 nm23 的表达强度低于未发生淋巴结转移组。有文献报道称，nm23 基因的表达与肿瘤分化程度无关，但与肿瘤浸润深度和淋巴转移密切相关[8]。本研究与文献报道相符，nm23 可以作为判断肿瘤有无转移的一个重要指标。

综上所述，结直肠癌中 p53 和 nm23 表达上调，与结直肠癌的发生、发展密切相关。p53 高表达而 nm23 低表达的患者淋巴转移率高，肿瘤分化程度低，提示预后不良。联合检测结直肠癌组织 p53、nm23 蛋白情况可帮助判断肿瘤的严重程度、有效评价预后并辅助术后的基因靶向治疗。

参考文献：

[1] Chow E. Macrae F. A review of juvenile polyposis syndrome. J Gastroenterol Hepatol Gastroenterol Hepatol，2005，20：1634-1640.
[2] 崔娟娟，王爱磊，陆庆革. p53 和 nm23 在结直肠癌中的表达及临床意义 [J]. 结直肠肛门外科，2014，20（1）：45-47.
[3] Somasundaram K. Tumor suppressor p53：regulation and function [J]. Front Biosci，2000，5：424-437.
[4] 叶斌，王西川，雷蕾. p53 和 Ki67 在结直肠癌中的表达及其临床意义 [J]. 中国实用医学杂志，2013，28（1）：42-44.
[5] A Patricia，J Muller，H Karen，et al. p53 mutations in cancer [J]. NATURE CELL BIOLOGY，2013，15（1）：1-8.
[6] Lee JH，Marshall JC，Steeg PS，et al. Altered gene and protein expression by Nm23-H1 in metastasis suppression [J]. Mol Cell Biochem，2009，329（1-2）：14-18.
[7] Marino N，Marshall JC，Collins JW，et al. Nm23-h1 binds to gelsolin and inactivates its actin-severing capacity to promote tumor cell motilit and metastasis [J]，Cancer Res，2013，73：5949-5962.
[8] 崔红霞，冯一忠. 大肠癌中 EGFR，nm23，Ki67 的表达及临床意义 [J]. 临床与实验病理学杂志，2011，27（6）：647-649.

肛周间叶源性恶性肿瘤 1 例报告

董聿锟　曹波

（贵阳中医学院第一附属医院贵州省肛肠病医院　贵阳 550001）

1. 病例报告

患者，女，16 岁，因"肛旁包块进行性增大、胀痛 2+月。"于 2013 年 09 月 26 日门诊以"肛周新生物"入院。患者2+月前无明显诱因出现右侧肛旁包块约黄豆大小质硬，胀痛，无恶寒发热，无腹痛腹胀，无里急后重，无黏液脓血便等症，患者未予重视，此后包块逐渐长大。肿痛加剧，19+天后包块大小约鸡蛋大小，质硬，前往当地中心医院就诊，予9天抗生素治疗（具体用药用量不详）；包块仍逐渐长大，约15*9cm大小，质硬，并波及右侧大阴唇处，疼痛未见好转，予8月14日前往当地医院就诊，诊断为"巨大肛周脓肿"，行"肛周脓肿切开探查术+挂线引流术"术后予抗炎、换药等治疗，包块仍继续增大，并波及对侧肛旁，质硬，伤口不愈合，且呈增生样生长，凹凸不平，质硬，予8月27日出院，出院后予当地乡卫生院给予抗生素治疗，（输头孢曲松钠15天左右）上述症状仍未见好转，并逐步加重，今为求系统治疗遂求治于我院门诊，门诊以"肛周新生物"收入我院肛肠科。专科检查：膝胸位：右侧臀部见一包块约15*12cm，质硬，固定，脓肿切开处伤口约5*3cm增生，表面凹凸不平溃烂，质硬高出周围皮肤，靠近大阴唇处伤口约有3*3cm增生，表面凹凸不平溃烂，高出周围皮肤，余包块皮肤色红，左侧臀部肛缘旁可触及一包块，大小约15*3cm，质硬，固定，肛门指检：肛内触及硬性包块约一周，质硬，压痛，指套无染血，肛镜因疼痛无法置入。既往史无特殊，辅助检查：盆腔MRI平扫+增强：1. 直肠远端及肛门周围恶性占位性病变并盆腔，双侧腹股沟区右侧闭孔内外肌周围淋巴结转移，建议活检。2. 右侧大腿根部及臀部软组织水肿。3. 左侧卵巢囊肿可能性大，不除外转移，肿瘤系列：CA199：32.03U/ml 凝血系列、尿常规、大便常规正常；传染标志物：HBSAb、（+）生化全套：LDH：563.00u，血常规：淋巴细胞百分比70.92%，嗜酸性细胞百分比0.70%。胸部CR未见明显异常，心电图：正常范围心电图。并予溃烂处及深处取组织送病检回示：肛周：考虑为间叶源性恶性肿瘤。免疫组化结果：肿瘤细胞CK7（-），CK20（-），CEA（-），CgA（-），CKpan（-），syn（+），LCA（-），S-100（-），vimentin（部分+），Melan-A（-），HMB-45（-），EMA（-），Ki-67阳性率约为20%，支持上述诊断。

2. 讨论

病检回示：肛周：考虑为间叶源性恶性肿瘤，结合患者症状体征考虑为横纹肌肉瘤，横纹肌肉瘤是一种恶性程度很高的间叶组织肿瘤。横纹肌肉瘤多见于婴幼儿及儿童，其发病率约占儿童恶性实体肿瘤的6%[1]多发生于四肢，为头面部、颈部，位于肌层，呈结节状或者分叶状生长。发病的两个高峰期为2-4岁和15-17岁，本例病例患者发病迅速，但从肿瘤的体积来讲实属罕见。我们有以下几点体会：（1）该肿瘤生于肛门部位的病例临床较少见，临床上早期不易确诊，而且极易误诊为肛周脓肿。（2）该肿瘤生长的特点是呈浸润性生长，呈弥漫性，早期询问病史及肛门指检尤为重要，指诊可以发现肿瘤的大小、范围、质地、是否有触痛、皮温、波动感等，结合血象及全身症状发热等，与肛周脓肿相鉴，(3)该患者肿瘤几乎为全周性，无法做根治手术，只能对症处理，避免患者梗阻，行造瘘手术。本病恶性程度高，转移早，预后差。因此早期发现，如何提高晚期横纹肌肉瘤患者的生存率，仍需进一步研究。故我们在今后的临床工作中，我们要有开阔的临床思维，以免误诊。

参考文献：

[1] 施诚仁，徐光炜，郝希山等 小儿肿瘤[M]. 北京：北京大学医学出版社，2007：358.

肛周小细胞癌1例报告

陈勇 韦俊武

（阜阳中西医结合肛肠医院 236000）

患者，45岁，因"肛旁肿痛术后2月余"入院。患者2个月前因肛旁肿痛不适，在当地拟诊"肛周脓肿"施行手术治疗（具体术式不详）。术后给予抗炎、换药等对症治疗，伤口溃烂流液，创口不愈合，转入我院，门诊拟以"肛周脓肿术后"收住，病程中患者无畏寒发热，无腹痛便血史，无明显体重减轻。查体：截石位肛缘7-11点约5×7cm大小创面，表面凹凸不平，中央部分坏死，呈暗灰色，有少量分泌物，局部红肿明显，质坚硬，肉芽组织脆，易出血。直肠指诊，肛管皮肤部分缺损，黏膜未见异常，未触及肿物。分次活检示：炎性组织、小细胞癌。

讨论：肛周脓肿和肛瘘是原发性肛周腺癌主要表现，临床上肛周小细胞癌实属罕见。本例患者小细胞癌恶性程度高，转移早，早期不易发现，易误诊，确诊金标准是病检，所以进行多次深部病灶活检，减少漏诊。总之，肛旁小细胞癌临床较罕见，早期诊断及早期发现是关键，而此恰恰又是临床医师容易忽视的地方，所以临床医师应加强对本病的认识，提高警惕，及时对可疑癌变的组织做病理组织学检查，以免延误病情。

结直肠癌血清癌胚抗原、糖类抗原19-9表达水平及其临床价值探讨

乔峰妮　曹暂剑

（成都肛肠专科医院 610015）

结直肠癌是最常见的消化道恶性肿瘤之一，随着人类生活习惯和环境的改变，其在疾病谱中的地位也发生改变，目前结直肠癌已成为第3大恶性肿瘤[1]。肿瘤标志物在恶性肿瘤的诊断、病情分析、治疗指导、转移复发检测、预后判断中均具有十分重要的意义[2]。本研究观察自2009年2月至2011年2月收治的128例拟诊结直肠癌的患者血清癌胚抗原（CEA）、糖类抗原19-9（CA19-9）的表达水平并探讨了其临床意义，现报告如下。

1. 材料与方法

1.1 一般资料

本院自2009年2月至2011年2月共收治128例拟诊结直肠癌的患者，所有患者均出现便血、腹痛、肠梗阻、腹部肿块等结直肠癌症状，或经体检发现腹部肿块，拟诊结直肠癌。128例患者中，男86例，女42例，年龄38~76岁，平均年龄（56.8±12.8）岁。

1.2 方法

所有患者均于晨起时抽取静脉血4ml，离心后分离血清并放入-70℃保存，采用全自动电化学发光仪Cobas6000（瑞士罗氏公司生产）测定CEA、CA19-9水平（参考值，CEA<5μg/L，CA19-9<20U/ml）。所有患者均需要经过结直肠镜或手术活检确诊疾病，确诊为结直肠癌的患者则需要进行临床病理分期、病理分型和病理分化程度的检查。对确诊结直肠癌的患者进行病情的监测和随访观察。计算CEA、CA19-9以及联合检测的敏感性和特异性；并比较不同性别、年龄、肿瘤部位、病理分期、病理分型、分化程度间CEA、CA19-9水平；随访3年，比较复发转移病例与无复发转移病例间，以及生存病例和死亡病例间CEA、CA19-9水平。

1.3 统计学方法

采用SPSS14.0进行统计学分析，对CEA、CA19-9诊断的特异性、敏感性等计数资料采用卡方检验，对CEA、CA19-9水平等计量资料采用t检验，计量资料采用（$\bar{x}\pm s$）表示，检验水准设定为$a=0.05$，$p<0.05$时具有统计学差异。

2. 结果

2.1 本组128例患者的诊断及随访结果。本组128例患者，共确诊结直肠癌98例，其中男68例，女30例，年龄38~74岁，平均年龄（55.9±10.7）岁；肿瘤部位，结肠癌45例，直肠癌53例；TNM分期，TNMⅠ期12例，Ⅱ期26例，Ⅲ期40例，Ⅳ期20例；分化程度，高分化27例，中

分化42例，低分化29例；病理分型，管状腺癌72例，黏液腺癌26例；治疗方式，手术治疗74例，放化疗24例；复发转移情况，局部复发13例，远处转移18例，3年生存例数67例，3年生存率68.4%。30例良性疾病患者，男18例，女12例，年龄42～78岁，平均年龄（56.9±11.8）岁，其中直肠息肉16例，结肠息肉12例，痔疮2例。

2.2 CEA、CA19-9在结直肠癌中的诊断价值。CEA诊断结直肠癌，结直肠癌患者阳性66例，假阳性6例，非结直肠癌患者阴性24例，假阴性32例，敏感性、特异性、阳性预测值、阴性预测值分别为67.3%、80.0%、90.3%、42.8%；CA19-9诊断结直肠癌，结直肠癌患者阳性68例，假阳性4例，非结直肠癌患者阴性26例，假阴性30例，敏感性、特异性、阳性预测值、阴性预测值分别为69.3%、86.7%、93.5%、46.4%；联合检测诊断结直肠癌，结直肠癌患者阳性58例，假阳性4例，非结直肠癌患者阴性26例，假阴性30例，敏感性、特异性、阳性预测值、阴性预测值分别为89.8%、96.7%、98.9%、96.7%。联合检测的敏感性、特异性、阴性预测值显著高于CEA、CA19-9单独检测。

表1 CEA、CA19-9在结直肠癌中的诊断价值

指标	敏感性	特异性	阳性预测值	阴性预测值
CEA	67.3%	80.0%	90.3%	42.8%
CA19-9	69.3%	86.7%	93.5%	46.4%
联合检测	89.8%	96.7%	98.9%	96.7%

2.3 CEA、CA19-9与临床病理的联系。不同性别、年龄、肿瘤部位患者间CEA、CA19-9阳性率无显著差异（P>0.05）；不同分期间CEA、CA19-9水平存在显著差异（P<0.05），低分化CEA、CA19-9水平显著高于高分化（P<0.05），管状腺癌的CEA、CA19-9水平显著高于黏液腺癌（P<0.05）。具体见表2。

表2 CEA、CA19-9与临床病理的联系（n=98）

因素		n	CEA (n=66)				CA19-9 (n=68)			
			阳性例数	阳性率	X²	P	阳性例数	阳性率	X²	P
性别	男	68	48	70.6%	1.0612	0.3029	46	67.6%	0.3169	0.5735
	女	30	18	60.0%			22	73.3%		
年龄	<65岁	34	20	58.8%	1.7199	0.1897	23	67.6%	0.0743	0.7852
	≥65岁	64	46	71.9%			45	70.3%		
肿瘤部位	结肠癌	45	30	66.7%	0.0175	0.8947	33	73.3%	0.6098	0.4349
	直肠癌	53	36	67.9%			35	66.0%		
TNM分期	Ⅰ期	12	4	33.3%	11.9767	0.0075	5	41.7%	7.9836	0.0464
	Ⅱ期	26	15	57.7%			16	61.5%		
	Ⅲ期	40	28	70.0%			30	75.0%		
	Ⅳ期	20	18	90.0%			17	85.0%		
病理分型	管状腺癌	72	56	77.8%	13.4271	0.0002	60	83.3%	24.8474	0.0000
	黏液腺癌	26	10	38.5%			8	30.8%		
分化程度	高分化	27	12	44.4%	9.8905	0.0071	11	40.7%	14.4201	0.0007
	中分化	42	30	71.4%			34	81.0%		
	低分化	29	24	82.8%			23	79.3%		

2.4 CEA、CA19-9与复发转移、预后的关系。复发转移患者CEA、CA19-9阳性率显著高于无复发转移患者（P<0.05）；死亡病例CEA、CA19-9阳性率显著高于生存病例（P<0.05）。具体

见表3。

表3 CEA、CA19-9与复发转移、预后的关系

因素		n	CEA (n=66)				CA19-9 (n=68)			
			阳性例数	阳性率	X^2	P	阳性例数	阳性率	X^2	P
复发转移	复发	13	12	92.3%	20.2109	0.0000	11	84.6%	22.9501	0.0000
	转移	18	16	88.9%			18	100.0%		
	无	87	38	43.7%			39	44.8%		
预后	生存	67	38	56.7%	10.8845	0.0010	40	59.7%	9.3556	0.0022
	死亡	31	28	90.3%			28	90.3%		

3. 讨论

随着人类生活环境和生活方式的改变，人类的疾病谱也在发生着重大的变化，恶性肿瘤目前已经成为了人类的第二号杀手，且其发病率和死亡率仍然在不断增加[3]。恶性肿瘤的诊断治疗是一个依靠影像、检验、病理、化疗、放疗、手术、靶向治疗等各个方面的综合诊断和治疗过程，而肿瘤标志物的出现为恶性肿瘤的早期诊断、病情监测、治疗指导和预后判断提供了一种重要的方式，肿瘤标志物是指在肿瘤的生长过程中，有肿瘤细胞本身产生或机体应答肿瘤产生的一类物质，从而能够反映恶性肿瘤的存在和生长[4]。本研究的研究对象结直肠癌是消化道最常见的恶性肿瘤之一，目前结直肠癌尚缺乏完全特异的肿瘤标志物，临床常用的肿瘤标志物为血清癌胚抗原（CEA）、糖类抗原19-9（CA19-9），CEA是一种酸性糖蛋白，其具有人类胚胎抗原决定簇，相对分子量约为22×10^3，CEA广泛存在于结肠、胃、食管、前列腺等多种组织器官中，但正常人群血清CEA<5μg/L，当上述组织器官出现肿瘤时期含量显著增高[5]。CA19-9属于糖类蛋白肿瘤标志物的一种，胰腺癌、肝癌、胃癌、结直肠癌等恶性肿瘤均有所升高[6]。

CEA、CA19-9均已经广泛应用到结直肠癌的诊断、病情评估和预后判断中。诊断方面，朱珊玲[7]分析了4种肿瘤标志物CA724、CA125、CA199、CEA在结直肠癌诊断中的价值，结果阳性率分别为56.0%、28.0%、28.0%、20.0%。郭勤华[8]研究发现，单独检测CEA的敏感性、特异性仅为62.2%、60.0%，联合检测CA199、CEA敏感性、特异性达82.2%、76.6%，而联合检测CA724、CA199、CEA敏感性、特异性为95.5%、90.0%、92.4%。联合检测阳性指有一项肿瘤标志物阳性，而联合检测阴性则要求所有肿瘤标志物均为阴性，从而明显提高诊断的敏感性和准确性。临床病理方面，刘传[9]分析了CA199、CEA与临床病理因素的相关性，结果表明TNM晚期（Ⅲ期、Ⅳ期）患者CA199、CEA水平显著高于早期（Ⅰ期、Ⅱ期）患者。臧健[10]则研究了血清CEA水平与结直肠癌分化程度的关系，结果表明低分化腺癌CEA显著高于高分化腺癌。本研究结果与上述研究一致，且发现管状腺癌CEA、CA19-9水平显著高于黏液腺癌。这是由于TNM分期较晚患者肿瘤瘤体较大，且广泛浸润周围组织和血管，CEA、CA19-9产生较多且容易进入血液循环，因此水平较高。而低分化及黏液腺癌患者肿瘤组织分化程度较低、恶性程度较高，因此产生CEA、CA19-9也较多[11]。因此，临床可从CA199、CEA水平初步判断患者的分期、分化程度、病理类型等情况。CA199、CEA等肿瘤标志物与结直肠癌预后关系密切，武春梅[12]报道，尽管CA199、CEA与患者的死亡率并无线性相关关系，但表现为正相关，CA199、CEA较高患者的死亡率显著高于CA199、CEA较低患者。本组研究中则比较了存活组与死亡组CA199、CEA水平，由于死亡组患者往往TNM分期较高、病理分型较差，因此其CA199、CEA水平也较高，而复发转移患者CA199、CEA水平也会明显升高。从而CA199、CEA水平可以大致判断出结直肠癌患者的预后情况。

综上所述，CEA、CA19-9联合诊断有助于提高诊断价值，CEA、CA19-9与临床病理分期、分化程度、病理类型关系密切，且有助于结直肠癌患者的预后判断。

参考文献：

[1] 潘慧娟. 联合检测 CEA、CA1999、CA125 对结直肠癌的诊断价值 [J]. 医学信息：中旬刊，2011，24 (7)：3244－3245.

[2] 宋培栋. 联合检测血清肿瘤标志物 CEA、CA199、CA242 及 CA724 在结直肠癌诊断中的应用 [J]. 中国实验诊断学，2012，16 (7)：1279－1281.

[3] 白波，杨宝友，陈颖等. 血清 CEA，TGF-β1，VEGF 和 MMP-2 联合检测在结直肠肿瘤中的意义 [J]. 现代检验医学杂志，2013，(5)：99－101.

[4] 吕忠船，陈红兵，姜立新等. 散发性结直肠癌患者手术前后血清 CEA 和 CA199 水平变化的临床意义 [J]. 中国当代医药，2013，20 (28)：16－17.

[5] 郗燕. 血清中 CEA、CA199 及 CA724 联合检测在结直肠癌诊断中的意义 [J]. 国际检验医学杂志，2012，33 (14)：1764－1766.

[6] 胡江，潘军，骆志国. 结直肠癌患者血清 M2-PK、CEA 和 CA199 表达水平的检测及其临床意义 [J]. 吉林大学学报：医学版，2013，(2)：321－321.

[7] 朱珊玲. CA724、CA125、CA199、CEA 在结直肠癌诊断中的价值 [J]. 海南医学院学报，2014，20 (1)：87－89.

[8] 郭勤华，敖海燕，蔡清华. CEA、CA199 和 CA72-4 联合检查在结直肠癌诊断中的价值 [J]. 国际检验医学杂志，2013，34 (7)：896－897.

[9] 刘传，清水汪. 结直肠癌术前血清 CEA、CA199 表达水平与临床病理关系的研究 [J]. 医学研究杂志，2012，41 (3)：27－30.

[10] 臧健. 血清 CEA 水平与结直肠癌分期及分化程度的关系 [J]. 山东医药，2013，53 (43)：84－85.

[11] 黄勤，梁栋伟，黄平. CEA、CA199 联合检测在结直肠癌的表达及临床意义 [J]. 检验医学与临床，2012，9 (5)：566－567.

[12] 武春梅，蒋潮涌. 结直肠癌患者血清 CEA、CA199 水平与临床病理因素及预后的关系 [J]. 中国医学创新，2012，9 (29)：38－39.

经肛门内镜显微手术治疗直肠肿瘤的手术配合体会

付莉[1] 刘静[2]

(四川省泸州市人民医院 四川 泸州 646000)

经肛门内镜显微手术（TEM）是借助特制的肛门内镜系统对直肠肿瘤进行局部切除的一种新型手术方式。该手术系统是德国的 Buess 教授于 1983 年研发并应用于临床[1]。TEM 与传统的开腹手术相比，具有创伤小、出血少、手术时间短、康复快、并发症少等优点。同时 TEM 的视觉空间更清晰，更易清楚观察肿瘤的性状；可操作性更高，切割、止血、缝合更精准；能处理直肠中上段的肿瘤[2]。我院从 2009 年 1 月开展此项手术以来，取得满意效果。护士良好的配合可使手术时间缩短，手术质量更高，现就笔者参与配合的 32 例 TEM 手术体会总结报告如下。

1 资料与方法

1.1 一般资料 本组 32 例，其中男 20 例，女 12 例。年龄 47~83 岁，平均 63 岁。肿瘤距肛缘 4~20cm，平均 11.5cm；肿瘤直径 1~6cm，平均 3.5cm；肿瘤占据肠腔环周 10%~40%，平均 20%。

1.2 手术方法 患者全身麻醉后，根据肿瘤部位分别选择合适的手术体位，如截石位、俯卧位、左侧或右侧卧位，床尾抬高约 15°，经肛门插入直肠镜，连接光源，球囊手动充气，通过直肠镜后盖的直视窗肉眼寻找肿瘤位置。找到肿瘤后，专用 U 型双球关节活动臂固定直肠镜于手术床上，将直肠镜后盖直视面板更换为直肠镜后盖带 4 个操作通道的面板，插入立体视镜和摄像镜，连接摄像头，连接充气冲水吸引管道。此时改手动充气为机器充气，充气最大速率为6L/min，直肠腔内的压力调节到11-13mmHg 此时肠腔扩大，肠黏膜平展，肿瘤暴露良好，不可过度充气，以防直肠过度扩张。于瘤体基底部注射含1∶200000肾上腺素生理盐水溶液以增大黏膜和肌层间的间隙，利于黏膜下切除且减少出血。用针状电极在要切除的肿瘤边缘做标记，一般距离瘤体边缘大约0.5~1.0cm（腺瘤0.5cm，腺癌0.1cm），用高频电刀沿标记线切开黏膜及黏膜下层达直肠肌层，抓钳将病变组织或切缘提起保持一定的张力。用高频电刀沿黏膜下层深面肌层之上行锐切，如有出血单极电凝止血，完整切除肿瘤后，用注射器抽取稀碘伏经吸引头冲洗创面。用组织抓钳、持针器进行腔内缝合，行单层连续不锁边缝合，直至创面闭合。如创面较大或缝合困难，可用2根或多根缝线分次缝合。标本切下后，将标本平展并用多枚大头针固定周边于一小块聚乙烯泡沫板上，经10%甲醛溶液固定，送检。

2 结果

32例均完整切除肿瘤。手术用时45~240min，平均115min。术中出血量5~200mL，平均55mL。术后病理诊断：直肠绒毛腺瘤（恶变1例）或绒毛管状腺瘤。翌日开始进流质饮食，然后逐渐过渡到正常饮食。术后住院时间1~6d，平均3d。

3 讨论

TEM手术具有微创、少出血、手术精准性高、快捷康复等优点，但对操作者要求高，医生需要一定的学习曲线。同时对护士术中配合的要求也高，笔者通过本组32例手术配合体会到有三个方面需要加以关注。

3.1 仪器准备 首先要熟悉仪器，了解其结构和工作原理。每次术前都要常规检查仪器，开通电源观察仪器自检（该设备具有自检功能）结果是否正常，设定好充气压力和速率。若未自检仪器将不会正常工作，设置不准确则可能手术视野暴露不佳或直肠过度扩张。每次手术结束后需仔细清点、清洗仪器，小心存放。每次使用前需按使用说明书分别作高压蒸汽或低温等离子灭菌，防止因护士的粗心损坏这种昂贵的精密仪器。

3.2 患者准备 做好术前访视，术前心理干预，了解病变部位及大小。从而掌握基本病情，患者依从性及手术所需体位。特殊病例如肿瘤过大位置过高，肛门过度松弛等需准备中转开腹、中转腹腔镜、中转直视下缝合等的相应器械和耗材。

3.3 术中配合 要做好这一步工作护士需熟悉手术方法和过程乃至不同医生个体化操作习惯。具体操作时，首先要配好1∶200000肾素盐水，待医生确定切除范围后即连接注射针，医生在注射时护士即备好针状电极以备下一步做切除范围标记线，同时准备各种镜下操作器械。每递上一种操作器械时切记涂润滑剂以减轻器械与面板操作孔的摩擦，便于操作同时减少摩擦磨损提高仪器使用寿命。医生在切除操作时护士要注意显示频，如有出血立即送上止血钳，切除即将完成时护士需备好缝线，缝线使用3-0或4-0带针薇乔线，带针线只保留6cm长，多者剪去，线尾固定一颗银夹。因此此类手术一般均采用纵切横缝，以防止肠腔狭窄，所以镜下操作持针器夹针方式为直夹，即针尖与持针器纵轴成垂直，缝合为连续缝合，特殊情况下缝合困难，窗口位置低时，医生会去掉直肠镜操作面板，直视下缝合，此时需用普通手术持针器，同时要解决腔内照明问题，因直肠腔类手术，无影灯或地灯都无法照那么深，且医生操作时头和手都会进一步遮挡灯光。我们采用90度直角硬质导光管连接冷光源软管来解决。直视下腔内深部缝合打结困难，需借助打结器打结，我们借用悬吊式腹腔镜的打结器来解决这一问题。

综上，笔者认为，作为配合手术的护士必须了解患者情况，熟悉仪器及器械，知晓手术方法及过程，对特殊情况有预案，才能更好的配合医生告知了的按错手术。

参考文献：
[1] BuessG, TheissR, HuttererF, etal. Transanalendoscop-icsurgeryoftherectum-testinganew methodinanimal experiments [J]. LeberMagenDarm, 1983, 13 (2): 73-77.
[2] MaslekarS, BeralDL, WhiteTJ, etal. Transanalendo-scopicmicrosurgery: wherearewenow [J]. DigSurg, 2006, 23 (1-2): 12-22.

直肠癌保肛手术后吻合口瘘的预防与处理

李相阳

(青岛市海慈医疗集团肛肠科　山东青岛 266033)

保肛手术已成为直肠癌根治性切除的首选术式[1]，但术后并发症的预防处理应该是我们外科医生关注和讨论的问题。直肠癌保肛手术后吻合口瘘是其最严重的并发症之一，往往危及病人生命，给病人及家属造成恐慌，外科医生也因此面临许多问题和矛盾，处理困难，治疗棘手。本文通过2000年1月－2006年12月835例直肠癌保肛手术中15例吻合口瘘诊治，分析讨论预防、处理的策略和方法。

1. 资料及方法

1.1　一般资料　本组835例，男529例，女306例，年龄23岁－85岁，平均59岁。肿瘤据盆腔腹膜返折以上253例，以下582例。组织学分型：直肠高分化腺癌291例，中分化腺癌397例，低分化腺癌83例，黏液腺癌59例，双原发癌25例，恶性黑色素病2例，直肠间质癌3例。Duke A期217例，B期345例，C期273例。

1.2　手术方法：按TME要求，直肠癌前切除或低位、超低位前切除835例，吻合方法：吻合器吻合628例，环扎术吻合法207例，共发生吻合口瘘15例（1.79%，15/835）。吻合口瘘发生时间，最早术后第5天，最晚术后第28天，大部分瘘发生于6－12天。其中17天1例，28天1例。其中男10例，女5例；>60岁11例，<60岁4例。中低位直肠癌（<8cm）582例，发生吻合口瘘12例；腹膜返折以上>8cm253例，发生吻合口瘘3例。吻合器吻合628例，发生吻合口瘘13例；环扎式吻合207例，发生吻合口瘘2例。

主要临床表现：早期体温升高，肛门直肠坠胀，直肠刺激症状，引流管有脓性液，或有粪便排出即可确诊。

治疗方法：保持骶前引流管通畅；可局部用甲硝唑液或生理盐水局部冲洗，保持局部清洁；经肛门置入支撑引流管，引流粪便和气体，冲洗直肠腔，减少粪便经瘘口至盆腔；合理应用抗生素；降温、对症处理及全身营养支持疗法；纠正水、电解质及酸碱平衡失调；适时给予肠内营养及膳食支持治疗，改善全身情况；对病人及家属的思想工作和沟通，提高病人对治疗的依从性，是不可忽视的重要环节。

2. 结果

本组15例，2例横结肠双腔造口，13例非手术方法治愈（盆腔及肛门直肠置管冲洗引流），保守治疗愈合时间7－86天。术后约12例发生吻合口狭窄，经扩肛11例缓解，1例需定期扩肛。无死亡病例。

3. 讨论

直肠癌保肛手术后吻合口瘘是最严重的并发症，发生后病人情绪紧张，医生面临处理的困难，还需面对来自各方的压力，处理棘手，或许会引起医患纠纷。国内、国外报道吻合口瘘的发生率为2.5%～20%不等[3-6]。本组发生率为1.79%（1.79%，15/835），低于文献报道。如何在低位直肠癌行保肛术的术前、术中及术后，采取何种预防措施仍然是直肠癌外科领域需要认真研究、探索和实践的问题。

3.1 引起吻合口瘘因素较多，一般分全身因素及局部因素：

3.1.1 全身因素：恶性肿瘤病人，存在不同程度的营养缺乏，术前应重视全身营养状况的纠正，围手术期病人处于负氮平衡状态，吻合口裂开，瘘的危险性增大，纠正糖尿病合并症的处理和纠正。一般情况差，中重度贫血，合并糖尿病以及术前化疗。由于肿瘤的消耗、术前放化疗、出血和梗阻等原因导致患者全身营养状态、局部血液供应、愈合能力较差，虽经术前和术后的积极处理，仍然不能完全避免吻合口瘘发生。

3.1.2 局部因素：

（1）术前肠道准备：术前合理的肠道准备，局部清洁，避免污染是预防吻合口瘘的基础。含有细菌的结直肠内容物污染手术吻合创面是术后瘘的原因之一。

（2）结肠、直肠吻合端良好的血液循环是预防吻合口瘘的保证，充分的血液循环，才能保证两吻合端愈合。术中游离肠管过长，结扎边缘血管过多影响局部血运。

（3）吻合口无张力：在术中应充分游离结肠，使吻合口无张力，我们术中观察，有时结肠蠕动是强有力的，张力大的吻合口很可能会引起裂开；或使吻合钉及缝合线形成切割作用而造成吻合口瘘。预留吻合的肠管长度不够，吻合口张力过大，既影响局部血供，又产生吻合口裂开的潜在可能。

（4）吻合器使用不熟练，吻合口内夹杂过厚的脂肪组织、退出吻合器的角度或力量不当、压榨程度不足和吻合器直径与肠管直径不相称，勉强操作。吻合口内夹系膜组织，还可能引起吻合口出血。

（5）女性低位直肠癌、尤其是直肠前壁的肿瘤与阴道后壁的关系密切，阴道的不洁环境和术中阴道壁的损伤对吻合口的影响认识不足。

（6）盆腔积液：盆腔内直肠及系膜切除清扫后有一个很大的创面渗出，积液及时引出非常重要，积液较多而不能有效引流会引起盆腔脓肿，继而引发吻合口瘘。

3.2 吻合口瘘的预防措施 低位直肠癌保肛治疗是以手术为主，提倡规范化、标准化、专业化、个体化的综合性治疗过程。虽然低位直肠癌经腹前切除术（LAR）有吻合口瘘发生可能，但在围手术期是可以预防。

（1）全身状况的改善：直肠肿瘤患者多为高龄，机体代谢率降低、组织修复能力差，长期的肠道梗阻、出血和肠功能紊乱导致全身营养状况差、贫血、消瘦、免疫功能低下。术前积极纠正低蛋白血症和贫血，尽可能改善患者的全身情况，使其术后能更好地恢复。对于术前有糖尿病、高血压、心血管疾病等并发症的患者，应给予针对性治疗，创造良好的手术条件。

（2）术前充分肠道准备：直肠肿瘤术前肠道准备包括两个方面：饮食调整（无渣饮食）和降低肠道内容物的含菌量（导泻药物、全肠道灌洗等）。术前口服抗生素、无渣饮食。对直肠癌患者我们不主张术前清洁灌肠，有将肿瘤细胞向肠腔扩散的可能。而以术前2-3 d分次口服50%的硫酸镁，饮水2500~3000 mL，对大部分直肠癌不全性梗阻的患者肠道准备满意。术中发现肠道准备不满意，肠内容物多，可行术中灌洗，以预防吻合口瘘的发生。术后肠内或肠外营养支持，适时适量进食。

（3）术中精细操作，注意吻合肠管的血供、张力情况：理想的吻合口必须具备有良好的血运、无张力、无异物、无粪便和无脂肪、无黏膜和坏死组织。低位直肠癌行DST保肛术后，其吻合口距肛缘约3 cm左右，近侧结肠系膜血管和肠管需解剖、游离使其延长。由于近段肠管行程长、切除肠系膜组织多，难免影响到近侧肠管的血运和张力。因此，我们在术中清除肠系膜下动脉根部周围淋巴脂肪组织后，沿其血管主干切除周围组织，使该段血管脉络化。同时根据结直肠系膜血管弓的结构特点游离系膜。充分游离、松解降结肠、结肠脾曲周围韧带或粘连，使吻合口无张力。吻合后的直肠上段应松弛无张力地位于盆底。

（4）熟练掌握双吻合器操作技术：使用吻合器完成低位直肠癌保肛术较以往手工缝合节省时间并减少由此导致的盆腔污染。避免了由于两端肠管口径不一致而造成的吻合困难。应用吻合器时必需注意，在直视下操作，近端肠管应处于自然状态，无张力，血供良好，色泽正常。吻合范围内的远、近端肠外壁的脂肪组织应予剔除1~2 cm。选择吻合器口径应适宜，避免强行套入撕裂肠管。击发时看清绿色标志，手柄用力时由弱至强，一次完成，听见击发声响后，持续用力20 s追加其压榨力，以减少吻合口由于压榨程度不足造成破损、过松而导致吻合口出血。退出吻合器时，角度、旋转和力量需适中，切忌用暴力拖出。

（5）通畅的骶前引流必不可少：低位直肠癌保肛手术后放置骶前引流管是为了引流盆底创面渗液、渗血和便于及时发现吻合口瘘，一旦发生吻合口瘘时能起到有效的冲洗治疗作用。引流不畅导致吻合口周围积液、积血，继而发生盆腔感染，出现吻合口瘘。本组5例属于上述情况。我们认为在手术结束时，于骶前置二根较粗引流管，经腹膜外自左下腹引出，或由会阴部戳孔引出，可充分有效地引流盆底积聚液体。同时，发现有吻合口瘘发生时，便于冲洗引流。

（6）重视对女性低位直肠癌的围手术期处理：女性患者由于腹膜返侧以下的直肠前壁与阴道后壁相连，因此在施行TME时需分离直肠阴道隔，可能对阴道壁造成血运障碍和组织损伤。中老年妇女大多患有不同程度的宫颈炎、阴道炎或其他妇科疾病，阴道内不洁分泌物较多，在阴道壁损伤或血运较差时，又浸泡在不洁分泌物中，容易被污染，造成局部炎症、缺血坏死而发生直肠阴道瘘。本组1例为术后第28天发生直肠阴道瘘，结果行保守治疗，术后2个月瘘口愈合，恢复良好。女性病人一定要错开月经期，否则术中术后渗血多，处理困难。因此，对女性直肠前壁肿瘤，应术前行双合诊检查，了解肿瘤与阴道、子宫的关系。结合盆腔CT扫描及直肠腔内超声检查，分析直肠肿瘤有无穿透肠壁全层或侵及阴道，盆腔侧壁有无肿大淋巴结。对女性直肠癌术前常规行肠道和阴道准备，术前3 d开始碘伏阴道冲洗，术中沿直肠阴道膈间隙，分离直肠前壁，注意保护阴道后壁，电刀不宜过大，保护阴道壁的血运。吻合时避开阴道后壁不能将阴道后壁夹入其中；关闭盆腔腹膜时避免将阴道后壁连带缝合，造成阴道壁局部损伤和腹膜张力形成的阴道壁撕裂；及时发现阴道损伤及时修补尤为重要。如直肠肿瘤已浸及阴道后壁，根据浸润情况行阴道部分切除或全部切除。我们体会联合阴道切除一期修复成形者，未发生直肠阴道瘘。

（7）直肠远端通畅引流可以最大限度的降低吻合口瘘的发生率。肛门在括约肌的

作用下，自然状态是闭合的，直肠腔内压力增高，有潜在性的使直肠内容物通过吻合口针孔外渗的可能性，我院在结肠直肠吻合术后经肛门置入引流管，引流粪便与气体，使吻合处保持相对清洁，减少直肠腔内压力，有利于有效预防吻合口瘘[7]。

（8）经肛门注气试验：吻合后经肛门引流管用气囊导尿管封闭远端，盆腔注水，向直肠腔内注气，测试有无漏气漏水，有漏气时注意加强缝合一周，可以有效的提高吻合口的安全性。常常发现吻合满意而测试有漏气或有部分裂开，需要追加缝合。

（9）盆底腹膜修复应重视，盆底腹膜化使吻合口完全处于盆底腹膜外。即使术后

发生吻合口瘘，可减轻或避免全身中毒症状，为非手术治疗提供有利条件，一旦发生吻合口瘘，粪便和积液局限于盆腔底部，不致引起严重的腹膜炎，便于有机会保守处理。

（10）吻合口瘘的发生率，吻合口在腹膜返折以上者<5%；吻合口在腹膜返折以下者为5% - 10%[8]。本组吻合口瘘15例（1.79%），其中腹膜返折以上组发生率为1.18%（3/253），腹膜返折以下组（<8cm）发生吻合口瘘率为2.0%，（12/582）。

3.3 吻合口瘘的处理

（1）确诊吻合口瘘，病人发热、粪便进入盆腔或从引流管流出，对病人及家属心

理上的创伤是巨大的，会问很多为什么？医生也因此面临许多压力和不被理解。此刻有效的心理疏导，医患之间互相沟通，互相信任团结一致，提高病人及家属的依从性，共同面对疾病，积极配合治疗，是取得良好效果的前提。

（2）症状较轻的吻合口瘘，无腹膜炎体征，吻合口在腹膜返折线以下可以非手术治疗。具体包括：初期可使用抗生素，有助于炎症局限和吸收。确保引流通畅，每天2次或2次以上应用含有庆大

霉素的生理盐水或甲硝唑自骶前引流管冲洗，冲洗时不要用力过大。肠功能恢复者，可嘱进流质少渣饮食，促进肠黏膜恢复，防止细菌移位，同时可口服大便收敛剂使大便成形，酌情使用生长抑素使消化液减小达到功能性分流。辅以肠外静脉营养。一般经2周左右瘘口可愈合。

（3）局部处理：经肛门置入支撑引流管，引流粪便和气体，冲洗直肠腔，减少粪便经瘘口至盆腔，7-10天漏口变小，骶前引流管引流减少，局部及全身症状改善。

（4）全身支持治疗：确诊为吻合口瘘早期应禁食，以减少胃肠内容物继续进入盆底或腹腔，减轻局部症状。同时行肠外营养（TPN）肠内营养（EN）支持治疗。

（5）合理应用抗生素：根据引流液培养与药敏实验，针对病原菌选择有效抗生素，并检查其耐药性，根据细菌药敏更换抗生素。

（6）骶前引流管冲洗：一旦发生吻合口瘘，要求保持引流管充分通畅，持续有效负压吸引，可用生理盐水加庆大霉素、0.2%呋喃西林或甲硝唑液冲洗，每日2-3次，至冲洗液变清亮。经全身和局部处理病人全身症状改善，大便成形，局部引流减少，逐渐拔除引流管，直至痊愈。

（7）患者一般情况好，能进食者可给予肠内容物支持，逐渐由流食改变为普通饮食，减少因长期禁食引起的肠道黏膜营养障碍及肠黏膜屏障受损，患者一般情况欠佳，营养状况差，症状重，饮食不能时可给予静脉营养支持，逐渐恢复肠内营养及普通饮食。

（8）手术治疗：下列情况应积极准备行结肠造口和转流粪便：①全身中毒症状明显，术后5~7天体温再度升高或术后持续高烧不退，血常规检查白细胞和中性粒细胞比率均升高；②有弥漫性腹膜炎体征；③原引流管已拔除或脱落，局部处理有困难。

我们认为，直肠癌保肛手术（TME及低位结直肠吻合）后吻合口瘘，无腹膜炎体征，吻合口在腹膜返折线以下者可以选择非手术治疗，不必急于行结肠造口术。通过盆腔及肛门置管冲洗引流，大部分可通过保守治疗的方法得到治愈。避免了造口和还纳两次手术的相关并发症和病死率，减少了病人的痛苦，也节约了费用。

参考文献：

[1] Ross HM, Mahmoud N, Fry R D. The current management of rectal cancer [J]. Curr Prold Surg, 2005, 42 (2)：71-131
[2] 郁宝铭. 进一步提高直肠癌疗效的策略 [j] 中华肿瘤防治杂志, 2007, 14 (2)：81-82
[3] Varma JS, Chan AC, Li MK, et al. Low anterior resection of the rectum using a double stapling tecbnique. Br J surg, 1990, 77 (8)：888.
[4] Fu CG, Muto T, Masaki T. Results of the double stapling procedure in colorectal surgery. Surg Today, 1997, 27 (8)：706.
[5] 徐忠法主编. 现代肛肠肿瘤外科学. 济南：山东科学技术出版社, 1993.284.
[6] 邱辉忠, 林国乐, 吴斌, 等. 双吻合器技术在直肠癌术中的应用. 中国实用外科杂志, 2003, 23 (1)：47
[7] 李相阳 张彤 孙永信等. 吻合器加支撑引流管在低位直肠癌保肛手术中的应用. 中华胃肠外科杂志, 2004, 7 (5)：414
[8] 邱辉忠. 双吻合技术在低位直肠肿瘤手术中的应用 [J]. 中国实用外科杂志, 2005, 25 (3)：139-141

电子高清晰直肠镜在避免直肠癌误诊中起到的作用

安徽省亳州市人民医院　樊平

直肠癌（rectal cancer）是胃肠道中常见的恶性肿瘤发病率仅次于胃和食道癌是大肠癌的最常见部分（占65%左右）绝大多数基因病人在40岁以上30岁以下者约占15%男性较多见男女之比为2~3:1，直肠癌是一种生活方式病。目前，它已在癌症排行榜中跃居第二位了，所以饮食和生活方式，是癌症的祸根。由于成因和症状的相似，直肠癌通常和结肠癌被一同提及。我院自 2008 年 1 月～2010 年 10 月共诊治直肠癌 418 例，其中在外院误诊为其他良性病的 309 例，误诊率高达 73.92%。这是一个多么惊人的数字，错过了最佳治疗时机，现分析如下：

1. 资料与方法

1.1 一般资料

本组 309 例病人中，男例 231 例，女 78 例。年龄最小 19 岁，最大 76 岁。30 岁以下 29 例，31～50 岁 105 例，51 岁以上 175 例，误诊、漏诊时间最长为 21 个月，最短为 2 个月。平均就诊次数 3.2 次，农民患者共 242 例，其他 67 例。全部病变均经病理确诊为腺癌。

1.2 方法及病变部位

全部病例均肛门指检后应用电子高清晰直肠镜检查，使用一次性肛门镜套管插入肛门取下闭塞器放入电子直肠镜发现肿块后取病变组织做病理检查，病变部位距肛门 7cm 以内者 198 例（64.08%），8～15cm 者 111 例（35.92%）。

2. 结果

本组 309 例直肠癌首次误诊为痔疮 165 例（53.4%），慢性痢疾 53 例（17.15%），肠炎 48 例（15.53%），息肉 21 例（6.8%），其它 22 例（7.12%）。

3. 讨论

3.1 误诊原因分析

本组误诊病人中有 78.32% 是农村患者，由于基层的医疗设备落后，而直肠癌的早期诊断对治疗、预后和提高生存率非常重要。我国直癌的误诊率高，未经电子直肠镜检是误诊的主要原因。临床实践也表明，大多数直肠癌病人仅凭直肠镜检即可早发现，否则被误诊，错过最佳治疗时机。

3.2 减少误诊的措施

提高对直肠癌的认识是减少误诊的首要措施，早期的诊断和早期治疗预后好，一旦有转移，预后较差。首先加强对肿瘤早期表现的健康宣教，提高患者的保健意识，早就诊早诊断；尤其是注意青年人直肠癌患者，因直肠癌恶性程度高，容易转移。本组 30 岁以下发病的占 10%。我们认为，凡对便血、便频、便黏液及里急后重等排便习惯异常者均应常规进行大便潜血试验及直肠镜检查，一旦发现肿瘤病灶及时取病变组织做病理学检查，以免误诊、误治。对于单位医疗条件有限的应动员患者到上级医院进一步诊治，对有疑问的病人应积极运用科学检查。

非切除式肛垫提升复位固定技术的临床应用研究

张延德　周佳

（万源市第五人民医院肛肠科、万源新东方医院肛肠科　四川万源 636350）

非切除式（不用 pph、tst 等器械）肛垫提升固定技术临床上还未被广泛运用，反而被 pph、tst 等器械切除部分肛垫组织的毁损性术式代替，这不仅违背了"微创"本意（特别是 PPh），更增加了病人的经济负担。鉴于此，我科自 2011 年开始采用该技术并广泛运用于临床手术中，效果满意，现作回顾总结，以期推广。

1. 适应症

凡是肛垫组织松弛、下移引起的各种疾病，如环状混合痔、脱出痔、直肠脱出、直肠内脱、齿线下移等。

2. 手术方法

2.1 首先或同时处理原发病灶。

2.2 提升复位肛垫，缝吊高度在为松弛的组织上的正常组织中（先行横"8"字缝扎），低位在齿线上 1.0~1.5cm 之间的松弛与非松弛肛垫组织之间（达到上提肛管的作用），上下 2 针之间用 2~0 可吸收线最少要连续缝合 1 针（有内痔则在痔体连续 2 针缝扎），打结时要向直肠上方提。

2.3 未松弛母痔区肛垫各横"8"字缝扎 1 针。

2.4 最后消痔灵注射液加 2% 利多卡因（1:1）注射固定肛垫，包括缝吊的组织、其它松弛部位及母痔区。

3. 本术式的作用

3.2.1 治疗原发病：环状混合痔、脱出痔、直肠脱出、直肠内脱。

3.2.2 预防和减轻肛缘水肿、肛门坠胀等并发症。

3.2.3 保留绝大部分正常肛垫，不过多破坏直肠的生理环境，保护生理功能。

4. 讨论

4.1 肛垫的解剖、生理、病理、病因

4.1.1 解剖及功能

肛垫是指直肠下端的唇状肉赘，位于自齿状线上 1.5 cm 的直肠柱区的一环形海绵状组织带，肛垫有多个，其中主要的三个位于右前、右后及左侧正中。肛垫由肛垫上皮、黏膜下血管、肛垫黏膜下结缔组织组成。其功能是协同肛门括约肌保证肛管的正常闭合，精细地辨别气、水及粪便。

4.1.2 生理病理

（1）肛垫区 ATZ 上皮是高度特化的感觉神经终末带，非常敏感，是诱发排便感觉中心，又称触发区；

（2）肛垫黏膜下血管调节，窦状扩大的动静脉吻合血管腔隙分为薄壁型和厚壁型二类，壁内有丰富的特殊感受器，它是肛垫内神经-体液调节系统。动静脉吻合宛如一个巨大的血库，借该系统调控其供血量的多少和肛垫体积的大小，正常情况下，肛垫内动静脉吻合的开放或闭合是交替进行的，约开放 8~12 次/min，也有开放数天或关闭数天的[1]。由于吻合管能自由开放，因而对肛垫区的温度与血量调节具有重大作用，肛垫供血量的多少与它的功能状态及内、外环境的刺激有密切关系，当肛垫受到不良因素刺激时，起初由于胺类物质分泌增加，引起吻合管痉挛，组织缺血缺氧；继而肛垫组织因缺氧刺激，释放组织胺，产生局部组织胺作用，吻合管扩张，血液淤滞，组织水肿，血凝块形成，严重者可发展成为局部黏膜坏死、糜烂甚至出血，此时肛垫即发展为痔。

（3）肛垫变化对肛管压力的影响，通过其中血流量的多少，动态地调整其弹性，在正常情况下，肛管静息压是肛垫血管内压与括约肌张力的总和，二者呈互补作用：括约肌压力降低时，肛垫胀大；括约肌压力升高时，肛垫则被压缩。当排便时，肛垫内的肌肉纤维组织收缩，充盈的血液明显减少，体积缩小，阻力下降，有助于粪便的排出。排便后，肛垫又恢复血液充盈，重新闭合肛管，协助括约肌维持肛管的正常闭合；

（4）肛垫的固定，肛垫必须保持在应有的部位（直肠下端与肛管交界处），这发挥其作用的首要条件；还要保持组织的完整性和致密性，才能发挥肛垫—肛管的协调性。

4.1.3 肛垫下移的病因病机

（1）Treitz 肌病理损害。除先天性 Treitz 肌发育不良、便秘、久泻、排便习惯不良及括约肌动力失常等，垂直压力增大下推肛垫，使 Treitz 肌被过度伸展、断裂而致肛垫下移。

（2）30 岁以后，Treitz 肌逐渐发生退行性变。由于上述原因致使固定肛垫的悬韧退化、肥厚、损伤、扭曲、疏松以及弹性纤维减少、缠绕痔血管丛的结缔组织网疏松和断裂、黏膜下结缔组织纤维的变性和疏松，导致肛垫松弛→脱垂。

4.2 设计本术式的背景

作者受到"齿线下移不可避免导致术后肛缘水肿而采取缝合提升齿线预防减轻水肿"[2]和铺天盖地的昂贵的pph、tst等器械所谓"微创"却毁损性切除部分肛垫达到提升肛垫的启发，依据肛垫下移和保护肛垫学说，用真正的"微创"的理念设计手术方式— 非切除式（不用pph、tst等器械）肛垫提升复位固定技术来达到治疗目的。

4.3 本术式的作用机理

人为缝吊上提使肛垫复位固定；药物的收涩、纤维化、粘连固定；缝线的异物刺激作用造成局部无菌炎症形成瘢痕增生，进而支撑固定肛垫；阻断部分血供、减轻肛垫及直肠肛管充血。

4.4 本术式的优点

4.4.1 创伤小、操作简单、愈合快、更经济（只多花几元钱）、痛苦很小、不切除正常肛垫组织，这与所谓"微创"的pph、tst等相比，更具有"微创化、无痛化、简约化"优势；适应症广（只要是松弛的肛垫均可运用）。

4.4.2 注射消痔灵混合液将上提复位的肛垫和未做缝提的松弛肛垫均粘连固定，该作用是pph、tst等无法达到的。

4.4.3 母痔区（3、7、11点）缝扎可阻断痔动脉，减轻直肠肛管充血以预防痔病发生。

4.4.4 术后无出血并有效地减轻或消除肛缘水肿、肛门坠胀等并发症。2005年11月至2006年6月在江苏武警医院南京肛肠中心接受痔治疗的60例患随机分为观察组和对照组两组，观察组应用悬吊埋线法治疗痔病，对照组应用常规的痔结扎切除术（即Milligan – Morgan术，M – M术）。观察手术操作时间、术中出血量、术后出血量、疼痛指数、肛门水肿发生率、住院时间等手术相关指标，以及术后便血停止时间、术后半年随访结果的手术疗效指标，结果显示，观察组手术操作时间、术中出血量、术后出血量、疼痛指数、肛门水肿发生率、住院时间、术后便血停止时间较对照组显著降低（$P<0.05$）[3]。

4.5 注意事项

4.5.1 痔病必须先给予外剥内扎术，直肠脱出按"固脱法紧缩"等方式（处理直肠内方法基本一致）等方式。

4.5.2 缝吊高位、低位和打结方向的选择十分重要，高位要在正常肛垫组织之上、低位要在距齿线相对距离的肛垫组织上（1.0~1.5cm之间），如此，才能达到上提的目的。

4.5.3 缝合进针要深达黏膜下层，不能过浅，否则提升后所缝合的组织不牢固。

4.5.4 消痔灵混合液注射量要足（一般不少于40ml），所有松弛肛垫组织包括正常的母痔区（3、7、11点区）均要注药。

4.5.5 必须是先缝吊、缝扎后再注药。

5. 结语

我们不否认pph、tst等器械优点，但是，最简单、实用、效佳的方法是治疗疾病最好的方法，最大限度地保护正常组织和生理功能是最好的术式，最有效、经济、安全的治疗方法才是病人最欢迎的治疗方法，这些观点无可质疑，这也是史仁杰、韩宝、张燕生等知名教授的学术主张—最大限度地保留肛垫，也是作者运用"非切除式肛垫提升复位固定技术"的目的。

参考文献：

[1] Sain – t pierre A., Treffot MJ, Martin PM. Hormone recept ors andhaemorrhoidal disease [J]. Coloprotology, 1982, 4: 116~120.

[2] 史仁杰等. 痔术后水肿的原因及防治 [J]；现代中西医结合杂志；2003年09期

[3] 张苏闽等. 悬吊埋线法治疗痔的临床观察. 结直肠肛门外科 [J]. 2007年2期

无辜的受害者——浅谈肛门内括约肌切断术

吴盟

(河南郑州丰益肛肠医院 郑州 450000)

自100多年前，人们对肛裂手术研究之始，肛肠界一直对肛门内括约肌争论不休。认为肛裂的病因主要由内括约肌痉挛引起，提倡将其部分切断。近年来，在环状混合痔治疗中，为减轻和避免术后痉挛性疼痛、水肿、狭窄、尿潴留、创口引流不畅、迁延难愈等并发症，也建议把它常规切断。据国内文献报告，针对不同的情况75%医生在混合痔手术中加施内括约肌切断术，痔切除手术中有38%的病人因同时作了内括约肌切开而减轻了术后疼痛。在目前肛肠疾病存在过度治疗的现状下，为了避免滥杀无辜，过度应用内括约肌切开，有必要就此问题讨论一下。

1. IAS 的形态和功能

肛门内括约肌 (internal anal sphincter IAS)，资深屌丝一个。像租住在城市地下室的漂泊一族样，低调的蜗居于人类消化道的最下端。身份属于平滑肌，是直肠环形肌的延续。皮肤呈珠白色，体型矮小，上界平肛管直肠环平面，下界达括约肌间沟，尺码宽度 2.32 ±0.65cm，厚度 0.54 ±0.38cm。与声名显赫，位高权重的肛管直肠环相比，地位低下，人微言轻。但它的作用不可替代。主要个性特点是：1，它是一个相对自强自立的肌肉，有较高的肌张力，属于不随意肌，没有肌神经节，只须以极少的能量消耗，维持长时间的收缩状态而不疲劳。2，反射性松弛，协助排便。当外括约肌麻痹时，肛管内压没有影响，而切除内括约肌后，其基础压即迅速下降。因此，在肛门自制中内括约肌的作用不可小视。内括约肌平时深居简出，可谓默默无闻、爱岗敬业。由于覆盖在它身上的肛门皮肤被干硬粗糙的大便撕裂，使其珠白色肌纤维暴露，一露成名，成为肛肠界的焦点和名肌。

2. IAS 与肛裂的认识过程

1818年 Boyes 推荐将括约肌切断治疗肛裂，但强调的是必须切断与其朝夕相处的外括约肌皮下部。1919年 Milles 提出栉膜带学说，建议切开栉膜带治疗肛裂。其实，所谓栉膜带就是内括约肌因肛裂暴露后，受各种因素长期刺激毒害，使其部分身体纤维化后变得面目全非的结果，就连世界著名的圣. 马可专家 Milles 这样的大牌也误解了。1934年 Milligan 和 Morgan 认为肛裂是覆盖在外括约肌皮下部上的病变，手术切断的是外括约肌皮下部。直到1951年 Eisenhammer 通过病理切片证实肛裂覆盖的是内括约肌下缘，而不是外括约肌皮下。Milligan 和 Thompson 对此做了进一步调查并作如下解释：即内外括约肌的排列，宛如两个套叠的圆筒，二者可稍作上下滑动。肛管闭合时，内括约肌下缘稍高于外括约肌皮下部。但在排便或麻醉后，内括约肌松弛则向下移动，与原来处于外下方的外括约肌皮下部平齐，甚至越出肛外。此时，外括约肌皮下部下移约1cm，退居内括约肌外侧。远离手术野。因此肛裂切除术时暴露的肌肉是内括约肌，不是外括约肌。Milligan 和 Thompson 还称栉膜带学说在圣. 马可医院从来就没有被人们接受过。栉膜带实际上是不存在的，而是对痉挛的内括约肌下缘的误解。1955年 Gallghen、1956年 Brossy 等进一步肯定了这一见解，终于把其验明正身。据张东铭观察内外括约肌有个体差异，厚度比例相差不一，内括约肌薄外括约肌厚，肛裂基底部可以使外括约肌皮下部；内括约肌厚外括约肌薄，肛裂基底部可以使内括约肌，所以活检报告有时可为横纹肌，有时可为平滑肌[1~5]。通过上述研究资料提示，除个别患者的肛裂与外括约肌皮下部有关外，肛门内括约肌痉挛和纤维化与肛裂关系最密切，而不是所谓的栉膜带，应采取内括约肌切开术，而不是栉膜带切断术治疗肛裂。目前，这一概念被广泛支持。从此以后，内括约肌成为肛肠界众矢之和肛裂的罪魁祸首。肛肠医生的手术刀纷纷指向了它。有说将其在后位切开的，有说侧切的、挑出来切的、直视下切的，用剪的、用刀的、用钩的，还有对它实施古老而残忍的绞刑——挂线术，将其进行慢性切割。总之，医生门根据个人习惯不同，利用各种方法，使内括约肌在所难逃，体无完肤！Milles的栉膜带学说虽然已被否定，但Milles切开的至少是纤维化失去弹性的内括约肌，而侧切可不一定切的就是纤维化的内括约肌。从这一点来说栉膜带学说还是有一定临床意义的。

3. IAS与肛裂

内括约肌痉挛只是肛裂形成的原因之一，且不是的始动因素。当干硬粗糙的大便把它的肛管皮肤损伤撑开之后，内括约肌完全置身于无任何防护措施之下。当细菌、毒素、炎细胞、P物质等随即侵袭而来时，它难以自制，本来敏感的身体就会不自主的抽动。这是它的功能紊乱——痉挛。这是暂时发生的一个阶段性现象，结构尚无改变。但长期反复处于这样恶劣的污染环境之中，慢慢的它身体中的一部分组织开始纤维化了，并逐渐失去了弹性，纤维化将其束缚的一动不动。当排便时它将无法伸展，造成疼痛狭窄。此时的治疗方法，除了用热水坐浴，硝酸甘油外敷、长效止疼剂局封、括约肌注射外，可以采取内括约肌切开术和扩肛术。其中，"切"的作用是松解肥厚痉挛，"扩"的作用是解除粘连纤维化，二者既有区别又有联系，互相补充，相互协同，同等重要。近年来侧切成了治疗肛裂的金标准，扩肛不再被作为首选。然而，不是所有三期肛裂都要侧切，大部分可以通过扩肛治愈，少部分需要切开。因此，三期肛裂也应该再细化分类，根据具体情况个体化治疗。术前术中详细的局部检查和问诊及评估是采取何种方法的依据。对待侧切应综合考虑，慎重决策。必须说明的是，损伤和感染才是造成肛裂的始动因素，内括约肌也是一个受害者！内括约肌失迟缓症时，肛门括约肌呈持续痉挛状态，却很少因缺血而发生肛裂。至少说明引起肛裂不是内括约肌一个原因造成的。

4. IAS与痔术后并发症

内括约肌不是痔术后痉挛、疼痛、狭窄等并发症主要原因。众所周知，环痔术后有个别患者出现剧烈疼痛的现象，与内括约肌痉挛有关。病人难以忍受的疼痛并不是伤口本身的疼痛，而是因各种因素引起的内括约肌痉挛性疼痛，疼痛典型，持续时间长，有的热水坐浴可缓解。剧烈疼痛往往造成患者因恐惧排便、不敢进食，便干－疼痛－痉挛恶性循环。久而久之，伤口不愈合，形成肛裂。近年来，有专家提倡在做环痔手术时，为防止内括约肌出现痉挛引起疼痛狭窄，建议常规也将其部分切断。虽然临床应用已证实内括约肌切断术是减少混合痔术后并发症的有效术式之一，但是增加了新的损伤，个别还会出现感染。术后内括约肌痉挛只是伤口、括约肌暴露后，受各种因素刺激引起的暂时功能紊乱，为了解决一个功能性、阶段性的暂时改变，而把形态结构正常的组织结构切断或切除，有些矫枉过正。环状嵌顿痔因内括约肌痉挛，但并不一定肥厚，扩肛即可解决问题，不应盲目切断内括约肌。三期肛裂患者也不是全部需要侧切，何况是痔疮？术中术后如果处理得当，除个别患者外，多数不会出现严重的痉挛性疼痛。预防疼痛是一个涉及术前、术中、术后的一系列治疗护理方面的工作，用一切了之的方法，难免有些图省事、不谨慎的嫌疑。虽然指出常规并不是不加选择的一刀切，但是容易产生误解，可能会误导一部分初学者过度滥用。混合痔术后使伤口、内括约肌暴露，括约肌痉挛进而纤维化，狭窄，侧切和扩肛可预防。然而，多数狭窄的主要原因是留桥少、损伤大、切口深以及术后换药不到位、切口对合愈合等造成的。即使切断部分括约肌不能完全避免狭窄，这样的狭窄与内括约肌无关。丁义江[6]研究每切除1/12肛管皮肤，肛管口径平均缩小0.13±0.04cm，缩小率为41.5%。在环状混合痔分段结扎时，由于可能形成环状瘢痕并挛缩狭窄。为防止狭窄痉挛疼痛，多数行开放式、放射状切开皮肤、皮下和部分内括约肌。除了防止痉挛性疼痛外，另一重要目的是将术后可能形成的环状瘢痕预先切开来防止瘢痕性狭窄。若闭合式挑出部分内括约肌，不切开皮肤、皮下，环状瘢痕狭窄的问题不一定能解决。如此切开属于补救措施，与其这样拆东墙补西墙，顾此失彼，不如想办法多留一些皮肤来。谨慎使用这种永久性的内括约肌损害的方法。

环状混合痔术后并发症分析如图：

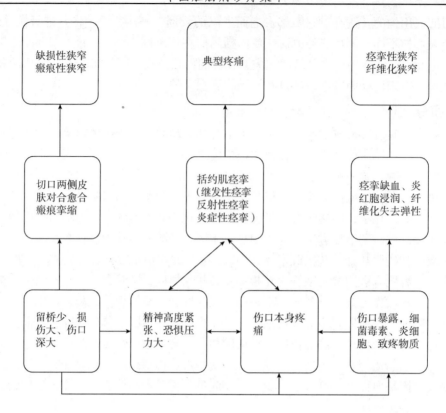

5. 观点

目前侧切可能存在过度滥用的现象。目前，除小样本、短期随访资料结果显示，括约肌切断术后肛门功能损伤情况与正常人的差别无统计学意义外[7][8]，未见大样本、长期随访资料证明侧切患者老年以后失禁的几率不比未侧切的人高。当你磨刀霍霍向内括约肌开刀之前，请你想一想，随着年龄的增长，内括约肌也会慢慢和你一起衰老、功能逐渐减退、身体慢慢萎缩，它不在像以前那样强大有力，甚至无力痉挛。气体、稀便也可能无力控制。当你用这永久性损害的方法来解决这一阶段性功能紊乱之前，应该先考虑用其它方法代替。在治疗三期肛裂时，局部切除后进行规范扩肛、或定向扩肛加括约肌注射大部分可以治愈[9][10]。预防痔术后狭窄疼痛，与其切断括约肌不如把工作做到前面。最大限度保留皮肤，利用各种留桥方法如断桥缝合术、搭皮法、弧形缝合、折叠结扎留桥术等[11~14]，尽量减少和防止瘢痕形成。有效扩肛加长效止疼剂局封，或将伤口缝合，避免暴露伤口可减少疼痛。目前内括约肌切断术还没有统一的、大家公认的标准，由于具体情况不一，也不容易制定这样的标准。因此，在肛裂和痔手术切断括约肌时应综合评估，权衡利弊，细化分类，总结禁忌症和适应症。

6. 建议

将肛门括约肌痉挛性疼痛分级如下：

肛门括约肌痉挛性疼痛分级：

0 级	无痉挛性疼痛。
Ⅰ级轻度	便后短暂轻微疼痛，经坐浴可完全缓解。
Ⅱ级中度	便后中度疼痛，时间稍长，经坐浴不能完全缓解。
Ⅲ级重度	便后剧痛，坐浴无效，阵发性或持续性疼痛，难以忍受，影响休息睡眠、心烦意乱、伤口延期愈合。

侧切适应症为：痉挛性疼痛 2~3 级、经长效止痛剂括约肌注射或肉毒杆菌毒素注射仍不能得到控制，或效果差、甚至无效的病人。一般情况下，如果术中精细准确操作，尽可能减少损伤，不过多结扎，应用有效的规范扩肛或定向扩肛加括约肌注射，多数患者仅为轻度痉挛性疼痛，中、重度少

见。除患者与病情、个体差异、精神紧张恐惧外,多与手术处理不满意有关。根据术后痉挛性疼痛级别,再做决定如何处理,其优点是可最大限度避免不必要的侧切,防止过度应用侧切。缺点是术后再次处理患者可能不易接受,需与患者沟通解释,争取患者同意。这就要求医生在切开内括约肌前应该事先对括约肌张力做出评估,在临床工作中,认真分析发生2、3级痉挛性疼痛的患者临床资料并总结经验。哪些情况和原因容易引起的痉挛性疼痛,是本身括约肌肥厚,还术前病人高度紧张恐惧、术中处理不合适、术后换药护理不当造成的。从而指导我们把预防痉挛性疼痛的工作做到前面。 关于侧切的禁忌症和适应症,扼要总结以下内容供参考。禁用或慎用:老年人、女性、经多产妇、子宫切除术、盆底手术、会阴手术史、将来有可能实施改变盆底稳定性手术的患者、未成年人、肛门松弛、有偏瘫、中风、小儿麻痹后遗症、肌肉萎缩症、肌营养不良。适应症:青壮年、括约肌肥厚粗大、三期肛裂、球心性荷包式痉挛,应同时切断外括约肌皮下部、合并内括约肌失弛缓出口梗阻型便秘等。

7. 结语

总之,在实施内括约肌切断术时,该切的切,能不切尽量不切。避免过于保守,更要警惕滥用侧切术,不能为了一时痛快,一切了之。要像爱护眼睛一样爱护肛门,更要像爱护眼轮匝肌一样爱护肛门括约肌,尽可能保护每一寸正常组织。

参考文献:

[1] 张东铭. 盆底与肛门病学 [M] 贵州:贵州科学技术出版社. 2000. 413~431.
[2] 高野正博. 史仁杰. 肛肠病诊疗精要 [M] 北京:化学工业出版社. 2009. 7. 167~184.
[3] 姜春英. 管仲安. 肛肠病新论 [M] 上海:第二军医大学出版社. 2003. 8. 74~90.
[4] 王强. 王元和. 肛肠外科理论与实践 [M] 北京:人民卫生出版社. 1998. 12. 257~266.
[5] 张有生. 李春雨. 实用肛肠外科学 [M] 北京:人民军医出版社. 2009. 7. 156~168.
[6] 李雨农. 中华肛肠病学. 四川:重庆科技文献出版社. 1990. 340.
[7] 李春雨,韦东,林树森,等. 外剥内扎加括约肌切断术治疗环形混合痔术后肛门功能评定 [J]. 中国医师杂志,2009,11 (11):1237~1238.
[8] 魏广辉,王振军,高志刚,等. 经肛门切除内括约肌治疗超低位直肠癌的保肛手术47例临床经验 [J]. 中华普外科手术学杂志,2009,3 (2):503~507.
[9] 吴盟. 定向扩术在三期肛裂治疗中的应用 [J]. 中华结直肠疾病电子杂志,2014,03:44.
[10] 荣文舟. 肛肠病疑难验案分析 [M] 北京:科学技术文献出版社. 2011,102~103.
[11] 吴盟. 折叠结扎留桥法在环状混合痔手术中的应用 [A] 中华中医药学会肛肠分会. 中医肛肠理论与实践——2013年中医肛肠学术年会论文集 [C] 中华中医药学会肛肠分会. 2013. 11
[12] 王小峰,吴崑岚. 分段齿形外剥内扎加断桥缝合术治疗环状混合痔50例临床疗效分析 [J]. 结直肠外科学,2010,16 (6):374~375.
[13] 杜仲代,周静国. 搭皮桥法治疗环状混合痔前正中明显突出48例临床观察 [J]. 结直肠肛门外科,2008,14 (4):74.
[14] 翁立平. 内扎外切弧形缝合加肛门切扩术治疗环状混合痔 [J]. 中国现代手术学杂志,2003,7 (3):204~205.

直肠异物取出2例及分析

何耀普 任建国 何向

(河南省西峡县豫西协和医院肛肠科 474500)

例一:

患者,杨某,男,52岁,求诊时间2010年7月3日上午8点。表情痛苦,自诉昨日到南阳市购物，忽感肛门疼痛难忍，急忙入厕，解不出粪便，遂到某医院诊治无效。下午返回县城，疼痛如前，折腾一夜不得安宁。询问基本病情后，用喇叭式肛门镜缓缓探入肛内，发现有一物体横向水平置在肛隐窝内。退出肛镜，指诊亦可触及质硬不规则形状"棍棒"物体，告知病人，肛门有一异物卡住需取出。再用肛镜探入肛内，用右手持长弯钳夹住"棍棒"一端，往肛管上方移动，顺成与肛管同一方向，然后松开钳子，再夹住"棍棒"下端，轻松取出。病人痛苦立即缓解。取出的异物表面沾满血性黏液及稀粪，用水冲洗后看到长约3cm粗约0.4cm的不完整的鸡爪骨。此时病人恍然大悟：前天下午吃了不少的"泡椒鸡爪"，有时连鸡骨头也咽下，这块较大的鸡骨碎片从上消化道游走到下消化道，至直肠壶腹部改变了下行通过的状态，横卡在狭窄的肛隐窝，进而阻挡了后面粪便的出口，病人排粪之势迫不及待，但又不能顺畅而出，肛门疼痛越来越重，当肛门异物取出以后，其疼痛自然解决。

例二：

患者，庞某某，女，9岁，首诊时间2014年2月21日，住院号00103001，主诉：腹痛，肛门疼痛，大便拉稀至衣裤3天，检查发现左下腹疼痛拒按，肛门肿胀，肛门口稍往外翻，肿缘水肿，似不能紧缩，肛门指诊5cm，可触及坚硬异物，如鸭蛋大小形状，表面不光滑，肛内黏膜肿胀，触痛，发热，该异物周围与直肠黏膜无明显缝隙，时有稀粪水点滴挤出。询问患者家长得知，患者于20天前（农历正月初二夜）出现腹痛，大便次数多便解出不利，立即到县医院住院治疗，做过腹部B超，无明显异常，对症用药（药物不详），缓解后回家，一周前又到县另一医院住院4天，做过腹部彩超，腹部透视均未见异常，血常规显示白细胞增高，腹痛症状无缓解，遂转入市中心医院，检查治疗效果不佳。昨日下午回到家里，疼痛加剧，今天上午9点到我门诊。诊见痛苦表情，左下腹痛拒按，肛门指诊见上述情况，诊断为直肠粪石嵌顿，立即安排住院，1小时后在手术室全麻下行直肠粪石取出术。麻醉满意后，肛门松弛，可触及鸭蛋大小的粪石，直接不能取出，用卵园钳缓慢探入直肠，一点一点夹碎再夹出取出物很多，色如草木灰（灰黑色），干硬结块，总约500克。术后患者安返病房，痛苦立减。继之以抗菌素静脉输液，中药直肠保留灌肠，口服中药清热通便，多喝蜂蜜，多吃蔬菜、水果，三天诸症消失，痊愈出院。患者家长不胜感谢。

究竟此粪石为何物质，事后与患者家长一起分析，可能患者初发腹痛便秘，大肠不宿粪停留，曾在某医院做过钡餐腹透。此粪石可能是肠道残留硫酸钡与宿粪互相结聚，其水分吸收过度，最后在直肠壶腹部形成"鸭蛋"大小的粪石，而不能通过狭窄的肛口，造成多日肛门内外肿胀，直肠稀粪热结旁留所致。

分析与讨论：

分析：直肠异物是临床常见病，一般不难诊断，但对于非肛肠专科医生则易造成误诊误治。以上两例即是例证，尤其是第二例病人，曾经过三家医院反复诊治，时间达20余天，均未正确诊治，给病人及家属造成极大痛苦，是为遗憾之事，我们专科医生应当引以为戒。其二，诊断时应当详细询问病史和主诉症状，肛门指诊是首选方法，我们绝对不能忽略与嫌麻烦，而是必须的，是其它任何检查（如B超、透视、CT等）所不可替代的便、捷、准、廉的好方法。一旦确诊为直肠异物，应该选择正确的治疗方案。及时正确取出异物，病人会立即解除痛苦。其三，例一是鸡爪碎骨，按其长度达3cm，两端尖锐，病人吞食之后，经过整个消化道，都没有卡住，而达到肛隐窝上方直肠壶腹部时改变了物体放置的方向状态，（笔者临床上曾取相等大小的枣核，鳖骨头等）方才卡住肛门出口，造成病人非常痛苦，其中的生理病理机制值得探讨。

多切口挂药线内口切除引流术治疗复杂性肛周脓肿 200 例临床分析

李毅忠　张冬　王俊

（陕西省安康市中医医院肛肠科　安康　725000）

一、一般资料

通过患者局部症状、肛门指诊、直肠腔内超声检查临床确诊 200 例复杂性肛周脓肿，在以脓肿范围是否通过肛门提肛肌分为二组。

第一组脓肿范围未通过肛门提肛肌，定为低位复杂性肛周脓肿。

第二组脓肿范围已通过肛门提肛肌，定为高位复杂性肛周脓肿。

低位复杂性肛周脓肿为 150 例，最小年龄 17 岁，最大年龄 69 岁，平均年龄 32.4 岁，女性患者 54 例，男性患者 95 例。

高位复杂性肛周脓肿为 50 例，最小年龄 21 岁，最大年龄 55 岁，平均年龄 31.3 岁，女性患者 21 例，男性患者 29 例。

二、手术方法

1.1 低位复杂性肛周脓肿，脓肿范围未通过肛管后正中线。

在脓肿中心部，以肛门口为中心，做放射状切口，此切口为主切口，切口上缘至肛内脓肿感染肛窦部即内口，切口下缘至肛外脓肿下缘，以便保持脓肿引流通畅，放出脓液，手指从切口处钝形分离脓腔不留死腔，双氧水、甲硝唑液反复冲洗脓腔干净后，切除感染肛窦，去除感染内口，然后在脓腔两侧，脓腔最底部以肛门口为中心，做放射状两个辅切口，一侧各一个，然后主切口与辅切口之间挂药线。

术中注意：

①主切口宽度应为 1.5－2CM 之间。

②主切口与辅切口之间距离应小于 4CM。

③挂药线松紧适宜，以自由拖动为宜。

④主切口与辅切口延线夹角在 50～60℃之间。

1.2 脓肿范围贯穿肛管后正中。

在肛管后正中，以肛门为中心，放射状做一切口，切口上缘到 6 点肛窦部，下缘至脓肿最底部，此切口为主切口，使脓腔引流通畅，然后在原脓肿中心部，以肛门口为中心放射状做一切口，次切口上缘达原感染肛窦部，下缘达脓腔最底部，手指从切口探入，钝形分离脓腔至 6 点切口处，不留死腔，然后双氧水、甲硝唑液反复冲洗脓腔干净后，切除 6 点肛窦和原感染肛窦，切口与切口之间挂药线。

术中注意：

①如 6 点切口与原脓肿切口之间距离大于 4CM，可在两切口之间，脓腔最底部，肛门缘做一小弧形切口挂药线。

②在做 6 点切口时，肛尾韧带可纵形切开，不能横形切断，以防肛门前移，畸形。

1.3 脓肿范围贯穿肛管后正中，形成后蹄铁形肛周脓肿。此类型脓肿，内口多在 6 点肛窦部。

手术方法：

在肛管后正中做一切口，上缘至 6 点肛窦部，下缘至脓肿最底部，此切口为主切口，然后手指从切口内向肛门缘西两侧钝形分离脓腔，至脓腔最边缘，然后双氧水、甲硝唑液反复冲洗脓腔干净后，在两侧脓腔最边缘，以肛门为中心，在肛门缘放射状做两个小切口，并剪除6点肛窦，然后切口间挂药线。

术中注意：

①如切口与切口之间距离大于4CM，在切口之间脓腔最底部肛门缘做一弧形切口，之间挂药线，便于引流。

②在做6点切口时，肛尾韧带可纵形切开，不能横形切断，以防肛门前移，畸形。

③三个切口延线夹角在50～60℃为宜。

④两个辅切口上缘达外括约肌浅部，下缘达脓腔底部。

⑤注意判断6点感染肛窦。

1.4 脓肿范围贯穿肛门一周，形成蹄铁形肛周脓肿。

手术方法：

在肛管后正中6点，以肛门为中心，放射状切开一切口，此切口为主切口，手指从切口内探入钝形分离脓腔，然后在肛门缘3、9、12点分别切开脓腔引流，切口上缘达肛门外括约肌浅部，使切口之间保持引流通畅，然后双氧水、甲硝唑液反复冲洗脓腔干净后，剪除6点肛窦，切口之间挂药线。

术中注意：

①4个切口延线夹角在50～60℃为宜便于引流。

②注意判断6点感染肛窦。

③如切口之间距离大于4CM，可在两切口之间，脓腔底部肛门缘做一弧形切口，切口之间挂药线，便于伤口愈合。

④如为女性患者，12点切口要浅，不能损伤过多肌层，预防肛门''匙孔''畸形。

2. 高位复杂性肛周脓肿。

高位复杂性肛周脓肿，脓肿范围波及肛门直肠环以上，内口多在肛管后正中肛窦部。

手术方法：

在肛门缘6点正中，以肛门为中心，放射状切开一切口，上缘至感染的6点肛窦部，下缘达脓腔最底部，手指钝形分离脓腔，达肛门后深部间隙，明确脓肿与肛管后间隙关系，如脓肿扩展到双侧坐骨直肠窝，则将两侧脓肿切开，保持引流通畅，为挂药线作好准备，然后剪除6点肛窦，通过内口将肛管直肠环橡皮筋挂线，余按照脓肿波及范围，参照低位复杂性肛周脓肿处理方法操作。

术中注意：

①高位复杂性肛周脓肿，脓肿多波及至直肠环以上间隙，故要在6点行高位挂线，剪除6点肛窦，起根治目的。

②6点高位挂线不应太紧，牵拉紧橡皮筋后应有1－1.5CM距离。

③6点挂线应保持引流通畅。

三、术后处理

1. 术后不禁饮食，采用清淡易消化饮食，控制手术当日及术后第一天不排大便。

2. 术后患者排大便后，可应用硫酸镁粉液清洗坐浴伤口，如伤口较大，可根据伤口情况采用中药坐浴配合治疗。

3. 肛门伤口清洗干净后，采用九华膏、皮粘散伤口换药，伤口紫草油纱布填塞。

4. 术后低位复杂性肛周脓肿静脉点滴抗菌素7～8天，高位复杂性肛周脓肿10～14天，抗菌素应用原则按药敏、细菌培养指导用药。

四、药线的处理

每次换药时，先用甲硝唑液、生理无菌盐水冲洗伤口粪便残渣，然后左右拖动药线，冲洗伤口后，再用注射器抽吸 5～10ML 紫草油从挂药线处冲进，最后伤口上皮粘散、九华膏、再用紫草油纱布填塞伤口，注意纱条填塞不宜过紧，阻碍伤口肉芽组织生长。

五、药线制法

药线为麻制成，取出麻搓成线，然后高压灭菌后浸泡在紫草油里制成。（浸泡需一周以上）
紫草油由紫草、黄连、生地榆、地榆炭、乳香、没药、橡皮粉、甘草等成分组成。
主要功效：清热、活血消肿、收敛生肌。

六、伤口愈合情况

按上述处理，患者平均伤口愈合时间缩短 7±2 天，肛门功能正常，肛门外观平整，无狭窄、移位，随访 1 年无复发。

高位复杂性肛周脓肿

性别	例数	平均住院天数	药线拆除时间	术后肛门狭窄	术后肛门移位	术后排便能力	术后复发
男	29	27±3	8±2	无	无	正常	无
女	21	25±3	8±3	无	无	正常	无

低位复杂性肛周脓肿

性别	例数	平均住院天数	药线拆除时间	术后肛门狭窄	术后肛门移位	术后排便能力	术后复发
男	96	20±3	8±1	无	无	正常	无
女	54	21±3	8±1	无	无	正常	无

七、讨论

从临床上治疗患者 200 例结果来看，此术式既保留了中医挂线特色，又吸收了西医切开引流的理论，我们总结认为，该术式对治疗复杂性多间隙脓肿是一种有效的治疗方法，其优点有以下几个方面：

1. 内口切除引流，从根本上切除了感染内口，可以达到根治目的。

2. 肛周多切口，可有效保护了肛周正常组织及括约肌，减轻了肛门伤口张力，促进愈合，同时切口之间保持了通畅，使脓液充分引流，不造成二次感染形成。

3. 窗口之间挂特制药线，既进一步保持引流的通畅性，同时起到很好的标志作用，更好地观察伤口愈合情况及引流情况。

4. 窗口之间挂药线，药线本身具有祛腐生肌的作用，加速伤口愈合，术后换药时再注射紫草油，药力持久，加速伤口愈合，预防感染。

5. 药线是由麻绳编织而成，经紫草油浸泡一周后药力持久，并具有止血作用，而且在潮湿环境中更具有耐腐蚀性，因其较柔软，不易断裂，比橡皮筋有很大优点，病人使用后疼痛较轻。

6. 治疗高位复杂性脓肿时，在 6 点挂橡皮筋，主要是依靠橡皮筋的弹性作用，以线带刀，慢慢勒割，并起异物刺激作用，使肛门直肠环纤维化，不会导致肛门失禁。

7. 术中判断感染内口相当重要，是决定术后是否复发的关键，可采用直肠腔内超声、肛门镜检查、肛门指诊、明确内口。

参考文献：

[1]《大肠肛门病治疗学》胡伯虎主编科学技术文献出版社
[2]《中华肛肠病学》李雨宏主编科学技术文献出版社重庆分社

肛肠病术后疼痛的治疗进展

贺向东　张磊

(西安市肛肠病医院　陕西西安 710001)

肛肠病是临床常见病、多发病，在人群中总发病率为 59.1%，其术后疼痛不仅在术后发生率高，给病人带来极大的身心痛苦，而且进一步影响创面愈合，成为肛肠病术后亟待解决的难题之一。

一、术后疼痛的原因

1. **疼痛病机**　为肛肠病术后疼痛是由各种致病因素导致病变部位气血凝滞，影响经气运行，尤其是手术直接损伤络脉、筋脉，使局部气血运行阻滞，"瘀则不通"，"不通则痛"，从而产生疼痛。

2. **解剖因素**　肛门部的解剖标志以齿线为界，齿线以上为植物神经支配，对痛觉不敏感；齿线以下的组织由脊神经支配，对痛觉非常敏感，受手术刺激后可产生剧烈疼痛。疼痛刺激可引起肛门括约肌痉挛，导致肛门局部血液循环障碍，使局部组织缺血缺氧，从而又加重疼痛。

3. **手术刺激**　受到手术刺激后，损伤细胞即炎性细胞（如肥大细胞、巨噬细胞、淋巴细胞等）释放炎性介质 K^+、H^+、$5-HT$、缓激肽等，作用于致敏的肛周末梢神经而发生反应，使正常时不引起疼痛的低强度刺激，此时能导致疼痛。同时在组织损伤和炎症反应时，脊髓神经元敏感性增高，表现为：（1）兴奋性感受野扩大，以致于脊髓神经元对伤害性区域之外的刺激发生反应；（2）对阈上刺激反应增强，持续时间延长。

4. **术式选择及创面的大小**　肛肠病患者因病情不同，术式也不同，病变切除范围亦不同，因此术后疼痛程度不一，病变范围大的损伤重，则疼痛重，反之疼痛轻。手术过程中术者的操作不熟练，给局部组织造成损伤重，则疼痛重。

5. **麻醉方式的选择**　局麻疼痛出现早且疼痛程度重，且局麻患者术后伤口出现水肿的机会高，这更加重疼痛。骶麻或鞍麻麻醉持续时间长，且不对伤口造成直接影响，则疼痛相对较轻。

6. **排尿困难**　肛门神经、会阴神经属第 2~4 骶神经的阴部神经支配，肛门和尿道肌肉在会阴部有广泛的联系，所以肛门部损伤而引起膀胱颈及尿道括约肌的痉挛，产生反射性排尿困难和尿潴留。手术的刺激和麻醉的影响是术后早期排尿困难的主要原因，前列腺肥大、年老体弱、环境改变等因素也可使许多患者术后发生排尿困难，以上均可加重肛门括约肌痉挛，导致疼痛加重。

7. **排便的刺激**　由于手术切除病变局部形成创面，排便时伤口受到粪便刺激和污染，再加上大便干结，可造成伤口撕裂样剧痛。而疼痛又增加了患者对排便的恐惧，许多患者会出现自行控制饮食，减小进食量，延长排便时间，因而又加重大便干结程度，形成恶性循环，造成疼痛加剧。

8. **创面周围组织水肿**　手术使创缘局部原有的静脉、淋巴循环通路被破坏，局部循环受阻，组织液滞留形成水肿。手术过程操作不当、损伤组织过多、术后压迫伤口过重、包扎过紧等因素，均可造成保留的皮桥水肿，这样也加重伤口疼痛。

9. **术后伤口换药刺激**　换药时消毒剂刺激、医务人员操作手法不熟练，直接造成刺激，加重疼痛和患者的恐惧心理。

10. **其他因素**　患者的年龄、健康状况、精神状态、对痛觉的耐受能力等，对术后疼痛也有很大影响。如年龄差别，老年人对痛觉不敏感，反应轻；身体状况差，体弱多病者耐受力差；有时环境状态和时间对疼痛也有一定影响，如夜间疼痛较白天较重，环境嘈杂会影响患者的情绪，情绪变化会影响患者对痛觉的敏感程度。一般说疼痛程度随焦虑情绪的增加而增加。

二、术后疼痛的治疗

1. 常用止痛药物 止痛药物一般分为三大类：非甾体类抗炎药、阿片类止痛药、中枢性止痛药。

（1）非甾体类抗炎药（NSAIDs）：常用的有阿司匹林、消炎痛、保泰松、扑热息痛等。这类药物止痛作用比较弱。

（2）阿片类止痛药：分为弱阿片类与强阿片类两种，前者包括可待因、羟考酮等；后者包括吗啡、哌替啶等。这类药物止痛作用很强，主要用于治疗中度至重度疼痛。

（3）中枢性止痛药：常以人工合成止痛药为主，如曲马多、芬太尼、双氯芬酸钠缓释胶囊等。主要用于中等程度的各种急性疼痛及手术后疼痛等。

2. 微波镇痛

微波产生的热效应，加快局部血液循环和淋巴回流，改善毛细血管通透性，缓解肌肉痉挛。而且微波穿透力在人体内达1.7cm，远大于红外线及远红外线作用深度，达到活血化瘀、疏通经络作用。

3. 针灸镇痛

针灸能温经通脉、疏通经络，活血化瘀、消肿止痛，临床可起到神奇的止痛效果。常用远近配穴法，局部取长强穴，配以远道取穴神门、三阴交、太冲等，取特定穴双侧束骨穴及皮内针也能治疗肛肠病术后疼痛。

4. 外用药止痛

（1）栓剂应用 肛肠病术后采用马应龙麝香痔疮栓、复方角菜酸酯栓，可保护创面，减轻创面刺激，起到止痛作用。

（2）膏剂 马应龙麝香痔疮膏清热燥湿，活血消肿止痛，去腐生肌。复方角菜酸酯乳膏（太宁乳膏）主要成分是角菜酸酯、二氧化钛、氧化锌和2%利多卡因，涂抹到创面表面可减轻大便对裂口的摩擦，利多卡因的局部麻醉作用共同导致了复方角菜酸酯乳膏具有良好的镇痛功能，角菜酸酯具有良好的依附性，结合锌、钛等金属离子后形成的膜，可在创面形成一层较持久的保护膜，在创面和外界之间形成隔绝，减少外界不良因素的刺激。0.2%硝酸甘油软膏（锐托喜）主要用于肛裂的急性止痛、肛门术后镇痛。在肛管皮肤上涂抹锐托喜可降低内括约肌张力，扩张肛管皮肤内的血管，增加血流量，促进创面愈合。

（3）中药熏洗坐浴 我院采用中药熏洗方，由冰片、芒硝、儿茶、大黄、青黛等组成，先熏后坐浴，清热利湿、消肿止痛。马应龙金玄痔科熏洗散，清热解毒、消肿止痛、祛风燥湿，用于各种外痔、混合痔、痔嵌顿、肛门术后肿胀、疼痛等。

5. 自控镇痛

自控镇痛（PCA）主要运用程序化微泵技术，可连续给药，符合药物代谢动力学原理，能根据个体化的要求维持最低有效镇痛浓度，有利于患者在不同时刻、不同体质类型，就个体差异性、相对稳定性以及对疼痛的强度和敏感性等方面及时迅速有效地进行镇痛。减少传统间断肌注或单次硬膜外注入大剂量镇痛药，而血药浓度不能维持恒定水平且副作用多的弊端，具有使用安全和镇痛效果可靠、患者可自己按需调控等优点。

6. 长效止痛剂

亚甲蓝的运用，由于亚甲蓝与神经组织有较强的亲和力，可腐蚀神经纤维的髓质，使其发生可逆性的损坏，持续1～3周，使局部感觉迟钝、痛觉减轻或消失，达到止痛的目的。复方利多卡因注射液创面周围浸润注射，其特定的成分作用于神经细胞膜，阻断钠离子通道，抑制神经冲动的产生传导，以产生局部神经阻滞作用。复方当归注射液用于肛肠手术创面止痛，主要对慢性疼痛疗效确切。

7. 平衡镇痛

又称"联合镇痛"、"多模式镇痛"，是利用不同种止痛药物协同作用以达到充分镇痛的效果，同时用药量减低而副作用减少的一种镇痛方法。平衡镇痛在临床上已日益广泛应用，因其镇痛效果好，降低了单用阿片类药物的副作用，为术后镇痛的治疗提供了较为安全、有效的途径，在此基础上的超前平衡镇痛法，防治肛肠病术后疼痛。

8. 超前镇痛

超前镇痛法基于对疼痛机制和神经生理学研究的认知，提出了超前镇痛或先发镇痛的新概念。超前镇痛是一种对抗中枢敏感化疼痛的治疗方法，在手术切割前，应用镇痛药，达到术后疼痛减轻、镇痛时间延长及减少镇痛药量的目的。术前预先使用的镇痛药与术后镇痛方法协同，大大减轻了患者痛苦。

9. 心理疗法　近年来国外越来越重视心理治疗在术后镇痛治疗中的作用，心理治疗旨在提高患者对疼痛治疗的熟悉和理解，分散患者对疼痛的注重力，提高机体对疼痛的耐受性，常用的方法有(1) 认知性疗法包括：疼痛意念分散、疼痛概念的转化、专注性转移；(2) 松静疗法包括：保持自然舒适的体位，按指令依次放松全身肌肉，指导病人闭目息神；(3) 催眠暗示疗法；(4) 生物反馈疗法；(5) 行为疗法，即行为矫正疗法等。

10. 围手术期镇痛

围手术期镇痛治疗包括术前、术中、术后每个阶段。

术前准备：做好解释和思想工作，对患者术后恢复及解除疼痛和一些并发症很有必要。术前可给患者做好病情的解释工作，让患者对自己的病情、手术方法和术后一些处理有所了解，减小患者对手术的恐惧和顾虑，取得患者的主动配合。

术中：手术操作熟练轻柔，减少组织损伤，应用长效止痛剂，其次对较深的肛瘘、脓肿等术后较大创面安置硬膜外缓释镇痛泵。

术后：可在术后排便的前一天给予通便药物，排便前30min给予口服止痛药，首次排便肛内注入温生理盐水或甘油，让患者心理放松，括约肌放松，以缓解术后排便疼痛。便后用消炎止痛的中药方剂熏洗坐浴，清洁伤口。及时准确处理术后并发症如术后排尿困难，可给予下腹部热敷、按摩，新斯的明肌注或穴位注射，中药穴位贴敷，大多数患者经上述处理后均能自行排尿，如仍不能排尿可给予导尿，如伤口包扎过紧则可适当放松。

注意局部伤口的处理　主要是换药时操作要轻柔、细心，药条放置合理，保持引流通畅，针对伤口出现的问题，换药时及时处理，如水肿等。术后首次换药时可给患者局部外用麻醉剂，过一会儿再进行换药操作，这样可减轻因换药刺激引起的伤口疼痛。

三、肛肠病术后镇痛存在的问题及展望

综上所述，肛肠病术后疼痛的治疗方法很多，疗效不一，但各有其优点与不足。口服药物止痛，方法简便有效，已经使用多年，对一般轻度疼痛疗效确切。针灸镇痛作为中医独特的一种止痛方法，有一定的止痛效果，但由于针灸技术要求较高，故临床应用有其一定的范围。而局部注射长效止痛剂镇痛，疗效肯定维持时间较长，在治疗期间可减轻了病人的痛苦，价格低廉，可在基层推广。平衡镇痛、超前镇痛以及围手术期镇痛作为联合止痛模式，止痛效果较好，其最大不足是不同药物联合应用时各种药物副作用的叠加，致并发症的发生，如低血压、胃肠道反应等。

中药外用作为传统治法，其理论与方法均比较成熟，无论是栓剂、膏剂还是熏洗药，临床术后止痛均有其一定效果。在中医理论指导下，利用丰富的中药资源，中医镇痛一定能上一个新的台阶。

80例肛周脓肿脓液培养结果分析 四川省泸州市人民医院（646000）

牛苏剑 姚健 王顺和 卢家玉 刘纪锋 王玉 穆云

肛管直肠周围脓肿简称肛周脓肿，我科根据微创理念设计采用肛周脓肿置管冲洗加负压引流术治疗急性肛周脓肿40例。在术中抽取脓液进行细菌培养及药敏试验，并对其作了分析，研究急性肛周脓肿的菌群分布及耐药情况，指导临床选用抗生素。

1. 资料与方法

1.1 一般资料 本组40例患者，其中男27例，女13例，年龄25~51岁，平均38岁，发病时间2~7d，平均4d，其中单侧坐骨直肠间隙脓肿13例，肛门后间隙脓肿22例，双侧坐骨直肠间隙脓肿5例。

1.2 脓液抽样及培养方法 采用术中穿刺抽脓方法抽样，具体方法：麻醉成功后肛周消毒铺巾，以碘伏消毒肛门术野及直肠下端，用5mL注射器抽取脓液2~3mL，取出注射器后放置于无菌袋内送检验科进行培养。培养方法：取脓液直接涂片进行革兰氏染色，并接种于普通培养基上，将培养出的典型菌落进行涂片染色并作生化检查，以鉴定菌种，再作药敏试验，所有培养均为需氧培养。

2. 结果

2.1 菌群分布情况 通过革兰氏染色，40例脓液培养中，革兰氏阳性杆菌38例，占95%；革兰氏阳性球菌2例，占5%；其中，1例肺炎克雷伯菌、1例金葡菌，共占5%；其余均为大肠埃希菌。

2.2 药敏试验结果 共选用18种药物作药敏试验，1例金葡菌、1例肺炎克雷伯菌因药敏试验所选用药物不同故未做药敏试验结果分析。最终进行药敏试验结果分析的共38例，均为大肠埃希菌。由结果可以看出，大肠埃希菌对哌拉西林/他唑巴坦、头孢类抗生素的敏感性较高，敏感率可达60%以上。而对氨苄西林、氨苄西林/舒巴坦、庆大霉素等药物耐药性较高。（见表1）

药敏试验结果

药物名称	敏感度 (n)			敏感率（%）	耐药率（%）
	敏感	中介	耐药		
氨苄西林	8	6	24	21.05	63.16
氨苄西林/舒巴坦	18	8	12	47.37	31.58
哌拉西林/舒巴坦	34	4		89.47	0
头孢替坦	23	2	13	60.53	34.21
头孢唑林	21	4	13	55.26	13.21
头孢他啶	27	3	8	71.05	21.05
头孢曲松	23		15	60.53	39.47
头孢吡肟	26	2	10	68.42	26.32
氨曲南	26	2	10	68.42	26.32
厄他培南	36	2		94.74	0
亚胺培南	38			100	0
阿米卡星	33		5	86.84	13.16
庆大霉素	14	3	21	36.84	55.26
妥布霉素	12	5	21	31.58	55.26
环丙沙星	22	5	11	57.89	28.95
左氧氟沙星	24	3	11	63.16	28.95
呋喃妥因	18	2	18	47.37	47.37
复方新诺明	9		29	23.68	76.32

3. 讨论

急性肛周脓肿是因细菌感染所致，包括需氧菌和厌氧菌，主要为需氧菌。其中又以大肠埃希菌为主要致病菌，占95%，为革兰阴性杆菌；而革兰阳性球菌占极少量，仅为5%。

急性肛周脓肿主要是因肛窦感染波及肛周各间隙所致，病原菌主要来源于肠道。其中，以大肠埃希菌为主要致病菌，大肠埃希菌为人体肠道正常菌群，属条件致病菌。正常情况下，大肠埃希菌对人体健康有益，无毒力及致病性。当全身或局部抵抗力低下时，大肠埃希菌即可致病。急性肛周脓肿多数为大肠埃希菌单一菌种感染。

细菌培养及药敏试验的目的是明确病原菌，为急性肛周脓肿的临床治疗提供参考依据。通过药敏试验可以看出对哌拉西林/他唑巴坦、头孢类抗生素的敏感性较高，而对氨苄西林、氨苄西林/舒巴坦、庆大霉素等药物耐药性较高。因肛周脓肿起病较急，病人痛苦较大，一般发现肛周脓肿应立即予以手术治疗，但在术前或术后应选用抗生素进行治疗。而根据药敏试验结果分析，指导我们在以后的临床工作中可以选用敏感性较高的哌拉西林/他唑巴坦、头孢类等抗生素进行治疗。从而避免使用抗生素治疗而产生的耐药性。

经阴道行分离膈膜修复术联合个性化方案治疗直肠前突的体会

祝峰

(黄岗市第二人民医院　湖北蕲春 435315)

我们收集了我院从2008年1月至2013年3月共计25例诊断为直肠前突并行手术治疗的患者资料，本组25例患者均给予经阴道行分离膈膜修复术和针对性的个性化治疗方案，有效率为84%。现报告如下：

1. 资料与方法

1.1 临床资料　本组25例，均为女性，年龄35~63岁，平均49岁；其中中位19例，低位6例，中度4例，重度21例，病程均在5年以上；术前均已排除慢传输型便秘并且有较强的手术愿望。该组均给予经阴道行分离膈膜修复术，其中有16例因伴有直肠内脱垂术前行直肠前壁黏膜PPH术，9例因伴有耻骨直肠肌痉挛征术前行扩肛和腔内微波治疗，20例围手术期给予口服路优泰行抗抑郁治疗，本组病例术后都给予局部的雌激素药膏涂抹，以增强其阴道黏膜强韧度，并要求坚持生物反馈训练以提升骨盆腔肌肉族群的收缩强度。

1.2 手术方法　术前阴道和直肠作常规术前准备三日；手术取截石位，作阴道和直肠内常规消毒，采用XNG-ZZ型检查治疗仪肛诊的方式明确膈膜缺陷的部位、宽度及长度，用1:5000（肾上腺素+0.9%生理盐水）作术野阴道黏膜下注射，取"U"型切口，充分暴露膈膜缺陷区，用手指将直肠前推，可帮助辨别直肠阴道膈膜和直肠肌肉组织，并将其充分游离，在直视下用可吸收缝线将膈膜作间断缝合，检查无缺损后缝合黏膜层（阴道黏膜多余部分予以切除）。术后每日用0.05%碘伏擦洗阴道。

1.3 疗效判断标准

痊愈：排便通畅，肛管张力正常，排粪造影正常。

显效：临床症状明显改善，肛管张力基本正常，排粪造影有改善。

有效：排粪困难改善，肛管张力较高，排粪造影无明显改善。

无效：症状、体征、排粪造影无明显改善

1.4 手术疗效：

	痊愈	显效	有效	无效
中位	5	7	3	4
低位	4	2	0	0
中度	3	1	0	0
重度	5	8	4	4

1.5 随访资料

本组 25 例只有 10 例得到随访，随访时间为 3 个月～5 年，其中 2 例无效、复发，

其它 8 例疗效满意，部分患者由于没有坚持定时排便和生物反馈训练，出现排便困难、不爽等症状，但及时恢复训练后，则能够恢复正常。

1.6 抑郁、焦虑的评估

根据 w.k.Zung 的抑郁自评量表（SDS）和焦虑自评量表（SAS）。口服路优泰的患者 SDS 标准分（Y）50～60 分，SAS 标准分大于 50 分，剂量 300mg，2 次/日，一般服药 2～4 周；SDS 60 分以上者（中、重度抑郁）暂不予考虑手术治疗。

2. 结果

经阴道行分离膈膜修复术＋个性化治疗方案与单纯经肛门行直肠前突修补术比较，具有手术术野好、易操作、极少发生尿潴留、感染极低（无一例感染）、术后肛门无疼痛和坠胀感；与后位修复术比较，术后性生活满意度较高，生活质量明显改善，术后患者的焦虑和抑郁状态也有改善。

3. 讨论

直肠前突（rectocele，RC）是出口处梗阻型便秘临床上常见的 3 种类型（直肠前突、直肠内脱垂、耻骨直肠肌综合征）之一，常常伴有直肠内脱垂、耻骨直肠肌痉挛征。随着社会 经济的发展，便秘已经成为一个重要的公共卫生问题。当今社会工作和生活的压力大，人们的饮食结构不合理、生活无规律、医源性便秘增多和滥用泻药是后天性便秘的主要原因。随着对便秘认识的深入，对其治疗的方法和手段很多，手术方法有：经肛门入路的包括有套扎、注射、松解联合疗法，PPH，Sehapayak 手术，Khubchandani 手术，Black 手术；经阴道入路的有后位修复术和分离的膈膜修复术以及经会阴直肠前突修补术。但多有弊端，如肛门入路的手术存在不适合进行各种程度的，尤其是中、高位并重度直肠前突的，并且术野小，操作困难，易发生尿潴留且持续时间长，感染和发生直肠阴道瘘风险高，术后肛门坠胀或便秘，术中和术后的不适感加重了患者的焦虑状态等，而经阴道的后位修复术又存在术后性功能障碍较高的发生率（如性交疼痛或根本无法履行性生活）。我们选用经阴道分离膈膜修复术＋针对性的个性化质量方案后，感觉手术术野好、便于操作，不易损伤周围器官（如伴小肠疝时），适合不同程度的直肠前突，尤其是重度伴有阴道症状者，而且术中、术后患者痛苦少，术后不适感明显减轻，术处便于观察、换药、易清洗，患者心理上能够接受。

由于此类患者病程较长，且多为更年期，一些患者会有不同程度的抑郁和焦虑障碍，往往肛肠疾病治愈，而抑郁、焦虑状态并无改善。我们针对患者的精神及心理状况进行心理干预治疗（如放松训练等）和抗抑郁、抗焦虑药物治疗，大大改善了患者的焦虑、抑郁情绪，促进了原发病的康复，提高了临床疗效和患者的生活质量，使其精神、心理处于良好状态，达到良好的治疗效果。我们的干预策略是：将肛肠疾病的知识、治疗与心理知识的教育及心理疏导和药物治疗相结合，针对患者的个性、生活经历、患病程度以及文化程度给予不同治疗，使其放弃思想顾虑，保持良好心态；确立正确、有规律的生活方式，让患者坚持定时排便，并要有长期坚持生物反馈训练的思想准备。

配合路优泰药物治疗：由于路优泰可同时抑制突触前膜对去甲肾上腺素（NE）、5－羟色胺（5－HT）、多巴胺（DA）的重吸收，使突触间隙内三种神经递质的浓度增加，从根本上治疗抑郁，并且无便秘等副作用。我们观察在治疗 2 周、8 周后仍持续有效。

严格掌握手术指征是手术成功的关键：①符合罗马Ⅲ诊断标准；②排粪造影确诊直肠前突，且深度在 2～3cm 以上；③伴有较重的直肠黏膜脱垂、耻骨直肠肌综合征者，应先解决上述两者；④须排除慢传输型便秘，经保守治疗无效且病程在 3～5 年以上；⑤须排除结直肠器质性疾病；⑥严重影响日常生活和工作，且强烈要求手术者；⑦无精神障碍因素；⑧伴有慢性器质性病变者（冠心病、糖尿病、营养不良等）及其它手术禁忌症者⑨文化程度太低、认知能力差者，建议不考虑手术治疗。

由于直肠前突多合并有直肠内脱垂和耻骨直肠肌痉挛征，故常常伴有孤立性直肠溃疡，所以术前的药物用信诺公司的 XN-SL 结肠灌洗机保留灌肠和腔内微波治疗可以最大程度改善直肠黏膜炎症状况，对术后创口的愈合和肛门症状的改善是有直接关联的。

局部涂抹雌激素药膏可以增强阴道黏膜强韧度，对术后直肠阴道膈膜的修复是有利的，并能减少术后性交疼痛的发生。而坚持生物反馈训练（包括 Kegel's 运动）可以在一定程度上改善大肠的自主神经功能系统和盆底肌的生理功能，为提高疗效提供支持和保障。本组 1 得以随访的 10 例中无效/复发的 2 例，可能与术后长时间没有坚持定时排便和生物反馈训练有关。

基于对以上的分析和探讨，本人认为经阴道行直肠前突的手术成功率会很高，它创口小而且术中视野较清楚，又能够直接看到骨盆内的膈膜及提肛肌群，其修补可以增强解剖学上的支撑度；会阴体的强韧度的改善，则可以延长骨盆腔重建术的寿命；其次它能够维持直肠黏膜的完整性，可以预防术后的感染及瘘管生成。当然，能正确认识术后功能训练的必要性，以及长期的坚持也是提高疗效的重要保证。

参考文献：
[1] 罗成华. 主编.《便秘治疗学》科学技术文献出版社 2009～06 第一版
[2] 皮执民，刘栋才，赵华. 主编.《肛肠外科手术学》军事医学科学出版社 2008～04 第一版
[3] 中华中医药学会《中医肛肠科常见病诊疗指南》中国中医药出版社 2012～07 第一版
[4] 张铁英，薛慧英，葛鑫. 抗抑郁治疗对胃肠功能紊乱症状患者的干预效应. 中国临床康复. 2005.（19）：10～11

双侧足三里新斯的明穴位注射治疗混合痔术后尿潴留疗效观察

肛门术后尿潴留是肛肠科常见术后并发症之一，发生率高达 12%～52%[1]，术后尿潴留给患者带来一系列不良影响，为了减少肛门术后尿潴留带来的不良影响，寻找术后尿潴留更为有效治疗的方式，本课题做了双侧足三里新斯的明穴位注射与肌注治疗混合痔术后尿潴留的临床疗效对比观察。穴位注射疗法[2]，即在经络，腧穴或压痛点，皮下阳性反应物上，适量注射液体药物，以防治各类疾病的方法。此法保留了中医经穴的作用特点，采用了在经穴上注药这一手段，不仅具有对腧穴的机械刺激作用，而且同时增加了药物对经穴的刺激作用以及药物对机体的作用。本研究结果显示实验组在治疗混合痔术后尿潴留方面疗效优于对照组，简便有效，副作用轻且少，值得临床推广。

临床资料

1. 临床诊断标准

1.1 癃闭的诊断标准　参考国家中医药管理局 1994 年 6 月发布的《中医病证诊断疗效标准》中"癃闭"的诊断标准：

①小便不利，点滴不畅，或小便闭塞不通，尿道无涩痛，小腹胀满。
②多见于老年男性，或产后妇女及手术后患者。
③男性直肠指诊检查可有前列腺肥大，或膀胱区叩诊明显浊音。
④做膀胱镜、B 超、腹部 X 线等检查，有助诊断。

1.2 术后尿潴留诊断标准　参照1994年国家中医药管理局发布的中华人民共和国中医药行业标准《中医病证诊断疗效标准》中"癃闭"的诊断标准相关内容拟定：

症状：患者术后自觉尿意强烈、下腹胀满、尿滴沥、尿不尽、小便频数甚或尿不出等小便自解困难症状；

体格检查：膀胱区充盈明显，可扪及球形膨隆，压之患者有强烈排尿欲望，耻骨联合上方2横指叩诊呈浊音。

1.3 混合痔诊断标准　采用2006年中华医学会外科学分会结直肠肛门外科学组、中华中医药学会肛肠病专业委员会、中国中西医结合学会结直肠肛门病专业委员会联合制定的《痔临床诊治指南（2006版）》中痔的诊断标准。

纳入标准

①符合上述术后尿潴留诊断标准者；

②符合诊断中Ⅱ～Ⅳ度混合痔并予骶管麻醉（腰俞穴麻醉）者；

③年龄为18～65岁范围内；

④予以外剥内扎术者；

⑤愿意参加本临床试验，并配合治疗者。

排除标准

①有明确新斯的明禁忌者；

②Ⅱ～Ⅳ度混合痔伴发其他肛门疾病者或未予骶管麻醉或实行其他手术方式者；

③术前即有泌尿系感染、尿道梗阻性疾病者；

④术后予镇痛泵（PCA）镇痛者；

⑤患有严重内科疾病者，以及合并精神病患者；

⑥同时参加其他临床试验或正在接受与试验相类似的治疗者。

2. 病人一般资料

60例骶管麻醉混合痔术后尿潴留患者，分为实验组与对照组，实验组为双侧足三里新斯的明穴位注射，其中男性13人，女性17人，最小年龄23岁，最大年龄65岁，平均年龄43.87±10.99岁。对照组为新斯的明肌注，其中男性15人，女性15人，最小年龄20岁，最大年龄64岁，平均年龄42.10±8.93岁。患者在治疗过程中均有良好的依从性。

两组患者在性别、年龄、术后发生尿潴留时间方面比较，实验组与对照组数据经统计学处理分析，均得出$P>0.05$，差异无统计学意义，具有可比性。

药物准备

新斯的明：甲硫酸新斯的明注射液；规格：1ml：0.5mg；生产厂家：河南润弘制药股份有限公司；批准文号：国药准字H41022269。

用法用量：常用剂量为0.25～1mg，一日1～3次，极量，皮下或肌内注射一次1mg，一日5mg。

均衡性：为了保证两组观察组的均衡性，按统一标准完成临床各项操作。

二、治疗方法与结果

1. 治疗方法

1.1 实验组　双侧足三里新斯的明穴位注射组，用5ml一次性使用注射器抽吸新斯的明注射液1mg，换用皮试针头。嘱病人平卧位，屈膝，应用体表定穴位法找出足三里，足三里在小腿前外侧，位于犊鼻穴（外膝眼穴）下3寸，距胫骨前缘外开1横指。暴露穴位，常规皮肤消毒后垂直进针，局部常有酸麻胀感（得气），抽吸无回血后推注射新斯的明0.5mg。拔针后用消毒棉用球按压止血。同法将药物注射于对侧足三里。待药物注射完毕后，嘱患者放松心情，同时嘱患者轻柔按摩膀胱区，观察尿潴留改善情况。

1.2 对照组：新斯的明臀部肌注组，可选择臀大肌或股外侧肌。5ml 一次性使用注射器抽吸新斯的明注射液 1mg，换用皮试针头。嘱病人侧卧位，定位肌注点，常规皮肤消毒，抽吸无回血后予以推注新斯的明 1mg。同样待肌注完成后，嘱患放松心情，同时嘱患者轻柔按摩膀胱区，观察尿潴留改善情况。

观察指标：

①用药后第一次排尿时间；

②排尽尿液时间；

③不良反应。

疗效标准

按照《中华人民共和国中医药行业标准·中医病证诊断疗效标准》中有关肛门病术后"癃闭"的疗效评定标准分 3 级评定[3]：

①显效：治疗后 1h 内能自行排尿且能排尽者。

②有效：治疗后 1h 内能自行排尿，但膀胱内尿液排不尽，或 1~2h 自行排尿且能排尽者。

③无效：治疗后 2h 仍不能自行排尿。体征无改善：检查下腹部仍能触及膀胱，膀胱区叩诊浊音者，需留置尿管[4]。

备注：应严格规范操作，在无菌操作下行导尿术，第一次放尿时速度不宜过快，流量不宜超过 600 ml，防止膀胱内压力骤然下降，引起黏膜出血，造成膀胱血肿。

有效率 = 显效 ÷ 总例数 × 100%

总有效率 = （显效 + 有效）÷ 总例数 × 100%

2. 统计学方法

应用 SPSS 17.0 统计软件包进行统计学分析，相关检验给出检验统计量及其对应的 P 值，$P < 0.05$ 差异具有统计学意义，$P > 0.05$ 差异无统计学意义。

3. 研究结果

性别、年龄、尿潴留时间对比：性别构成比较无统计学意义（$P = 1.000 > 0.05$），年龄比较结果亦无统计学意义（$P = 0.497 > 0.05$），尿潴留时间对比无统计学意义（$P = 0.832 > 0.05$）。故实验组与对照组具有可比性。

症状对比观察

①第一次排尿时间：实验组与对照组第一次排尿时间例数分布情况比较，经秩和检验得出 $P = 0.029 < 0.05$，差异具有统计学意义，说明实验组第一次排尿时间总体早于对照组，疗效优于对照组。

表1　60min 内第一次排出尿液比较（$\bar{x} \pm s$）（min）

组别	60min 内第一次排尿时间	P
实验组	30.48 ± 9.27	0.006
对照组	39.20 ± 11.40	

将两组患者在 60min 内的第一次排尿时间方面进行比较分析。两组数据分布满足正态分布，故用 t 检验得出 $P = 0.006 < 0.05$，差异具有统计学意义，说明实验组在促进患者 60min 内第一次排尿方面具有优势。具体见表1。

②排尽尿液时间：实验组与对照组排尽尿液时段例数分布情况比较，经秩和检验得出 $P = 0.037 < 0.05$，差异具有统计学意义。说明实验组在缩短排尽尿液时间方面总体优于对照组。

表2 60min内排尽尿液时间分布表（$\bar{x} \pm s$）（min）

组别	60min内排尽尿时间	P
实验组	31.54±9.54	0.023
对照组	40.00±12.42	

将两组在60min内排尽尿液时间方面进行对比。两组数据经t检验得出P=0.023<0.05，差异具有统计学意义，说明实验组在促进患者1h内排尽尿液方面优于对照组。具体见表2。

③不良反应情况

轻度腹痛：实验组2例，对照组3例；恶心、呕吐：实验组1例，对照组0例；轻度肌肉颤动：实验组0例，对照组1例。给予静脉滴注阿托品0.5g及休息后上诉症状均缓解。观察中未发生其他不良反应。

疗效对比

表3 疗效对比表（例）

组别	N	显效	有效	无效	总有效率	P
实验组	30	24	4	2	93.33%	0
对照组	30	17	5	8	73.33%	

实验组与对照组疗效对比，差异具有统计学意义（P=0<0.05），说明治疗组疗效优于对照组。

三、讨论

肛肠科尿潴留多属病位在膀胱，肺、脾、肾、肝、三焦功能皆与之有密切关系，再加上传统中医研究认为手术（金刃损伤）破坏了机体的气化机制，导致气血瘀滞，脏腑生理功能失调，机体阴阳失调，病性为虚实夹杂。故中医辨证为湿热瘀滞，治疗予以清热利湿逐瘀，疏肝解郁，调理气机为主。

足三里位于小腿前外侧，隶属于足阳明胃经，是一个强壮身心的大穴。祖国医学认为，长期按摩足三里能增强机体抗病能力、增加机体免疫力、益气养阴、扶正祛邪、复脉固脱、通经活络、疏风化湿、健脾宜肠[5]。足三里穴位系足阳明胃经合穴，胃的下合穴，五行属土，故为土中土穴，所谓土生万物，胃与脾相表里，故足三里穴可治一切脾胃之病，胃气系人的生命盛衰存亡之关键，历来有"得胃气则生，无胃气则死"之说，脾胃之气，是对脾胃生理功能的高度概括，是脾胃作为后天之本的生理基础。脾胃为气血生化之源，五脏六腑皆赖此气血以维持正常机体的生理功能。脾胃与五脏六腑气血盛衰有着密切的关系，诸病可累及脾胃，脾胃病变亦可累及其他脏腑。由此可选择足三里穴来治疗其它脏腑相关疾病。《灵枢·邪气脏腑病形第四》："合治内腑"。述下合穴可治六腑病。又有《灵枢·四时气第十九》："小腹痛肿，不得小便……取三里"。此"三里"指足三里。故足三里穴具有整体调整的治疗作用。

足阳明胃经为多气多血之腑，足太阴脾经与足阳明胃经相表里，于足大趾内端交接，故刺激足三里穴位既可调节阳明胃经之气血，又能调理脾经之气血，有培土化元，补中益气之效，脾气健则使水液转输正常，升清降浊，促使全身气机正常，脾胃为后天之本，气血化生之源，肝体受气血滋养，肝气舒畅，疏泄恢复正常，气行湿散，湿热如油裹面，湿去热自除；气为血之帅，气行则血动，瘀阻自散；以后天资先天，从而使肾气充足，从而达到膀胱气化功能恢复，开阖有度，则小便通。

新斯的明对膀胱逼尿肌及尿道括约肌有明显的兴奋作用，且不会引起尿路感染，亦可缓解因麻醉药物（常含有维库溴铵注射液、阿托品、布比卡因等，新斯的明有拮抗以上药物的作用）导致麻醉过深而致尿潴留，因肛门术后麻醉药物残留于体内，特别是腰麻容易出现术后尿潴留的并发症，故临床上常将其用于肛门术后尿潴留的改善，新斯的明有抗胆碱酯酶作用，经足三里穴位注入体内，通过经络气血的流通，抑制胆碱酯酶，间接发挥似胆碱作用，促使膀胱收缩，尿道内口松弛，故能促进排尿。

参考文献：

[1] 张东铭 大肠肛门局部解剖与手术学 [M]．合肥：安徽科学技术出版社。1999：81.

[2] 李镁 穴位注射疗法临床大全 [M]．北京：中国中医药出版社．1996．3.

[3] 学位论文：蓝仙美 针刺董氏三皇穴治疗混合痔术后尿潴留的临床疗效观察 广州中医药大学 2012，04（12）．

[4] 廖振伶 罗远莎 马燕华 刘穗 两种方法治疗产后尿潴留的效果观察及护理

[5] 靳士英 主编 针灸穴位挂图说明 [M]．第4版．北京：人民卫生出版社，2005.5.

肛裂合并直肠黏膜内脱51例治疗体会

肖兰福　李进忠　饶承淑　文海波　马超

（贵州省黔东南苗族侗族自治州人民医院肛肠外科　贵州黔东南苗族侗族自治州557204）

1. 一般资料

本组男17例，女34例。30～40岁19例，41～50岁26例，51—60岁6例。病程5年以内21例，6年以上30例。51例中全部病例肛裂、直肠黏膜内脱并存外，另合并混合痔27例、外痔15例、内痔9例。45例中侧切扩肛、外剥内扎加直肠黏膜缝扎19例，外痔切除加PPH术15例，PPH术17例。

2. 治疗方法

使用XN-SL结肠灌洗机清洁灌肠，肛周皮肤准备后，腰硬联合麻醉或骶管麻醉，患者取截石位，仰卧于手术台上，肛门直肠局部用碘伏消毒。认真检查肛门直肠，了解肛门狭窄、肛裂、内外痔及直肠内黏膜松弛或内脱的程度。确定手术方法，经合理设计，确保术后肛裂、痔得到很好的治疗及直肠内梗阻消失，肠腔内正常视野恢复，即可施术。

2.1　侧切扩肛　检查确定括约肌间沟的位置，在4～6时或6～8时位距肛缘1cm作放射状切口0.5～1cm长，用弯信诺止血钳分离肛管皮肤与内括约肌表面达齿线，注意不要分破肛管皮肤，用同样方法将内括约肌与深部外括约肌的前部分离，将内括约肌下部调出切断。压迫止血，如继续出血缝合一针，否则可不缝合。也可在外剥内扎倒V切口或外痔切口相应侧切位置侧切。检查肛门狭窄是否得到松解。

2.2　开放式外剥内扎术　牵开肛管，完全显露肛管和痔，确定切除线。用止血钳夹住痔核下缘提起用剪刀在痔与皮肤交界处作倒V形切口在内外括约肌表面向上分离到齿线上黏膜痔根处。止血钳钳夹，7号丝线缝扎加结扎。钳夹时不能夹到肛管皮肤。如加作PPH时分离结扎不能太高。

2.3　外痔切除　取放射切口或梭形切口将外痔切除。也可外剥内扎将外痔一起切除。

2.4　直肠黏膜结扎术　侧切后用分叶式肛门牵开器牵开肛门，观察直肠黏膜松弛的程度，用中弯钳在3、7、11时位提起松弛黏膜再用弯止血钳纵轴钳夹黏膜基底部，8字缝扎加结扎。结扎最好不在同一水平线，不要伤及直肠肌层，结扎最低点应在齿线上1.5～2cm，每个纵轴结扎根据脱垂程度可结扎1～3个点。

2.5　痔上黏膜环切钉合术（PPH）　通过肛管扩张器，将肛管缝扎器置入，在齿线上4～6cm作单荷包或双荷包缝线，吻合器头端伸入到荷包缝线上端收紧缝线并打结用线钩从吻合器侧孔拉出，适当牵引，旋紧吻合器到击发标志红线内击发，取除吻合器，彻底止血。

3. 结果

本组51例，其中45例中侧切扩肛、外剥内扎加直肠黏膜缝扎19例，外痔切除加PPH15例，

PPH 术 17 例。随访 49 例，痊愈 47 例，占 96%；病人排便通畅、便血、便秘症状消失。另 2 例术后 4 个月肠黏膜再次内脱，便秘症状复发，再次行直肠黏膜结扎痊愈。

4. 讨论

4.1 病因病机及诊断 从本组资料看，肛裂合并直肠黏膜内脱，有长期肛裂病史，且以女性病人为多见，临床专题报告不多。主要病因病机是肛门狭窄，肛压增高，便秘，长期排便用力，腹内压力过度升高导致直肠尾骨和肛提肌及韧带萎缩松弛，肛提肌裂孔扩大，盆内脏器经裂孔下脱。此外因病后营养不良，坐骨直肠窝内脂肪减少，支持作用下降，便秘，腹压增高使直肠黏膜下脱[1]。女性病人因生育和分娩时会阴斯裂致肛提肌松弛不能支持直肠在正常位置也可导致直肠脱垂。有人认为：长期过度用力加压排便，侧便后的盆底复位反射效果下降，直肠前壁黏膜陷入肛管不易复位，并刺激齿线的神经末梢产生坠账感，病人用力排便，形成恶性循环，最终形成会阴下降，并可导致直肠黏膜内脱垂[2]。本组 51 例患者治疗前都有共同的症状：便血、便时肛痛、排便不净、多次排便、排便困难病史，有久蹲厕所的不良习惯等；都求治于各级医院；均有肛裂和便秘的诊断史、服用润肠通便类药物的治疗史。部分病人有小腹坠胀、胀满，颜面晦暗，全身慢性中毒症状和不同程度的周身不适症状。由于长期便秘有少数病人存在思想、精神负担和症状。

在诊断上：由于中、轻年病人患肛裂没有得到很好的治疗，长期发展导致肛门括约肌松弛，最后形成直肠黏膜内脱。故病人早期均有肛门周期性疼痛、便秘、便血，排便有梗阻感，肛门坠胀，大便变细，直肠排不尽感结合肛指检查直肠黏膜堆坡，肛镜下见直肠黏膜壅垂，用力排便动作时可见松弛黏膜嵌入镜内或脱至齿线以下既可诊断。有条件作排粪造影和直肠肛管测压。

4.2 治疗方面 在本组病人的治疗实践中，我们认为肛裂合并直肠黏膜内脱，大部分病人仍有肛门狭窄需要侧切扩肛，有少部分病人病史长，主要矛盾是黏膜内脱垂，无明显肛门狭窄，且年龄大，特别是 50 岁以上女性患者、多次生产后的患者需慎重，可不侧切扩肛，只作直肠黏膜缝结扎或 PPH，以防肛门失禁。侧切要严格掌握适应症、操作应稳、准、细、应尽量一次完成，避免反复切割[3]。直肠黏膜内脱垂的手术方法很多。疗效复发率各家报告不一但都存在操作复杂、创伤大，病发症多等缺点。随着微创理念的深入寻找一种操作简单、创伤少、恢复快、并发症发生率低又能达到治疗目的的方法就迫在眉睫。本组在解决肛门狭窄的基础上采用直肠黏膜多点结扎或 PPH 术治疗直肠内脱垂取得了非常满意的效果。直肠黏膜多点结扎可使黏膜与肌层粘连固定，减少松弛，有利排便通畅。但结扎不能在同一平面，各点之间要有一定的正常黏膜保持其弹性，防此疤痕直肠狭窄，结扎应在齿线上 1.5cm 以上以防术后疼痛[4]。PPH 术可根据黏膜脱出的情况行单荷包或双荷包缝线切除脱出的黏膜，通过吻合的口疤痕反应及吻合钉形成的无菌炎症使直肠黏膜和肌层粘在一起。恢复直肠的正常结构，解除松弛的黏膜，恢复出口畅通，消除临床症状[4]。肛门狭窄合并混合痔且以外痔为主，先侧切扩肛，再行外剥内扎加直肠黏膜结扎，结扎时先行黏膜结扎再作外剥内扎、如合并混合痔且以内痔为主行外剥内扎加 PPH 术，外剥内扎应扎在齿线稍上方，不要扎得太高。且要缝扎，以免 PPH 将结扎线割断或结扎线脱落引起出血。合并内痔、外痔侧切后直接作 PPH 术。

通过本组治疗，我们发现慢性肛裂肛门狭窄造成排便困难，长期便秘又加重直肠黏膜的内脱，相互形成恶性循环。使粪便的通道造成不完全梗阻。形成了粪便通过时部分受阻，排便不净。粪便在肠内宿积水份被吸收，形成干便，更增加了排便的阻力，粪便毒素在体内再吸收，造成了自身的慢性中毒症状等。故此，润肠药物是很难起到彻底通便的结果。只有通过手术，括约肌松解、PPH 术或缝结扎脱垂的直肠黏膜，使肠道恢复通畅，排便自然顺利。贮积粪便被清除，体内有了良好环境，才能消除临床症状[3]。因此肛裂合并直肠黏膜内脱、内、外痔、混合痔可根据术中病理改变情况，选择好正确的手术方法作一次性的手术处理。有利于减轻了病人多次手术带来的痛苦和经济负担，值得临床推广应用。

参考资料：略

XN电子直肠镜、治疗仪加消痔灵注射术治疗直肠黏膜脱垂疗效分析

原晓梅

(辽宁省铁岭市卫协肛肠病医院　辽宁铁岭 112000)

自2007年以来，我院采用山东乐陵信诺医疗器械有限公司生产的XN电子直肠镜检查系统、治疗仪与消痔灵注射术联合治疗36例直肠黏膜内脱垂，取得满意疗效，现报告如下：

1. 资料与方法

1.1 临床资料　本组36例，男10，女26例；年龄35～75岁；病程3～40年。按1975年全国肛肠学术会议制定的标准，脱垂程度：Ⅱ度20例，Ⅲ度16例，以上病例均表现为排便费力费时（每次排便时间15～40min），排便不尽感，便次频繁（每日1～5次），便后下坠不适，会阴胀满，部分患者大便干结，多数病例有长期服用泻药史，部分病例有用手协助排便和硬化剂注射史。直肠指诊可触及柔软光滑松弛堆积的黏膜。XN电子直肠镜检查系统检查见直肠腔松弛壅堵的黏膜，伴充血水肿，直肠腔部分或全部消失，以上病例均将以结肠慢性传输因素为主的病例排除在外，均以直肠指诊、XN电子直肠镜检查系统镜检、排便造影检查后确诊。

1.2 方法　患者在骶麻达效后，取截石位常规消毒铺巾，扩肛至可容3指，暴露肛管。（1）直肠黏膜下注射法及结扎法：探查松弛黏膜的位置及程度，先于肛门镜下用1∶1消痔灵注射液于黏膜下3、7、11时位向下柱状注射，每柱注药约6ml，按摩注射部位。然后用止血钳将齿线上其他点位严重松弛的提起松弛黏膜，高频电钳钳夹于黏膜基底部，踏开关通电3～5秒后即可，结扎黏膜应保留足够的黏膜间距，以防术后直肠狭窄。（2）肛外直肠周围高位间隙注射法：柱状结扎后用1∶1消痔灵液于两侧骨盆直肠间隙和直肠后深间隙各注射10ml，注射时食指伸入肛内作引导，以免刺伤肠壁造成坏死，发生肠瘘。最后在肛门截石位6点处用电刀切开外括约肌皮下部，延长切口外缘，以利引流，减少水肿。创缘两边活动出血用电镀止血2秒。查无活动出血切口封闭亚甲蓝长效止痛剂，术后保持创面清洁，保持大便通畅，每日中药熏洗常规换药直至创口愈合。

2. 结果

按照国家中医药行业《中医病证诊断疗效标准》评定，36例近期全部治愈，术后无脱出、潮湿、肠瘘、狭窄、出血。病人住院15～25d。

3. 讨论

直肠黏膜内脱垂是功能性出口梗阻型便秘疾病，也是直肠脱垂的早期阶段，占出口梗阻型便秘的第一位[1]。其治疗目的是恢复直肠的正常解剖，通畅排出粪便的通道，减小粪便排出的阻力，防止直肠黏膜的再脱垂。治疗方法包括硬化剂直肠黏膜下和直肠周围间隙注射、直肠黏膜结扎、直肠黏膜缝扎、功能性直肠悬吊术等，其中一些手术操作复杂困难，创伤大、并发症多[2]。我院引进山东乐陵信诺医疗器械有限公司生产的XN电子直肠镜检查系统、治疗仪，采用综合疗法治疗直肠黏膜内脱垂，可轻松结扎壅堵堆积于直肠下段多余的黏膜，待7～12d自行脱落，同时采取消痔灵液注入黏膜下组织粘连固定，和肛外直肠周围高位间隙注射法，使黏膜趋于平整，消除直肠黏膜松弛，恢复直肠下段正常的解剖结构，通畅排出粪便的通道。经临床观察效果较好。本病治疗的关键在于：（1）缩小和固定直肠上端入口径；（2）缩窄已膨大的直肠壶腹；（3）支持固定盆底部滑脱的直肠壁；综合疗法达到了盆底支持组织功能的重建，疗效稳定，复发率低。本法通过直肠黏膜下注射剂柱状高频电钳结扎，在盆底的直肠腔道形成3～4个瘢痕性支柱，可矫正直肠向下滑脱。柱状结扎使已经扩大到直肠壶腹有效缩窄，制止上方直肠滑入及自身脱垂；直肠黏膜上端柱状注射消痔灵可使直肠盆底入口缩窄

至正常，制止上方滑动疝的形成；高频电钳结扎其下端，止于肛管上方的齿状线，使直肠远端的黏膜固定于肠壁，阻止其向肛门外滑动脱垂。肛外直肠周围高位间隙注射可加强直肠与盆底肌的固定作用，恢复直肠壶腹的功能，并使注射后直肠壁与周围组织在无菌性炎症时互相粘连，逐渐纤维化，形成一较完全的粘合牢固的柱状组织，较长时间起着柱状支撑作用。即达到解剖学盆底重建的目的，又解决了盆底组织的功能重建[3]。但注意注射的部位要准确，剂量要足够，注射时应呈扇形、多角度，注射后按摩注射部位，尤其对直肠后间隙必要时可注射15ml，以使直肠与骶曲粘连致密，避免松脱。两种疗法优势互补作用叠加，提高了远期的治疗效果。

穴位按压缓解肛肠病术后尿潴留

陈凤鸣

（成都中医药大学附属医院肛肠科 邮编610072）

急性尿潴留是肛肠科手术后病人比较常见的并发症，由于手术创伤及麻醉引起的气血淤滞影响膀胱气化．致小腹胀满，小便欲解不得出或排尿不畅 目前，中医治疗术后尿潴留，一般采用针刺、微波、指压等刺激穴位的方法，指压疗法具有方法简便、感应强、起效快、重复使用完全无损伤等特点。我科2004年5月～11月对120例肛肠病术后所致的急性尿潴留患者采用穴位指压法进行了治疗与护理，并与小腹热敷常规处理60例进行了对比，现报道如下。

1. 资料与方法

1.1 临床资料将 180例肛肠病术后尿潴留患者随机分为2组，实验组120例采用穴位指压法治疗．对照组60例采用小腹热敷常规处理。实验组男性80例．女性40例。年龄25～59岁．平均43.8岁；外痔切除术后30例．混合痔内扎外切术后20例．肛裂侧切扩肛术后30例。肛瘘切开探查术后10例，肛痈切开引流术后30例。对照组男性48例，女性12例．年龄23～59岁，平均44.3岁；外痔切除术后15例．混合痔内扎外切术后10例，肛裂侧切扩肛术后15例。肛瘘切开探查术后5例，肛痈切开引流术后15例。2组的性别、年龄、病情等一般资料经统计学处理后差异无统计学意义（$P > 0.05$）．具有可比性。

1.2 方法 首先向病人讲明尿潴留的原因及穴位指压的治疗方法．以消除病人的顾虑。解除其紧张心理．使其主动配合治疗。病人取仰卧位．屈膝，常规取穴足三里．双手拇指指压该穴位处．持续1min．连续5次，一般在术后4h后进行。若尿潴留超过6h．加三阴交直至尿液排出。对照组则常规采用热敷方法。也是在术后4h后进行。

1.3 疗效判定标准 痊愈：经治疗后1h内小便顺利排出者；好转：1～3h排出不畅。但可少量排出者；无效：3h内一点不能排出者。

1.4 统计学处理 采用检验．检验水准 $a = 0.05$。

2. 结果

实验组痊愈96例（80.0%）．好转21例（17.5%），无效3例。总有效率97.5%。对照组痊愈24例（40.0%），好转14例（23.3%），无效22例，总有效率63.3%。2组相比差异有统计学意义（$x = 43.92, P < 0.01$）。

3. 讨论

肛肠病术后并发尿潴留。多因肛门直肠内填塞敷料过多，而压迫尿道影响排尿，或因手术后肛门疼痛、肛门括约肌痉挛。反射引起膀胱颈部及尿道括约肌痉挛而发生尿潴留。本病的部位虽在膀胱，但与三焦、肺、脾、肾等的关系尤为密切，三阴交为足太阴脾经，足三阴经交汇穴．配取足太阴脾经结合阴陵泉具有健脾化湿,通利下焦的作用,促使肺、脾、肾、三焦气化功能正常.从而使小便通畅;足三里为足阳明胃经合穴.阳阴多气多血.胃与脾相表里.故有理脾胃.调中气.疏风化湿.通调经路气血等指压穴位治疗术后尿潴留.简便易行.是中医护理学的一大特色。不但能减轻患者痛苦.还能避免因导尿给患者造成的不适和发生逆行性尿路感染的可能。注意事项:①协助病人排尿。无效时才可采用此法;②必须在术后4h后进行;③在按压时用力要均匀。指甲不要留的太长,以免损伤患者的皮肤;④对于60岁以上及患前列腺炎的患者除外。

参考文献:略。

中药灌肠配合美沙拉嗪治疗溃疡性结肠炎疗效观察

山东省曹县人民医院中医痔瘘科　孔卫华

1. 资料与方法

1.1 临床资料　将51例患者随机分为2组,治疗组30例,男21例,女9例;年龄17～49岁,平均32.5岁,病程2个月～10年;全部病例均经XNG-ZZ纤维结肠镜检查并活检确诊;病变部位,位于直肠5例,位于直肠乙状结肠10例,位于左半结肠6例,位于右半结肠7例,位于全结肠2例,轻型15例,中型12例,重型3例。对照组21例,男15例,女6例;年龄19～48岁,平均32.1岁,病程8个月～9年;病变部位,位于直肠3例,位于直肠乙状结肠7例,位于左半结肠3例,位于右半结肠5例,位于全结肠3例,轻型12例,中型7例,重型2例。两组患者在性别、年龄、病程、病情等方面均有可比性。

1.2 治疗方法　治疗组:使用XN-SL结肠灌洗机中药保留灌肠。第1阶段以清热解毒、养血生肌化瘀为主,药物主要以黄芩、黄连、黄柏、秦皮、银花、蒲公英、菊花、白头翁、丹参、当归、白芍、地榆炭等组成;第2阶段以扶正固本、温补脾肾、固涩止血为主,药物主要以党参、白术、黄芪、白芨、仙鹤草、五倍子、诃子、酒大黄、琥珀粉、珍珠粉等组成,每日1剂,水煎2次,分早晚2次使用XN-SL结肠灌洗机保留灌肠,同时口服美沙拉嗪4次/日,每次1g,2个月为1疗程。

对照组:仅给予口服美沙拉嗪4次/日,每次1g,2个月为1疗程。

1.3 观察指标　腹痛程度、性质、持续时间、腹泻次数、大便形状。每周查3大常规1次,治疗前后查肝肾功能、心电图。每个患者在疗程结束后的1周内复查XNG-ZZ纤维结肠镜,并做病理活检,观察肠黏膜恢复状态。

2. 治疗结果

参照1987年全国中医学会肛肠分会制定的标准,两组效果见表:

组别	例数	痊愈		有效		无效		总有效率	
		例	%	例	%	例	%	例	%
治疗组	30	20	66.7*	8	26.7	2	6.7	28	93.3**
对照组	21	8	38.1	7	33.3	6	28.6	15	71.4

*$P<0.05$　**$P<0.05$　VS对照组

经6～8个月随访,治疗组复发1例,复发率5%,对照组2例复发,复发率25%,($P<0.05$)

3. 讨论

中医认为,慢性溃疡性结肠炎是由于外感六淫,内伤饮食,损伤脾胃,运化失司,清气不升,浊气不降,清浊相乱,混杂而下,迫于大肠传导失调,凝滞气血,肠络受伤,血败肉腐,壅滞成脓,内溃成疡而致。第1阶段疾病早期病变在气分，病邪以湿、热、毒为主，故以清热解毒燥湿调气行血活血，不可轻投收敛固涩之品，否则易引起湿邪内遏，病情加重，主药银花、蒲公英、菊花、白头翁清热解毒，黄芩、黄连、黄柏、秦皮清热利湿，丹参、当归、地榆炭活血理血祛瘀。当病人自觉症状改善，大便无明显黏液或脓血便时，已转入第2阶段，此时病变在血分，肠络内溃，因腹泻日久，耗伤正气，导致脾胃虚弱，肝脾不和及肾阳不足等，故以黄芪、人参、白术健脾益气，以诃子、五倍子温肾固涩，以白芨、仙鹤草、琥珀粉、珍珠粉活血化瘀、生肌止血，酒大黄导滞清热，经酒制后苦寒之性已大减，泻中有补，具有化瘀之功。此治疗组方提高了整体的抗疾病能力，加强了西药的抗炎抑菌效果，同时减少了西药的副作用，局部改善了肠黏膜组织的微循环，增加了肠上皮细胞的再生更新能力，加速了损伤组织的愈合。故中药灌肠配合美沙拉嗪治疗溃疡性结肠炎优于单用美沙拉嗪。

基于直肠脱垂病因再认识的新直肠脱垂注射法

长春中医药大学附属医院　周建华　李国峰

直肠脱垂自其被人们认识以来，一直困扰着外科（包括肛肠科）医生，对其病因病理、治疗的探讨在不断地进行着。引起直肠脱垂的病因很多，基于不同病因，设计了很多治疗方法，每种方法都有其优缺点及复发率，目前为止没有一种直肠脱垂的手术方法适用于所有患者。一种疾病的治疗方法越多，疗效可能越差，归根结底是病因不清。笔者在30余年的临床工作中，对该病也有一些不同于当前的看法，不揣冒陋，贡献给同道们并与之讨论。

一、发病机理、治疗的回顾

尽管在二千余年前人类或医学就对直肠脱垂有认识。但对其机理的研究及认识，能为大多数学者所接受的，仍然是"滑动疝学说"和"肠套叠学说"，也有大部分学者认为这两个学说是一回事。在此基础上，产生了众多的治疗方法，常见的有直肠周围硬化剂注射术、直肠固定术（Delorme术）、Altemeir手术、Goldberg手术、Ripstein手术、Ivalon海绵植入术（Well术）、直肠骶骨悬吊术（Orr术）、Nigro手术、肛门圈缩小术等，疗效因人而异。

二、疑惑

1. 按"滑动疝学说"和"肠套叠学说"的理论，不能解释直肠黏膜脱垂发生的机理，直肠黏膜脱垂与直肠脱垂之间有无必然的联系，直肠脱垂是否由直肠黏膜脱垂逐渐发展而来？

2. 直肠脱垂的始动因素是什么？尽管目前认为"任何增加腹压的因素，都可以导致盆底肌肉减弱对直肠的支持作用"。然而，笔者认为，增加腹压只不过是一个诱发因素，而不是真正的病因。

三、笔者之愚见

笔者在做三度直肠脱垂的开腹悬吊固定手术时无意中注意到：在用湿纱布清拭盆腔时，发现所有患者距腹膜返折上大约2cm的直肠前壁均自行向内收缩性凹陷，用大镊子夹住其上方的肠壁，向下推移即可重演直肠脱垂。由此推想，这个"收缩性凹陷"，即是直肠脱垂的"始动因素"和真正的病因。姑且称其为"扳机点"。在这样的理念指导下，再作直肠脱垂的手术时，除了游离、固定直肠外，还将此"凹陷"与Douglas陷窝前壁缝合、固定，经此操作后的患者，随访至今均无复发。

既然发现了"始动因素"和真正的病因，我们认为，直肠脱垂的治疗，主要在于将"扳机点"

进行控制，消除真正的病因即可以达到治疗目的。开腹手术仅将"扳机点"处的直肠前壁与Douglas陷窝前壁缝合、固定即可，但开腹手术毕竟风险高、并发症多；由此推理，采用注射法治疗直肠脱垂时，主要在"扳机点"处的黏膜下层注射药物，使此处直肠壁不能向肠腔内凹陷，即可阻止脱垂的发生。也就达到了治疗目的。在这种理念的指导下，对于直肠脱垂的病人我们尝试开展了经肛门镜直肠前壁黏膜下注射术，对于三度直肠脱垂经此法治疗取得了良好的效果。目前已经用这种注射法治疗了5例，短期内尚无复发病例。

具体操作方法：

1. 常规术前准备；
2. 麻醉选择：只要肛管直肠环松弛即可；
3. 方法：1:1消痔灵注射液5ml，在直肠前壁距肛缘，男性8cm，女性6cm，黏膜下注射。根据情况加用直肠黏膜下点状注射，或柱状注射，或直肠周围注射。

典型病例：

姓名　张树阁　　性别　男　年龄　53岁　　　　出生地　公主岭
民族　汉族　　　入院时间 2011-03-13 9：10　　住院号：24136

病史：便后肛内有肿物脱出30年。

该患于30年前无明确诱因发现便后肛内有肿物脱出，肿物呈暗红色，无出血、无肛门溢脓性分泌物，无疼痛，偶有肛周瘙痒感。便时、便后无疼痛，便后肿物不能自行还纳。当时未给予治疗。30年来，上述症状逐渐加重，反复发作。

检查：胸膝位：肛门呈散开状。蹲位重演：可见长约10.0厘米直肠脱出肛门外，呈暗红色，无出血及破溃、触之有弹性，无压痛。不能可自行还纳。

按上述方法注射治疗，术后5天排便，无直肠脱出。术后7天出院。随访术后3个月无复发。

四、讨论

治疗直肠脱垂的手术方式，有学者统计多达200余种，而且，"目前的手术方法均有较高的复发率，所以手术后复发性直肠脱垂在临床上并不少见。有文献报道术后复发率高达50%以上，近年来的报道有的低于10%。"因为发病原因不清，导致治疗没有针对性，有人总结直肠脱垂的发生需要4个前提条件：第一是存在异常加深的Douglas陷凹；第二是盆底及肛管肌肉的迟缓或松弛；第三是内外括约肌的薄弱，这种薄弱可能是阴部神经病变导致；第四是直肠正常的固定组织的缺少，如活动的直肠系膜或松弛的侧韧带等[1]，各种手术方式均是采用不同的手段来矫正上述的解剖病理异常。我们认为直肠脱垂的前提条件只是发生脱垂的诱因，并没有必然的联系，只有"扳机点"的存在与直肠脱垂存在必然的因果关系。"扳机点"被加固或消除后脱垂自然消除。

目前报道的各种治疗直肠脱垂的术式都没有加固"扳机点"的步骤，但为什么会产生一定的治疗作用呢，我们认为经过硬化剂注射、直肠周围固定、盆底抬高等修复后可能使直肠壶腹变窄，由于没有消除"扳机点"，可能是外脱垂变成了隐性脱垂，或者是在盆底抬高、直肠周围固定后"扳机点"位置上移，在腹内压力增高时"扳机点"不再承受最大压力，而使脱垂症状缓解，如果行乙状结肠切除后切除了直肠上段的"扳机点"则治疗效果会更加明显。

国外文献复习认为，直肠脱垂的治疗应采用个体化治疗，同时结合外科医生的治疗经验，年轻患者可以采用经腹手术治疗，可以开腹手术，也可通过腹腔镜手术，但术后有盆腔神经损伤，泌尿性功能障碍的报道；老年体弱患者多采用经会阴手术治疗。[1、2]

我们认为，"扳机点"注射法无并发症，注射药物剂量少，而且可以重复治疗。但是，由于缺少大样本病例，还不能充分证明本文论点的正确性。我们仍需要进一步病例积累来验证"扳机点"学说的正确性，直肠脱垂的"扳机点"注射法，如获得成功，将为直肠脱垂的治疗，开创崭新的局面。

参考文献：

[1] Thandinkosi E. Madiba, MMed (Chir), FCS (SA); Mirza K. Baig, FRCS; Steven D. Wexner, MD, FACS, FRCS, FRCS (Edin) Surgical Management of Rectal Prolapse. Arch Surg, 2005, 140 (1): 63~73.

[2] 王玉成,《新编肛门直肠和结肠外科学》. 天津科学技术出版社, 2010.8.

盒灸防治痔术后腹胀的临床疗效观察

杨洁　薛宇彤　邓杨

(成都中医药大学附属医院　四川 610072)

痔是最常见的肛肠疾病。在中国民间有"十人九痔"的说法。任何年龄都可发病，随着年龄的不断增高，发病率也在增高，且近年来呈现出明显的上升趋势[1]。中华医学会外科学分会结直肠肛门外科学组将痔分为Ⅰ~Ⅳ度，其中Ⅲ~Ⅳ度痔保守治疗效果不佳，故主要采用外科手术治疗为主[2]。痔术后由于肠胀气、麻醉原因及术中术后输入较多液体等导致膀胱功能暂时障碍[3]而出现的腹胀现象比较常见。目前临床针对肠胀气及尿潴留引起腹胀的治疗方案主要有针刺、药物治疗、肛管排气、导尿术等。导管侵入性治疗虽然已被广泛地应用于临床，并大大提高了治疗效果和救治水平。但由于病人抵抗力下降，加之环境、操作等诸多因素的影响，院内感染屡见不鲜[4]。越来越多的人致力于寻求一种操作简便、安全、廉验、无毒副作用的治疗方法。自 2012 年 6 月以来，我科将中医经络理论应用于临床实践中，对痔术后患者预防性使用盒灸治疗，防治腹胀，取得较满意的效果，现报告如下：

1. 资料与方法

1.1 研究资料

1.1.1 一般情况　本院肛肠科 2012 年 06 月~2013 年 02 月住院收治的痔术后患者共 80 例。其中男性 41 例，女性 39 例，年龄为 22~68 岁，平均年龄 48.92 岁。按照手术先后顺序，将 80 例病人随机分为治疗组和对照组。治疗组 40 例，对照组 40 例，所有病例诊断均参照痔临床诊治指南 2006 版[5]。两组术前准备、麻醉方式、术式、术后抗感染等方法均相同，两组的性别、年龄、认识水平、活动能力等一般资料在统计学上无明显差异（$P>0.05$），具有可比性。

1.1.2 病例纳入标准：①符合混合痔的诊断标准。②手术当天的痔疮患者。③麻醉方式为腰俞穴麻醉（低位骶管阻滞麻醉）。④手术方式为外剥内扎术。⑤年龄在 18 岁到 65 岁之间。

1.1.3 病例排除标准：①合并泌尿系统疾病者。②混合痔合并其他肛肠疾病者。③既往有胃肠道疾病或有便秘病史者。④腹部皮肤破溃或外伤者。⑤妇女经期、孕期。⑥合并有严重心血管、肝、肾和造血系统等严重原发性疾病。⑦对艾绒过敏者。

1.1.4 病例剔除标准：治疗期间出现严重不良事件（如烫伤等），评估后建议退出治疗的。

1.2 治疗方法

1.2.1 治疗组　于术后 30 分钟和 4 小时（临床共识痔术后 4~6 小时易发尿潴留及肠胀气等情况）分别施灸。将灸条充分点燃后置于三孔灸盒内，暴露下腹部，取腹前正中线，从脐部开始放置灸盒，置于神阙、气海、关元、中极上方一起施灸，单次施灸 15~20 分钟，患者感觉温热舒适，皮肤微微潮红为宜。

1.2.2 对照组　术后仅予以常规治疗及护理，不使用盒灸治疗。

1.3 疗效标准

显效：患者主诉无腹胀感，2～6小时顺利排尿，且排出通畅；

有效：患者主诉轻微腹胀感，4～8小时少量多次排尿，无须导尿及肛管排气等；

无效：患者主诉腹胀感明显，膀胱充盈，须采取导尿、肛管排气、药物治疗等措施。

总有效率 = 显效 + 有效。

1.4 统计学方法

采用统计学软件SPSS14.0进行统计学分析，率的比较采用X^2检验，$P < 0.05$为差异有统计学意义。

2. 结果

两组患者治疗后临床治疗效果评定结果，治疗组总有效率87.5%，对照组52.5%，两组总有效率比较差异有统计学意义（$P < 0.05$）。见表1。

表1 两组患者疗效比较

组别	例数	显效	有效	无效	有效率（%）
观察组	40	23	12	5	87.5
对照组	40	14	7	19	52.5

3. 讨论

灸法的主要作用原理是利用艾条在体表穴位上的烧灼，借助灸火的温和热力和药物的作用、腧穴的功能，通过经络的传导，起到温经散寒、疏通经络、驱邪止痛、消散瘀结的作用。盒灸疗法是器械灸之一，是以木盒罩住所灸部位，热力集中持久，时间延长，易激发经气，促使热力直达病所，作用维持时间较长。从而增强温经通络之效，具有节省人力、简便易行的优点。

中医认为麻醉及手术导致局部组织脏器气滞血瘀，脉络受阻，影响膀胱气血运行致功能失调，故小便闭塞不通而出现尿潴留[6]。部分病人还因术后使用纱布填塞肛管压迫止血，反射性引起肛门括约肌收缩，使气体积聚于肠内，无法排出，从而引起腹胀[7]。痔瘘术后腹胀病人以气机逆乱为主因，疏理气机成为处理这类病人的关键问题[8]。

痔术后选用神阙、气海、关元、中极四穴。神阙理气通络，温阳救逆，主治腹痛、腹胀、腹泻、肛门肿物脱出、肛门缘水肿、虚脱；气海：肓之原穴，培补元气、益气固脱、通调冲任、调利小便，主治腹部痉挛性疼痛、便秘、腹泻、虚脱；关元是足三阴经与任脉交汇穴位，是人之元阴元阳关藏之所，为强壮要穴，具有固本培元、助阳化气、温阳利水之功，主治小便点滴而出，次数增多，小便不能排出，腹痛，腹部胀气，腹泻；中极为膀胱之募穴，具有补益膀胱之气以助气化水液功能，是治疗小便病症的要穴，主治小便不利，排便不畅，小便潴留。艾为菊科植物，味苦辛，性温，入心、肾经，具有理气血、通寒湿、温经止痛的功效。艾盒灸神阙、气海、关元、中极可温补下焦元气，鼓舞膀胱气化功能，达到清热利湿、通利三焦、温经散寒、疏通经络，以利行气利尿、预防尿潴留，解痉止痛，缓解腹部胀气的目的[9]。

目前临床常用的治疗方法大部分是在腹胀已经发生之后采取的措施，而盒灸可以在患者术后发生腹胀前预防性使用，体现了中医"上工治未病"的理论。且盒灸不直接接触皮肤，不会烧灼皮肤产生瘢痕，具有安全有效，经济方便，禁忌症少，无毒副作用的特点，易于操作及推广。

参考文献：

[1] 王健. 痔的病理生理学研究进展 [J]. 中国病理生理杂志, 2010, 26 (1): 193～196

[2] 应欣. 痔手术研究进展 [J]. 现代中西医结合杂志, 2012, 21 (31): 3529～3531

[3] 晏江会. 肛肠术后尿潴留防治 [J]. 辽宁中医药大学学报, 2011, 5: 143～144

[4] 张智萍, 沈静. 预防导管侵入性操作引起感染的护理对策 [J]. 临床肺科杂志, 2008, 1 (13): 117~118
[5] 中华医学会外科学分会结直肠肛门外科学组, 中华中医药学会肛肠病专业委员会, 中国中西医结合学会结直肠肛门病专业委员会. 痔临床诊治指南 (2006版). 中华胃肠外科杂志, 2006, 9 (5): 461~463
[6] 朱黔林. 痔瘘病人术后尿潴留的中医护理 [J]. 黑龙江杂志, 1998, 12 (15): 38
[7] 姚广爱. 痔术后出现腹胀的原因分析与诊治对策 [J]. 医药前沿, 2013, 24: 159~160
[8] 朱黔林. 痔瘘病人术后尿潴留的中医护理 [J]. 黑龙江杂志, 1998, 12 (15): 38
[9] 梁繁荣. 针灸学 [M]. 上海: 上海科学技术出版社, 2006年: 110~113

参麦注射液在TST术术中的疗效观察

刘永霞

(成都中医药大学附属医院肛肠科 610072)

选择性痔上黏膜环切吻合术（TST术）是目前治疗痔病的新方法，该手术具有疗效可靠、恢复快、术后并发症少等优点，近些年在临床上广泛应用[1]，但术中由于吻合器的置入，牵拉肠道而引起的面色苍白、胸闷、心慌、汗出、血压、心率下降等症状较为明显，不容忽视。我科对40例拟行TST术患者静脉滴入参麦注射液60ml直至术毕，效果较好，现报告如下。

1 一般资料

选取2012年1月至3月成都中医药大学附属医院肛肠科拟行TST术患者40例。随机分为观察组和对照组各20例。观察组男性12例，女性8例，年龄22~56岁，平均44.43岁；对照组男性11例，女性9例，年龄18~50岁，平均年龄43.50岁。两组患者均诊断为混合痔，两组患者在年龄、性别、病程等基线比较，差异无统计学意义。

2 手术方法

术前患者常规灌肠、腰俞穴麻醉、取膀胱截石位、会阴部常规消毒。在肛门充分松弛后置入吻合器的肛管扩张器固定、缝荷包、收紧荷包线，用吻合器的带线器经吻合器的侧孔拉出荷包线，边拉紧荷包线边旋紧吻合器至指示刻度出，打开吻合器保险开关，击发吻合器，留置30秒钟，旋开吻合器，并缓慢取出吻合器，检查吻合口有无出血，如有出血可用3-0可吸收带针缝合线止血后，置入明胶海绵和凡士林油纱，术毕。

3 干预处理

患者均在术前给予鼻导管氧气输入直至术毕，约3L/分。在术前半小时给予5%GS200ml内加入参麦注射液60ml静脉输入，至手术结束。

4 血管迷走神经反射发生的判定[5]

4.1 症状 头晕、胸闷、出汗、乏力，偶有恶心、呕吐、视物模糊等症状，严重时意识丧失。

4.2 体征 面色苍白、打哈欠、冷汗、四肢厥冷、脉微细欲绝。

4.3 心电监护 心率快速减慢至55次/分以下，甚至出现异搏心律、房室传导阻滞、窦性停搏；血压在短时间内迅速下降，收缩压下降在20mmHg以上。

5 发生迷走神经反射的处理

给予多巴胺、参麦注射液、阿托品等药物静脉滴入，意识丧失、窦性停搏者给予胸外心脏按压。

6 结果

观察组发生血管迷走神经反射0例，对照组发生血管迷走神经反射18例（90%），男性10例，女性8例，年龄43~56岁，均表现为血压、脉搏下降，面色苍白、出冷汗、脉微欲绝，未出现窦性停搏。两组差异有统计学意义（$P<0.01$）。

7 讨论

在为患者置入吻合器时由于不同程度的肠道牵拉刺激反应，可出现面色苍白、汗出、胸闷、心慌等植物神经功能失调的症状，严重者心率迅速降低至40~50次/分，血压可降至70/40mmHg。此现象归为中医学"厥脱"之脉厥范畴，其病因病机可归纳为素体虚弱，忧思劳倦，宗气不足，致神明失养，髓海空虚[2]。现代医学认为，由于TST术术中对肠道的牵拉，可作用于皮层中枢和下丘脑，使胆碱能植物神经的张力突然增强，导致内脏及肌肉内大量小血管强烈反射性扩张，引起血压急剧下降，心率迅速减慢，如不及时救治，可导致心、脑、肾等重要器官供血明显减少，导致多器官功能受损，造成严重后果[3]。参麦注射液是一种常用的中医急救药品，该药由人参、麦冬提取而成，具有益气养阴、生津复脉、升清固脱之功，是治疗中医厥脱证的有效药物。药力研究显示参麦注射液的主要成分是人参皂甙、麦冬皂甙、麦冬黄酮、人参多糖和麦冬多糖，可通过抑制平滑肌细胞膜Na^+-K^+-ATP酶的活性，影响Na^+-K^+和Na^+-Ca^{2+}交换，使Ca^{2+}内流增加，从而增加心肌收缩力，增加心排出量，扩张冠脉，增加心肌供血，改善微循环，提高氧饱和度，提高机体耐缺氧能力和抗应激能力[4]。同时人参多糖和麦冬多糖有激活网状内皮系统，刺激、兴奋下丘脑-垂体-肾上腺皮质系统，从而改善患者心、肾、脑等重要脏器的供血[5]，可改善临床症状，对有效预防TST术术中由于牵拉肠道所致的不良反应，值得临床推广。

参考文献：

[1] 邱家洋，瞿秋明. 铜绿假单胞临床分离株医院感染分析[J]. 中华医院感染学杂志，2007，17（1）：91~93.

[2] 周仲瑛. 中医内科学[M]. 北京：中国中医药出版社，2003：1.

[3] Brignole M, Alboni P, Benditt DG, et al. Guidelings on management diagnosis and treatment of syncope—updme 2004[J]. European Heart Joumal, 2004, 6 (6): 467~537.

[4] 刘莉，关汝明，李彤，等. 血管迷走反射致冠状动脉左前降支严重痉挛闭联1例[J]. 临床心血管病杂志，2008，24（7）：559~560.

[5] 杨晓正，李建杰. 参麦注射液预防介入术后拔出股动脉鞘管致迷走神经反射临床观察[J]. 中国中医急症，2012，21（5）：781~782.

治疗肛肠疾病用熏洗法的临床观察

殷绪胜 龙娟萍 梁榆明 班玉凤 杨爱贞 张亮

（广西钦州市中医医院 广西钦州 535099）

肛肠疾病目前较为常见，根据临床资料显示[1]，肛肠疾病目前的发病率达59.1%。疼痛、渗出、出血、水肿都是肛肠疾病的常见症状，给人们的生活和工作造成较严重的影响。熏洗是常用的中医外治法之一，在肛肠疾病患者中也较为常用。我们采用XN-X肛周多功能熏洗仪自拟"银花三黄愈疡方"对50例肛肠疾病患者进行熏洗治疗，并与行常规冲洗、换药的50例患者进行比较，旨在为肛肠疾病患者寻求一种有效的、安全的、快速的治疗方式，有关情况如下。

1. 资料与方法

1.1 一般资料 选取2012年1月~2013年2月的100例肛肠疾病患者按就诊顺序分为研究组和对照组各50例。研究组中男29例，女21例；年龄26~79岁，平均（49.38±7.12）岁；肛周脓肿4例，肛裂7例，痔疮合并肛裂14例，痔疮17例，肛瘘8例。对照组中男35例，女25例；年龄24~

76岁,平均(48.93±7.55)岁;肛周脓肿5例,肛裂6例,痔疮合并肛裂13例,痔疮19例,肛瘘7例。所有患者都获取知情同意,排除肿瘤、精神及神经类疾病以及肝、肾、心功能异常及妊娠、哺乳期妇女,两组在年龄、性别等方面差别不明显,$P>0.05$。

1.2 方法 对照组按常规采用生理盐水和碘伏行冲洗换药,2次/d,2周一疗程。研究组采用自拟"银花三黄愈疡方"熏洗肛周,药方组成:银花10g、黄柏10g、黄芩10g、黄连10g、大黄10g、皂角刺10g、地榆10g、连翘10g、乳香10g、蒲公英20、泽泻10g、生地10g、没药10g。所有药物均为饮片,经高压蒸馏、脱盐、脱水处理后,按国家中医药管理局《医疗机构中药煎煮管理规范》,加入2500ml清水,浸泡15分钟后,放置入煎药机,每剂浓煎至2000ml,嘱患者外用2000ml熏洗肛周。2次/d,2周一疗程。两组的观察时间均为两个疗程。

1.3 观察指标及判定标准 观察指标为治疗效果、不良反应以及创口处疼痛、渗出、水肿消失的时间和出血停止时间。治疗效果参照国家中医药管理制定的《中医病证诊断疗效标准》[2]自拟。痊愈:临床症状及体征完全消失,创口完全愈合。显效:临床症状及体征较治疗前有明显改善,创口缩小2/3及以上。有效:临床症状及体征较治疗前有改善,创口缩小1/3~2/3。无效:临床症状及体征较治疗前无明显变化或加重,创口缩小<1/3或无变化。总有效=痊愈+显效+有效。

1.4 统计学处理 本研究里所有数据均由SPSS13.0数据分析软件处理而得,计量资料用$\bar{x}\pm s$表示,差异性比较采用t检验,计数资料比较用χ^2检验,以$P<0.05$为表示结果具有统计学意义。

2. 结果

2.1 不良反应 两组治疗期间都无不良反应病例出现。

2.2 治疗效果 两组治疗效果存在差异,见表1。

表1 两组治疗效果比较(例%)

组别	例数	痊愈	显效	有效	无效	总有效
研究组	50	19(38.00)	15(30.00)	9(18.00)	7(14.00)	43(86.00)
对照组	50	16(32.00)	11(22.00)	5(10.00)	18(36.00)	32(64.00)
χ^2						6.45
P						<0.05

2.3 创口处疼痛、渗出、水肿消失的时间和出血停止时间 两组创口处疼痛、渗出、水肿消失的时间和出血停止时间存在差异,见表2。

表2 两组创口处疼痛、渗出、水肿消失的时间和出血停止时间($\bar{x}\pm s$, d)

组别	例数	疼痛消失时间	渗出消失时间	水肿消失时间	出血停止时间
研究组	50	6.53±1.06	5.02±1.14	5.27±1.38	0.98±0.21
对照组	50	7.21±1.12	5.78±1.09	6.13±1.27	1.15±0.29
t		3.1180	3.4072	3.2424	3.3572
P		<0.05	<0.05	<0.05	<0.05

3 讨论 肛肠疾病作为人类的常见疾病之一,主要包括痔疮、肛裂、肛瘘、肛周脓肿、肛门瘙痒等,其中以痔疮最为常见[3]。肛肠疾病患者多有渗出物分泌,需及时的进行处理,常规的处理方式为采用生理盐水冲洗后涂以碘伏液,虽能及时的去除分泌物,减轻局部的炎性反应,但起效慢且疗效欠佳。

中医观点认为肛肠疾病是在多种致病因素的作用下,导致机体生理平衡状态被破坏,而出现各种单一病症,发生机理涉及风、湿、热、燥、气虚、血虚六方面[4]。治疗上也具有较多的方式,如针灸疗法、情志疗法、中药疗法、气功疗法等[5]。熏洗是中医外治法的其中之一,其将药物加热,通过体表直接作用于机体,获得的临床疗效普遍较好。熏洗在肛肠疾病中也较为常用,可有效的减轻创口的疼痛,改善创口处的血液供应,从而促进伤口的愈合[6]。笔者自拟"银花三黄愈疡方"用于肛肠疾病的治疗,方中黄柏清热解毒,具有消炎、止痛、生肌的作用;大黄杀菌、止血;皂角刺祛瘀止痛;地榆、生地凉血、止痛;乳香、没药消肿、止痛;连翘对金黄色葡萄球菌等多种细菌都有杀灭作用,是治疗疮毒痈肿的常用之物,与银花、黄芩、黄连、蒲公英联用,抗菌作用更强;泽泻渗湿,具有一定的消肿作用;诸药合用,共奏清热解毒、生肌止痛之功。将方药煎汁,对患者进行熏洗治疗,与行常规治疗的50例患者进行比较,采用自拟"银花三黄愈疡方"的一组不但治疗的总有效率较高,且患者疼痛消失时间、渗出消失时间、水肿消失时间、出血停止时间都更早。因此,采用自拟中药方"银花三黄愈疡方",用该方煎水取汁,采用XN-X肛周多功能熏洗仪熏洗法治疗肛肠疾病不但能提高治疗效果,且起效快,值得推广。

参考文献:

[1] 翟云起,张桂荣,周学武.孕产妇肛门疾病调查分析[J].中国伤残医学,2006,16(6):53~54.
[2] 国家中医药管理局.中医病证诊断疗效标准[S].南京:南京大学出版社,1994:132.
[3] 张月梅,陈海亮,庄华章.围生期妇女肛肠疾病的调查[J].中国妇幼健康研究,2011,22(2):229~230.
[4] 张武.补中益气汤在肛肠疾病中的运用[J].中医临床研究,2011,03(10):64~65.
[5] 杨金禄.中医药治疗肛肠疾病的特色及社区发展优势[J].光明中医.2012,27(11):2332~2334.
[6] 石开翠,吴远华.中西医结合疗法对肛肠疾病术后创面愈合时间的影响[J].贵阳中医学院学报,2009,31(6):55~56.

子宫内膜异位症1例

陈勇 韦俊武

(阜阳中西医结合肛肠医院 236000)

患者,女性,36岁,因"直肠阴道壁肿痛2年"入院。患者2年前因"痔疮"于当地医院行手术治疗,术后出现月经来潮前期及食辛辣刺激性食物,局部胀痛不适尤为明显,自觉局部有肿物,且逐渐增大。病程中,患者无畏寒发热,无腹胀腹痛、便血及流脓史。查体:T 36.3℃ P 76次/分 R 18次/分 BP 12/8 Ka 心肺无异常,腹平软,肝脾肋下未触及。实验室检查未见明显异常。肛门彩超检查示:直肠阴道隔处有一肿物,大小约1.0×4.0cm 液性暗区不明显,形态不规则,不排除肛周脓肿。专科检查:截石位肛缘11点至1点位处可触及不规则肿物,无明显波动感,质稍硬,压痛(+)。肛门镜检查:对应位肛窦未见凹陷红肿,直肠黏膜正常。入院诊断:肛周脓肿?次日在骶麻下行肛周脓肿根治术,术中作半弧形切口,逐层切开探查:深约4cm处,手指可触及一肿物,质稍硬,边缘不规则,予以钝性加锐性分离,完整切除肿物,大小约2.0×4.0cm 见边缘不规则,质硬,并扩创以凡士林油纱条填塞创腔,加压包扎。术后病理报告示:子宫内膜异位。术后予以抗感染,换药等对症支持治疗,1个月痊愈,随访半年,未见复发。

讨论:子宫内膜异位症多发于30~50岁女性,其发病原因多方面,以"内膜种植"临床表现较常见,不论异位子宫内膜来源如何,其生长均与卵巢内分泌有关。本例患者发病不排除与经期手术有关,局部肿痛,很可能局部炎症伴有活跃的内膜病变,从而产生前列腺素、激肽和其他肽类物质引起疼痛或触痛,故应避免临近月经期手术操作,因其部位特殊,临床症状及彩超提示:不排除肛周脓肿;故易误诊为肛周脓肿,询问病史,肿物随月经周期而变化且逐渐增大,血常规中白细胞计数不高,一般不难鉴别。通过手术治疗,术中彻底切除异位内膜及炎性组织,扩创,术后抗感染,换药治疗,病情逐渐好转直至痊愈。

护 理

混合痔围手术期临床护理 300 例体会

李莲英

(甘肃省天祝县人民医院肛肠科 733200)

混合痔是常见、多发的肛周疾病。其治疗方法很多，其中手术治疗是目前效果最好。但由于大部分患者对痔的发病的原因、治疗方法、术后康复缺乏正确的认识，致使痔术后反复迁延，不易痊愈。因此，我科在临床护理工作中结合患者的情况，对痔患者进行围手术期健康教育和临床护理，以提高痔的治愈率，减轻患者的痛苦，减少复发。

1. 一般临床资料 自 2008 年 1 月 1 日至 2011 年 1 月 1 日，在我院肛肠科收住的 300 例痔患者，其中男性 160 例，女性 140 例，年龄 22～69 岁，平均年龄 46 岁。7～10d 痊愈出院，，平均住院 8d。

2. 方法 对 300 例痔患者围手术期进行全程临床护理

2.1 心里护理

2.1.1 术前建立良好的护患关系和正性的情感支持。大量的临床实践证明，高度信任感，良好的护患关系是一切心理治疗成功的保证。肛门疾病是常见的、多发病，但患者受传统观念影响常常难以启齿，故常伴有害羞、怕痛、怕出血、怕癌变等心理因素。同时因术后出血、疼痛、便意感和排尿困难以及切口的水肿等使患者身心十分痛苦。因此术前护士深入病房探视患者，掌握主要病情及心理特征。向患者自我介绍，详细介绍医院环境，病区环境，主治医师及责任护士，手术的必要性和安全性，术中可能遇到的不良反应和配合要点。介绍时要注意礼貌，态度诚恳，交谈时面带微笑，注意眼神表情，适当运用握手、拍背等肢体语言，拉近和患者的距离，给患者一种信任感和安全感。术前协助患者做好各项检查，心理安慰，消除顾虑，消除陌生感，讲解与疾病有关的知识。

2.1.2 做好肠道准备，清洁肛周，清洁手术部位。遵医嘱给患者进行大肠水疗。

2.2 手术中的护理

2.2.1 协助病人摆好手术体位，充分暴露术野。教会患者放松全身和心理暗示，使患者处于松弛状态，对外界刺激反应降低，与其交谈与手术无关的话题，分散其注意力。对术中可能出现的疼痛等特殊情况护士轻握患者的手，嘱其深呼吸以减轻牵拉反射引起的疼痛和不适，在护理中动作要轻巧，利落，要善于控制患者的情绪。

2.2.2 观察患者的面色，注意生命体征变化以及有无恐惧心理。

2.2.3 术毕协助患者整理衣裤，送患者安返病房并交班。并向患者介绍术后卧位、饮食、以及下床活动的时间，怎样排小便、怎样保护切口等注意事项。使患者在心理上获得满足感和安全感。

3. 术后护理

3.1 疼痛的护理 术后 2h 肛门有下坠疼痛，可指导患者口服止痛药，疼痛难以忍受时可遵医嘱给予度冷丁镇痛处理，效果比较满意。

3.2 出血的护理 嘱患者取舒适位，术后 24 小时内可在床上适当活动四肢、翻身，但不宜过早下床，以免伤口疼痛及出血。24 小时后可下床活动，观察患者的切口有无出血，防止切口敷料脱落而引起出血。

3.3 防止尿潴留 术后24小时内每4至6小时嘱咐患者排尿一次，避免因手术、麻醉、疼痛等因素造成术后尿潴留。若术后8小时仍未排尿且感到下腹胀满、隆起时，可行诱导排尿、指导患者用温水冲洗会阴，同流水声或按摩热敷下腹部等鼓励患者自行排尿，必要时行无菌导尿。患者术后第一次排便控制在术后24h~48h，术后第2天早餐后鼓励其尽量自行排便，一定要克服恐惧心理用力从小到大循序渐进大胆排除。排便太迟或困难时应给予大肠水疗，避免大便嵌顿，水疗时直肠导管头端和切口上要涂以利多卡因胶浆避免插管时切口疼痛，并密切观察病情，观察切口有无出血、下腹胀痛、下坠感，大量出血时应及时检查止血处理。

3.4 预防感染 加强会阴部的清洁卫生，预防伤口感染、水肿、保持肛周及伤口清洁，每日温开水坐浴2次水温43度至46度，每日2—3次，每次20—30分钟，以及中药熏蒸，每日切口换药2次，换药时动作要轻柔。疼痛难忍时药指导患者口服止疼药，减轻患者的生理和心理压力。

3.5 术后1~2天以无渣流食、半流食为主，减少肠蠕动、粪便形成和排便，促进切口愈合。2~3天后嘱患者多食新鲜蔬菜、水果和粗粮少吃辛辣刺激的食物，减少对肛门的刺激。保持大便通畅。养成定时排便的习惯，保持会阴肛门的清洁干燥，适当运动锻炼，特别是久坐的患者要指导其每次坐的时间不能超过2h，并且坚持每天进行提肛运动，培养其自我调护能力。

3.6 肛门狭窄，多为术后瘢痕组织挛缩所致，术后应观察患者有无排便困难及大便变细及排便时剧烈疼痛，患者疼痛是否能忍受。若发生肛门狭窄，应及早进行扩肛治疗。

4. **结果** 本组300例经围手术期的健康教育和临床护理，全部治愈，术后随访，均恢复良好，1例有复发。通过本组病例护理总结，重视围手术期的宣教及心理护理，充分的术前准备和术后的精心护理，能有效地减少并发症的发生、提高治愈率。

5. **讨论** 通过对相关因素的分析和护理总结，笔者认识到痔的发病原因以及并发症的发生与以下因素有关：（1）久坐、久站，久蹲、妊娠、分娩、便秘等长期压迫盆底组织，压迫肛周，是肛周血液循环不好都可影响痔的发生。（2）长期食用辛辣刺激的食物，刺激直肠、肛门黏膜，使黏膜下血管曲张，造成痔的发生。加强对痔的围手术期的健康教育和临床护理可有效地提高痔的治愈率，减轻患者的痛苦和减少痔的复发。（3）因此，医护人员的热情、主动的对患者进行健康教育和围手术期的全程护理，这样可大大的提高了患者的自我调护能力，提高免疫力，促进康复，预防和减少并发症的发生，预防痔的复发，提高了患者的生活质量。

参考文献：略。

定期电话回访健康教育在肛肠专科中的应用

朱桂凤 陆海英 赵浩翔

（广西桂林市中西医结合医院肛肠科 541004）

肛肠科是我院的重点专科，七十多张病床，病员量大，为进一步加强医患沟通、延伸医疗服务，我院自2006年以来，开展了对出院患者"电话回访"服务。通过几年的实践，证明了这种方法既简便易行，又行之有效，大大增加了医患双方的互动性，缩短了护患之间的距离，增加了病人对医护人员的信任，提高了医院的经济效益和社会效益，现将应用体会报告如下。

1. **资料与方法**

1.1 一般资料 选择2006年1月至2013年12月住院天数在（7~15）天的患者，5262例，其中男3325例，女1937例，年龄（20—80）岁，平均年龄45.53岁。病种为：混合痔2315例、肛瘘

1052例、大肠肿瘤578例、溃疡性结肠炎369例、肛周脓肿316例、肛裂264例、直肠脱垂211例、出口梗阻型便秘157例。

1.2 方法　建立回访患者档案，将病人的住院号、入院日期、姓名、性别、年龄、地址、联系电话、职业、文化程度、生理和心理状况、手术名称、术后天数、出院日期、病情现状、病人意见和建议、反馈改进措施等做准确记录；由责任组长承担负责电话回访工作，随访时间于患者出院一周后给病人做第一次电话随访，以后每周回访一次，特殊病人根据需要适当增加次数，做到随时掌握病人情况。护士长全面掌握每月病人回访率是否达标。负责对病人提出的意见和建议及时做出反馈，对好的建议积极采纳并制定整改措施，准确、及时地向科主任做好每月回访工作的汇报。在实施电话随访的过程中应规避一些问题：首先病人出院前做好告知，电话随访首先要说明身份，表达随访的目的，不谈论与随访无关的内容，回访时态度一定要诚恳，不要为完成任务而打电话，敷衍了事；其次语言规范并选择适宜的时间，不要在病人午休或晚上八点以后打电话，以免影响病人休息，及时、准确地记录，对病人提出的意见和建议，要尽快向科主任或护士长反映，避免延误太长时间，不能及时向病人反馈。

2. 健康教育内容

2.1 创面愈合情况　术后暂不从事剧烈活动和重体力劳动，每天便后要痔灵洗剂或温水坐浴、并塞肛太栓，保持肛门周围皮肤清洁干燥，勤换衣裤，内裤宜选用松软、吸水性能强的棉布类，建议一周后复诊，如有出血、持续疼痛、肛门渗液有恶臭味、持续便秘等随时就诊。

2.2 饮食　养成良好的饮食习惯，饮食有节，少食过精过细、肥甘厚味，海腥发物、辛辣、燥热、刺激性食品，如白酒、辣椒、生姜、芥末、葱蒜、虾、蟹等，多吃粗粮、杂粮、豆类及水果，含纤维较多的蔬菜，如瓜类、梨、巴蕉、红薯、芹菜等。

2.3 排便　生活起居有常，注意休息，避免劳起内伤，养成每天定时排便习惯，保持大便通畅，切勿久蹲努挣，便秘时可吃巴蕉、红薯、芹菜、菠菜、芝麻糊、饮蜂蜜水，按摩腹部或遵医嘱口服通便药。

2.4 心情　保持心情愉快，避免焦虑 紧张与烦躁的不良情绪。

2.5 缩肛运动　坚持每日晨起及睡前做提肛运动，每次做90下，以增强肛门括约肌的收缩能力。对于一些特殊的职业人员，如会计、司机、教师等从事久坐、久立、久蹲工作的人，嘱其在工作一段时间后应变换体位，从而使局部血运通畅，减轻或防止痔病。

2.6 锻炼　术后一月内避免剧烈运动和重体力活动，体育锻炼可选择散步、体操、打太极拳等运动方式以增强体质。

3. 结果提高了医疗水平

通过对患者的随访跟踪，可对诊疗效果进行统计分析，并对诊疗方案进行相应的调整，提高医院整体诊疗水平；改善医德医风：通过随访可以进行满意度和医德医风调查，为医院的管理评估和对医护人员的评估提供了科学依据；提升医院美誉度和经济效益：通过满意度调查、健康宣教、用药提醒、生活提醒、复诊通知等随访改善患者康复效果，提高患者的满意度和复诊率，降低复发率，减少医疗纠纷，提升医院的美誉度并带来更好的经济效益。

4. 讨论

利用电话回访式健康教育是一种随着医学模式转变而出现的新形式健康教育的良好模式，它将健康教育延伸到患者家中，电话回访节约人力、财力，所需时间不多，不影响患者的日常生活，易被患者和护士接受。电话回访这种护理服务方法，医务人员不仅要不断丰富自己的专业知识，提升自己业务水平，还要学习人文科学知识，学会人与人之间的交流技巧，拓宽知识面，去适应新的护理模式。电话回访提高了护士独立思考，分析问题、解决问题的能力，增强了沟通的技巧，护士也在电话回访中体现了自我价值。开展电话回访式健康教育，使患者增进健康的知识，改变健康的行为，使病人的行为向有利于康复的方向发展。这也将越来越受到病人的欢迎及社会的重视。

1例先天性无肛伴会阴缺损患儿的护理

陈凤鸣　屈玉华

（成都中医药大学医院）

先天性无肛（Congenital anal）又叫先天性肛门直肠畸形，是消化道畸形最常见的疾病，占新生儿1/1500-1/5000，男多于女。常并存其他畸形，约占41.6%。本病的病因不清，与遗传及妊娠期受病毒感染、化学物质、环境及营养等因素有关。主要症状有出生后不排大便，会阴部肛门缺如[1]。手术是治疗此病的唯一有效方法。10年来对本病的手术治疗有很大的改进，疗效也明显提高。2008年7月我科收治1例先天性无肛伴会阴缺损的患儿，现将其护理报告如下。

1. 病例介绍

患儿，女，7岁，家长主诉于出生后发现患儿无肛门，大便自阴道流出，1月后，于当地医院就诊，行手术治疗（具体不祥），术后大便能自肛门解出，但干便时疼痛难解，稀便不能控制。专科检查：肛门前移位与阴道相连，会阴缺如，肛门周围缺乏皮肤皱褶，后侧见一纵行手术疤痕，指诊肛门收缩无力。于2008年7月7日以"先天性无肛术后稀便不能控制7年"收入住院，入院时体温36.9℃，脉搏76次/分，呼吸21次/分，血压104/56mmHg。血常规见白细胞数目6.03×10^9/L，红细胞数目4.51×10^{12}/L，血小板数目167×10^9/L。血生化检查及小便常规检查指标均正常。于2008年7月14日在全身麻醉下行肛门移位会阴成形术及肛门成形术，术后给予相关治疗及护理。患儿于2008年8月11日治愈出院。

2. 手术方法

全麻术后先取左侧卧位，消毒腰部后用1%利多卡因行腰俞麻醉并转为截石位，消毒会阴并铺巾。在正常肛门位置行"十"字切开皮肤及皮下组织，游离皮瓣暴露出肛门扩约肌。在现有肛门缘做一圆形切口，并钝锐结合分离其周围组织，在阴道及现有肛门相隔处小心分离，并游离出阴道后侧阴道括约肌。将游离的肛门及肛管经先游离出的肛门括约肌腹侧（前侧）肛重环下方骶孔穿出，用1号线及可吸收线缝合阴道括约肌及其周围组织以达到重建阴道目的。将拉出的肛管及肛门缝合固定在正常肛门位置皮肤切缘，压迫止血，阴道及直肠内放置碘伏纱条压迫，引流。留置尿管。心电监护，包扎切口，手术结束。

3. 护理

3.1 术前护理

3.1.1 做好家长的心理护理：患儿来自偏远农村，父母文化程度较低，对此病缺乏认识，同时家庭经济条件较差，此病在临床上比较少见，家长特别担心手术后的效果等，表现出焦虑、紧张、顾虑重重，对医生护士缺乏信任等不良情绪。护理人员详细介绍医院医疗和护理水平，讲解疾病的治疗方法及不做手术的危险性。为保证手术的成功，医护人员共同制定了术前、术后治疗及护理方案，使家长放下心理包袱，接受治疗。

3.1.2 做好患儿的心理护理：患儿年龄较小，没有足够认识，长期的不舒适给她带来痛苦，加之医院的整个新环境让患儿产生害怕、胆怯、紧张的心理。不愿意开口说出自己的感受。经常关心患儿，多沟通、多关心，给她幼儿的抚慰，建立信任和安全感。同时，每天给患儿讲故事，给她听音乐，让其分散注意力，减轻不良情绪。

3.1.3 营养支持：由于患儿长期排便不畅，饮食量较少，患儿发育迟缓，身高和体重均较同龄儿童差。给患儿补充富含蛋白质、维生素、水分的食物，以软食为主，少食多餐，增加抵抗力，有利于术后恢复。

3.1.4 保持皮肤完整性：稀便易使患儿肛门及会阴部皮肤发红甚至破溃，及时清洗大便并消毒皮肤有利于保护皮肤。每天早晚用 500ml 温开水加 20ml 艾利克配成溶液清洗阴道口、肛门口及整个会阴范围，再用专用柔软毛巾蘸干，保持干燥和清洁。

3.1.5 肠道准备：患儿长期干便不能解出，注意观察患儿有无腹胀，腹部有无大便储存，患儿肛门及会阴部手术，肠道准备尤其重要，术前 3 天进食软食，并口服缓泻剂或肠道杀菌剂，以预防感染。术前 1 天进食全流质饮食，手术前晚及术晨采用由浅入深、循序渐进、少量多次的灌肠方法，将直肠内的大便排出干净。在做肠道准备的时候，给患儿及母亲讲解该操作的原因、方法及注意事项，减轻了患儿和母亲的紧张情绪，能很好地配合操作。

3.1.6 病情观察：每天给患儿监测生命体征，注意防止感冒，指导饮食，做好局部检查，确保具体病变位置。

3.2 术后护理

3.2.1 严密观察生命体征：持续心电监护监测体温、血压、心率、呼吸、血氧饱和度等，1 小时记录一次，平稳后 4 小时记录 1 次。

3.2.2 疼痛的护理：因患儿会阴成形术及肛门后移成形术，缝线较多，压迫止血力量较大，加重伤口疼痛。鼓励和抚慰患儿要坚强地面对，给患儿讲故事、放音乐、放动画片等；抚摸患儿；观察伤口有无出血倾向，几小时后适当松解敷料；观察有无缝线反应，局部红肿热痛，及时处理；及时清理伤口分泌物及异物，避免刺激伤口，加重疼痛。

3.2.3 皮肤护理：由于患儿长时间卧床，局部血液循环不畅；天气很热，患儿出汗较多，影响皮肤的正常代谢。保持患儿床单干净、干燥、平整、无渣屑，定时帮助患儿翻身，同时定期检查皮肤，尽早发现有无变化。保持室内空气温度、湿度适宜。及时擦洗，清除皮肤分泌物，保持皮肤干燥、清洁。每天行温水擦浴，并局部按摩。

3.2.4 预防潜在的逆行感染：由于患儿长期保留尿管，容易导致逆行尿路感染。嘱患儿多饮水；观察小便量、色、性质，并做好相关记录；做好会阴部护理，每天及时清除尿道口分泌物，并消毒。每天定期更换集尿袋。

3.2.5 预防伤口感染：严密监测体温的变化；做好基础护理，保持床单平整、清洁、干燥、无渣屑；及时清理伤口分泌物，清洁伤口，换药治疗，换药时注意消毒彻底，动作手法宜轻柔；使用抗生素治疗，注意抗生素的总量、滴数，严格按照儿童用药标准用药。

3.2.6 合理营养，促进伤口愈合：术后前两天给予患儿富含蛋白质、少量糖分的流质饮食，第三天给予富含蛋白质、维生素、少纤维，多水分的清淡饮食，忌辛辣、油腻饮食，以蔬菜、水果为宜，交待患儿多饮水。

3.2.7 调整大便，保持大便通畅：肛门成形术后大便最好控制在成形、很软的状态解出，达到扩肛的作用。由于患儿术前大便难解，食量较小，鼓励患儿进食，以蔬菜、水果、粗纤维食物为宜，由少到多，循序渐进；鼓励患儿饮水，促进肠道分泌功能逐渐健全；做轻微的腹部按摩，用力均匀、适度；用手捏、压、拍打等方法作用于肛门部，提高肛门扩约肌的张力；防止大便干燥，采用口服福松软化大便，有排出困难时，用开塞露外用挤入肛门帮助排便；鼓励患儿适当下床活动，增加肠道蠕动，避免肠胀气；逐渐培养定时排便的习惯，以达到排便和肛门括约肌的训练。

3.3 出院指导

嘱患儿防止便秘，注意饮食调节，多吃蔬菜、水果、多饮水，忌辛辣食物及油炸食物；出院后，伤口未完全愈合，每次排便后仍需清洗、换药治疗；若出现排便困难，切忌努挣，及时到医院就诊，有肛门狭窄需用食指扩肛，并作肛门收缩舒张运动 3。定期到医院复查。

参考文献：略。

中药熏洗治疗肛肠术后水肿的临床观察

薛宇彤

(成都中医药大学附属医院肛肠科)

肛门水肿、疼痛是肛肠手术术后常见的并发症，多由于手术时反复牵拉、刺激，肛周血液、淋巴回流障碍，解便久蹲等原因引起，严重影响病患的康复及生活质量。我科自2012年10月开始采用XN-X肛周多功能熏洗仪中药熏洗治疗肛肠术后水肿，取得满意疗效，现报道如下。

1. 资料与方法

1.1 一般资料
全部128例均为我院肛肠科住院手术治疗患者，随机分成2组。实验组64例，男38例，女26例；年龄18～65岁，平均46.89岁；其中行肛瘘切缝术14例，混合痔外剥内扎术27例，肛周脓肿根治术12例，肛裂切除术11例。对照组64例，男36例，女28例；年龄16～67岁，平均48.43岁；其中行肛瘘切缝术13例，混合痔外剥内扎术24例，肛周脓肿根治术15例，肛裂切除术12例。2组一般资料比较差异无统计学意义（$P>0.05$），具有可比性。

1.2 治疗方法

1.2.1 实验组
术后第二天早晨大便后，予以中药熏洗自拟方（芒硝6g、苦参10g、野菊花10g、黄柏10g）制成的熏洗包加入2000ml沸水，放于坐浴架上，先熏蒸15～20分钟，待水温降至42℃左右时坐浴15～20分钟。每次大便后加熏洗一次。

1.2.2 对照组
大便后用5%聚维酮碘外洗伤口。

1.2.3 疗效评定标准
参照《中华人民共和国中医药行业标准·中医肛肠科病症诊断疗效标准》，拟定标准如下：治愈：水肿、疼痛完全消失，便后无渗血，创口愈合；好转：仍见水肿，疼痛缓解，便后时有出血；未愈：病状无改善，水肿、疼痛未消退[1]。水肿评分标准为：0分：无水肿，切口边缘皮肤柔软，无异常突起；2分：轻度水肿，切口周围组织轻度隆起，皮纹存在；4分：中度水肿，切口周围组织中度隆起，皮纹不明显；6分：重度水肿，切口周围组织重度隆起，皮纹消失，皮肤发亮[2]。分别于术后24小时、48小时、72小时、120小时对患者水肿程度予以评分。

2. 结果

计数资料组间比较采用χ^2检验（$P<0.05$），计量资料组间比较采用t检验（$P<0.01$），具有统计学意义。

表1 两组疗效统计 [n(%)]

组别	治愈	好转	未愈	总有效率
实验组	44 (68.75)	19 (29.69)	1 (1.56)	(98.43)
对照组	16 (25)	35 (54.69)	13 (20.31)	(79.68)

表2 两组水肿指数

组别	48小时	72小时	120小时
实验组	1.01±0.2	1.38±0.7	2.4±1.03
对照组	1.18±0.62	2.11±1.01	4.5±1.13

3. 讨论

肛肠术后水肿的原因有：（1）手术使创缘局部原有的静脉、淋巴循环通路被破坏，或者创面压迫过紧，局部循环受阻，组织液滞留；（2）齿线以下的肛管组织由脊神经支配，感觉十分敏锐，受到手术刺激后产生疼痛，引起肛门括约肌痉挛，导致肛门局部血液循环受阻，发生水肿[3]；（3）大便困难，排便时间过长，下蹲过久，致肛管外翻，括约肌痉挛，静脉回流障碍发生水肿，或腹泻、反复排便刺激伤口引起肛缘水肿[4]；（4）术后切口有死腔，粪块污染，可继发感染，局部切口缝合处感染，造成局部组织渗出增多，血管通透性增加产生水肿[5]。中医学认为肛肠病术后局部水肿是经络阻滞，气血凝滞，湿热下注所致[3]。

中药熏洗坐浴疗法是中医外治法的重要内容，也是治疗肛门疾病的传统方法。我院自拟使用XN－X肛周多功能熏洗仪熏洗方中芒硝清热解毒，消肿止痛，能增加白细胞的吞噬活动能力，促进肛周炎性渗出物早期吸收而有散瘀消肿止痛作用。苦参、黄柏清热燥湿，解毒消肿，杀虫止痒，现代药理研究表明对溶血性链球菌、金黄色葡萄球菌、绿脓杆菌、大肠杆菌等均有较强的抑制作用[6]。大黄清热解毒，逐瘀通经，其主要成分蒽醌甙具有明显收敛消肿作用，同时大黄还具有抗感染作用，对多种革兰氏阳性及阴性细菌均有抑制作用。诸药合用，直接作用于局部，共同起到清热解毒、活血化瘀、收敛消肿功效，能使脉络调和、气血通畅而达到治疗目的。在临床运用中取得较好疗效，值得推广。

参考文献：

[1] 张香连. TDP照射治疗皮肤溃疡32例疗效观察 [J]. 武钢医讯，1995，18（2）：146~147.
[2] 农立剑. 大黄五倍子汤熏洗治疗外痔93例 [J]. 广西医学，200，22（2）：389.
[3] 黄乃健. 中国肛肠病学 [M]. 济南：山东科学技术出版社，1996：423~424.
[4] 姜明旭. 肛肠病术后肛缘水肿的原因分析及预防 [J]. 中国实用医药，2010，5（35）：71~72.
[5] 缪卫红. 肛肠病术后肛缘水肿的原因及护理干预 [J]. 中国医药指南，2012，10（23）：657~658.
[6] 邵继林，喻德洪. 肛门疾病的中药坐浴治疗 [J]. 中国肛肠病杂志，1988，8（2）：39~40.

手术室病人安全管理

王羽桐

（辽宁中医药大学附属第三医院　沈阳市和平区　110003）

安全管理是护理管理的一部分，护理管理有多个环节，安全管理是举足轻重的重要一环。安全是护理质量的直接反应，安全影响质量，质量反应水平。实施安全、可靠的护理工作不仅有利于医疗工作的发展，而且可促进患者身心康复。做好护理安全管理，最大限度地保护病人的安全，是我们重视的问题。

"安全"应包括两个含义：

一是预知危险，二是消除危险，两者必须兼并。因此，安全工作就是预知人类在活动中存在或潜在的危险，为消除这些危险所采取的各种手段、方法、行动的总称。而护理安全管理就是解决在护理过程中安全问题的工程技术。并且，手术室的工作又具有特殊性，如被动性、突发性、流动性、无菌性等。因此，病人的安全管理措施要从多个方面来抓好。

1. 影响手术室病人安全的各种因素

其与手术室环境、手术体位、手术器械的处理、各种查对制度及护理人员的素质、技术、工作能力等有着密切关系。

1.1 手术室环境　手术室是外科诊治和抢救的重要场所，是医院的重要技术部门。因此，手术室的布局应符合功能流程和洁污分区要求。将医务人员、病人、洁净物品的洁净路线与手术后器械、敷料、污染物等污染路线严格分开。通过空气净化系统满足空气洁净要求，高级别的手术间应设在手术部的尽端或干扰最小的区域，并有效控制室内的温湿度和尘埃含量。还应有良好的配套设施如应设置消火栓给水系统及手提式气体灭火器、自动喷火灭火系统及感烟探测器等设备。实现理想的手术环境，降低手术感染率，提高手术质量，并保证病人的安全。

1.2 手术体位　病人进行手术时，为使手术部位暴露明显，需要将病人摆置于不同的手术体位。包括病人的卧姿、体位垫的正确使用、手术床的操作等组成。摆放各种手术体位时应注意：

①体位固定要牢靠，暴露切口要清楚（如行子宫癌广泛切除术，臀部下应垫一软垫，将臀部稍抬高；行肾手术时，应将肾区对准腰桥等）；

②腹部不可受压，以免影响呼吸；

③身下铺的中单要平整；

④无挤压，骨突出处受压部位应垫以海绵垫；

⑤上臂不可过度外展，以防造成副损伤；

⑥下肢约束带不能过紧，以防神经麻痹；

⑦病人体表不可接触金属，以防烧伤。因此，必须熟练掌握各种手术体位的摆放及手术床的操作。不仅可使患者舒适、安全、无并发症，并可获得良好的术野暴露，防止神经、肢体等意外损伤的发生，缩短手术时间。

1.3 手术器械的处理　手术器械是手术操作的基本工具，器械性能直接影响到手术操作乃至手术的成败。正确的清洗、保养和消毒可保证手术器械发挥指定作用并延长使用寿命。因此，每位手术室护士都必须掌握手术器械的管理及用后处理。

1.3.1 一般手术器械处理：如行甲状腺、椎间盘等非感染的手术器械，术后应将器械在流动水下用毛刷刷洗干净再分类烘干（如精细、尖锐的器械要分开上油），并包装高压消毒或分类存放于器械柜内。

1.3.2 一般感染手术器械处理：如行胃、肠等切开腔道以及为感染梅毒、病毒性肝炎等患者实行手术的器械，术后应将器械浸泡于含氯消毒液中30分钟后在流动水下刷洗干净并分类烘干、上油、包装高压消毒或分类存放于柜内。

1.3.3 特殊感染手术器械处理：如行气性坏疽、破伤风等手术器械，术后将器械浸泡于含氯消毒液中30分钟后初步冲洗、包装并高压灭菌后再于流动水下用毛刷彻底刷洗、分类烘干、上油、包装，再次高压消毒或分类存放于柜内。

认真做好手术器械的清洗、保养与消毒，以提高各种手术器械清洁度，为患者提供安全手术器械，减少交叉感染。

1.4 各种查对制度　在我们的护理工作中严格执行各项查对制度是防止差错、事故发生的重要环节。因此必须做到：

①执行各项护理操作均要做到"三查七对"；

②接手术患者时，应认真查对病室、床号、姓名、性别、年龄、住院号、手术名称、手术时间及术前用药等，逐项核实，防止接错患者；

③实施体腔或深部组织手术时，落实器械、纱布、纱垫、棉片、缝合针等物品清点制度，防止物品遗留体内；

④留取病理组织标本，应妥善保管、及时登记、按时送检，防止遗失；

⑤执行口头医嘱时，在执行前需复述1遍，并做到三对（对药名、剂量及用法）；麻醉药品、精神药品、毒性药品，需经两人查对无误后方可使用；

⑥给病人输血时必须使用输血器，严格执行无菌操作。两袋血同时输入时，查对给血人的姓名（必须是同1个人的血）及采血日期（同1天的血），并严密观察病情变化。

1.5 护理人员的素质、技术、工作能力

1.5.1 护士素质 包括医德素质、专业素质、技术素质、身体素质等。护理人员的职业道德、对病人的爱心、工作的责任心以及专业知识掌握和技术的熟练程度与事故的发生往往有着直接关系，也是安全护理最重要的基础。在我们的工作中，由于责任心不强导致护理失误的原因很多，如没有很好落实交接班制度；随意换班造成脱岗或上班时无精打采；上班随意离开工作岗位，把事情交给新护士或实习生独立完成；基础护理不到位，出现并发症；未按时巡视致输液外漏或中途不及时加药致空气进入体内等，这些都是工作责任心问题及护理安全意识观念认识不足等情况。

1.5.2 工作能力与护士的经验有密切关系，护理技术经验与安全有其内在联系。只有从平时护理工作、操作中细心观察、锻炼、总结经验、提高专业技术水平，才能降低事故的隐患，以保证护理工作的安全性。

总之，护理质量安全，首先要经常、及时、反复地进行安全教育，学习有关安全规定和工作制度，让护理人员了解安全管理制度，增强做好安全工作的自觉性，同时建立健全各项规章制度，增强工作责任心，牢固树立"安全第一"的思想，杜绝差错事故的发生，确保护理安全。

手术室护士长在安全管理中的作用

王淑英

（辽宁中医药大学附属第三医院　沈阳市和平区　110003）

本文从如何审慎负责，严格执行各项护理规章制度，加强护理人员业务素质及能力的培养，养成护士对工作审慎，周密谨慎的工作作风，在各种护理工作操作时都一丝不苟，认真负责的态度，提高护士慎独素质加强安全意识教育，层层把关，责任到人，培养护士具备较高的素质水准、高度的职业责任感、高尚道德情操与良好的心理素质。规范安全护理措施，加强业务培训，定期召开安全形势分析会，查找工作中不安全隐患，提高护理质量。要求护士长要有良好的领导素质和强烈的责任心，加强手术室各种程序规范，严把无菌关。合理分工，严格质量控制，协调好医护等各种关系，营造一个团结和谐的工作氛围，保证手术顺利完成。护士长随时将自己的临床经验和预测可能情况的技巧传授给护士。重视护理文书的准确及时和法律效力。保证手术室工作环境布局合理，固定，规范等，并结合手术中要求，体现护士长在安全护理中的作用。

随着社会的发展，人们生活水平的不断提高。患者的自我保护意识和对医疗保健的需求也不断升高，新的《医疗事故处理条例》的颁布，更加大了医疗机构及医务人员的责任。在临床工作中，与患者接触最多的是护士，因此，作为高风险的护理工作怎样做到既要维护患者的权利和义务让患者满意，又要确保医疗护理安全达到保护好自己，避免医疗纠纷的发生，是摆在我们护理工作面前的一道重要难题。手术室安全管理抓得好，各项工作要求严格，制度落实，措施有力，人员素质好，技术水平高，才可以确保安全无事故。就此浅谈在实施手术室管理中强化安全护理的几点体会。

1. 审慎负责，严格执行

各项规章制度是护理安全的关键，由于护理工作的连续性，完整性，护理规章制度是护理管理中一项重要内容，科学有效的管理制度及合理分工，是防止差错事故发生的首要，护士长应定期或不定期组织，学习我院护理部下发的多种规章制度，如手术室管理制度，查对制度，危重病人抢救制度，交接班制度及各种操作规程和岗位职责等。再结合护理部经常不定时进行检查，考评，杜绝差错事故的发生；护理工作中稍有不慎，粗心大意，都可铸成大错，甚至危及患者生命，因此要求护士养成审慎。周密谨慎的工作作风，在各种护理工作和操作时都一丝不苟，严格查对，准确无误，不可忽视每一查每一对，三查七对要字字查清。术中核对要做到认真细致；不可凭主观经验估计行事；不可忽视操作中的病情变化；不可放手对护生无监督的独自操作；同时我们也要重视对护理工作中安全隐患信息的反馈，强化护理安全的超前管理意识，狠抓易发生差错的环节，如危险时刻、手术多、人员少、节假日、周末休息日时；危险人员：新上岗的护士、生活中干扰因素大的护士；危险治疗：输血、术中配合查对等。通过对这些易发生的管理干预，多次防范了差错故事的发生。无论在什么情况下，护士一定要审慎负责，把好每一个环节，严格照章办事，准确无误，把不安全因素消灭在萌芽状态。

2. 培养护士慎独素质，落实安全

护理是护理道德观的要求，安全护理不但是护理质量的要求，也是护理道德的基本要求。作为护理人员应具备一定的素质水准和高度的职业责任感和道德情操，慎独修养尤为重要。因为护理工作中护理行为往往是一个人独立进行，服务的对象是千差万别的患者，尤其是不会用语言表达的小儿或麻醉的患者及伴有精神障碍思维紊乱的患者等，他们不能提出自己的意见和要求，安全只靠护理人员的认真、细致的观察和精心的护理。而护理行为的正确与否，好与差，只能由医护单方认可，如我院手术室专科性比较强，手术的对象都是做肛肠手术病人，他们在术中大脑是清醒状态，但腿脚都是在麻醉状态，所以护士在术后应嘱咐患者不许随意站立走动。肛门手术是有菌手术，但各种器械，各种操作均应满足无菌规程。这些工作往往不易被人察觉到，这就要求护士有高度的道德观念和责任感。为了培养护士平素严格的"慎独"修养，不定时根据临床每个时期的特点开展有关法律法规及各种安全管理制度的学习，不断提高护士对安全护理的意识，做到警钟长鸣，自觉把职业感贯穿到护理工作的每一个环节，做到在任何情况下都要忠实于患者的健康利益，对患者尽职尽责，热情认真始终如一。另外还应培养良好的心理素质，始终保持愉快而稳定的情绪，精力集中，用自己的一言一行让患者感觉到安全感和信任感。

3. 规范安全护理措施

3.1 加强培训，提高护士素质

护士业务素质提高是护理水平提高的基础，鉴于手术室的专业特点，加强护士专业技术培训十分重要，要通过岗前培训，学习，强化和弥补专科业务技术的不足，从根本上提高护理人员的专业技术水平，才能把好安全的技术环节关。

3.2 定期分析，提高护理质量

定期召开安全形势分析会，查找工作中不安全隐患，薄弱环节，针对存在的问题，制定新的修改意见和实施办法，安全分析会要定期组织认真分析，制定措施详细记录，不走过场。

4. 护士长要有安全观念，良好的业务素质和强烈的责任心

4.1 护士长是基层的管理者，必须将护理安全管理放在管理工作的首位，如护理人员的调配，通过护士长的督导，增强护理人员的责任心，唤起注意力，调动护士积极性。应用管理手段，合理分工严格质量控制，提高护理人员的素质，技能，丰富他们的经验。

4.2 营造一个团结和谐的工作氛围，护理工作是一个团队工作，由其是手术室护理工作，具有广泛的联系性，护士之间应精诚团结，互相协作，相互督促，弥补漏洞，护士长要在工作中及时发现问题，协调处理护士间的矛盾，理顺情绪，维持每位护士主导的心理位置，使护士能在一个良好的工作氛围内完成好各项工作。

4.3 随时将自己的临床经验和预测可能发生情况的技巧传授给护士，护士长对每位护士各方面的情况了如指掌，全面了解每台手术在术前、术中、术后可能发生的各种事情，随时对可能发生的事情做出科学的预见，并及时对护士给予提示和指导，将自己的观察，想象和技术以及不断摸索所获得的经验传授给其它护士，真正做到传、帮、带。

5. 重视护理文书的准确及时和法律效力

护理文书是真实记载患者病情和护理措施的客观资料，是医疗诉讼中的法律论据。护理记录等，

在《医疗事故处理条例》中明确规定，是患者可复印的资料，因此书写必须真实准确，要做到准确记录手术中护理，内容包括如：手术物品清点登记、术中出血量、输液量、尿量、平均血压、脉搏、电刀负极板放置的位置，皮肤有无压伤、烫伤等意外情况。

6. 保持护理工作环境布局合理、固定、规范

6.1 护士长管理的硬件部分，手术室的布局、物品、药品、抢救物品及无菌物品、有菌物品的摆放，必须分类放置，标签清楚，并保持原位。在进修医生、实习医生、实习护士及工作人员较多的情况下，人多手杂易放错位置，容易造成错拿等差错。

6.2 护士长要经常检查督促和清理，专人看管，责任到人，避免放错、标签不清、物品过期等现象的发生。我院采取多种形式与措施，切实把"安全第一，安全重于泰山"的理念贯穿于工作的各个环节，不存侥幸心理，不敢丝毫懈怠，从而较好的保证了护理安全。作为科室护士长，必须高度重视安全管理，采取措施消除隐患，避免缺陷，保证护理安全。

肛肠疾病围手术期的优质护理

辽宁中医药大学附属第三医院　痔瘘二科　李轶

随着病区优质服务活动广泛、深入地开展，经历手术的患者常感到焦虑、孤独、无助。做好围手术期心理疏导，是手术室开展优质护理活动的重要环节。围手术期是围绕手术的一个全过程，从病人决定接受手术治疗开始，到手术治疗直至基本康复，包含手术前、手术中及手术后的一段时间，具体是指从确定手术治疗时起，直到与这次手术有关的治疗基本结束为止，时间约在术前5-7天至术后7-12天。围手术期心理疏导护理服务可有效缓解手术患者的紧张情绪，保证手术的顺利进行，改善患者预后和生活质量。为了使患者在生理，心理，社会精神上处于安宜的舒适的状态，减少不安因素，使其得到完整，系统，连续的优质护理服务。

术前访视：一般选择术前1日进行，巡回护士下病房认真的阅读病例，了解患者生理，心理状况，诊断及拟施术式等其基本信息，入室后作自我介绍，消除护患间的陌生感，然后讲明来意，简要介绍手术室的情况，麻醉师及手术医生情况，术中体位，可能的不适及必要的配合。入室前的注意事项，不许化妆，染指甲，贵重物品不带入手术室，饰物及义齿等物交家属保管，禁食，禁饮，更换清洁衣服贴皮肤不能有金属物品，告诉其次日会在手术台旁一直陪伴，根据访视的内容认真记录，并做好相应措施。

根据患者的不同心理需求提供高水平的心理护理，这是提高护理质量的主要目的。应根据不同手术患者制定不同的随访计划，采取不同的沟通方式，以了解每位手术患者的不同心理问题，分别制定心理护理计划，观察患者，以了解优质护理的成效，完善医疗服务。一切从患者的所需做起，护士要有耐心，有问必答，不推诿患者，有高度的责任心和同情心，在工作中贯穿"以病人为中心"的服务宗旨。在与患者交流时要充分取得患者的信任，要用简洁、清晰、平缓、柔和的语气进行心理护理，解除患者的焦虑。要求护士做到"四心"，即爱心、耐心、细心、诚心。为了解手术患者常见心理需求，取得患者及家属的支持，在心理护理过程中应遵循关注、真诚、尊重、人文等原则。护士要根据每位患者的不同职业、经济条件、文化水平、不同民族，甚至不同宗教等，正确评估不同患者的心理需求，以便更好地做好护理工作。

掌握每位手术患者的宣教内容，积极开动脑筋，开拓创新，提出护理纲领，完善服务细节，发挥护理文化的特色作用，使护理工作向个体化、魅力化、超值化的护理模式转变。接到手术通知单后，手术巡回护士即到病房，作自我介绍和手术室环境介绍。并全面仔细的了解患者的病情、家庭、信

仰、文化、对手术的要求等，提供有关手术、麻醉及术后恢复过程的信息，帮助其消除不安，从而消除不必要的猜疑、忧虑和恐惧心理。同时有效减轻术后并发症的发生。

术前访视使手术室护士改变了以往只在手术台上与患者接触的传统做法，让患者感到一种亲切感。从关心手术部位，转为关心患者个人，使其在术前得到生理、心理、社会、文化、精神等多层面的护理。术前访视要善于观察患者的言谈举止、面部表情、姿势等，以了解患者的感受，最终达到消除病人术前的紧张和恐惧心理的目的。护士在与患者的沟通中，要注意自身修养对患者的影响，一杯热茶，一句祝福让患者充分感到家的温馨。

提高护士的技术操作水平，熟练的技术操作是赢得患者信任的重要保障，以老带新，一帮一，充分调动每位护士的学习积极性，提高自身的业务素质水平及输液穿刺技术，使一针见血率达100%。对于特别难穿刺的患者，请有临床经验的老护士进行操作。对于老年人要多一点耐心和同情心，声音稍大些，用尊称。进行静脉穿刺时，要充分向患者解释操作的必要性及目的。对患者的合理要求尽量予以满足。操作室环境整洁、舒适、安静、动作娴熟，尽量避免操作不慎给患者带来不必要的麻烦及痛苦。静脉输液完毕后给患者盖好衣被，嘱家属有事时，护士会随时帮助，告知护士是可以依赖的。若在手术间进行静脉穿刺，要随时观察病情变化及穿刺部位的情况等。

要根据患者不同的需求，提供高水准的医疗护理，包括为每位患者制定和实施治疗、护理计划，观察病人，以了解护理服务的结果。舒适护理要求护士将一些原来执行的既痛苦又尴尬的术前准备工作改为在护士陪同下进入手术室躺在手术台上，麻醉后再进行操作，既减轻了患者痛苦，又体现了人文关怀。患者入室后，首先由前一天访视的巡回护士热情亲切的迎接患者，平稳地将其送至手术床上，手术间要提前调试好温湿度，一切操作稳、准、轻，注意患者的体位，身体支撑处均加上衬垫。对有孤独感和恐惧感的患者，巡回护士应给予亲切的关怀和安抚。如握住患者的手，以增加舒适和解除顾虑。麻醉后及术中注意遮盖隐私处，注意保暖，尽量减少身体的暴露。术毕，要清洗伤口周围，为患者盖好衣被，注意保暖。搬动患者注意伤口及各种引流管的保护。静脉输液妥贴护理，安全平稳的将患者送回病室。并向家属或病人告知手术非常顺利，以使其放心，利于恢复。

术后访视，手术后第2天，大手术或情况特殊适当延迟访视时间，访视者依然为配合该手术的巡台护士，进入病房先问候患者，说明回访的目的，通过与患者及其家属交谈了解手术后的心理状态，身体状况，及手术室的认知和承受情况。简单的介绍，患者在手术过程中的情况，表扬其手术中非常配合，手术很成功，嘱其术后注意事项，祝其早日康复，征求其对手术室的意见和建议，认真做好记录。

开展术前术后访视工作，让患者对手术和麻醉有了初步的认知，缓解了恐惧心理，增强手术信心，让其尽快适应手术室环境，完成角色转换，使其心理，生理处于手术的最佳状态，而且有利于护士全面了解和掌握患者的整体情况，对手术全过程做到心中有数，对有可能出现的突发事件，采取积极有效的措施，通过访视，使患者得到了一个整体护理服务，同时，激励护士对护理工作的研究，思考和探索，提高业务水平。在访视过程中，我们还应注意，应与医生进行有效的沟通，对于患者提出的特殊问题，应医护一致，必要时交主治医生解答。

对患者实施围手术期全程、安全、优质护理服务是手术室整体护理工作的深入，护士能全面掌握患者的病情、术中情况，工作中能及时、针对性地为患者解决问题，避免了工作的盲目性。管理者对护理过程进行监督、检查、指导和信息反馈，护理安全管理得到加强，护理质量得到持续改进。实施手术物品配送、患者集中输液管理，缩短了手术准备时间，提高了巡回护士在岗率，确保了医疗护理安全，有效提高手术室护理工作效率和质量。手术室通过开展优质护理，提高了护士的全面素质，改善了护患关系，将优质护理运用于整个围手术期中，真正体现"以人为本，温馨护理"的护理理念。优质护理使患者充分感受到人文关怀，为患者提供更加温馨、更加优质的护理服务。

优质护理服务开展的体会

辽宁中医药大学附属第三医院　张慧慧

为深化"以病人为中心"的服务理念，强化基础护理，提高护理质量，卫生部新提出了"优质护理服务示范工程"活动，主题是"夯实基础护理，提供满意服务"！本院作为辽宁省首家开展优质护理服务——无陪化病房的中医院，而作为院内一名普通护士，也以饱满的服务热情，投入到"优质护理服务"活动中去，下面将在"优质护理服务"开展过程中的体会总结如下。

一、思想重视，提高对基础护理工作的认识

基础护理虽然是简单的生活护理，但它也是护士的专业能力和专科知识来做支撑的，要求把每个患者都看作是一个整体，满足其身体、心理、精神、文化等方面的需要。护士通过作好基础护理来全面的了解患者，无论是身体上的还是心理上的，以便能及时、准确的判断和处理患者病情变化的早期反应，防止其进一步的发展恶化。

二、调整心态，适应发展

在活动开展的最初，很多护理人员曾有过迷茫，觉得大学毕业怎么就整天给病人整理床铺、洗头、洗脸甚至伺候大小便呢？护士应该是要发挥在校期间所学习的高级护理知识啊！可是随着工作的进行，越来越体会到了基础护理在临床工作中的重要性，起初阶段的消极情绪慢慢消退，工作热情也越来越高，这才体会到原来心态在工作中起着至关重要的作用。

三、从每一件小事做起，从每一个细节着手

护士的工作很锁碎，但不能因为它锁碎，就抱着得过且过的心理！认真整理床单、协助患者洗头，为行动不便的患者打水、打饭，这些看似简单得不能再简单的工作，要把它做好也不是一件特别容易的事，合理的安排时间，认真的工作态度，不要因为简单就懈怠自己，这样才能完美的完成每一项护理工作。护理服务得到了病人的支持和肯定，病人对护理人员的满意度也得到很大提高。这就是对护理工作的一种肯定和鼓舞，护理人员也会觉得自己努力工作是值得的！有意义的！

四、工作中化被动为主动

护理的发展总是与变革相连，从前总是被繁琐的护理记录所困，而今护理记录的简化让护理人员有了更多时间来到病房，以便能

及时巡视患者，尤其是对待输液的患者，以前大多是等待病人的呼叫铃声响了，再去更换输液，处于一种被动状态。现在通过开展优质护理服务，护理工作变被动为主动，加强了对输液病人的巡视，主动输液、换液和加药，这样既加强了大家的责任心，也能够及时了解病人的需求和病情的发生变化，并给予及时处理，以增加了病人的安全感，同时还可以减少陪护，减轻病人的负担，保持病房安静。让患者感受到实实在在的益处。

五、真诚沟通，微笑以待

在优质护理服务中，要求护士将"以病人为中心"的护理理念和人文关怀融入到对患者的护理服务中，在提供基础护理服务和专业技术服务的同时，加强与患者的沟通交流，为患者提供人性化的护理服务。人们常把护士比喻成天使，一个美丽的微笑，一句简单的问候，都会让患者心里暖暖的，无论是对患者还是家属，真诚沟通，微笑以待，你会发现病人脸上的笑容也会越来越多，对待医护人

员也会越来越亲切，而对于一些以前他不愿意配合的护理操作也会尽量的去配合，你是否会感觉自己的付出得到了认可，做起工作来也事半功倍呢？！

六、要有团队合作意识

护理工作是一个连续不断的进程，单凭某一个人的力量是无法完成在院患者的整个护理工作的，所以护士之间要相互合作，相互支撑，以团队的工作形式，通过团队成员之间的共同努力完成每一个患者在院期间完整的护理工作。

一名真正的好护士不仅要有夯实的技术，更要有爱心、耐心、细心、精心、责任心和诚心，既然穿上了这身洁白的大衣，就要勇敢地走下去。坚定夯实基础护理的理念，将优质护理服务继续开展下去。

中医护理特色与实践在肛肠科应用

隋兴茹

（辽宁中医药大学附属第三医院　沈阳市和平区　110003）

中国随着社会和经济的发展，人们的生活水平的不断提高，生活环境和生活条件的不断变化，医疗保健问题以及人们日益增长的养生保健的需求和难以承受的医疗保健费用等问题，已成为二十一世纪医学界面临的焦点和难点，中医护理所具有的优势和特色，蕴涵着解决这些问题的巨大潜力，为其在二十一世纪的发展提供了机遇。

1. 整体观是中医护理的指导思想

中医学认为人体是一个以脏腑为中心、经络为联系的有机整体，结构上不可分割，功能上相互作用，病理上相互影响。人与自然、社会环境处于一个统一体中，人的生理随天时、地势的不同而变化，人的疾病与气候、地理环境和社会环境的改变有密切关系。中医护理正是根据这一观点，从患者的生理、心理、所处的自然环境和社会环境出发，综合评估患者存在的或潜在的健康问题，通过辩证施护、辩病施护、辩症施护为患者提供健康照顾。

2. 辩证施护是中医护理的基体法则

辩证施护包含"辩证"和"施护"两个相互联系的内容。"辩证"是指运用中医的基本理论，对四诊所采集的病史、体征、症状加以分析、推断，确定疾病的证候属性。"施护"是在辩证的基础上确定相应的"施护"原则和方法。辩证是决定施护的前提和依据，施护是减轻或解决患者痛苦的手段，所以辩证施护是中医理论与实践相结合的体现。三因制宜的施护原则是中医护理个性的体现。

2.1 因人制宜：要结合患者的年龄、生活习惯、体质、文化修养的不同，采取不同的护理方法。如在用药的量上，成人大于小孩子；阴虚之体居室要通风，给予清补养津滋阴之品，忌食热补食品，慎用温燥药，而阳虚之体要避风寒保暖，给滋补温热之品，慎用苦寒药。

2.2 因时制宜：四时气候的变化对人体的生理与病理有一定的影响，异常的气候是诱发疾病的重要条件。护理上要依据不同的季节气候特点予以保健、养生、用药的指导。如冬天人体腠理致密，服辛温解表药后，让患者稍加衣服或喝热粥，使随汗出；夏天人体腠理疏松，服用辛温解表药后，要观察患者的发汗情况，防开泄太过后伤津。有些慢性病往往在气候变化时发作或加重，如哮喘、中风等。

2.3 因地制宜：不同的生活习惯与地理环境均可影响到人体的生理、病理变化，护理上要加以关注。如西北地高气寒，病多为风寒，避风寒、慎用寒凉之剂为护理重点；东南地区气候潮湿，病多温热、湿热，护理上以清凉与化湿、慎用温热助湿之剂为重点；北方气候干燥，多给予生津、温热剂；南方暑热夹湿，可食祛湿、利尿、清淡之品。

3. 中医护理技术在中医护理中占据重要地位

中医护理技术操作具有器具简单、操作方便、适用范围广、疗效快、经济适用、患者易接受的特点。体现了"安全、高效、低耗、创新、发展"的原则，创造了良好的社会效益和经济效益。中医护理技术所包含的按摩术、拔罐术、贴药术、熏洗术、耳穴压豆、太极拳等，方法易于掌握，并广泛应用于护理工作中，起到了减轻患者痛苦、提高患者生存质量的作用。近年来发明的中药离子导入术、中药保留灌肠术等，既丰富了中医护理技术的内容，也扩大了中医护理的工作范畴，使中医护理学有更广阔的发展空间。如临床上采用针灸、耳豆、穴位注射、按摩等技术解除尿潴留；采用耳穴压豆法、气功、推拿按摩等方法治疗失眠；使用耳穴压豆法、拔罐、外敷中药等方法减轻疼痛，缓解便秘，治疗压疮等。中医护理正是通过中医护理技术操作的临床实践来实现的。

4. 中医护理特色内容

4.1 畅情志、调心理：中医认为喜、怒、忧、思、悲、恐、惊即所谓"七情"，是人的精神活动，是人体对外界客观事物或现象的精神反映，也是脏腑生理功能的外在表现。适度的精神活动是身心健康的标志，过度或不良的精神活动则是导致疾病衰老的重要因素。

4.2 合理膳食：膳食是维持人体生命活动不可少的物质基础，是人体五脏六腑、四肢百骸得以濡养的源泉。合理膳食在提高治疗效果上与医疗、药物、护理起着同样重要作用。对食物的选择要认真运用中药的四气（寒、热、温、凉）、五味（苦、咸、酸、辛、甘）、升降沉浮及药物归经等学说。

4.3 合理给药：传统的中药治疗是根据药物所具有的若干特性所决定的，所谓的寒、热、温、凉是药物作用于机体所发生的反应。辛、甘、酸、苦、咸是中药所具有的五味，味不同，作用各异。升降沉浮是药物作用于人体后的四种不同趋向、性能。中药这种特性就要求我们在护理工作中既要注意中药的"十八反"、"十九畏"的配伍禁忌，又要注意药物的服用时间及方法。

4.3.1 给药时间与人体时间节律同步协调：在服药时间上，滋补药宜在饭后服；驱虫药和泻下药大多在空腹时服用；健胃药和对胃肠刺激性较大的药物宜在饭后服；治疟药宜在发作前1~2h服；安眠药则应在睡前服；发汗药以每日午前服用为好；催吐药宜在清晨服。在中药的服药时间上，中医有丰富的内涵，护理人员要善于学习、总结以探索最佳的给药时间。

4.3.2 服药方法因病情、剂型不同各异：治疗寒证疾病药宜用热服、温服；治疗热证疾病药宜用凉服。对于解表发汗药要偏热服以助汗出；清热凉血、止血剂宜凉服；散剂、粉剂可用开水冲服或胶囊装好吞服；膏剂用温开水冲服；危重患者要少量多次频服；昏迷、小儿、食道手术等不能口服时可采用取鼻饲给药等。

4.4 "治未病"：所谓治未病，一是指未病先防，二是指既病防变。护理工作在疾病的预防保健上，具有非常重要的作用，以多种形式、多方位、多层面的健康教育提高患者的防疾意识。通过饮食、运动、精神调摄等个人养生保健方法和手段来维系人体的阴阳平衡、调养正气，提高机体内在的防病、抗病能力，以达到"正气存内，邪不可干"的疾病预防目的和维护"虚邪贼风，避之有时，精神内守，病安从之"的健康状态。

4.5 指导患者建立顺应四时与动静结合的生活起居习惯：一年的四季表现为春温而生，夏热而长，秋凉而收，冬寒而藏的特点，但实质上又是不可分割的整体。没有温热，也就无所谓寒凉；没有生长，也就无所谓收获。这种相互依存、相互制约、相互转化是宇宙万物的固有规则。顺应四时，就要适应自然，避免外邪，使人体的内环境与外环境相统一，互相平衡。在一年中：春防风，又防寒；夏防暑热，又防因暑而至感寒；长夏防湿；秋防燥；冬防寒，又防风。要利用自然，促进健康。人类具有能动性，不仅可以以适应自然，也可能动地改造自然，使之更适合于生存，促进健康。在护理工作中，我们要指导患者要有健康的生活方式，可以在空气清新、纯洁的溪流或瀑布附近进行空气浴；利用山地、海滨进行气候康复；利用温泉疗法、冷水浴、日光浴森林浴、漫步、练气功、打太极拳等，根据不同的年龄、不同的病情及病症的不同阶段，形成动静结合、劳逸适度的生活节律。

随着护理手段和护理理念不断更新，中医的护理方式在临床上得到了广发的应用。这种新型的护理方式，保证了有针对性，有计划的对病人进行护理治疗，从而使病人尽早康复。同时，从中医角度来讲，医护之间的配合更加协调。在提高护士技能的同时．继而增强了护士的职业自信心、责任心和工作自觉性，使临床护理工和向着健康的方面发展。

中医护理技术对痔患者术后疼痛的超前干预的效果研究

屈玉华

（成都中医药大学附属医院　邮编610072）

疼痛是混合痔患者术后常见的症状之一，主要集中在术后2~10h，尤其是在术后2~7h之间。术后创面的剧烈疼痛不仅给患者带来了痛苦，而且不同程度地影响其他系统的功能，出现血压升高、尿潴留、焦虑等问题[1]。中医护理技术是将中医传统疗法应用于护理工作中，包括艾灸、拔罐、点穴等20多种，具有独特的操作手法和疗效，在临床护理工作中占有很重要的地位[2]。本研究以中医护理技术原理为基础，结合混合痔疾病特点，以"摩、点穴、艾灸三位一体"的护理技术操作来预防和缓解痔患者术后疼痛，取得了一定的效果。现报告如下。

1. 对象与方法

1.1 研究对象

2011年01月至2011年06月，采用方便取样，选取我科120例重度混合痔手术患者，根据患者入院的先后顺序编号。按随机数字表随机分为试验组和对照组，每组60例。纳入标准：①明确诊断为重度混合痔（≥3度），手术方案为混合痔外剥内扎术结合消痔灵注射，麻醉方式为骶麻；②年龄18—65岁；④愿意参加本次研究者。排除标准：①合并心衰、严重心律失常、脑血管意外、严重肝肾功能不良者；②合并精神疾病者；③合并周围血管疾病或痛风的患者；④合并妊娠者；⑤术后用自控镇痛者。两组患者在年龄、性别、民族、手术次数、疾病严重程度方面比较，差异无统计学意义（$P>0.05$），两组具有可比性。

1.2 研究方法

1.2.1 操作方法

试验组：除常规护理外，在术后1h未出现疼痛者进行中医护理技术操作，每次30min，在患者病床上实施。包括摩、点穴、艾灸，具体内容如下。①摩：摩腹部。②点穴：两手拇指同时按压双侧行间、束骨、承山、公孙、八髎，每个腧穴按压1min。③艾灸：艾柱盒灸八髎。对照组：进行常规护理，包括病情观察、各项生命指标监测、遵医嘱常规术后给药、讲解术后注意事项等。所有的中医护理技术操作都是由一名固定护理人员实施，其方法接照中华中医药学会发布的中医护理常规技术操作规程[3]严格实施。试验组所有患者接受中医护理技术操作的内容和时间固定一致。

1.2.2 评价方法

VAS：为1条10cm长的水平线或垂直线，两端分别标为0和10，0表示无痛，10表示最痛，在线上标记出最能代表疼痛强度的点，测量0到标出点的距离即为疼痛强度评分值。VAS是科研和临床常用的有效工具，在疼痛评估中的效度已被清楚证明[4]。临床评定以0分为无痛，1~3分为轻度痛，4~6分为中度痛，7~10分为不可忍受的剧痛[5]。

1.2.3 资料收集方法

术前1d，对于自愿参加本研究的患者讲解VAS量表的使用方法，手术后1h测量患者的基础VAS值（以往研究表明痔术后出现疼痛的时间大概术后1h，主要集中在2~10h）[1]。如果VAS值为0分，进入整个研究进程。试验组患者进行中医护理技术操作，操作后每小时分别测量VAS值。对照组不进行中医护理技术操作，只在与试验组相对应的时间点测量VAS值。在整个试验过程中患者随时可以选择其他止疼方式退出试验，一旦患者选择其他止疼方法，立即停止疼痛数据的收集，按缺失值进行处理。

1.2.4 统计学方法

使用SPSS 13.0统计软件对资料进行统计分析。统计分析方法包括t检验及重复测量方差分析。

2. 结果（表1）

表1 两组不同时间点疼痛评分（VAS）比较（分, $\bar{x} \pm s$）

组别	n	操作后1h	操作后2h	操作后3h	操作后4h	操作后5h	操作后6h	操作后7h	F值	p值
试验组	60	0.56±0.12	1.58±1.02	2.18±0.56	2.23±0.47	2.28±0.55	2.05±0.16	1.78±0.49	17.09	>0.05
对照组	60	1.25±0.56	3.38±1.34	5.61±2.33	6.14±2.68	6.68±0.22	4.99±0.11	3.27±1.16	0.91	>0.05
T值	0.91	10.58	9.67	8.54	11.94	6.79	3.99			
P值	<0.01	<0.01	<0.01	<0.01	<0.01	<0.01	<0.01			

由表1可见，试验组操作后每小时的VAS评分都明显低于对照组，差异有统计学意义（P<0.01）。而对照组、试验组各时间点VAS评分差异无统计学意义（p>0.05）。

3. 讨论

3.1 中医护理技术操作可以预防和减轻痔术后疼痛

在本研究中，对照组观察结果显示，在麻醉药镇痛作用消失后，患者的疼痛评分随着时间的延长而变化，初期疼痛程度缓慢增加，在对应操作后5h时间点时患者的疼痛程度最高，为（6.68±0.22）分；而试验组患者在对应时间疼痛评分为（2.28±0.55）分，评分明显下降。操作后6h、7h时间点对照组的疼痛评分也下降，但是还是高于同时间点的试验组评分。两组间比较显示，说明中医护理技术操作超前干预术后疼痛，减轻了痔术后患者的疼痛程度，起到了缓解疼痛的作用。从试验结果来看，试验组有2例在术后整个过程未出现疼痛，而对照组没有这样的病例；试验组有11例疼痛出现的时间推迟到术后5h，而对照组都在术后2h左右出现了不同程度的疼痛，由此证明了中医护理技术可以消除痔术后患者疼痛，也可以将预期出现疼痛的时间推后，起到了预防疼痛的作用。

3.2 中医护理技术超前干预预防和减轻痔术后疼痛的原理

点穴是以指代针，沿着经络的分布在患者体表适当穴位，通过手点、按等不同手法的刺激，以达到缓解疾病的一种方法。具有疏通经络、调和气血、解痉止痛及平衡阴阳等功效[6]。点穴对于疼痛有很好的缓解作用，其机理基于针刺镇痛理论。大量的研究证明，点穴可以缓解各种疼痛，如腹痛[7]、月经痛[8]和术后疼痛[9]等。在本研究中，根据痔术后疼痛部位经络循行规律选取行间、束骨、承山、公孙、八髎等腧穴来缓解患者的疼痛，取得了一定的效果。摩[10]是用手掌掌面贴于患处，以腕关节连同前臂做有规律的环形运动。在本研究中，手术后的患者由于紧张等导致身体僵硬、气血滞涩，摩腹部可调整患者的气血，使机体内的气血运行通畅起来。另外，摩腹部对术后疼痛可能也有一定的缓解作用。研究证明，触摸腹部可以减轻痛经[11]、耳鼻喉手术中疼痛[12]和泌尿系结石体外震波碎石术中疼痛[13]。艾灸[14]是指利用艾条燃烧温度熏灼或温熨体表一定部位，通过调整经络脏腑功能，起到温经散寒止痛的作用。根据痔术后疼痛部位经络循行规律选取八髎穴，效果较好。

3.3 中医护理技术对痔术后疼痛的超前干预与中医"治未病"相结合

《素问·四气调神大论》谓："是故圣人不治已病治未病，不治已乱治未乱，此之谓也。夫病已成而后药之，乱已成而后治之，譬犹渴而穿井，斗而铸锥，不亦晚乎！"说明了中医学早在《内经》时代就提出了治未病的预防思想。张仲景《金匮要略》"夫治未病者，见肝之病，知肝传脾，当先实脾。四季脾旺不受邪，即勿补之。中工不相传，见肝之病，不解实脾，唯治肝也"。肝脏的病变最容易传变到脾脏，所以肝脏有病应当立即培补脾脏，脾脏强健起来，可以抵御病邪的继续侵袭，非常有利于疾病的治愈。中医护理技术对痔术后疼痛的超前干预，充分体现了中医传统"治未病"理念，起到了早期预防的作用。

4. 小结

痔术后患者在采用"摩、点穴、艾灸三位一体"的中医护理技术操作超前干预后，疼痛得到推迟和减轻，效果明显。此外，本研究所采用的手段均为非侵入性的，未发现患者有不良反应，值得推广。并且提高了护士对术后疼痛的护理水平。

参考文献：

[1] 严相默．术后镇痛进展［J］．中国疼痛医学杂志，2004，10（6）：360~361．
[2] 刘虹．护理学基础［M］．北京：中国中医药出版社。2005：65．
[3] 华中医药学会．中医护理常规技术撵作规程［M］．北京：中国中医药出版社．2006：190~193．
[4] Huskim EC. Measurement of pain [J]. Lancet. 1974.2（78黔）：1127~1131．
[5] Rawa IN. Analgesic—survey [J]. British Joumal of Analgesic, 2001, 87（1）：73—87．
[6] 贾立惠．贾兆祥，点穴疗法［M］脐南：山东科技出版杜．1984：14．
[7] 李静．点穴疗法用于腹部手术腹痛、腹胀的观察［J］．黑龙江中医药．2002，21（6）：50．
[8] 赵福学．赵芳．赵鹏，点揉关元、地机治疗原发性痛经96例［J］．河南中医，2005，25（6）：59．
[9] 刘香华，张艳红．应用穴位按压治疗术后疼痛的护理体会［J］．河南中医药导报，2004，10（3）：49．
[10] 韩丽抄．中医基本常识与针灸学［M］．北京：北京大学医学出版社．200B；154~155．
[11] 张琴明，张华，房簸．推拿治疗原发性痛经研究进展［J］．上海中医药杂志，2006，40（2）：65~66．
[12] 黄克静，熊巍．触摸在耳鼻喉科局麻手术中的应用［J］．护理学杂志，2003，18（4）：286~287．
[13] 蔡军红，洪翠琼，陈捷．治疗性触摸应用于体外震波碎石术中疼痛控制的研究［J］．现代护理，2007，13（12）：29~30．
[14] 孙国杰．．针灸学［M］上海：上海科学技术出版社．2006：175．

浅谈肛肠手术后肛缘水肿的防治与处理

中医称肛门为"魄门"，魄与粕通，故名魄门。《黄帝内经》说："魄门亦为五脏使，水谷不得久藏。"明代医家张景岳说："虽储糟粕固由其泻，而脏气升降亦赖以调，故为五脏使。"亦即魄门（肛门）的启闭要依赖心神的主宰，肝气的调达，脾气的升提，肺气的宣降，肾气的固摄，方不失其常度。从以上文献探讨，可知肛门是人体排除浊气，浊去新生的所在，既受脏气控制，也能影响脏气。因此老子认为"谷神不死，乃天地之根"，他形容肛门是天地的根本。

肛缘水肿是痔术后常见的并发症之一。肛缘水肿是肛管及肛缘皮肤出现水肿、充血、隆起及坠胀疼痛等症状(1)。其水肿组织透明，时间稍久可见瘀血，常见于肛门一侧，甚至一周。一旦发生术后肛缘水肿给患者带来很大痛苦，延长疗程，影响创口愈合。

肛缘水肿是指肛管和肛缘皮肤因局部血液和淋巴循环障碍，血管渗透压增加，水分在组织间隙中游留过多而引起水肿、充血、隆起、肿胀或疼痛等一系列的症状而言。加之术后局部的炎症反应则又可形成肛缘炎性水肿。

1. 资料与方法

1.1 90例患者中，男女55例，女35例，平均34.7岁，其中混合痔32例，肛裂15例，肛周脓肿17例，肛瘘26例。

1.2 病因

（1）痔疮手术前肛门部炎症未完全消退；

（2）切开感染。手术切开感染，多因肛门部手术中消毒不严格，术中无菌操作或术后抗炎治疗不当所致，切开感染可导致较严重的肛缘水肿；

（3）手术切口引流差。引流差多因切开过短，过窄导致，而切开过短，原因多为术中未考虑到麻醉时肛管松弛，向外下移位等因素导致肛管皮肤上移，创面引流不畅，发生创缘水肿。

（4）创面循环障碍。由于手术使创缘局部原有的静脉，淋巴循环通路破坏，或者创面压迫过紧，局部循环收碍，组织液滞留，术后过早顿厕或大便干燥，均为引起或加剧水肿。

（5）对肛门内括约肌痉挛未处理。由于"纽扣孔"作用导致直肠下静脉与肛门静脉回流障碍，容易发生水肿；

（6）排便努力和久蹲厕。

1.3 手术措施

术中应严格无菌操作，同时根据病情合理设计手术方案，操作规范，轻柔，不随意牵拉，挤压邻近组织，尽量较少对组织的损失。

1.4 术后措施

术后2天给予流质饮食，尽量延迟排便时间，排便时避免久蹲，积极治疗便秘，腹泻，适当应用抗生素，注意肛门局部清洁，定时换药，可预防创面感染引起的炎性水肿。嘱患者卧床休息，尽量少活动，勿久坐，久站，避免创口边缘因用力摩擦形成水肿。

2 处理

2.1 应用地奥斯明片口服治疗术后水肿，观察混合痔术后患者，结果发现地奥斯明片可明显减轻混合痔术后水肿，缩短创面愈合时间．

2.2 中药熏洗坐浴治疗能帮助肛门手术后患者预防和治疗水肿。每日1~2次，每次10~20分钟。熏洗疗法集药疗和理疗于一身，由于药物直接作用于病变部位，药液中的有效成分可透过皮肤或创面的肉芽组织吸收，快速发挥药效，抑制5-羟色胺，缓解激肽等炎症介质的释放，减轻各种原因造成的毛细血管通透性增高，改善微循环，阻止血清蛋白丧失，维持正常胶体渗透压，还可以促进新生肉芽组织的生成，从而起到抗水肿，镇痛，促进创面愈合的作用，，另外，温热蒸汽和药液的熏洗可使局部气血经络得到温通，使局部组织功能得到改善和恢复。

2.3 局部可用芒硝加水溶化后，湿敷患处。若属于敷料压迫过紧，影响局部血液、淋巴循环而致淤血性水肿，可适当松动敷料，减轻局部压力，促进血液、淋巴的回流。

2.4 保持大便通畅：术后应避免进食刺激性食物及不易消化的食物，应多吃如水果、蔬菜及富含纤维素的食物，大便保持通畅，避免创口受到不良刺激。

2.5 超短波红外线理疗 可促进血液循环和淋巴回流及渗出物的吸收，对水肿患者常规进行该项治疗，但临床应用中发现有致大便干燥的缺点，因此应注意控制治疗的强度和持续时间。

2.6 止痛药 疼痛较重，并有肛门括约肌痉挛者及时采取有效的止痛措施，必要时应用止痛药物，亦可采用针刺长强，足三里，承山，内关，三阴交等穴位，及时缓解括约肌痉挛。

2.7 局部湿敷 如高渗盐水，50%硫酸镁或葡萄糖溶液局部湿敷，局部少量吸收镁离子可解除肛门括约肌痉挛，减轻黏膜充血和炎症，起到收敛和促进愈合的作用。

3 小结

由于人体肛门区具有复杂而特殊的生理功能，肛周皮肤及皮下组织松弛且富有弹性，又处于躯干最低位，故患者术后伤口水肿发生率高，肛门齿状线以下受脊神经根支配，对痛觉极为敏感，很多学者将肛门直肠手术比喻成"痛苦的选择"，术后肛门水肿更加剧了疼痛，使疼痛与水肿互为因果，成为临床的棘手问题。目前对肛门术后水肿认识主要存在以下问题：1，目前对肛门术后水肿胡认识是一种理论的推断，缺乏有力的研究证据。2，中药坐浴熏洗疗法有良好作用和广阔应用前景，但其具体操作方法，如温度，时间的控制缺少多中心，大样本的研究。

参考文献：

[1] 付皓，樊瑛瑛，王晓林，混合痔外剥内扎术后肛缘水肿的原因及防治，[J] 中国中西医结合外科杂志，2008，14 (3)：304～306

[2] 李世岳，混合痔术后水肿分析与治疗 [J]，浙江中西医结合杂志，2002，12 (2)：91.

[3] 钟谨，郭光丽，中药坐浴温度对痔术后水肿的影响 [J]，环球中医药，2008，1 (5)：52～53.

吻合器痔上黏膜环切术的护理

刘洪妹　王玲

（中国人民武装警察边防部队总医院肛肠科）

本科 2013 年 1 月至 2013 年 9 月收治痔病患者，其中采取吻合器痔上黏膜环切术（PPH 术）治疗的患者 66 例，现将护理体会报道如下。

1.1　一般资料　本组 66 例患者中，男 36 例，女 30 例，年龄 18～68 岁，平均 41.6 岁，内痔 Ⅲ 期 45 例，Ⅳ 期 11 例，直肠黏膜内脱垂 10 例。有长期吸烟、饮酒史 28 例，久蹲厕所排便 20 例，不爱饮水 18 例。

1.2　护理方法

1.2.1　术前护理

1.2.1.1　术前检查　评估患者的健康状况，常规做血、尿、大便常规、肝、肾功能，凝血 4 项及传染 5 项（乙型肝炎、丙型肝炎、肝功、梅毒抗体、人类免疫缺陷病毒），胸片，心电图等检查，如果术前贫血，血容量不足，应做好纠正。

1.2.1.2　术前准备　包括皮肤准备和肠道准备。(1) 手术前督促患者洗澡、剪指甲、更衣，手术区皮肤按备皮范围要求备皮、消毒，备皮时要注意皮肤皱折处污垢清洁，剃出会阴部和肛门周围的阴毛，避免划伤皮肤，并保持肛周皮肤清洁，指导患者禁烟酒，在床上练习排尿，避免术后出现排尿困难。(2) 肠道准备手术前晚和术晨用温盐水清洁灌肠，灌肠一定要出现清水为止。肠道准备对手术的成功有重要作用，有效清洁灌肠有利于创面愈合，防止感染，同时有利于手术操作。忌用碱性肥皂，以免造成皮肤瘙痒，保持肛门皮肤干净。(3) 痔疮脱垂、肛周疼痛严重者，术前 3 d 早晚用中药熏洗，每次 10～15 min。女性患者月经期禁止熏洗，以免引起感染。

1.2.2　术后护理

1.2.2.1　病情观察：术后患者回病房后，按硬膜外麻醉（或腰麻）常规护理，予去枕平卧位 6 h，严密观察血压、脉搏、呼吸、意识、面色及出血情况，每 15～30min 检查术区敷料有无渗血。PPH 术后常规放置肛管，起引流、排气作用，一般 24h 拔除。护士要观察引流液的性质、颜色、量，如有出血及时通知医生处理。本组无大出血现象，仅有 6 例患者有少量渗血，未作特殊处理。

1.2.2.2　饮食护理：术后 6 h 后可进半流质清淡饮食为主，如面条、青菜、水果、燕麦、粥、汤、粉等，少量多餐；术后第 3 天进普食，多吃高纤维素的食物。嘱患者平时多吃新鲜水果、蔬菜、多饮水，合理饮食搭配，忌辛辣刺激性食物，如辣椒、葱、蒜、羊肉等。定时、定量，必要时加餐，部分患者应向患者做好解释工作，指导合理饮食安排，注意饮食卫生，可促进伤口愈合，防止并发症。建立良好的饮食习惯[1]，保证饮食的营养，以利于伤口愈合，少吃或不吃煎炸、辛辣食品，因为这类食物大多会引起肠道燥热，影响排便的通畅，增加胃肠道的负担，不利于患者的术后恢复。

1.2.2.3 心理护理[2]：PPH是近年来治疗痔的新技术，许多患者对其相关知识不甚了解，担心术后疗效。我们要热情接待病人，详细介绍医院环境及疾病相关知识，通过和蔼的语言，真诚的态度使病人获得被尊重感，主动解答病人的疑问，用通俗易懂的语言耐心讲解手术方式，如PPH术在齿状线上方3～5cm处缝扎切除，此处黏膜受内脏神经支配，无痛感。传统手术在肛门齿状线附近操作，由于手术创伤易造成术后肛门括约肌痉挛、肛门水肿通过沟通使病人了解到PPH术与传统的环痔切除术相比先进得多，使病人解除顾虑，以最佳的心态接受手术。

1.2.3 术后特殊护理

1.2.3.1 术后并发症：(1) 疼痛。吻合器痔上黏膜环切术切口位于齿线上，所以患者术后无明显疼痛。首先要观察患者对疼痛的反应，少数患者有胀痛感，一般可以忍受。以同情、理解的心态与患者沟通，了解患者疼痛的程度，指导患者听音乐、看电视及深呼吸等分散注意力的方法以减轻伤口疼痛。本组2例术后当晚疼痛明显，予盐酸曲马多针100mg肌注后，疼痛缓解。其它均有少许胀痛及不适，换药后缓解。(2) 出血。PPH术后主要的并发症是术后出血，护士应在术后24h内密切观察肛门周围敷料及大便带血情况，一般在最初排便时会有少量出血，以后逐渐减少，应向患者解释由于大便摩擦伤口所致。如有出血，应及时通知医生处理。术后3h内敷料被渗血浸透，立即通知医生，检查肛管内有积血，在局麻下用肛门镜扩开肛门，见吻合口部位活动性出血，在吻合口部位加丝线缝合后用消毒凡士林纱布填塞压迫止血，加用止血、消炎抗菌药等治疗，出血停止，常规换药治愈。便血的观察及护理：严密观察血压、脉搏、呼吸的变化。术后3d，患者生命体征恢复正常后，在无其他明显原因的前提下出现脉搏加快，加快幅度>20次/min或脉率>100次/min，即使当时尚未大量出血，血压等其他生命体征无明显改变，也应考虑有术后迟发性大出血的可能。术后第1天患者肛门可有少量暗红色液体流出，外观敷料渗出不多，非持续渗液不需特殊处理，安慰患者不必对伤口出血感到慌张。如渗血过多或突然排出大量鲜血和血块，应立即通知医生采取止血等对症处理措施。本组无大出血病历。(3) 尿潴留。发生率在10%～60%不等，男性多于女性，且多发生于术后12h内，此现象多由切口疼痛，反射性引起膀胱颈及尿道括约肌的痉挛所致。引起尿潴留的因素：[3]麻醉后对膀胱逼尿肌功能的影响会存在一段时间，尤其术前存在排尿功能障碍的前列腺肥大患者；术后肛门部不适、疼痛和惧怕心理；患者在病床上排尿不习惯。发生尿潴留时，可局部热敷，流水法诱导排尿，双三阴交穴位注射或肌肉注射新斯的明0.5mg，上述方法无效者，可在严格的无菌操作下进行导尿术一般术后24h拔除，第一次倒出尿液不超过1000ml，会阴护理每日2次。本组2例上述方法无效者留置尿管，次日拔除后小便均能自解。

1.2.3.2 排便护理：指导患者术后24h内控制排便，术后第一次排便需排便灌肠，主要是避免过度用力引起疼痛、水肿或出血。嘱患者排便每次蹲1～3分钟，如有排便困难，不宜过度用力，找护士排便灌肠，如能很顺畅的排出就无需再灌肠。注意：排便时如有大量鲜红色血液喷出时，不能急于冲厕应及时通知医生或护士看完后再冲，如排便时有一两滴血或大便上带点血无需紧张是正常排便。每次排便后请使用热水器花洒用温水把肛门口冲洗干净，保持肛门口的清洁，便后疼痛或有不舒适可找医生换药，有助于伤口早期愈合。谢某[4]也认为养成良好的排便习惯，预防便秘，每日定时排便，保持大便通畅，避免长时间用力排便，防止腹压增加而引起肛门水肿及感染有积极预防作用。

1.2.3.3 健康教育：告知患者饮食要规律，多摄入富含膳食纤维、高维生素的食物，多食新鲜蔬菜和水果，多饮水；忌辛辣刺激性食物，戒烟酒。在生活中避免久坐、久站、久蹲；加强活动，增强体质。指导患者养成良好的排便习惯，保持大便通畅及肛周卫生，加强肛门锻炼，可随时进行提肛锻炼，以改善局部血液循环，增强肛门括约肌的功能。保持心情舒畅，注意劳逸结合，3个月内禁止重

2 结果

经过精心治疗及护理，66例患者手术均顺利，出血少，疼痛较轻，平均住院6d，并发症少，术后疼痛2例，尿潴留2例。按期出院，1年术后随访66例，仅有一例存在肛门坠胀不适，术后愈合良好。

3 讨论

PPH是1998年首先在国外逐渐开展起来的一种治疗痔的新方法，痔的吻合器手术的实质是保留肛垫的完整性，通过特制的吻合器在痔的上方环形切除直肠下端肠壁的黏膜和黏膜下层组织（原则上不切除痔块，但对于痔块大，严重垂的环形痔可以同时切除痔的上半部分），同时对远近端黏膜进行吻合，使脱垂的内痔被向上悬吊和牵拉，不再脱垂。由于位于黏膜下层供给痔的动脉被同时切断，术后痔供血减少，痔块在术后2周左右逐渐萎缩。PPH主要适用于以直肠黏膜内脱垂和以脱出为主要症状的环状痔及Ⅲ度、Ⅳ度内痔的治疗。PPH术具有创伤小、痛苦少、恢复快、疗效好、并发症少、复发率低等特点。结论通过PPH手术前后的心理疏导、术前准备、术后饮食指导、排便等护理干预，对减少并发症的发生，提高治愈率，缩短住院时间，提高病人生活质量有着重要的作用。

参考文献：

[1] 夏红，吻合器痔上黏膜环切术的护理，检验医学与临床2011年7月第8卷第14期 Lab Med Clin，July 2011，Vol.8，No.14，1782~1783

[2] 李君.61例吻合器痔上黏膜环切术的围手术期护理.第14卷第2期中医药导报，2008年2月，63~64

[3] 金艺，吻合器痔上黏膜环切术的术后观察及护理，护理与康复2007年11月第6卷第11期，750~751

[4] 谢绮雯，230例吻合器痔上黏膜环切术病人的护理，全科护理2013年5月第8卷第5期上旬版（总第178期），1158~1159

自然排空法在痔病患者术前肠道准备的应用

刘静　邹莉　陈素平

（泸州市人民医院肛肠科　四川泸州 646000）

痔，它是指在人体的直肠末端黏膜或肛管皮肤下的静脉丛出现扩张或屈曲所导致的柔软静脉团，是一种慢性疾病[1]。随着人们生活水平提高、饮食结构改变、生活节奏加快等因素的影响，痔病发病率日益增加，由于患病部位特殊等原因，给患者的日常生活带来了极大地不便。目前对于痔病，手术治疗是最常采用的方法之一。多年来的痔病术前均需常规清洁肠道，而为了寻求该类疾病术前的最佳肠道准备方式，国内医学人员开展了大量的研究，包括：以循证护理为基础的灌肠技巧优化[2~3]、以降低不良反应为主的灌肠清洁剂选取[4~6]及以提高术前肠道清洁度为初衷的灌肠方法改良[7]等，对改善手术前的肠道准备有积极的作用。但这些研究均未能综合分析其对整个手术的影响，仅能治标而不可治本。

我科是中医特色肛肠专科，本文正是建立在上述研究工作的基础之上，结合本科的临床研究，提出了痔病患者术前肠道准备采用自然排空法。即：不刻意进行肠道准备，鼓励患者术晨自然排空大便即可。这种术前肠道准备为手术的顺利实施和术后患者的快速康复提供了良好的保障，它也是中医所讲"天人相应"理念的成功范例。

1 对象与方法

1.1 患者基本情况

选取2005年~2011年的患者共计400例进行研究，采用对比观察的临床研究随机分为观察组和对照组病例各200例，其基本情况如表1所示。2组患者的性别、年龄经比较无显著性差异（P>0.05），2组患者均有规律排便习惯，术前无明显感染，术后均未使用抗生素。无相关并发症，如肛裂，肛瘘，环状混合痔伴嵌顿，顽固性便秘者。手术麻醉方式均采用腰俞穴麻醉。

表1 痔瘘术患者基本情况

临床分组	男女比例（每组各200人）		年龄范围
	男	女	
观察组	112	88	25.12+3.58
对照组	107	93	24.86+3.79

1.2 方法

结合我科临床实践，痔病术前肠道准备一般选择经肛门灌肠，灌肠液为0.2%软皂水，灌肠效果以患者无便意及解清水便为准。同时，为排除术后饮食对术前肠道准备作用的干扰，观察组和对照组术后均普通饮食，忌辛辣厚味。故临床研究分组情况如表2所示。

表2 不同术前肠道准备分组情况

临床分组	病例/例	术前肠道准备情况	术后饮食情况	麻醉方式	术后抗生素使用情况
观察组	200	不灌肠，自然排便	术后正常饮食，忌辛辣厚味	腰俞穴麻醉	无
对照组	200	0.2%软皂水灌肠	术后正常饮食，忌辛辣厚味	腰俞穴麻醉	无

1.3 评价指标

对2组患者的术前肠道清洁程度、对肠道的损伤程度、术后患者大便情况、术后感染情况、患者的舒适度等进行评价，作为比较两种术前肠道准备优劣的评价指标。具体内容为：（1）术前肠道清洁程度主要根据手术医师的评价，手术区域肠道清洁无粪便、术野清晰为满意（即合格），否则视为不合格；（2）对肠道的损伤程度，主要指反复插管操作使得损伤直肠黏膜，引起黏膜充血甚至出血疼痛。（3）术后1~2天大便是否容易排出；（4）术后是否有感染；（5）患者舒适度：术前肠道准备，评估对患者舒适度影响。

2 临床结果与分析

2.1 结果：

根据临床分组情况和评价指标对临床结果进行统计，统计结果如表3所示。

表3 不同临床分组患者评价指标统计结果

临床分组	肠道清洁程度		肠道损伤		术后大便情况		术后感染		患者舒适度	
	合格	不合格	无	有	易排出	不易排出	无	有	舒适	不舒适
观察组	160	40	200	0	154	46	192	8	200	0
对照组	165	35	199	1	87	113	190	10	148	52

2.2 结论

2.2.1 肠道清洁程度：经对照发现，观察组和对照组患者清洁度评价无明显差异，均满足手术要求。

2.2.2 肠道损伤程度：经对照发现，对照组患者有少量肠黏膜损伤病例，其比例约为0.5%。

2.2.3 术后大便情况：经对照发现，观察组患者术后大便1~2天内更易排出。

2.2.4 术后感染：经对照发现，观察组和对照组患者术后感染率无明显差异。

2.2.5 患者舒适度：经对照发现，观察组患者舒适度更高。

2.3 分析

2.3.1 肠道清洁程度：经对照发现，观察组和对照组患者清洁度评价无差异，均满足手术要求。采用清洁灌肠的对照组中也会出现部分患者在手术过程中，因麻醉后直肠括约肌松弛，导致灌肠残留液外渗，影响手术操作，污染伤口等情况。

2.3.2 肠道损伤程度：观察组因不进行肠道准备，故无肠道损伤；而对照组因为有清洁灌肠操作，清洁灌肠需多次插入肛管进行灌洗，由于灌肠次数增多，刺激齿状线以下肛门神经，使患者疼痛不适，肛门水肿、肛门坠胀感强烈．[8] 即使在提高操作技巧等方面做了大量工作情况下，仍有少量肠道损伤病例。其比例约为 0.5%。

2.3.3 术后大便情况：一般研究认为，清洁肠道加术后控便，达到推迟大便时间目的，是对患者伤口的愈合有好处的。但本从临床实践来看，观察组大便易排出患者占96%，由于未干扰患者内环境，未破坏其自身排便习惯较对照组而言更易排出。而对照组采取常规肠道准备加术后控便后，病人确实术后2~3天才排便，对伤口损伤或刺激小了，但是术前清洁灌肠只能灌洗横结肠中段或降段的粪便，上段的粪便在大肠内停留时间一长，水份被大量吸收，形成硬结大便，虽然术后2~3天才排，但排便更加困难，同时会对肛门伤口产生强烈的刺激和撕伤，产生剧痛，出血量增加，肛门括约肌痉挛，这样更加得不偿失。

2.3.4 术后感染：观察组和对照组患者术后感染率无明显差异。

2.3.5 患者舒适度：舒适护理是以人为本的人文理念在护理中的应用，舒适程度的高低是评价护理效果的最佳指标。观察组因不进行清洁灌肠，患者自然排便，其舒适度要优于对照组常规肠道准备患者。

3. 讨论

我们都知道不要去破坏自然，不要过多的人为干扰自然规律，"天人相应"人体内环境也是一个小自然。病人排便饮食习惯是正常的，为什么要人为去干扰呢？病人每天正常排便一次，自然正常大便由于便条松软，可塑性好，对伤口影响不大，刺激量小，出血量小。同时每天正常排便扩张肛门，对术后恢复肛门功能有好处。每天排便保持了人体正常的节律性排便反射，能正常排便，不腹胀，食欲就正常。结合上述临床研究，我科痔病患者（无肛裂、顽固性便秘等相关并发症）术前肠道准备不进行清洁灌肠，鼓励患者自然排便。针对不同程度便秘患者，采取多种干预方式，如术前做生物反馈治疗、结肠灌洗，口服小麦纤维素，进行健康教育。对伴有肛裂患者，术前予中药坐浴，缓解肛门括约肌痉挛后清洁肠道，再行手术。我科中医特色的痔手术及护理，充分体现了中医的"天人相应""辩证施护"观点，实现了良好的治疗效果。

参考文献：

[1] 邱燕虹，胡丰良，许惠珊．痔疮患者术前两种肠道准备的效果比较 [J]．中国老年保健医学杂志，2006，13 (5)：38

[2] 丁自芬．循证护理在肛肠病患者清洁灌肠中的应用 [J]．当代护士（下旬刊），2011 (1)：128~129.

[3] 徐伍仙．清洁灌肠患者的舒适护理 [J]．中国社区医师（医学专业），2012，14 (11)：369.

[4] 邹静，王岚，郁文静等．不同口服肠道准备法对老年便秘患者结肠镜检查的效果 [J]．上海护理，2012，12 (3)：11~14.

[5] 梁立敏，朱玉萍，吴云珊．和爽在痔瘘术前肠道准备中的应用 [J]．海南医学院学报，2009，15 (1)：77~78.

[6] 李少珠．口服番泻叶水配合清洁洗肠在痔瘘术前肠道准备中的效果观察 [J]．右江民族医学院学报，2009，31 (6)：1116.

[7] 李彩莲，赵淑芳．改良不保留灌肠法在肛肠手术前肠道准备中的应用 [J]．当代护士（中旬刊），2012 (2)：124~125.

[8] 卿梅，庞燕 肛管插入角度深度及灌入液压力对灌肠效果的影响 [J]．现代临床医学，2008，34 (3)：218~219.